全国护士（师）资格考试预测卷系列

2025

主管护师技术资格考试预测卷

预测卷（一）

王　冉　主编

中国健康传媒集团

中国医药科技出版社

内 容 提 要

本套试卷包含基础知识、相关专业知识、专业知识、专业实践能力各个方面。试卷根据最新考试大纲要求，通过分析历年考试真题，并在研究命题规律的基础上精心编写而成，具有针对性和应试性。可供考生进行模拟自测，梳理对知识点的掌握程度。试卷中题型、题量及题目难易程度与考试真题保持高度一致，本书适合参加主管护师技术资格考试的考生使用。

图书在版编目（CIP）数据

2025 主管护师技术资格考试预测卷 / 王冉主编 . 北京：中国医药科技出版社，2024.8.（2024.12重印）—（全国护士（师）资格考试预测卷系列）.—ISBN 978-7-5214-4785-9

Ⅰ . R47-44

中国版本图书馆 CIP 数据核字第 2024ZZ5966 号

美术编辑　陈君杞
版式设计　也　在

出版　**中国健康传媒集团** | 中国医药科技出版社
地址　北京市海淀区文慧园北路甲 22 号
邮编　100082
电话　发行：010-62227427　邮购：010-62236938
网址　www.cmstp.com
规格　880×1230mm $^1/_{16}$
印张　14 $^1/_2$
彩插　1
字数　530 千字
版次　2024 年 8 月第 1 版
印次　2024 年 12 月第 2 次印刷
印刷　河北环京美印刷有限公司
经销　全国各地新华书店
书号　ISBN 978-7-5214-4785-9
定价　**49.00 元**

获取新书信息、投稿、为图书纠错，请扫码联系我们。

编 委 会

主　编　王　冉

编　者（以姓氏笔画为序）

王　冉　　王冬华　　成晓霞　　李红珍

余立平　　沈正军　　张立君　　范湘鸿

罗先武　　罗艳萍　　孟小丽　　郭梦安

喻惠丹　　程明文　　焦平丽　　路　兰

蔡秋霞　　谭初花　　熊永芳　　魏秀丽

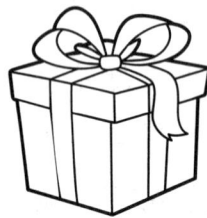

免费赠送数字资源（10月份左右上线）

获取方式见封底

基础知识

一、以下每一道考题下面有 **A、B、C、D、E** 五个备选答案，请从中选择一个最佳答案，并在答题卡上将相应题号的相应字母所属的方框涂黑。

1. 慢性肺源性心脏病最常见的病因是
A. 肺结核
B. 支气管扩张
C. 慢性阻塞性肺疾病
D. 高血压
E. 肺炎

2. 左心衰竭的主要病理生理变化是
A. 体循环淤血
B. 毛细血管内压力增高
C. 肺循环淤血
D. 肺泡张力降低，弹性减退
E. 门静脉高压

3. 引起病毒性心肌炎最常见的病毒是
A. 腺病毒
B. 流感病毒
C. 合胞病毒
D. 柯萨奇病毒 B 组
E. 单纯疱疹病毒

4. HIV 的主要传播途径是
A. 血液传播
B. 母婴传播
C. 性传播
D. 人工授精传播
E. 器官移植传播

5. 肾小球疾病的发生机制主要为
A. 感染性炎症疾病
B. 细胞免疫异常
C. 与体液免疫无关
D. 非免疫性、非炎症性疾病
E. 免疫反应引起的炎症反应

6. 细菌引发细菌性肝脓肿的最主要的入侵途径是
A. 直接入侵
B. 淋巴系统
C. 门静脉系统
D. 肝动脉

E. 胆道系统

7. 维生素 D 缺乏性手足搐搦症的直接原因是
A. 甲状旁腺功能异常
B. 血清钙离子降低
C. 日光照射不足
D. 生长发育快
E. 早产

8. 水痘的传染期是
A. 自出疹前 1~2 天至皮疹全部干燥结痂为止
B. 前驱期至出疹期为止
C. 潜伏期至皮疹全部干燥结痂为止
D. 潜伏期至出疹期为止
E. 发热至出疹期为止

9. 房间隔缺损的 X 线表现为
A. "靴形"心脏
B. 右房、左室增大
C. 右房、右室增大
D. 左房、右室增大
E. 左房、左室增大

10. 血液中直接调节胰岛素分泌的重要因素是
A. 血酮体浓度
B. 胃肠道激素
C. 肾上腺素
D. 血糖浓度
E. 胰高血糖素

11. 引起风湿病皮肤损害最常见的原因是
A. 药物反应
B. 过敏反应
C. 机械性损伤
D. 血管炎性反应
E. 感染

12. 腹外疝的临床类型<u>不包括</u>
A. 易复性疝
B. 难复性疝
C. 嵌顿性疝
D. 绞窄性疝
E. 可变性疝

13. 猩红热的皮疹出现于
A. 发热前
B. 发热同时出疹
C. 发热后24小时内
D. 发热后24~48小时
E. 发热后48~72小时

14. 中度低渗性脱水是指血清钠低于
A. 140mmol/L
B. 135mmol/L
C. 125mmol/L
D. 120mmol/L
E. 130mmol/L

15. 妇科腹部手术前，留置导尿管的主要目的是
A. 保持会阴部清洁干燥
B. 收集无菌尿标本做细菌培养
C. 避免术后尿路感染
D. 避免余尿
E. 避免术中误伤膀胱

16. 慢性肾功能不全患者发生贫血的最主要原因是
A. 代谢产物潴留
B. 肾脏产生促红细胞生成素减少
C. 铁及叶酸缺乏
D. 毒素使红细胞寿命缩短
E. 透析时造成血液流失

17. 鉴别胃炎类型最可靠的方法是
A. 典型的症状和体征
B. 幽门螺杆菌检查
C. X线钡餐检查
D. 胃镜检查
E. B超检查

18. 某慢性阻塞性肺疾病患者，剧烈咳嗽后突然出现呼吸困难，临床高度怀疑为"气胸"。为明确诊断，首选的检查方法是
A. X线胸片
B. 胸部CT
C. 支气管镜检查
D. 血气分析
E. 支气管碘油造影

19. 大面积烧伤患者在伤后易发生低血容量性休克的时间为伤后
A. 8h
B. 12h
C. 24h
D. 48h
E. 72h

20. 我国与原发性肝癌发病关系最密切的疾病是
A. 胆道感染
B. 肝炎后肝硬化
C. 血吸虫性肝硬化
D. 酒精性肝硬化
E. 肝脏良性肿瘤

21. 腰椎管狭窄症的后天发病因素中，最常见的是
A. 妊娠
B. 损伤
C. 椎管退行性变
D. 腰棘韧带炎
E. 先天性脊髓椎管狭窄

22. 急性化脓性腹膜炎发生严重休克的重要原因为
A. 急性呼吸衰竭
B. 中毒性心肌炎
C. 大量毒素被吸收
D. 血容量减少
E. 外周血管扩张

23. 预防伤寒最关键的环节是
A. 控制传染源
B. 切断传播途径
C. 提高人群免疫力
D. 做好传染病调查
E. 增加饮食营养

24. 成年女性缺铁性贫血常见的原因是
A. 铁摄入量不足
B. 铁吸收不良
C. 月经过多
D. 钩虫病
E. 痔疮出血

25. 下列不属于膀胱刺激征的是
A. 尿频
B. 尿急
C. 尿痛
D. 多尿
E. 下腹坠痛

26.胰腺 B 细胞分泌
A.胰高血糖素
B.胰岛素
C.胰液
D.胰淀粉酶
E.生长激素

27.中心静脉压低于 5cmH$_2$O，提示
A.心功能不全
B.血容量不足
C.右房压力增高
D.右室压力增高
E.肺水肿

28.吸气时每分钟进入肺泡进行气体交换的气量，称为
A.潮气量
B.肺泡通气量
C.最大通气量
D.每分通气量
E.功能余气量

29.硬脑膜外血肿患者典型的意识改变是
A.嗜睡
B.健忘
C.昏迷不超过 30 分钟
D.有中间清醒期
E.持续性深昏迷

30.心脏病患者可以妊娠的情况是
A.心功能 I 级
B.心力衰竭史
C.肺动脉高压史
D.围生期心肌病遗留心脏肥大
E.稍微活动后有胸闷气短者

31.肺癌中恶性度最高的是
A.鳞状上皮细胞癌
B.小细胞未分化癌
C.大细胞未分化癌
D.腺癌
E.细支气管肺泡癌

32.**不属于**传染病的特征是
A.病原体
B.传染性
C.流行性
D.免疫性

E.自限性

33.引起心脏骤停的最常见的病因是
A.先天性心脏病
B.风湿性心脏病
C.冠心病
D.心肌炎
E.心肌病

34.年长儿链球菌感染后可诱发的疾病是
A.肝炎
B.脑膜炎
C.肺脓肿
D.急性肾小球肾炎
E.急性泌尿系感染

35.护理伦理从本质上来看，属于
A.社会公德
B.职业道德
C.家庭道德
D.个人私德
E.传统通道

36.目前我国产妇最常见的死亡原因是
A.产褥感染
B.产后出血
C.羊水栓塞
D.子宫破裂
E.妊娠合并心脏病

37.能够通过胎盘的免疫球蛋白是
A.IgM
B.IgA
C.IgG
D.IgD
E.IgE

38.急性 DIC 高凝期需要及时应用的药物是
A.阿司匹林
B.肝素
C.抗纤溶药
D.凝血因子
E.止血敏

39.慢性肺源性心脏病的发病机制主要是
A.肺泡毛细血管急性损伤
B.肺弥散功能障碍
C.支气管阻塞

D. 支气管肺组织感染

E. 肺动脉高压形成

40. 囟门是指
A. 两块颅骨之间的缝隙
B. 菱形的颅骨
C. 重叠的颅骨
D. 颅缝汇合处的缝隙
E. 胎儿的颅骨之一

41. 流行性乙型脑炎的主要传播媒介是
A. 鼠
B. 猪
C. 狗
D. 蚊
E. 血吸虫

42. 胆绞痛发作时，<u>不能</u>使用的药物是
A. 哌替啶
B. 阿托品
C. 吗啡
D. 抗生素
E. 维生素 K

43. 小儿发生惊厥时应首先采取的护理措施是
A. 送入抢救室
B. 解松衣扣，平卧，头偏向一侧
C. 给予物理降温
D. 准备急救用物
E. 将纱布放在患儿手心或腋下

44. 中度一氧化碳中毒，血液中 COHb 的浓度为
A. 10%~20%
B. 20%~30%
C. 30%~40%
D. 40%~50%
E. 50% 以上

45. 原始心脏于胚胎第几周开始起循环作用
A. 第 2 周
B. 第 3 周
C. 第 4 周
D. 第 5 周
E. 第 6 周

46. 食管癌术后吻合口处于充血水肿期，需禁止禁食
A. 1~2 日

B. 3~4 日

C. 5~6 日

D. 7~10 日

E. 11~12 日

47. 艾滋病病毒主要侵犯的细胞是
A. B 淋巴细胞
B. T 淋巴细胞
C. 单核细胞
D. 中性粒细胞
E. 巨噬细胞

48. 判断肺结核患者需要呼吸道隔离的指征是
A. PPD 阳性
B. 痰抗酸杆菌检查阳性
C. 肺部浸润性病灶
D. 血沉显著增快
E. 淋巴活检见干酪样坏死物

49. 乳管 Cooper 韧带的作用是
A. 分泌乳汁
B. 分泌激素
C. 支持、固定乳房
D. 防止乳头凹陷
E. 维持乳房生理功能

50. 垂体产生的性功能调节激素是
A. 促性腺激素释放激素
B. 生乳素抑制激素
C. 促卵泡素
D. 生长激素
E. 雄激素

51. 导致心脏骤停最常见的心律失常是
A. 房性早搏
B. 室性早搏
C. 心房颤动
D. 心室颤动
E. 室上性心动过速

52. 局部麻醉药物中毒的原因<u>不包括</u>
A. 一次性用药超过最大安全剂量
B. 麻醉药直接注入血管
C. 局部组织血流丰富
D. 过敏体质
E. 药物浓度过高

53. 停用抗甲状腺药物的指征是

A. 突发甲亢危象

B. 突眼加剧

C. 严重胃肠道反应

D. 急性粒细胞缺乏

E. 甲状腺肿大加剧

54. 颅内压增高的"三主征"是

A. 偏瘫、偏盲、抽搐

B. 头痛、呕吐、视神经乳头水肿

C. 头痛、抽搐、偏瘫

D. 偏瘫、偏盲、偏身感觉障碍

E. 头痛、呕吐、偏瘫

55. 闭合性颅盖骨骨折的诊断主要依靠

A. 头皮肿胀有波动

B. 出现神经压迫体征

C. 触诊局部有凹陷感

D. X 线摄片

E. 触有骨摩擦音

56. 肺炎链球菌肺炎患者炎症消散后的病理变化是

A. 常导致肺气肿

B. 肺组织无损害

C. 常遗留纤维疤痕

D. 常有肺组织坏死和溃疡

E. 肺组织不完全恢复正常

57. 患者男，62 岁。患胃溃疡多年，今年来上腹痛发作频繁，无规律，体重减轻，营养不良，胃钡餐见有龛影。最应该进行的检查是

A. 胃镜细胞学检查

B. 胃酸测定

C. 粪便潜血测定

D. 腹部 B 超

E. ERCP

58. 患者女，45 岁。发热、咳嗽、胸痛、呼吸急促、怀疑急性脓胸。最有确诊意义的是

A. 胸痛

B. 肋间隙饱满

C. 胸腔穿刺抽出脓液

D. 呼吸音减弱

E. X 线胸片可见大片阴影

59. 某已婚妇女，27 岁。停经 8 周，为诊断该妇女是否早孕，最常检测的激素是

A. 雌激素

B. 孕激素

C. 雄激素

D. 人胎盘生乳素

E. HCG

60. 患者男，71 岁。慢性阻塞性肺气肿 15 年，高血压病史 10 年，因呼吸困难加重，不能平卧就诊。查体：右侧胸饱满，叩诊呈鼓音，呼吸音减弱，其呼吸困难最可能的原因是

A. 自发性气胸

B. 心肌梗死

C. 肺栓塞

D. 急性左心衰竭

E. 肺部感染导致呼吸衰竭

61. 患者女，5 个月，受凉后第 2 天出现咳嗽，体温 38.5℃，呼吸急促，有憋喘现象，精神萎靡，食欲下降，查体：呼吸 50 次 / 分，脉搏 120 次 / 分，鼻翼煽动，口唇微发绀，三凹征（＋），双肺下部可闻及中等量细湿啰音，目前该患儿最主要的护理问题是

A. 体温过高

B. 活动无耐力

C. 心输出量减少

D. 有感染的危险

E. 气体交换受损

62. 患者男，35 岁，下腹外伤 3 小时，出现下腹隐痛伴排尿困难，试插尿管可以顺利进入膀胱，注入 200ml 生理盐水后抽出不足 100ml，应首先考虑为

A. 前尿道断裂

B. 后尿道断裂

C. 输尿管损伤

D. 膀胱颈损伤

E. 膀胱破裂

63. 患儿男，10 岁，体质差，易感冒，突发高热 5 天，体温 39℃ ~40℃，伴寒战、头痛，食欲差。左大腿下段肿胀，活动关节时疼痛较轻，局部皮温高，深部压痛。实验室检查：末梢血白细胞 18×10^9/L，最能帮助诊断的检查为

A. 结核菌素试验

B. 肌肉活检

C. X 线摄片

D. 局部分层穿刺

E. 膝关节穿刺

64. 患者男，47岁，有嗜酒史，近1年来常感腹胀，食欲减退。前日起，神志恍惚，情绪低落，吐字不清，嗜睡。昨晚进入昏迷状态，该患者最有可能发生了

A. 酒精中毒
B. 肝性脑病
C. 功能性肾衰竭
D. 糖尿病性昏迷
E. 高血压脑病

65. 新生儿，出生15天，出生后母乳喂养，首先应添加的物质是

A. 米汤
B. 菜汤
C. 鱼肝油
D. 水果汁
E. 蛋黄

66. 初孕妇，28岁，妊娠34周，既往体健，下肢浮肿及血压升高2周，拟诊断为妊娠期高血压收入院治疗，下列辅助检查项目中，有助于判断其临床分类最重要的检查是

A. 红细胞压积
B. 24小时尿蛋白定量
C. 眼底检查
D. 血小板计数
E. 肝肾功能检查

67. 患者女，26岁。去某医院做彩超检查，护士站里一位护士告诉该患者做彩超前需要饮用大量的水，并且解释了饮水的量和原因，在等待检查的过程中，该患者有尿意难忍，遂向护士反映，护士查看了该患者的状态，向医生反映，同时与前面的患者沟通过后，将该患者的序号向前调动，让其提前检查。检查结束之后，护士主动告知该患者洗手间的位置。分析上诉案例，下列选项从医学伦理视角错误的是

A. 护士履行了维护病人的健康，减轻病人痛苦的义务
B. 护士履行了解释说明的义务，向患者解释了做法和原因
C. 护士的行为，融洽了医患关系
D. 护士违背了自主公正原则，侵犯了其他患者的合法权益
E. 护士实施有效沟通，对患者进行了人文关怀

68. 患者女，28岁。2个月前出现右下腹间歇性疼痛，进餐后加重，排便后缓解。排便规律改变，便秘与腹泻交替。X线胃肠钡餐造影：肠黏膜皱襞粗乱、增厚、有溃疡形成。结核菌素试验强阳性。该患者最有可能的诊断是

A. 溃疡性结肠炎
B. 克罗恩病
C. 肠结核
D. 结肠癌
E. 伤寒

69. 患者女，29岁。足月产后4天出现高热、寒战，下腹压痛，恶露增多有臭味，子宫复旧差。实验室检查示血白细胞增多。该患者最可能的诊断是

A. 上呼吸道感染
B. 子宫肌炎
C. 泌尿系感染
D. 宫颈炎
E. 外阴炎

70. 患儿男，10个月，因惊厥、手足抽搐，诊断为维生素D缺乏性手足抽搐症。引起该病发作症状的直接原因为

A. 维生素A缺乏
B. 维生素D缺乏
C. 血清总钙降低
D. 血清离子钙降低
E. 维生素E缺乏

71. 某孕妇，28岁。孕39周，因宫缩痛由门诊收入产房。查体：宫缩规律，宫口扩张1cm，胎心148次/分。目前该孕妇的情况是

A. 未进入产程
B. 进入第一产程
C. 进入第二产程
D. 进入第三产程
E. 进入第四产程

72. 患者男，46岁。反复中上腹疼痛1年余。近日症状加重，疼痛呈烧灼感，进食后疼痛缓解，并伴有反酸、嗳气、食欲减退等。纤维胃镜检查：十二指肠球部黏膜潮红水肿，球腔变形变小，前壁近大弯处有一椭圆形溃疡，边缘光滑，表面覆盖厚白苔，周围黏膜明显水肿。导致该病发生并起关键作用的因素是

A. 胃酸
B. 胃蛋白酶
C. 粗糙饮食
D. 幽门螺杆菌感染
E. 非甾体类抗炎药

73.患者男，47 岁。间断喘息发作 5 年，无明显规律，发作周期无不适，两天后，因气喘 4 小时入院。查体：T 37.2℃，端坐呼吸，口唇发绀，双肺呼吸音低，呼气相显著延长，未闻及哮鸣音，血常规：WBC 9.3×10⁹/L，中性粒细胞：0.85。该患者最可能的诊断是

A.慢性支气管炎

B.支气管哮喘

C.心源性哮喘

D.过敏性肺炎

E.肺栓塞

74.某新生儿出生体重 2800g，身长 50cm，面色红润，哭声响亮，一般情况好，现母乳喂养，该新生儿的开乳时间是

A.出生后即可

B.出生 6 小时后

C.出生 12 小时后

D.出生 24 小时后

E.出生 3 天后

75.患者女，24 岁，平时月经规律，无性生活史，体检时发现盆腔有一巨大包块，该患者拟于明日手术。关于术前准备的描述，不正确的是

A.术前 8h 禁食，4h 禁饮

B.术前一天备皮

C.术前测量生命体征

D.术前晚普通灌肠

E.术前 3 天每天用 1：5000 高锰酸钾行阴道擦洗

76.患儿女，1 岁。近 3 天出现发热，呕吐，抽搐，精神萎靡，目光凝滞。查体：体温 39.5℃，前囟饱满，双侧瞳孔反应不对称。实验室检查：脑脊液外观浑浊，白细胞 30×10⁹，应首先考虑的诊断是

A.脑脓肿

B.脑水肿

C.化脓性脑膜炎

D.病毒性脑膜炎

E.脑性瘫痪

77.患者男，27 岁。间歇性跛行 1 个月，疑为血栓闭塞性脉管炎，为检查患者动脉搏动情况，可采取的检查是

A.X 线

B.CT

C.静脉造影

D.动脉造影

E.多普勒超声波检查

78.患者男，34 岁，行肾部分切除术后，关于患者术后卧床时间的天数，正确的是

A.1~3 天

B.3~5 天

C.5~7 天

D.7~14 天

E.14~21 天

79.患者女，51 岁。近 2 年用力屏气时，子宫颈脱出阴道外口，但子宫体未脱出，应诊断为

A.子宫脱垂 I 度轻型

B.子宫脱垂 I 度重型

C.子宫脱垂 II 度轻型

D.子宫脱垂 II 度重型

E.子宫脱垂 III 度

80.类风湿关节炎诊断中不正确的是

A.晨僵每天持续最少 2h，病程最少 6 周

B.关节疼痛及肿胀

C.类风湿因子阳性

D.有皮下结节

E.手部关节 X 线摄片改变

81.某医院内科病房，治疗护士误将甲床的青霉素注射给乙床，而将乙床病人的庆大霉素注射给甲床病人。当她发现后内心十分矛盾和紧张，想把此事隐瞒下去。该护士的行为违反了医疗机构从业人员护士行为规范的

A.不断更新知识，提高专业技术能力和综合素质

B.严格落实各项规章制度，正确执行临床护理实践和技术规范

C.对待工作严谨、慎独、对执业行为负责

D.严格执行医嘱，发现医嘱违反法律、规章或者临床诊疗技术规范，应及时向医师沟通或按规定报告

E.按照要求及时准确、完整规范书写病历，认真管理

82.护士去给患者测量血压时，发现患者睡着了，此时正确的做法是

A.继续完成操作

B.叫醒患者，告知患者后测量血压

C.检查病历，判断可否等患者醒后再测

D.不测，按当时情况估计血压值记录

E.等患者醒后再测量

83.患者男，39 岁。诊断为慢性肾炎，可诱发

其肾功能恶化的因素**不包括**

 A. 感染

 B. 劳累

 C. 血压增高

 D. 肾毒性药物

 E. 偶发室性早搏

84. 患者女，26岁。宫内妊娠40^{+2}w，婴儿出生后1分钟 Apgar 评分为5分，轻度窒息，医生与护士协调配合，立即按照 ABCDE 程序进行新生儿窒息复苏，复苏措施**不包括**

 A. 清理呼吸道

 B. 进行正压人工呼吸

 C. 氧气吸入

 D. 复苏成功立即协助母乳喂养

 E. 做好母亲的情感支持

85. 患者男，27岁，外伤致右手示指切断，行断指再植手术，护士在术后多长时间内要密切注意血管并发症

 A. 3 天内

 B. 3~4 天

 C. 5~7 天

 D. 8~10 天

 E. 11~14 天

86. 患者男，48岁。以门静脉高压、脾肿大、脾功能亢进收入院。WBC 1.7×10^9/L，Hb 65g/L。胃镜检查显示：胃溃疡及食管下段静脉曲张，CT 示肝硬化、脾大、少量腹腔积液，门静脉左支显示欠佳，栓塞不排除。该患者可能的并发症是

 A. 感染

 B. 门静脉栓塞

 C. 消化道出血

 D. 肝性脑病

 E. 肝肾综合征

87. 某健康小儿，体重10kg，身长75cm，身高中点在肚脐以上，头围46cm，门牙6颗，其可能的年龄为

 A. 6 个月

 B. 8 个月

 C. 12 个月

 D. 18 个月

 E. 24 个月

88. 患者男，23岁。因咽部干痛、声音嘶哑1天就诊，查体：咽部充血明显，下颌淋巴结肿大有触痛。根据患者的临床情况，其血常规检查最可能表现为白细胞总数正常，分类中

 A. 中性粒细胞增多

 B. 淋巴细胞增多

 C. 嗜酸性粒细胞增多

 D. 单核细胞增多

 E. 巨噬细胞增多

二、以下提供若干组考题，每组考题共同使用在考题前列出的 A、B、C、D、E 五个备选答案。请从中选择一个与考题关系最密切的答案，并在答题卡上将相应题号的相应字母所属的方框涂黑。每个备选答案可能被选择一次，多次或不被选择。

（89~90 题共用备选答案）

 A. 缺铁性贫血

 B. 地中海贫血

 C. 巨幼细胞贫血

 D. 遗传性球形红细胞增多症

 E. 红细胞葡萄糖–6–磷酸脱氢酶缺乏症

89. 血象显示红细胞较小，染色体浅，中央核染区扩大的是

90. 血象显示红细胞大小不等，大者为多，中央核染区不明显见于

（91~92 题共用备选答案）

 A. B 期

 B. D 期

 C. A 期

 D. C1 期

 E. C2 期

91. 大肠癌癌肿穿透肠壁，无淋巴结转移者病理分期属于

92. 大肠癌已有淋巴结广泛转移，或有肝、肺远处转移者的病理分期属于

（93~94 共用备选答案）

 A. 心房颤动

 B. 夜间阵发性呼吸困难

 C. 劳力性呼吸困难

 D. 左心衰竭

 E. 右心衰竭

93. 主动脉狭窄首发症状常为

94. 主动脉瓣关闭不全的主要并发症是

E. 低血钾

（95~96题共用备选答案）
A. 2% 甲紫涂抹
B. 热敷
C. 薄荷淀粉涂抹
D. 硼酸软膏涂抹
E. 碘酒涂抹

97. 长期施行全胃肠外营养时，可发生的并发症是

95. 放射治疗后患者皮肤出现湿性反应是

98. 突然停止输入高浓度葡萄糖时，出现的并发症是

96. 放射治疗后患者皮肤出现干性反应是

（97~98题共用备选答案）
A. 空气栓塞
B. 肠源性感染
C. 高血糖
D. 低血糖

（99~100题共用备选答案）
A. 左心室前负荷加重
B. 右心室后负荷加重
C. 左心室后负荷加重
D. 右心室前负荷加重
E. 左右心室前负荷加重

99. 原发性高血压时

100. 主动脉瓣关闭不全时

相关专业知识

一、以下每一道考题下面有 A、B、C、D、E 五个备选答案。请从中选择一个最佳答案，并在答题卡上将相应题号的相应字母所属的方框涂黑。

1. 管理的二重性是指
A. 管理的科学性和艺术性
B. 管理的自然属性和社会属性
C. 管理的普遍性和目的性
D. 管理的特殊性和个性
E. 管理的广泛性和独特性

2. 护士长让已经康复的病友来到病房做现身说法，体现了教育中患者的什么心理
A. 求真
B. 求近
C. 求新
D. 求快
E. 求远

3. 以下结核病中，传染性最强的是
A. 骨结核
B. 肾结核
C. 肠结核
D. 结核性脑膜炎
E. 开放性肺结核

4. 为预防老年人发生医院感染，错误的措施是
A. 保持室内环境清洁
B. 加强老年人的生活护理
C. 保持病人的口腔和会阴卫生
D. 使用小剂量抗生素预防感染
E. 严格执行陪伴探视制度

5. 不属于本能行为的是
A. 躲避行为
B. 睡眠行为
C. 性行为
D. 守法行为
E. 摄食行为

6. 造成三度原位菌群失调最常见的原因
A. 气管插管
B. 中心静脉置管
C. 导尿管

D. 环境污染
E. 大量使用广谱抗生素

7. 对手术器械进行消毒灭菌时首选
A. 等离子体灭菌
B. 压力蒸汽灭菌
C. 电离辐射灭菌
D. 2% 戊二醛浸泡灭菌
E. 紫外线照射消毒

8. 可引起艾滋病传播的行为是
A. 同桌进餐
B. 近距离交谈
C. 拥抱和握手
D. 共用注射器
E. 共同乘车

9. 进入人体组织或无菌器官的医疗用品必须
A. 清洁
B. 高水平消毒
C. 灭菌
D. 中水平消毒
E. 低水平消毒

10. 紫外线用于空气消毒时，其有效强度低于多少时应立即更换
A. 90uW/cm^2
B. 80uW/cm^2
C. 70uW/cm^2
D. 60uW/cm^2
E. 50uW/cm^2

11. 行为诊断的主要目的是
A. 了解社会问题与健康问题的相关性
B. 确定目标人群的主要健康问题以及引起健康问题的行为因素和环境因素
C. 为确定干预的环境目标奠定基础
D. 确定影响健康行为的因素
E. 组织评估及资源评估

12. 不属于抗感染药物作用机制的是
A. 抑制细菌核酸的合成
B. 干扰细菌细胞壁的合成
C. 细菌缺乏药物的靶位点

D. 影响细菌蛋白质的合成

E. 损伤细菌的细胞膜

13. 在交谈过程中，最佳的否定性反馈技巧是

A. 直接指出存在的问题或错误言行

B. 肯定正确的言行，回避错误言行或问题

C. 先直接指出存在问题或错误言行，再肯定正确的方面

D. 先肯定正确的方面，再直接指出存在问题或错误言行

E. 先肯定正确的方面，再以建议的方式指出存在问题或错误言行

14. 对无明确潜伏期的感染，入院多少小时后发生的感染属于医院感染

A. 24 小时

B. 36 小时

C. 48 小时

D. 72 小时

E. 96 小时

15. 不属于 ICU 管理原则的是

A. 定期进行空气和环境的消毒

B. 对患者实施必要的保护性医疗措施

C. 限定探视时间和探视人数

D. 提倡介入性监护方法

E. 严格执行消毒隔离措施

16. 从组织的整体出发，全面考虑、统筹规划。体现了计划工作的

A. 弹性原则

B. 考核原则

C. 重点原则

D. 系统原则

E. 创新原则

17. 针刺伤不易引起下面哪种感染

A. 梅毒

B. 艾滋病

C. 丙型肝炎

D. 乙型肝炎

E. 流行性出血热

18. 管理的职能不包括

A. 计划职能

B. 组织职能

C. 人力资源职能

D. 领导职能

E. 经济职能

19. 各部门、员工的期望与要求同组织总体期望与要求相一致，这是组织工作中的

A. 集权与分权相结合的原则

B. 责权一致原则

C. 目标统一原则

D. 有效管理幅度原则

E. 分工协作原则

20. 组织有形要素中最主要的是

A. 人力

B. 物力

C. 财力

D. 信息

E. 时间

21. 以下人群中，发生医院感染危险性相对最低的人群是

A. 长期住院病人

B. 新生儿

C. 择期手术的病人

D. 免疫功能低下的病人

E. 卧床病人

22. "条条大道通罗马"，说明达成目标有多种途径，这句话对于沟通的启示是

A. 创造良好的沟通环境

B. 充分利用反馈机制

C. 使用恰当的沟通方式

D. 强化沟通能力

E. 学会有效聆听

23. 预防手术部位感染，使用预防性抗菌药物的最佳时间是

A. 入住外科病房

B 术前 3 天

C. 术前 1 天

D. 术前 30~60min

E. 术后 1 周内

24. 进行化学消毒时，正确的防护措施是

A. 降低消毒液配制浓度

B. 缩短化学消毒时间

C. 注意环境通风及戴手套

D. 严禁加盖，以利于消毒液挥发

E. 减少单次消毒物品量

25. 人际关系学说的提出者是
A. 麦格雷戈
B. 韦伯
C. 库尔特·卢因
D. 法约尔
E. 梅奥

26. 选择紫外线消毒时，每 m³ 空间安装紫外线灯的瓦数应
A. ≥ 1.0w
B. ≥ 1.5W
C. ≥ 2.0W
D. ≥ 2.5W
E. ≥ 3.0W

27. 为了深入了解某居民的吸毒史，社区护士可采取
A. 封闭式提问
B. 开放式提问
C. 偏向式提问
D. 探究式提问
E. 诱导式提问

28. 不属于护理工作组织方式的是
A. 小组护理
B. 责任制护理
C. 循证护理
D. 功能制护理
E. 个案护理

29. 阴阳的相互转化是
A. 必然的
B. 有条件的
C. 绝对的
D. 量变的
E. 偶然的

30. 以下可以达到灭菌水平的化学消毒剂是
A. 含氯制剂
B. 环氧乙烷
C. 复方氯己定
D. 碘酊
E. 碘伏

31. 护理质量管理标准化的表现形式不包括
A. 系列化
B. 统一化
C. 规格化

D. 同质化
E. 规范化

32. PDCA 中的 D 的含义是
A. deal 分配
B. do 执行
C. damage 损害
D. data 数据
E. daily 每天

33. 门诊教育的主要内容是有关
A. 患者病因的教育
B. 医院环境的教育
C. 常见病防治的教育
D. 医院生活制度的教育
E. 患者治疗原则的教育

34. 关于隔离技术的叙述，不正确的是
A. 同一类传染病患者可住同一房间，床距应保持 1m 以上
B. 空气传播疾病的患者应使用有负压装置的隔离病房
C. 护理有切口感染的患者时需戴手套
D. HIV 感染患者出院后，病房的所有被服应焚烧处理
E. 传染病患者的血压计、听诊器应与其他患者分开使用

35. 决定人类本能行为的主要因素是人的
A. 生物性
B. 成长性
C. 学习性
D. 社会性
E. 适应性

36. 主要经粪 – 口途径传播的肝炎病毒为
A. 甲型肝炎病毒、丙型肝炎病毒
B. 甲型肝炎病毒、戊型肝炎病毒
C. 乙型肝炎病毒、丙型肝炎病毒
D. 乙型肝炎病毒、戊型肝炎病毒
E. 甲型肝炎病毒、乙型肝炎病毒

37. 目标管理的特点不包括
A. 强调整体性管理
B. 强调管理者和被管理者共同参与
C. 强调自我管理
D. 强调自我评价
E. 强调下级服从上级

38. 医院儿科 10 日内共收住患儿 40 例，其中新生儿病房 10 例，有 2 例发生轮状病毒感染，则新生儿轮状病毒感染的罹患率为
A. 5%
B. 10%
C. 15%
D. 20%
E. 25%

39. 以社会关系为基础，不受组织的监督，自由选择沟通渠道的沟通方式为
A. 垂直沟通
B. 非正式沟通
C. 横向沟通
D. 正式沟通
E. 全通道式沟通

40. 医院感染监测中，查阅病历的重点对象不包括
A. 细菌及真菌培养阳性的病人
B. 长期使用免疫抑制剂的病人
C. 接受过手术或侵入性操作的病人
D. 恶性肿瘤和长期卧床的病人
E. 女性和少数民族病人

41. 办公室只有一台计算机，甲乙二人都想在同一天使用，经过协商，甲在上午用，乙在下午用。这种解决冲突的方法是
A. 强制
B. 合作
C. 回避
D. 迁就
E. 妥协

42. 不符合人际传播特点的是
A. 全身心的传播
B. 以个体信息为主
C. 含情感信息传播
D. 具有及时反馈性
E. 具有自我总结性

43. 不属于人际传播的非语言传播技巧的是
A. 动态体语
B. 肯定性语言
C. 时空语
D. 同类语言
E. 仪表形象

44. 组织沟通的作用不包括
A. 联系
B. 激励
C. 创新
D. 控制
E. 反馈

45. 关于组织有效沟通原则的叙述，错误的是
A. 信息明确原则
B. 及时性原则
C. 书面沟通原则
D. 组织结构完整性原则
E. 重视交谈与倾听技巧的原则

46. B-D 试验用于常规监测的时间是
A. 每日开始灭菌前
B. 每日灭菌结束后
C. 新安装的灭菌器
D. 灭菌器维修后
E. 每日下班前

47. 人体内的正常菌群大部分是
A. 需氧菌
B. 厌氧菌
C. 寄生菌
D. 杆菌
E. 球菌

48. 在管理决策的过程中，护理管理者所应用的最简单、在日常管理中也最为常用的方法是
A. 集体决策法
B. 头脑风暴法
C. 德尔菲法
D. 个人判断法
E. 电子会议法

49. 有效控制系统的特征不包括
A. 目的性
B. 及时性
C. 客观性
D. 预防性
E. 真实性

50. 按照规定，拥有 1000 张病床医院的医院感染发病率应低于
A. 7%
B. 8%
C. 9%

D. 10%

E. 15%

51. 领导生命周期理论中，领导行为进行逐步推移的程序是

A. 低工作与高关系→低工作与低关系→高工作与低关系→高工作与高关系

B. 低工作与高关系→高工作与低关系→低工作与低关系—高工作与高关系

C. 高工作与低关系→高工作与高关系→低工作与高关系→低工作与低关系

D. 高工作与低关系→低工作与高关系→高工作与高关系→低工作与低关系

E. 高工作与低关系→低工作与低关系→高工作与高关系→低工作与高关系

52. 下列物品消毒灭菌效果合格的是

A. 化学消毒剂的细菌含量为 150CFU/ml

B. 使用中紫外线灯管的照射强度为 80uW/cm²

C. 消毒后的喉镜细菌菌落数为 30CFU/ 件

D. 透析器入口液的细菌菌落总数为 500CFU/ml

E. 透析器出口液的细菌菌落总数为 2500CFU/ml

53. 冲突双方都必须以放弃部分利益为前提，在一定程度上满足对方部分需要的冲突解决方式是

A. 合作

B. 回避

C. 妥协

D. 迁就

E. 退让

54. 根据健康教育诊断，不属于高可变性行为的是

A. 社会不赞成的行为

B. 正处在发展时期的行为

C. 与文化传统不相关的行为

D. 与生活方式及风俗习惯不密切的行为

E. 既往无成功改变实例的行为

55. 关于非正式组织的叙述，正确的是

A. 具有明确的分工

B. 有明确的组织目标

C. 能够促进组织的变革

D. 具有正式的组织结构和职务关系

E. 组织成员感情相投的基础上成立的

56. 下列属于人员管理基本原则的是

A. 以人为本原则

B. 责权一致原则

C. 经济效能原则

D. 用人之长原则

E. 合理结构原则

57. 健康教育学相关基础理论学科不包括

A. 行为科学理论

B. 传播学理论

C. 预防医学理论

D. 教育学理论

E. 伦理学理论

58. 促进健康行为的特点不包括

A. 有利性

B. 和谐性

C. 一致性

D. 规律性

E. 灵活性

59. 目标管理的基本精神是

A. 员工参与管理

B. 强调有效地反馈

C. 以自我管理为中心

D. 重视成果

E. 强调自我评价

60. 护士在工作中感到要不断学习才能适应和胜任护理工作，自我要求继续学习成长，在不影响临床工作的前提下宜选择的学习方式是

A. 脱产学习

B. 半脱产学习

C. 进修学习

D. 自学或临床培训

E. 参加学习班

61. 进行肌内注射时，关于皮肤消毒的叙述，错误的是

A. 消毒方法以注射或穿刺部位为中心，由内向外逐步涂擦

B. 用无菌棉签浸润含有效碘 5000mg/L 消毒液消毒 1 遍

C. 进针时手不可接触消毒部位皮肤

D. 无菌棉签应边消毒边旋转

E. 无菌棉签蘸有消毒液后前段必须保持向下

62. 护士的绩效考核由所在护理单元护士长进行，护理单元护士长的考核由科护士长进行，这种方式属于绩效考核的

A. 自我评价

B. 同行评价

C. 下属评价

D. 直接领导评价

E. 360 度评价

63. 医院感染中，泌尿道感染的主要致病病原体是

A. 表皮葡萄球菌

B. 不动杆菌

C. 大肠杆菌

D. 支原体

E. 衣原体

64. 某病区护士长决定对全天的工作日程列出清单。根据 ABC 时间管理法，优先要完成的是

A. 书写工作手册

B. 参与病人抢救

C. 检查护士文件书写质量

D. 制定年轻护士培训计划

E. 召开病人座谈会

65. 护士要为甲、乙两位患者更换引流袋，其操作过程正确的是

A. 洗手 – 戴手套 – 换甲病人引流袋 – 换乙病人引流袋 – 摘手套 – 洗手

B. 洗手 – 戴手套 – 换甲病人引流袋 – 洗手 – 换乙病人引流袋 – 摘手套 – 洗手

C. 洗手 – 戴手套 – 换甲病人引流袋 – 换手套 – 换乙病人引流袋 – 摘手套 – 洗手

D. 洗手 – 戴手套 – 换甲病人引流袋 – 摘手套 – 洗手 – 戴手套 – 换乙病人引流袋 – 摘手套 – 洗手

E. 洗手 – 戴手套 – 换甲病人引流袋 – 摘手套 – 洗手 – 换乙病人引流袋 – 洗手

66. 患者男，38 岁，入院后血液检查梅毒抗体阳性，该患者病房的环境物品消毒措施中，最合理的是

A. 床头柜等物体表面用 500mg/L 含氯消毒剂擦拭

B. 床头柜等物体表面用 1000mg/L 含氯消毒剂擦拭

C. 床头柜等物体表面用 2000mg/L 含氯消毒剂擦拭

D. 马桶用 2000mg/L 含氯消毒剂擦拭

E. 被服采用高压灭菌或焚烧处理

67. 患者男，78 岁。患慢性支气管炎 30 年，有吸烟史 35 年，每天抽烟两包，护士拟对其进行戒烟

相关的健康教育，首先

A. 评估教育需求

B. 确定教育目标

C. 制定教育计划

D. 实施教育计划

E. 评价教育效果

68. 患者男，57 岁。因发现血糖升高 5 年，波动 2 天，收住入院，护士对其进行入院健康教育，内容不包括

A. 医院制度

B. 医护人员

C. 饮食控制

D. 医院环境

E. 定期复查

69. 某护士护理一位炭疽患者，关于治疗后产生的废弃物和有机垃圾的处理方法，正确的是

A. 深埋 2 米以下

B. 置双层黑色密封塑料袋内

C. 用浓度为 4000mg/L 有效含氯消毒剂处理后弃之

D. 环氧乙烷熏蒸后弃之

E. 焚烧处理

70. 某护士在下班回家的路上正巧碰到一突发心脏骤停的患者倒在路旁，立即上前为患者进行心肺复苏，从而挽回了患者的生命，护士长在科室早会上对其给予口头表扬。此时护士长行使的权力属于

A. 决策权

B. 指挥权

C. 用人权

D. 经济权

E. 奖惩权

71. 患者男，47 岁，头晕、头痛 1 周，以"高血压"收入院。测血压 180/100mmHg，责任护士对患者及其家属进行高血压饮食、药物治疗的健康宣教，健康教育类型属于

A. 入院健康教育

B. 病房健康教育

C. 出院健康教育

D. 随诊健康教育

E. 门诊健康教育

72. 为改变一个人的吸烟行为，使其戒烟，首先使吸烟者了解吸烟的危害和戒烟的益处，掌握如何戒烟的方法，从而使戒烟者形成吸烟危害健康的信

念，产生自觉、自愿戒烟的积极态度，最终产生戒烟的行为，此过程称为

    A. 健康信念模式

    B. 知信行模式

    C. 自然发展模式

    D. 社会心理模式

    E. 有效性认识模式

73. 乳腺癌患者自发成立联谊会，定期开展交流活动，该传播活动的类型属于

    A. 人际传播

    B. 群体传播

    C. 大众传播

    D. 组织传播

    E. 自我传播

74. 居民男，62 岁。身高 1.75 米，体重 88 公斤。已确诊患高血压病和糖尿病，该居民平素喜爱高热量、高蛋白和高脂肪的"三高"食物。在社区健康促进活动中，护士希望按照健康信念模式帮助该居民采取健康的饮食行为。按照健康信念模式，护士帮助该居民首先

    A. 了解高血压和糖尿病的遗传因素

    B. 认识到"三高"饮食危害健康的严重性

    C. 树立预防疾病、采取健康饮食行为的态度

    D. 了解采取健康饮食行为将得到的益处

    E. 戒除"三高"饮食，建立健康饮食行为的信念

75. 护士在孕妇学校为孕妇们进行产前教育。围绕"我怎么知道自己临产？"进行讨论，该护士运用群体传播的方式进行健康教育，其最大的优点是

    A. 讨论主题明确

    B. 分成小组讨论

    C. 选择好时间

    D. 选择好地点

    E. 排列好座位

76. 某行人过马路时突然有一辆车驶过来，该行人立即退回以躲避车辆。属于人类行为的哪一种适应形式

    A. 反射

    B. 自我控制

    C. 调试

    D. 应对

    E. 应激

77. 患者气管切开行呼吸机支持，预防呼吸机相关性肺炎（VAP）的护理措施<u>不包括</u>

    A. 做好气道护理

    B. 呼吸机的湿化器使用无菌水

    C. 防止冷凝水倒流

    D. 预防性使用广谱抗生素

    E. 呼吸机管道视情况定期更换

78. 男，19 岁，大二学生。同宿舍同学感染肺结核使其感到害怕，并在日常生活中保持充足睡眠和适量的体育锻炼，他的这种行为属于

    A. 避开有害危险行为

    B. 日常健康行为

    C. 戒除不良嗜好行为

    D. 预警行为

    E. 违规行为

79. 考虑到很多老年人听力不好，在演讲时使用扩音器是遵循了健康传播的哪项原则

    A. 准确性原则

    B. 针对性原则

    C. 速度快原则

    D. 经济性原则

    E. 指导性原则

80. 患者男，39 岁，因肾绞痛急诊在某医院肌注哌替啶 50mg 后疼痛缓解。2 天后自觉注射部位疼痛，4 天后就诊，查体：局部压痛，皮肤发红、皮温增高，有波动感，穿刺抽出少许黄色脓液，应考虑为

    A. 注射部位感染，属于医院感染

    B. 注射部位感染，不属于医院感染

    C. 无菌性化脓，属于医院感染

    D. 无菌性化脓，不属于医院感染

    E. 自身感染

81. 患者男，60 岁，慢性高血压 20 余年，接受健康教育过程中，不符合受者的心理特点的是

    A. 求真

    B. 求新

    C. 求多

    D. 求短

    E. 求近

82. 新年伊始，急诊科护士长制定新一年护理管理目标，她拿出护理部的护理工作管理目标认真阅读，并根据护理部的要求制定了急诊科的工作计划和目标，这种做法遵循的原则是

    A. 管理层次的原则

    B. 有效管理幅度的原则

C. 责权一致的原则

D. 精干高效的原则

E. 任务与目标一致的原则

83. 某医院心脏外科接到院里收治西藏地区先心病患者的重大救治任务，该科室护士长将护士甲和护士乙这两名年资高和经验丰富的护士组织起来，让她们制订出了详细的护理计划，通过护理部的认可后将此次任务的主要护理工作交于她俩。该护士长的授权方式属于

A. 弹性授权

B. 引导授权

C. 不充分授权

D. 制约授权

E. 逐渐授权

84. 某科室实施围产期保健健康教育计划半年后，95%的孕妇能说出产前检查的好处；100%的孕妇相信她们能够用母乳喂养自己的孩子；100%的产妇能够掌握母乳喂养的技巧，这实现了健康教育规划目标中的

A. 总体目标

B. 教育目标

C. 行为目标

D. 健康目标

E. 知识目标

二、以下提供若干组考题，每组考题共同用在考题前列出的 A、B、C、D、E 五个备选答案，请从中选择一个与考题关系密切的答案，并在答题卡上将相应题号相应字母所属的方框涂黑，每个备选答案可能被选择一次、多次或不被选择。

（85~86 题共用备选答案）

A. 源于组织外部可能的威胁或不利影响

B. 源于组织外部可能存在的机遇

C. 评估组织内部劣势

D. 评估组织内部优势

E. 整个组织的资源

85. 评估组织资源时可进行 SWOT 分析，其中 O 是指

86. 评估组织资源时可进行 SWOT 分析，其中 S 是指

（87~89 题共用备选答案）

A. 口头传播

B. 文字传播

C. 影像传播

D. 电子媒介传播

E. 形象传播

87. 社区为痛风患者举办"痛风的护理"主题讲座属于

88. 在橱窗中陈列食物金字塔模型提倡健康饮食属于

89. 护士给病人发放健康教育手册属于

（90~91 题共用备选答案）

A. 3 天

B. 5 天

C. 7~10 天

D. 14 天

E. 4~8 周

90. 败血症抗菌药物一般用至体温正常、病情好转后

91. 心内膜炎抗菌药物一般用至体温正常、病情好转后

（92~93 题共用备选答案）

A. 棉布口罩

B. 单层口罩

C. 外科口罩

D. 医用防护口罩

E. 防护面罩

92. 经飞沫传播疾病的隔离预防，要求进入室内的工作人员至少应佩戴

93. 经空气传播疾病的隔离预防，要求进入室内的工作人员至少应佩戴

（94~96 题共用备选答案）

A. 全面质量管理

B. PDCA 管理

C. QUACERS 管理

D. 分层次管理

E. 标准化管理

94. 上述管理模式中，被称为戴明循环的是

95. ISO 9001 质量管理体系属于

96. 预防医疗事故最有效的管理方法是

（97~98 题共用备选答案）
A. 形成评价
B. 过程评价
C. 效应评价
D. 结局评价
E. 总结评价

97. 评价计划设计阶段进行目标人群选择、策略确定、方法设计是

98. 对目标人群因健康教育项目所导致的相关行为及其影响因素的变化进行的评价是

（99~100 题共用备选答案）
A. 仪器设备完好率
B. 运行病历合格率
C. 静脉输液操作合格率
D. 一人一针一管执行率
E. 出院病人满意率

99. 属于基础质量评价指标的是

100. 属于终末质量评价指标的是

专业知识

一、以下每一道考题下面有 A、B、C、D、E 五个备选答案，请从中选择一个最佳答案，并在答题卡上将相应字母所属的方框涂黑。

1. 白血病病人口腔护理的主要目的是
A. 去除氨味
B. 擦去血痂
C. 增进食欲
D. 预防感染
E. 病人舒适

2. 对咯血患者的病情观察，应特别注意的是
A. 咯血量多少
B. 咯血速度快慢
C. 咯血时的血压变化
D. 体温高低
E. 有无窒息现象

3. 与病人手术切口感染无关的因素是
A. 切口局部的坏死组织
B. 营养状况
C. 年龄大小
D. 手术时间的长短
E. 从事脑力劳动者

4. 婴儿腹泻轻型与重型的主要区别是
A. 有无发热、呕吐
B. 体温是否达到 39℃以上
C. 每天大便的次数
D. 大便的性状
E. 有无水、电解质紊乱

5. 胃肠减压期间需口服药物时，应
A. 由胃管注入后接通胃肠减压
B. 经口服入
C. 经胃管注入后夹管 30 分钟
D. 暂不服药
E. 拔除胃管后口服

6. 肺炎患儿发生心衰时，下列措施不妥的是
A. 快速静脉补液
B 静脉注射西地兰
C. 静脉滴注利尿剂
D. 立即给予镇静剂

E. 立即给予吸氧

7. 上消化道出血量超过多少，可出现周围循环衰竭
A. 1000ml
B. 500ml
C. 400ml
D. 250ml
E. 100ml

8. 子宫内膜异位囊肿破裂时刺激腹膜，最早出现的临床表现是
A. 呕血
B. 恶心、呕吐
C. 便血
D. 剧烈腹痛
E. 腹肌紧张

9. 治疗慢性特发性血小板减少性紫癜首选的措施是
A. 使用糖皮质激素
B. 行脾脏切除手术
C. 应用细胞毒类免疫抑制剂
D. 应用大剂量丙种球蛋白
E. 应用长春新碱

10. 少尿是指成人 24 小时尿量少于
A. 100ml
B. 200m
C. 300ml
D. 400ml
E. 500ml

11. 确诊肾结核的主要依据是
A. 尿液中反复查出结核杆菌
B. 膀胱镜见到充血水肿
C. 有肾外结核病灶
D. 腹部平片可见肾区有不透光阴影
E. 尿液中查出脓细胞

12. 食管癌首选的治疗方法是
A. 手术治疗
B. 化疗
C. 放疗

D. 中医中药

E. 免疫治疗

13. 乳腺癌的早期表现是

A. 无痛性乳房肿块

B. 酒窝征

C. 橘皮样变

D. 卫星结节

E. 皮肤溃疡

14. 根据肌瘤与子宫肌层的关系，子宫肌瘤可分为

A. 宫体部肌瘤与宫颈部肌瘤

B. 有蒂肌瘤与无蒂肌瘤

C. 宫颈部、阔韧带肌瘤

D. 宫体部、阔韧带肌瘤

E. 黏膜下、浆膜下、肌壁间肌瘤

15. 急性肾小球肾炎的水肿首先出现在

A. 面部

B. 下肢

C. 全身

D. 眼睑

E. 腹部

16. 血栓闭塞性脉管炎早期最主要的临床表现是

A. 小腿和足部酸痛

B. 游走性静脉炎

C. 患肢萎缩

D. 静息痛

E. 间歇性跛行

17. 原发性肝癌最常见的早期表现是

A. 肝区持续性疼痛

B. 肝脏进行性肿大

C. 进行性黄疸

D. 腹水

E. 上消化道出血

18. 急性化脓性腹膜炎的临床表现不包括

A. 腹痛

B. 恶心、呕吐

C. 呃逆

D. 腹肌紧张

E. 腹式呼吸运动减弱

19. 临床上病人右上腹痛伴有黄疸、寒战、发热，常提示

A. 胆总管结石

B. 胆囊积水

C. 高胆固醇血症

D. 病毒性肝炎

E. 急性胰腺炎

20. 胎头下降程度通过肛门检查或阴道检查，做标志的径线是

A. 坐骨结节平面

B. 坐骨棘水平

C. 骶骨岬

D. 坐骨切迹

E. 坐骨结节水平

21. 外阴炎患者局部治疗使用高锰酸钾溶液坐浴，适宜的水温为

A. 20℃左右

B. 30℃左右

C. 40℃左右

D. 50℃左右

E. 60℃左右

22. 最符合典型心绞痛发作的表现是

A. 休息时发生心前区不适

B. 心尖部一过性刺痛

C. 劳累时诱发胸骨后疼痛，休息可缓解

D. 胸骨后紧缩感持续 1 小时

E. 上腹部疼痛，口含硝酸甘油 30 分钟缓解

23. 6 个月 ~6 岁小儿贫血的诊断标准是

A. Hb < 110g/L

B. Hb115~120g/L

C. Hb120~125g/L

D. Hb125~130g/L

E. Hb130~135g/L

24. 肾病综合征最常见的并发症是

A. 感染

B. 急性肾衰竭

C. 高血压

D. 低血容量性休克

E. 血栓形成

25 急性病毒性肝炎一般不会出现的表现是

A. 疲乏

B. 腹胀

C. 黄疸

D. 肝脾大

E. 腹水

26. 属于脑血管疾病二级预防的是
A. 积极控制血压
B. 发病后积极治疗，降低复发的危险
C. 对高危病人早期诊断、早期治疗
D. 治疗先天性动脉瘤
E. 积极治疗动脉粥样硬化

27. 胃溃疡疼痛的节律表现为
A. 空腹痛
B. 夜间痛
C. 进餐时疼痛
D. 餐后 3~4h 疼痛
E. 餐后半小时疼痛

28. 有关肠内营养，错误的护理是
A. 营养液控制在 38℃
B. 初始滴速 20ml/h
C. 初起量不大于 500ml/d
D. 营养液在 2℃ ~4℃冰箱内存放
E. 配制好营养液可保存 1 周

29. 急性胰腺炎患者采用腹腔双套管灌洗时的注意事项，错误的是
A. 冲洗液常用生理盐水加抗菌药物
B. 冲洗时，维持滴速 20~30 滴 / 分
C. 管腔堵塞时，用 50ml 生理盐水缓慢冲洗
D. 管腔经冲洗无法疏通时，更换内套管
E. 冲洗时应维持一定压力的负压

30. 成年人术前禁食时间为
A. 4~6h
B. 6~8h
C. 8~12h
D. 12~14h
E. 14~16h

31. 产后出血是指胎儿娩出后 24 小时内，阴道出血量超过
A. 400ml
B. 500ml
C. 700ml
D. 800ml
E. 1000ml

32. 关于慢性肾炎的临床表现，错误的叙述是
A 蛋白尿
B. 均有细菌、病毒感染症状
C. 水肿

D. 血压升高
E. 贫血

33. 肝动脉插管化疗使用的冲洗液为
A 生理盐水
B. 注射用水
C. 无菌蒸馏水
D. 5% 葡萄糖
E. 50U/ml 肝素液

34. 病人能够被唤醒，醒后能进行简单的交流和配合检查，刺激停止后又入睡。该病人的意识状态是
A. 昏睡
B. 朦胧
C. 嗜睡
D. 浅昏迷
E. 深昏迷

35. 甲亢患者术前禁止使用的药物是
A. 安定
B. 阿托品
C. 东莨菪碱
D. 苯巴比妥钠
E. 止血敏

36. 关于百白破疫苗接种的叙述，正确的是
A. 接种位置为上臂三角肌
B. 接种途径为皮内注射
C. 出生后 24 小时内接种
D. 接种次数为 2 次
E. 第 1、2 剂接种间隔 3 个月

37. 癫痫持续状态的首选用药是
A. 50% 苯妥英钠，缓慢静脉注射
B. 异戊巴比妥钠，缓慢静脉注射
C. 副醛，缓慢静脉注射
D. 10% 水合氯醛，保留灌肠
E. 安定，缓慢静脉注射

38. 继发性闭经是指按自身原月经周期计算停经
A. 5 个周期以上者
B. 4 个周期以上者
C. 3 个周期以上者
D. 2 个周期以上者
E. 1 个周期以上者

39. 烧伤创面脓毒症一般发生在深度烧伤后

A. 48h

B. 3~5 天

C. 1~2 周

D. 2~3 周

E. 3~5 周

40. 关于婴幼儿气管、支气管解剖特点，错误的叙述是

A. 软骨柔软

B. 纤毛运动差

C. 管腔相对狭窄

D. 缺乏弹力组织

E. 黏膜血管缺乏

41. 颅前窝骨折最易伤及

A. 展神经

B. 嗅神经

C. 面神经

D. 听神经

E. 滑车神经

42. 属于肾结石症状的是

A. 疼痛，放射至大腿外侧

B. 高血压

C. 膀胱刺激症状

D. 贫血

E. 与活动有关的血尿

43. 手术中发现疝囊颈在腹壁下动脉的内侧称为

A. 脐疝

B. 腹股沟斜疝

C. 腹股沟直疝

D. 股疝

E. 白线疝

44. 关于胎膜早破的临床表现，错误的叙述是

A. 可用 pH 试纸检测是否发生胎膜早破

B. 胎膜早破后，胎心音会发生改变

C. 容易伴发脐带脱垂

D. 容易诱发感染

E. 容易诱发早产

45. 神经根型颈椎病多见的体征是

A. Thomas 征试验（+）

B. 臂丛牵拉试验（+）

C. 拾物试验（+）

D. 直腿抬高试验（+）

E. "4" 字试验（+）

46. 属于肺心病代偿期病人的体征是

A. 肺动脉瓣第二心音亢进

B. 颈静脉怒张

C. 腹水

D. 心脏叩诊浊音界向右扩大

E. 二尖瓣区舒张期杂音

47. 患者男，62 岁。独居，生有煤炉，邻居发现其神志不清，面色潮红，口唇呈樱桃红色，大汗，应考虑患者出现了

A. 有机磷农药中毒

B. 一氧化碳中毒

C. 安眠药过量

D. 乐果中毒

E. 低血糖昏迷

48. 某孕妇，32 岁，停经 2 个月，阴道少量流血 5 天，下腹隐痛。妇科检查：阴道少量血迹，宫口未开，子宫孕 2 个月大小，两侧附件阴性。尿妊娠试验阳性。最可能的诊断是

A. 先兆流产

B. 不全流产

C. 完全流产

D. 难免流产

E. 习惯性流产

49. 患者女，59 岁，咳嗽 2 个月，痰中偶带血丝，胸部 X 线平片示右上肺不张，最恰当的检查程序是

A. 放射性核素检查→痰细胞学检查

B. 痰细胞学检查→开胸探查

C. 痰细胞学检查→ CT →纤维支气管镜检查

D. 胸腔穿刺肺组织活检→ CT →纤维支气管镜检查

E. 纵隔检查→锁骨上斜角脂肪垫活检

50. 患者男，67 岁。以肺气肿、Ⅱ型呼吸衰竭收入院。入院后的第 1 天晚上，因咳嗽、痰多、呼吸困难，并对医院环境不适应而不能入睡，护理措施错误的是

A. 保证患者良好的睡眠环境

B. 给予镇咳和镇静药

C. 适当减少患者白天睡眠时间

D. 采取有效措施促进排痰

E. 给予患者持续低流量吸氧

51. 患者女，64 岁。充血性心力衰竭，服用药物后主诉头痛、头晕、视力模糊，看到的东西都带

有黄色，其可能服用了

    A. 氢氯噻嗪

    B. 卡托普利

    C. 二硝酸异山梨醇酯

    D. 地高辛

    E. 贝那普利

52. 患者男，38岁。发热、咳嗽3天，体温39℃，X线胸片示右上肺大片阴影，痰涂片见较多革兰阳性成对或短链状球菌。首选的治疗药物是

    A. 丁胺卡那霉素

    B. 红霉素

    C. 氯霉素

    D. 青霉素

    E. 链霉素

53. 患者女，32岁，阴道自然分娩4个月后行宫内节育器放置术。半年后月经仍然过多，经期延长，间或月经周期内点滴出血。此时考虑

    A. 出血

    B. 感染

    C. 节育器嵌顿

    D. 节育器异位

    E. 子宫穿孔

54. 患者女，41岁，近半年阴道分泌物增多，呈白色黏液状，伴腰骶部疼痛，下坠感。妇科检查：宫颈糜烂占宫颈面积1/3，子宫及双侧附件未见异常，下一步最应该采取的检查是

    A. 阴道镜

    B. 宫腔镜

    C. 腹腔镜

    D. 宫颈刮片检查

    E. 诊断性宫颈锥切术

55. 4个月健康女婴，出生体重为3.2kg。目前粗略估计其可能的体重是

    A. 6kg

    B. 8kg

    C. 10kg

    D. 12kg

    E. 14kg

56. 患儿，男，3岁，因结核性脑膜炎入院治疗，患儿精神呆滞、睡眠不安、双目凝视、喜哭，该患儿目前处于

    A. 脑膜刺激征期

    B. 昏迷期

    C. 前驱期

    D. 中期

    E. 晚期

57. 患者女，32岁，大面积烧伤后突然出现寒战、高热，体温40℃ ~41℃，每日波动在0.5℃ ~1.0℃左右，血细菌培养阳性，首先应考虑的是

    A. 败血症

    B. 菌血症

    C. 急性蜂窝织炎

    D. 脓毒血症

    E. 破伤风

58. 患者女，35岁，因高热2日未能进食，自诉口渴、口干、尿少色黄。查体：口唇、舌干燥，皮肤弹性差，眼窝凹陷。实验室检查：尿比重1.028，血清钠浓度为155mmol/L，该患者最可能出现了

    A. 等渗性脱水

    B. 轻度低渗性脱水

    C. 中度低渗性脱水

    D. 轻度高渗性脱水

    E. 中度高渗性脱水

59. 患者女，46岁，近4个月月经推迟不规则，B超：子宫前位7.5cm×7.4cm×6.6cm，内膜厚度1.8cm，回声不均匀，高度怀疑子宫内膜病变，行诊断性刮宫处理，对患者采取的护理措施，错误的是

    A. 刮取物及时送病理科

    B. 保持外阴清洁

    C. 1周内禁止性生活及盆浴

    D. 遵照医嘱服用抗生素

    E. 指导患者按时复诊

60. 某产妇，27岁，顺利分娩一男婴，产后第10天，宫底耻骨联合上二指，切口愈合很好，恶露量多，并伴有臭味，体温38℃，下腹部轻微压痛，目前护理措施不正确的是

    A. 卧床休息取半坐卧位

    B. 进高蛋白、高热量、高维生素、易消化饮食，多饮水

    C. 遵医嘱予抗感染治疗

    D. 做好个人卫生指导

    E. 母婴分离

61. 获得性免疫缺陷综合征（AIDS）的发展过程不包括

    A. 急性感染期

    B. 无症状感染期

C.持续性全身淋巴结肿大综合征

D.艾滋病期

E.慢性感染期

62.患者男，67岁。跌倒后致右股骨颈骨折，现给予持续皮牵引处理，为防止牵引过度的护理措施是

A.床尾抬高 15~20cm

B.注意皮肤护理

C.预防感染

D.维持有效血液循环

E.定时测定肢体长度

63.患者男，56岁，因多汗，口角流涎，尿失禁1小时被家人送入医院，查体：双侧瞳孔 1mm，肺部可闻及湿啰音，HR82次/分、律齐，BP126/70mmHg，伴全身肌肉抽搐。考虑为

A.有机磷农药中毒

B.一氧化碳中毒

C.肌肉痉挛

D.蛛网膜下隙出血

E.安眠药中毒

64.患者男，56岁，主诉上腹部疼痛4小。因4小时前饮酒后突发中上腹剧烈疼痛，向后背部放射，伴频繁恶心呕吐，呕吐物为胃内容物和胆汁，经治疗5天后腹痛持续存在，T 39.6℃，该患者最可能发生

A.肠梗阻

B.弥漫性腹膜炎

C.败血症

D.急性水肿型胰腺炎

E.急性出血坏死型胰腺炎

65.患者男，15岁，翻越座椅不慎失足，会阴部骑跨在木质椅背上，自诉伤后会阴部剧痛，约20分钟后尿道外口滴血，不能自行排尿，首先考虑其出现损伤的部位是

A.阴茎尿道部

B.尿道球部

C.尿道膜部

D.尿道前列腺部

E.膜上尿道

66.患者女，36岁，被确诊为乳腺癌。患者步入"讨价还价"阶段，遍访名医，寻求偏方，祈求生命的延长，此时，幻想在某种程度上帮助患者重新树立起战胜疾病的信心。这属于患者心理反应的

A.震惊否认期

B.愤怒期

C.磋商期

D.抑郁期

E.接受期

67.患者女，20岁，发热，鼻衄，皮肤紫癜2周。查体：体温39℃，面色苍白，舌尖可见血疱，浅表淋巴结不肿大，双下肢可见瘀斑，胸骨压痛阴性，心率100次/分，实验室检查：红细胞 1.8×10^{12}/L，血红蛋白50g/L，白细胞 1.9×10^9/L。分类：中性0.22，淋巴0.77，嗜碱粒0.01，血小板 20×10^9/L，网织红细胞0.001，首先考虑的疾病是

A.淋巴瘤

B.脾功能亢进

C.多发性骨髓瘤

D.再生障碍性贫血

E.慢性粒细胞白血病急性变

68.患儿女，1岁。全身皮肤发绀，可见杵状指，喜欢采用蹲姿游戏。错误的护理措施是

A 避免患儿哭闹

B.避免患儿剧烈运动

C.避免患儿多饮水

D.避免患儿便秘

E.避免强行拉起蹲踞患儿

69.患者女，25岁。孕38周，孕期未按时产检，现要求入院待产，测血压为 158/100mmHg。无头痛、头晕等自觉症状，脚踝部轻度水肿，关于其病情的描述，不正确的是

A.初步判断为妊娠高血压综合征

B.患者应行尿蛋白定量协助诊断

C.出现头痛、呕吐等症状提示病情加重

D.硫酸镁治疗时膝腱反射消失，应用10% 葡萄糖酸钙

E.宜考虑结束妊娠

70.患儿男，6岁。滑旱冰时摔倒，手掌着地。提示患儿出现 Colles 骨折的情况是

A.猿手畸形

B.垂腕畸形

C.爪形手畸形

D.枪刺刀畸形

E.肘内翻畸形

71.关于水痘的叙述，不正确的是

A.由水痘-带状疱疹病毒引起

B.感染后一般可获得持久免疫，但再次发病可表现为带状疱疹

C.水痘－带状疱疹病毒对外界抵抗力强，耐高温

D.同时存在斑疹、丘疹、疱疹和结痂各类皮疹

E.自出疹前 1~2 天至皮疹干燥结痂止，均具有传染性

72.患儿女，14 岁，畏寒、发热伴咽痛 1 周，继而出现膝、腕、踝关节疼痛。查体：咽红，心肺（－），膝关节红肿，压痛明显。实验室检查：ESR 48mm/h，抗 O 1250U/ml，最可能的诊断为

A.风湿性关节炎

B.坏死性血管炎

C.系统性红斑狼疮

D.反应性关节炎

E.强直性脊柱炎

二、以下提供若干组考题，每组考题共同使用在考题前列出的 A、B、C、D、E 五个备选答案，请从中选择一个与考题关系最密切的答案，并在答题卡上将相应题号的相应字母所属的方框涂黑，每个备选答案可能被选择一次、多次或不被选择。

（73~75 题共用备选答案）

A.胎方位

B.胎先露

C.胎产式

D.内旋转

E.外旋转

73.胎儿身体纵轴与母体身体纵轴之间的关系称为

74.最先进入骨盆入口的胎儿部分称为

75.胎儿先露部的指示点与母体骨盆的关系称为

（76~77 题共用备选答案）

A.子宫颈及部分宫体已脱出阴道口外

B.子宫颈距处女膜缘小于 4cm，但未达处女膜缘

C.子宫颈已脱出阴道口外，但宫体仍在阴道内

D.子宫颈及宫体全部脱出于阴道口外

E.子宫颈已达处女膜缘，但未超过该缘

76.Ⅲ度子宫脱垂指的是

77.Ⅰ度轻型子宫脱垂指的是

（78~79 题共用备选答案）

A.便血量多而鲜红

B.便血量少而疼痛

C.便血污秽而腥臭

D 便血量多而色黑

E.便污血而疼痛

78.肛裂时

79.内痔时

（80~81 题共用备选答案）

A.子宫穿孔

B.吸宫不全

C.漏吸

D.感染

E.人工流产综合征

80.人工流产后阴道持续或间断出血 10 天以上，子宫略大为

81 人流钳刮术中，受术者突感小腹剧烈疼痛为

（82~83 题共用备选答案）

A.同步直流电复律

B.非同步直流电复律

C.体外反搏术

D.临时或埋藏心脏起搏器

E.服用奎尼丁、胺碘酮

82.心房颤动最有效的治疗方法是

83.心室颤动首选的治疗方法是

（84~85 题共用备选答案）

A.闭合性气胸

B.开放性气胸

C.张力性气胸

D.血胸

E.脓胸

84.胸部外伤后，患者感胸闷、气短、胸痛，X 线示部分肺萎缩，可能是

85 胸部外伤后，患者出现极度呼吸困难，有广泛皮下气肿，X 线示胸膜腔大量积气，可能是

（86~87题共用备选）

A. 肝臭

B. 蜘蛛痣

C. 顽固性腹水

D. 扑翼样震颤

E. 皮肤色素沉着

86. 肝功能减退雌激素比例失衡会出现

87. 肝功能减退肾上腺皮质功能减退会出现

三、以下提供若干个案例，每个案例有若干个考题。请根据提供的信息，在每题的 A、B、C、D、E 五个备选答案中选择一个最佳答案，并在答题卡上按照题号，将所选答案对应字母的方框涂黑。

（88~89题共用题干）

某足月新生儿，生后 12 天。因黄疸来院就诊，该新生儿出生体重 3.2kg，生后单纯母乳喂养，一般状态良好。

88. 家属询问新生儿出现黄疸的原因，护士正确的解释是

A. 新生儿红细胞寿命较长

B. 新生儿结合胆红素较多

C. 新生儿旁路胆红素来源多

D. 新生儿肠道正常菌群丰富

E. 新生儿肝脏产生结合胆红素的能力较强

89. 该新生儿 2 周后黄胆未消退，诊断为母乳性黄疸，经停吸母乳后黄疸明显缓解，家属询问母乳性黄疸消退时间，护士正确的回答是

A. 10~14 天

B. 2~3 周

C. 3~4 周

D. 1~3 个月

E. 4~6 个月

（90~91题共用题干）

患者男，23 岁。多饮、多尿、消瘦 2 个月，空腹血糖 15mmol/L。

90. 午饭前患者诉头晕、乏力、心慌、躁动不安，应立即检查的项目是

A. 尿糖

B. 电解质

C. 头颅 CT

D. 尿酮体

E. 血糖

91. 鉴别 1 型和 2 型糖尿病最有意义的指标是

A. 胰岛 β 细胞分泌功能

B. 血糖的高低

C. 是否肥胖

D. 年龄大小

E. 胰岛细胞抗体

（92~93题共用题干）

某新生儿，生后 8 天，近 4 天反应差，不哭，吃奶少，体温 35℃，全身皮肤黄染明显，脐部有脓性分泌物，血常规：白细胞 22×10^9/L，中性 68%。

92. 该新生儿最可能的诊断是

A. 新生儿溶血症

B. 新生儿硬肿症

C. 新生儿败血症

D. 新生儿肝炎

E. 新生儿脐炎

93. 当患儿出现惊厥、尖叫、前囟饱满时，其可能合并了

A. 化脓性脑膜炎

B. 核黄疸

C. 肝性脑病

D. 中毒性脑病

E. 颅内出血

（94~96题共用题干）

患儿男，7 岁。因急性肾小球肾炎入院。入院后每日尿量 500~700ml，肉眼血尿，全身非凹陷性水肿。

94. 患儿突然出现头昏、眼花、视物不清，可能并发了

A. 急性肾功能衰竭

B. 颅内感染

C. 电解质紊乱

D. 急性循环充血

E. 高血压脑病

95. 对该患儿的护理措施，正确的是

A. 卧床休息至少 2 周

B. 卧床休息至少 4 周

C. 床旁轻微活动

D. 可参加体育运动

E. 活动不受限

96. 此时应首选的处理措施是

A. 控制血压

B. 控制感染

C.补液

D.利尿

E.透析

（97~100 题共用题干）

患儿男，8 个月，因夜间睡眠不安、多汗、易激惹就诊，查体可见方颅、肋膈沟，手镯征、足镯征。

97.该患儿最可能的诊断是

A.营养不良

B.骨软化病

C.佝偻病初期

D.佝偻病激期

E.佝偻病后遗症期

98.该患儿口服维生素 D 治疗的剂量和疗程为

A.500~1000IU/d，用 1 个月

B.1000~2000IU/d，用 1 个月

C.2000~4000IU/d，用 1 个月

D.5000~6000IU/d，用 3 个月

E.10000~20000IU/d，用 1 个月

99.该患儿在口服维生素 D 时，以下用法错误的是

A.1 个月后改为预防量

B.选用单纯的维生素 D 制剂

C.口服维生素 D 前后加服钙剂

D.维生素 D 加入奶瓶中与牛奶同服

E.维生素 D 滴剂直接滴在患儿的口内

100.该患儿首优的护理诊断是

A.营养不足

B.成长发育改变

C.有感染的危险

D.有受伤的危险

E.潜在并发症：低钙惊厥

专业实践能力

一、以下每一道考题下面有 A、B、C、D、E 五个备选答案，请从中选择一个最佳答案，并在答题卡上将相应题号的相应字母所属的方框涂黑。

1. 心跳骤停初期复苏的方法是
A. 补充血容量
B. 人工呼吸和心脏按压
C. 应用复苏药物
D. 保护脑细胞
E. 电除颤

2. 给予癫痫持续状态患者静注地西泮时，应重点观察的是
A. 有无胃肠道反应
B. 血压降低情况
C. 眼球震颤
D. 呼吸抑制
E. 共济失调

3. 患者女，25 岁。已婚未育，现妊娠 7 周，要求终止妊娠。最常用且较安全的方法是
A. 人工流产钳刮术
B. 药物流产
C. 静脉滴注催产素引产
D. 水囊引产
E. 利凡诺引产

4. 破伤风患者清洗伤口时使用的冲洗溶液是
A. 3% 过氧化氢溶液
B. 1% 碳酸氢钠溶液
C. 10% 水合氯醛溶液
D. 1% 有效氯溶液
E. 10% 过氧乙酸溶液

5. 良性前列腺增生的临床表现不包括
A. 进行性排尿困难
B. 夜尿次数增多
C. 无痛血尿
D. 尿潴留
E. 尿急

6. 三度房室传导阻滞伴阿－斯综合征的治疗方法是
A. 阿托品

B. 异丙肾上腺素
C. 安装人工心脏起搏器
D. 麻黄素
E. 电复律

7. 休克病人应采取的体位是
A. 半坐卧位
B. 侧卧位
C. 头低足高位
D. 头高足低位
E. 中凹卧位

8. 急性出血坏死型胰腺炎的主要表现不包括
A. 腹痛
B. 腹胀
C. 低血糖
D. 腹膜炎
E. 休克

9. 指导缺铁性贫血患者服用铁剂治疗时，错误的内容是
A. 从小剂量开始
B. 在餐前服药
C. 避免与牛奶同服
D. 告知患者服药后会有黑便
E. 血红蛋白恢复正常后仍需用药

10. 胎膜早破，胎先露尚未衔接者，护理措施中错误的是
A. 绝对卧床休息
B. 头高足低位
C. 监测胎心
D. 指导孕妇自测胎动
E. 观察羊水情况

11. 法洛四联症 X 线检查可见
A. 肺动脉段突出
B. 心影呈靴形
C. 肺门血管影增粗
D. 肺纹理增多
E. 透光度减弱

12. 子宫峡部下界为
A. 组织学内口

B.组织学外口

C.解剖学内口

D.解剖学外口

E.移行带区

13.正常情况下，一次月经的平均出血量大约为

A.10ml

B.20ml

C.50ml

D.80ml

E.100ml

14.肿瘤病人化疗期间，最主要的观察项目是

A.脱发程度

B.进食情况

C.肠道功能

D.皮肤损害

E.血常规

15.与椎管内麻醉后头痛的特点不相符的是

A.可发生在穿刺后 6~12 小时

B.疼痛常位于额部

C.大多数病人在 4 天内症状消失

D.抬头时头痛加重

E.常发生在病人术后第一次起床活动时

16.护士观察到原发性肝癌患者突然出现剧烈腹痛，弥漫全腹，腹肌紧张，应首先考虑其最可能发生了

A.上消化道出血

B.继发肠道感染

C.癌结节破裂出血

D.癌肿转移

E.胃肠穿孔

17.关于小儿注射疫苗的叙述，正确的是

A.注射所有疫苗常规使用碘酊及乙醇消毒皮肤

B.注射疫苗最好在饭前进行

C.安瓿内剩余药可用无菌纱布覆盖保存 4 小时

D.注射活疫苗时只用乙醇消毒皮肤

E.小儿低热不影响注射疫苗

18.小儿断奶方法正确的是

A.断奶应果断，一次完成

B.断奶最迟不晚于 2 岁

C.一般在生后 10~12 个月断奶

D.断奶最好在夏季进行

E.10 个月后逐渐添加辅食

19.食管癌进展期主要的临床表现是

A.进行性吞咽困难

B.进行性消瘦

C.进食后呕吐

D.进食后胸骨后疼痛

E.进食后呛咳

20.静脉注射去甲柔红霉素时药液外渗，不正确的处理措施是

A.尽量回抽局部渗液

B.局部用利多卡因封闭

C.25% 硫酸镁湿敷

D.局部热敷

E.抬高患肢

21.脑梗死进行溶栓治疗的过程中，最常见的严重不良反应是

A.急性肾衰竭

B.肝损害

C.心力衰竭

D.广泛出血

E.脑水肿

22.下列不属于脑震荡病人的临床表现的是

A.伤后立即出现短暂的意识丧失

B.一般持续时间不超过 30 分钟

C.意识恢复后，对受伤时的情况记忆清楚

D.清醒后常有头痛、头晕、情绪不稳定等症状

E.神经系统检查无明显阳性体征

23.长期应用肾上腺皮质激素治疗系统性红斑狼疮需要补钙，其目的是防止

A.高血压

B.精神兴奋

C.肾脏损伤

D.继发感染

E.股骨头坏死

24.不属于 21- 三体综合征患儿的护理措施的是

A.限制活动

B.加强生活照顾

C.培养自理能力

D.保持皮肤清洁干燥

E.定期随访遗传咨询

25.经皮肝穿刺胆管造影前注射维生素 K 的主要目的是

A.防止胆绞痛

B.防止胆汁漏

C.预防出血

D.预防感染

E.预防腹膜炎

26.暴露疗法要求室温

A.16℃~20℃

B.20℃~24℃

C.24℃~28℃

D.28℃~32℃

E.32℃~36℃

27.洋地黄类药物中毒最重要的临床表现是

A.室早二联律

B.出现奔马律

C.黄视、绿视

D.恶心、呕吐

E.头痛、倦怠

28.护士给心衰患者发放地高辛之前，应先数心率，若心率低于多少时应暂停给药

A.100次/分

B.90次/分

C.80次/分

D.70次/分

E.60次/分

29.急性肾功能衰竭患者，少尿期或无尿期最关键的治疗措施是

A.注意补钾

B.纠正碱中毒

C.补充血容量

D.严格限制入量

E.增加胶体渗透压

30.预防急性胰腺炎有重要意义的措施是

A.注意饮食卫生

B.经常应用抗生素

C.经常服用消化酶类药物

D.控制糖尿病

E.防治胆道疾病

31.动脉粥样硬化病人饮食中无需限制的是

A.蛋白质饮食

B.胆固醇饮食

C.高糖饮食

D.脂肪饮食

E.高钠饮食

32.关于骨牵引的护理，错误的叙述是

A.床尾或床头抬高15~30cm

B.牵引针不可左右移动

C.及时去除牵引针的血痂

D.维持肢体在整复或固定的位置

E.鼓励患者功能锻炼

33.尿道损伤后，预防尿道狭窄的有效措施是

A.用大号导尿管

B.延迟拔尿管时间

C.拔尿管后嘱病人多饮水

D.拔尿管后定期行尿道扩张术

E.拔尿管后指导病人行肛门括约肌舒缩练习

34.产后出血的护理措施不包括

A.宫缩乏力性出血者，立即按摩子宫

B.失血过多，遵医嘱补充血容量

C.胎盘部分残留，需徒手剥离取出

D.产后出血高危者，做好输血输液准备

E.软产道损伤造成的出血，及时做好缝合准备

35.心肌梗死病人活动时，心率增加次数的安全范围为

A.<10次/分

B.10~20次/分

C.20~30次/分

D.30~40次/分

E.>40次/分

36.异位妊娠破裂多见于

A.宫颈妊娠

B.输卵管峡部妊娠

C.输卵管壶腹部妊娠

D.输卵管伞部妊娠

E.输卵管间质部妊娠

37.关于妇科化疗患者的护理措施，不正确的叙述是

A.鼓励家属探视，以加强患者的社会支持

B.建议患者采用软毛牙刷刷牙，并用盐水漱口

C.鼓励患者多咀嚼，以促进唾液的分泌

D.发现药液外渗时，应立即停止用药

E.密切监护患者有无出血倾向

38.妇科腹部手术病人的术前护理措施，不正确的是

A.术前教会患者有效咳嗽

B.术前应彻底清洁脐部

C. 术前晚应询问患者有无月经来潮

D. 术前 1 天进行阴道冲洗以清洁阴道

E. 术前常规在宫颈及阴道穹隆涂甲紫

39. 对高渗性缺水病人进行输液治疗时，应首先输入

A. 等渗盐溶液

B. 5% 葡萄糖溶液

C. 平衡液

D. 右旋糖酐溶液

E. 林格液

40. 以下慢性阻塞性肺气肿患者恢复期，长期家庭氧疗的指征中<u>不包括</u>

A. PaO_2 52mmHg，$PaCO_2$ 54mmHg

B. PaO_2 52mmHg，$PaCO_2$ 40mmHg

C. SaO_2 90%，$PaCO_2$ 40mmHg

D. PaO_2 58mmHg，有肺动脉高压

E. PaO_2 58mmHg，有心力衰竭、水肿

41. 关于结肠癌术前肠道准备的叙述，正确的是

A. 术前 3 天禁食

B. 术前 3 天每晚肥皂水灌肠

C. 术前 3 天口服肠道抗菌药

D. 术前 3 日晚清洁灌肠

E. 术前 1 天口服硫酸镁

42. 类风湿关节炎活动期患者的护理措施，<u>错误</u>的是

A. 卧床休息期间注意保持关节功能位

B. 活动期发热或关节肿胀明显时卧床休息

C. 可短时间制动

D. 可进行治疗性锻炼

E. 病情缓解时进行功能锻炼

43. 尿酸结石病人应禁食的是

A. 牛奶

B. 芦笋

C. 动物内脏

D. 豆制品

E. 菠菜

44. 对于肝功能不全的患者，选择肠外营养液时，宜含有的物质是

A. 双肽

B. 精氨酸

C. 谷氨酸

D. 支链氨基酸

E. 芳香族氨基酸

45. 乳癌根治术后，预防皮下积液的主要措施是

A. 半坐卧位

B. 患肢制动

C. 胸带加压包扎

D. 切口用沙袋压迫

E. 皮瓣下置管引流

46. 地中海贫血的主要病因是

A. 红细胞丢失过多

B. 红细胞酶缺乏

C. 血红蛋白合成或结构异常

D. 体内存在破坏红细胞的抗体

E. 脾功能亢进

47. 患者男，18 岁。患 1 型糖尿病多年，近日因血糖控制不理想，胰岛素用量每餐增加 2U。患者自诉注射胰岛素后 4~5 小时，有心慌、出汗、软弱无力感。此时，该者最可能出现了

A. 过敏反应

B. 低血糖反应

C. 自主神经紊乱

D. 心律失常

E. 虚脱

48. 患者女，32，婚后 5 年未孕，采用辅助生殖技术助孕。当注射绒毛膜促性腺激素 8 天后，出现腹部胀痛，呼吸受限。B 超：腹水，卵巢直径 16cm，最可能的诊断是

A. 卵巢过度刺激综合征

B. 输卵管癌

C. 子宫癌

D. 卵巢癌

E. 肝硬化

49. 患者男，28 岁，因受凉后突起畏寒、发热 39.2℃，左侧胸痛伴咳嗽，咳少量铁锈色痰，胸部 X 线摄片示左下肺野大片阴影。最可能的诊断是

A. 结核性胸膜炎

B. 肺炎球菌肺炎

C. 金黄色葡萄球菌肺炎

D. 原发性支气管肺癌

E. 急性吸入性肺脓肿

50. 患者男，48 岁，搬重物时突感腰部疼痛伴右下肢放射性疼痛 3 小时来诊，查体：腰部曲度变直，左小腿外侧皮肤痛觉减退，双下肢肌力无异常，

双膝、踝反射（++），右腿直腿抬高试验 40°（+），X 线片无明显异常，处理措施错误的是

  A. 绝对卧床休息 3 周，3 周后戴腰围下床活动

  B. 理疗，推拿、按摩缓解痉挛和疼痛

  C. 必要时行牵引治疗

  D. 3 个月内不做弯腰动作

  E. 立即手术治疗

51. 患者女，40 岁，近日诊断患有十二指肠溃疡。对该患者的治疗原则<u>不包括</u>

  A. 消除病因

  B. 控制症状

  C. 促进愈合

  D. 预防复发

  E. 尽早手术根治

52. 患者男，54 岁。外伤性肠穿孔修补术后第 2 天，腹胀明显，肠蠕动未恢复，目前最重要的处理措施是

  A. 半坐卧位

  B. 禁食、输液

  C. 肛管排气

  D. 胃肠减压

  E. 针刺穴位

53. 患者女，28 岁。甲状腺功能亢进症病史 1 年，因感染出现意识模糊，查体：T 39.2℃，P 180 次/分，诊断为甲亢危象入院，首选的治疗药物是

  A. 甲巯咪唑

  B. 丙硫氧嘧啶

  C. 卡比马唑

  D. 普萘洛尔

  E. 放射性 ^{131} 碘

54. 患者男，27 岁。因胸部被刀刺伤 2 小时，创口与胸腔相通，出现极度呼吸困难，首选的急救措施是

  A. 迅速封闭伤口

  B. 立即放置胸腔闭式引流

  C. 立即输血补液

  D. 立即手术治疗

  E. 大剂量应用抗生素

55. 患儿男，出生后 7 天。因皮肤黄染 5 天入院。查体：患儿精神状态佳，颜面及巩膜黄染，胎便为墨绿色，小便正常。实验室检查：血胆红素 230μmol/L。患儿的初步诊断是

  A. 新生儿缺血缺氧性脑病

  B. 新生儿颅内出血

  C. 新生儿败血症

  D. 生理性黄疸

  E. 病理性黄疸

56. 女，34 岁。停经 40 天，末次月经为 2018 年 2 月 12 日。查体：T 36.5℃，P 80 次/分，R 20 次/分，BP 120/90mmHg，$SpO_2$98%，腹部超声可见胎囊，尿妊娠试验阳性。下列叙述<u>不正确</u>的是

  A. 可能的诊断是早期妊娠

  B. 预产期是 2018 年 11 月 19 日

  C. 属于高龄产妇，应定期复查

  D. 现在应避免性生活

  E. 现在可采用舒适卧位

57. 患者男，39 岁。吸烟 10 年。行走中左下肢间断疼痛 1 个月余。查体：左足趾色泽苍白，温度稍低，足背动脉搏动减弱，针对此患者，护理措施<u>不恰当</u>的是

  A. 置热水袋于足底保暖

  B. 下肢保暖

  C. 遵医嘱给予镇痛药物

  D. 每日数次 Buerger 运动

  E. 戒烟

58. 患者男，25 岁，右胫腓骨骨折，行石膏固定，10 小时后右足趾明显肿胀、青紫、活动差，感觉麻木，剧烈疼痛，去除石膏，见右脚肿胀明显，皮温高，有水疱，此时应警惕患者出现了

  A. 腓总神经损伤

  B. 胫动脉损伤

  C. 骨折断端移位

  D. 骨筋膜室综合征

  E. 石膏综合征

59. 某高龄初产妇，孕期骨盆测量正常范围，已行剖宫产术，胎儿 3800g。术后护理<u>不正确</u>的是

  A. 指导产妇咳嗽、翻身时轻按腹部两侧

  B. 切口疼痛必要时给止痛剂

  C. 术后第 3 天取半坐卧位

  D. 肛门未排气避免进食糖、牛奶等

  E. 腹部系腹带

60. 患者女，30 岁，外阴瘙痒，白带增多，实验室检查：白带找到滴虫，<u>不应选用</u>的冲洗液是

  A. 2%~4% 碳酸氢钠溶液

  B. 1% 乳酸溶液

  C. 0.1% 苯扎溴铵溶液

D. 1 : 5000 高锰酸钾溶液

E. 0.5% 醋酸溶液

61. 患者男，36 岁，患者诉 6 天前畏寒、发热、乏力、厌油、恶心、呕吐前来就诊。查体：巩膜、皮肤黄染，触诊肝脏肿大、质软、有轻压痛及叩击痛。实验室检查血清胆红素、转氨酶升高，尿胆红素阳性。最可能的诊断是

A. 甲型肝炎

B. 急性黄疸型肝炎

C. 急性无黄疸型肝炎

D. 重型肝炎

E. 丙型肝炎

62. 某孕妇，35 岁，妊娠 36 周，排便时，突然全身抽搐，持续约 1 分钟，家人立即将其送往医院。查体：血压 170/108mmHg，下肢水肿（++），胎头先露，胎心率 150 次 / 分，有不规律宫缩。错误的处理措施是

A. 遵医嘱应用硫酸镁治疗

B. 静脉滴注硫酸镁，速度以 4g/h 为宜

C. 应在孕妇清醒后 12~24 小时内引产

D. 应安置在宽敞、安静的病房

E. 抽搐时应给予头低侧卧位

63. 患者男，60 岁，大便后突发右手无力，讲话不清，约 1h 后昏迷。查体：浅昏迷，瞳孔等大，血压 220/108mmHg，右侧肢体瘫痪，肌张力低，腱反射未引出，右侧巴氏征阳性。最可能的诊断是

A. 脑出血

B. 脑栓塞

C. 脑血栓形成

D. 脑梗死

E. 蛛网膜下腔出血

64. 患者女，35 岁。因乏力、腰部疼痛、水肿就诊。尿液检查：蛋白（++），红细胞 5~10/HP，白细胞 2~3/HP，颗粒管型 0~2/HP，查体时最可能发现水肿的部位是

A. 眼睑和颜面

B. 足背和踝部

C. 臀部和阴部

D. 手背和腕部

E. 胸壁和腹壁

65. 患者男，26 岁，因发热伴尿频、尿急、尿痛 3 天入院。查体：T 38.6℃，P 90 次 / 分，R 20 次 / 分，BP 126/75mmHg。双下肢无水肿。最可能的诊断是

A. 急性肾盂肾炎

B. 急性肾小球肾炎

C. 慢性肾小球肾炎

D. 肾病综合征

E. 肾衰竭

66. 初产妇，29 岁，宫口扩张 6cm，胎心 136 次 / 分，护理措施中正确的是

A. 左侧卧位

B. 绝对卧床休息

C. 温肥皂水灌肠

D. 每 4~6 小时排尿 1 次

E. 每 30 分钟检查 1 次宫颈扩张和胎头下降情况

67. 患者女，48 岁，患者反复发作上腹部疼痛 5 年，突发急性腹痛 5 小时，体温 37.9℃，急性面容，上腹部剧烈疼痛，恶心，呕吐，呕吐物为胃内容物，查体有腹膜刺激征，呈板状腹。立位腹平片可见膈下游离气体。该患者最可能发生了

A. 阑尾炎

B. 胆汁性腹膜炎

C. 盆腔脓肿

D. 胆囊炎

E. 十二指肠穿孔

68. 患者女，27 岁，因车祸致腹部开放性损伤，伴部分肠管脱出，最佳的处理方法是

A. 敞开伤口，急诊手术

B 用消毒棉垫加压包扎

C. 尽快将肠管回纳

D. 用凡士林纱布覆盖，腹带包扎

E. 用等渗盐水无菌纱布覆盖并妥善保护

69. 患者女，26 岁。平时月经规则，现停经 2 个月，有恶心、呕吐，昨日阴道流血量多于月经量，轻微腹痛。妇检：宫颈口扩张，有血液不断自宫颈口内流出，子宫小于停经月份，质软，活动，有压痛，附件未见异常。尿妊娠试验（±），应采取的护理措施是

A. 加强保胎措施和心理护理

B. 按先兆流产护理

C. 嘱患者继续观察出血情况

D. 按完全流产护理

E. 按不全流产护理

70. 患者男，56 岁。家属代诉 2 天前患者出现低热、咽痛、咳嗽，全身不适。昨天突发寒战、高热，

体温40℃，诉头痛、精神萎靡、关节疼痛、食欲不振，呕吐。今天头痛加剧、喷射状呕吐、烦躁不安、畏光、颈后部及全身疼痛。查体：脑膜刺激征阳性，实验室检查：血常规提示白细胞计数显著增高。脑脊液检查压力明显升高，外观呈米汤样，蛋白含量增高，糖和氯化物明显减少。最可能的诊断是

    A. 化脓性脑膜炎

    B. 流行性乙型脑炎

    C. 流行性脑脊髓膜炎

    D. 结核性脑膜炎

    E. 中枢神经系统感染

二、以下提供若干组考题，每组考题共同使用在考题前列出的 A、B、C、D、E 五个备选答案。请从中选择一个与考题关系最密切的答案，并在答题卡上将相应题号的相应字母所属的方框涂黑。每个备选答案可能被选择一次，多次或不被选择。

（71~72 题共用备选答案）

    A. 呕大量鲜红色血液

    B. 柏油样大便

    C. 大便潜血试验持续阳性

    D. 黏液脓血便

    E. 长期反复解鲜红色血便

71. 食管静脉曲张破裂大出血最常见的症状是

72. 十二指肠球部溃疡并活动性出血最常见的症状是

（73~74 题共用备选答案）

    A. 3kg

    B. 4kg

    C. 6kg

    D. 7kg

    E. 9kg

73. 正常 1 个月小儿平均体重应为

74. 正常 3 个月小儿平均体重应为

（75~76 题共用备选答案）

    A. 咯血

    B. 肺性脑病

    C. 心律失常

    D. 自发性气胸

    E. 感染性休克

75. 慢性阻塞性肺气肿呼吸衰竭患者主要的潜在并发症是

76. 支气管哮喘患者主要的潜在并发症是

（77~78 题共用备选答案）

    A. 高热惊厥

    B. 低血糖

    C. 化脓性脑膜炎

    D. 癫痫

    E. 手足抽搐症

77. 患儿男，6 个月，因发热、咳嗽 1 天，惊厥 3 次入院，查体：体温 37.8℃，咽部充血，颅骨软化、前囟平坦。该患儿惊厥的原因可能是

78. 患儿男，8 个月，急性上呼吸道感染发热，体温 39.8℃，突然出现双眼凝视，意识丧失，全身抽搐。该患儿惊厥的原因可能是

（79~81 题共用备选答案）

    A. 16 周末

    B. 20 周末

    C. 24 周末

    D. 28 周末

    E. 32 周末

79. 宫底高度在脐与剑突之间，妊娠周数应是

80. 宫底高度在脐耻之间，妊娠周数应是

81. 宫底高度在脐上 1 横指，妊娠周数应是

（82~83 题共用备选答案）

    A. 阵发性绞痛

    B. 持续性钝痛

    C. 刀割样锐痛

    D. 钻顶样剧痛

    E. 持续性痛阵发性加剧

82. 空腔脏器梗阻疼痛性质为

83. 溃疡病穿孔疼痛性质为

三、以下提供若干个案例，每个案例有若干个考题。请根据提供的信息，在每题的 A、B、C、D、E 五个备选答案中选择一个最佳答案，并在答题卡上按照题号，将所选答案对应字母的方框涂黑。

（84~86 题共用题干）

患儿男，7 个月。腹泻 2 天，每天 10 余次黄色稀水便，体重 6kg，精神萎靡，皮肤弹性极差，前囟及眼窝明显凹陷，肢冷，血压偏低，口渴不明显，尿量极少，实验室检查：血清钠 125 mmol/L。

84. 患儿脱水的性质和程度为

A. 中度等渗性脱水

B. 中度低渗性脱水

C. 重度等渗性脱水

D. 重度低渗性脱水

E. 重度高渗性脱水

85. 该患儿第 1 天补液首选的液体种类及量应是

A. 2/3 张含钠液 120~150ml/kg

B. 2∶1 等张含钠液 20ml/kg

C. 2∶1 等张含钠液 180ml/kg

D. 2/3 张含钠液 20ml/kg

E. 1/2 张含钠液 120~150ml/kg

86. 护理措施错误的是

A. 记录排便次数、量及性状

B. 记录 24 小时出入液量

C. 记录第 1 次排尿时间

D. 补液速度为每小时 5~8ml/kg

E. 观察尿量及脱水是否纠正

（87~88 题共用题干）

患者女，28 岁。已婚未孕，阴道分泌物多，呈灰白色。宫颈刮片巴氏分级 Ⅲ 级，阴道镜检查有阳性发现。

87. 下列处理措施错误的是

A. 进行阴道镜检查前先治疗炎症

B. 妊娠期慎做阴道镜检查，以免诱发流产、早产

C. 阴道镜检查时间一般在月经干净后 3~7 日内

D. 月经前 1 周可做阴道镜检查

E. 所取标本应标记送检

88. 为明确诊断，首选的处理方法是

A. 宫颈活体组织检查

B. 宫腔镜检查

C. 诊断性刮宫术

D. 宫颈锥切术

E. 后穹隆穿刺术

（89~91 题共用题干）

患儿男，5 岁。全身重度凹陷性水肿 2 周，水肿随体位变化，以颜面、下肢及阴囊最为明显，近 2 天来 24 小时尿量在 100ml 左右，水肿加重，两眼不能睁开，呼吸困难，喜平卧位，查体：两肺中下野呼吸音减弱，叩诊呈浊音，语颤消失，腹水征（+），实验室检查：尿蛋白（＋＋＋＋）。

89. 该患儿目前最严重的情况是

A. 肾病综合征并发肺炎

B. 肾病综合征合并胸水、腹水

C. 肾病综合征并发心力衰竭

D. 肾病综合征并发腹膜炎

E. 单纯性肾病综合征

90. 在饮食护理中，摄入蛋白量应控制在

A. 1g/kg

B. 2g/kg

C. 3g/kg

D. 4g/kg

E. 5g/kg

91. 目前首优的护理问题是

A. 焦虑

B. 营养失调

C. 活动无耐力

D. 体液过多

E. 有皮肤完整性受损的危险

（92~93 共用题干）

患者男，60 岁。因发热、咳嗽、咳痰伴喘息加重 3 天入院，患者有吸烟史 35 年，慢性咳嗽、咳痰 13 年，伴有呼吸困难和喘息，近年来明显加剧。3 天前受凉后咳嗽、咳痰加重，胸闷，气急，不能入睡。查体：体温 38℃，脉搏 108 次 / 分，呼吸 26 次 / 分，血压 125/85mmHg，呼吸时间延长伴哮鸣音。患者口唇发绀，桶状胸，叩诊过清音，听诊两肺中下部闻及湿啰音及哮鸣音。

92. 最可能的诊断是

A. 支气管扩张

B. 支气管哮喘

C. 肺结核

D. 慢性阻塞性肺疾病

E. 肺炎

93. 针对患者目前存在的问题，下列措施恰当的是

A. 给予患者口服降温药物，迅速降温

B. 晚上休息时不要吸氧，防止氧中毒

C. 关闭门窗，防止患者再次受凉

D. 高流量吸氧，每天大于 15 小时，以减轻患者缺氧症状

E. 使用有效抗生素，控制感染

（94~95题共用题干）

患儿男，5岁。因发热，流涕、咳嗽、眼部不适2日来院就诊。查体：T 39.5℃；结膜充血，畏光流泪，眼睑水肿；口腔内有散在白色小斑点，周围有红晕，临床断为麻疹。

94.该患儿目前首优的护理问题是

A.皮肤黏膜的改变

B.有感染的危险

C.营养不足

D.体温过高

E.疼痛

95.如无特殊并发症，对该患儿需要呼吸道隔离至出疹后

A.3天

B.5天

C.7天

D.10天

E.21天

（96~98题共用题干）

患者男，50岁。误服少量敌百虫后，出现恶心、呕吐、腹痛、腹泻、大汗、胸闷、咳嗽、流涎。查体：T 37℃，P 60次/分，R 30次/分，BP 100/70mmHg；双瞳孔直径均为2mm。

96.首选的治疗药物是

A.碘解磷定

B.双复磷

C.肾上腺素

D.阿托品

E.呼吸兴奋剂

97.不宜采用的洗胃液是

A.1∶5000高锰酸钾

B.2%碳酸氢钠

C.生理盐水

D.林格液

E.清水

98.首选的检查项目是

A.血常规

B.尿中有机磷代谢产物测定

C.全血胆碱酯酶活力测定

D.血电解质测定

E.心电图

（99~100题共用题干）

患儿女，5岁。因消瘦，乏力1月余，伴低热来诊。查体：右侧颈部淋巴结肿大，双肺呼吸音粗，未闻及啰音，肝肋下2cm，结核菌素试验：红，硬结直径20mm，胸片：右中上肺见双极影。

99.首选的护理诊断是

A.活动无耐力

B.潜在并发症：抗结核药物副作用

C.继发感染

D.营养失调

E.知识缺乏

100.最可能的诊断是

A.颈部淋巴结炎

B.肺结核中的原发综合征

C.粟粒型肺结核

D.支气管肺炎

E.支气管淋巴结结核

全国护士（师）资格考试预测卷系列

2025

主管护师技术资格考试预测卷

预测卷（二）

王　冉　主编

中国健康传媒集团

中国医药科技出版社

编委会

主　编　王　冉

编　者（以姓氏笔画为序）

王　冉　　王冬华　　成晓霞　　李红珍

余立平　　沈正军　　张立君　　范湘鸿

罗先武　　罗艳萍　　孟小丽　　郭梦安

喻惠丹　　程明文　　焦平丽　　路　兰

蔡秋霞　　谭初花　　熊永芳　　魏秀丽

基础知识

一、以下每一道考题下面有 **A、B、C、D、E** 五个备选答案，请从中选择一个最佳答案，并在答题卡将相应题号的相应字母所属的方框涂黑。

1. 行如图所示的治疗时，牵引重量一般不超过

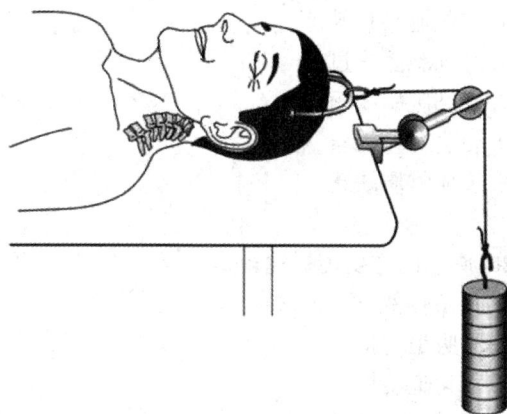

  A. 5kg
  B. 8kg
  C. 10kg
  D. 15kg
  E. 20kg

2. 小儿前囟闭合的时间为出生后
  A. 6~8 周
  B. 3~4 个月
  C. 1~1.5 岁
  D. 2 岁
  E. 2~2.5 岁

3. 确诊支原体肺炎最常用的检测方法是
  A. CT
  B. 胸片
  C. 血常规
  D. 血沉
  E. 血清学检查

4. 护理人员在未取得执业证书期间可以独立做的临床护理工作是
  A. 与患者沟通，观察病情
  B. 静脉穿刺
  C. 肌内注射
  D. 过敏试验
  E. 给患者服药

5. 腹外疝最重要的发病因素是
  A. 慢性咳嗽
  B. 长期便秘
  C. 排尿困难
  D. 腹壁有薄弱点或缺损
  E. 重体力劳动

6. 慢性肾功能不全患者发生贫血的最主要原因是
  A. 代谢产物抑制骨髓造血
  B. 肾脏产生促红细胞生成素减少
  C. 铁及叶酸缺乏
  D. 毒素使细胞寿命缩短
  E. 透析时造成血液丢失

7. 慢性呼吸系统疾病发生急性呼吸衰竭最常见的诱因是
  A. 营养不良
  B. 电解质紊乱
  C. 剧烈活动
  D. 吸烟
  E. 呼吸道感染

8. 能通过胎盘的免疫球蛋白是
  A. IgM
  B. IgA
  C. IgG
  D. IgD
  E. IgE

9. 不属于心脏传导系统的是
  A. 窦房结
  B. 房室结
  C. 冠状窦
  D. 希氏束
  E. 结间束

10. 最常见的缺铁性贫血的原因是
  A. 生长发育快
  B. 慢性失血
  C. 摄入量不足
  D. 内因子缺乏
  E. 维生素 B_{12} 缺乏

11. 某慢性阻塞性肺疾病患者，剧烈咳嗽后突然

出现呼吸困难，临床高度怀疑"气胸"。为明确诊断，首选的检查方法是

A. X线胸片

B. 胸部CT

C. 支气管镜检查

D. 血气分析

E. 支气管碘油造影

12. 应给予低流量持续吸氧的疾病是

A. 风心病二尖瓣狭窄合并急性肺水肿

B. 自发性气胸

C. 休克型肺炎

D. 急性上呼吸道感染

E. 慢性支气管炎肺气肿并发呼吸衰竭

13. 护理道德监督的方式不包括

A. 舆论监督

B. 制度监督

C. 传统习俗

D. 社会监督

E. 自我监督

14. 肾脏结构和功能的基本单位是指

A. 肾小球和肾小管

B. 肾小体和肾小球

C. 肾小管和肾小囊

D. 肾小球和肾小囊

E. 肾小管和肾小体

15. 引起心脏骤停最常见的病因是

A. 先天性心脏病

B. 风湿性心脏病

C. 冠心病

D. 心肌炎

E. 心肌病

16. 断肢再植属于

A. 自体移植

B. 同种移植

C. 异质移植

D. 结构移植

E. 异体移植

17. 关于急性肾小球肾炎的叙述，正确的是

A. 由细菌引起的感染性疾病

B. 病变主要累及肾小管

C. 血尿、水肿、高血压是主要症状

D. 常见的致病菌是葡萄球菌

E. 尿频、尿痛、尿急是主要症状

18. 我国导致二尖瓣狭窄最常见的病因是

A. 风湿热

B. 结缔组织病

C. 先天畸形

D. 急性心肌梗死

E. 左心衰竭

19. 小儿营养性缺铁性贫血最常见的原因是

A. 红细胞结构缺陷

B. 红细胞丢失过多

C. 红细胞酶缺乏

D. 自身免疫因素

E. 造血物质缺乏

20. 麻疹的主要传播途径是

A. 血液传播

B. 呼吸道传播

C. 消化道传播

D. 皮肤接触传播

E. 间接传播

21. 引起急性上呼吸道感染主要的病原体是

A. 真菌

B. 寄生虫

C. 病毒

D. 支原体

E. 细菌

22. 判断COPD气流受限的主要客观检查指标是

A. 痰细菌学检查

B. 血常规

C. 动脉血气分析

D. 影像学检查

E. 肺功能检查

23. 引起支气管扩张最常见的病因是

A. 机体免疫功能失调

B. 遗传因素

C. 支气管 – 肺部组织感染和阻塞

D. 支气管外部纤维的牵拉

E. 支气管先天性发育缺陷

24. 心力衰竭中最能反映左心功能的检查是

A. 超声心动图

B. 有创血压监测

C. 漂浮导管

D. PICC

E. 中心静脉导管

25. 患者男，45 岁。行 ECG 检查示：P 波消失，代之是 400 次 / 分的 f 波，QRS 波形态正常，QRS 波群间隔绝对不规则，心室率通常在每分钟 110 次，根据心电图可判断该患者为

A. 房扑

B. 室扑

C. 房颤

D. 室上速

E. 室速

26. 急性感染性多发性神经根炎脑脊液的典型表现是

A. 蛋白高，细胞数正常

B. 蛋白正常，细胞数高

C. 蛋白高，细胞数低

D. 蛋白及细胞数均高

E. 蛋白低，细胞数增高

27. 血栓闭塞性脉管炎最常见的病变部位在

A. 下肢中小动静脉

B. 上肢中小动静脉

C. 髂 – 股深静脉

D. 上腔静脉

E. 下腔静脉

28. 判断有机磷中毒程度的有效指标是

A. 血液中有机磷测定

B. 胃内容物的气味

C. 尿中有机磷的代谢产物

D. 全血胆碱酯酶的活力

E. 全血乙酰胆碱含量

29. 引起再生障碍性贫血最常见的药物是

A. 阿司匹林

B. 柔红霉素

C. 氯霉素

D. 保泰松

E. 环磷酰胺

30. 妊娠高血压综合征最基本的病理变化是

A. 全身小动脉痉挛

B. 颅内出血

C. 水钠潴留

D. 胎盘退行性病变

E. 弥散性血管内凝血

31. 对早期食管癌，简单易行的确诊方法是

A. 胸部 X 线检查

B. 带网气囊食管脱落细胞检查

C. 食管镜检查

D. CT 检查

E. B 超检查

32. 乳腺癌淋巴结转移最常见的部位是

A. 胸骨旁淋巴结

B. 锁骨上淋巴结

C. 锁骨下淋巴结

D. 患侧腋下淋巴结

E. 健侧腋下淋巴结

33. 生理性腹泻多见于

A. 6 个月以内婴儿

B. 1 岁以内婴儿

C. 2~3 岁幼儿

D. 4~6 岁儿童

E. 7~10 岁儿童

34. 正常情况下，脐带内脐动脉的条数是

A. 一条

B. 二条

C. 三条

D. 四条

E. 五条

35. 化脓性骨髓炎最常见的致病菌是

A. 金黄色葡萄球菌

B. 流感嗜血杆菌

C. 白色葡萄球菌

D. 产气荚膜杆菌

E. 肺炎球菌

36. 人体最重要的神经内分泌器官是

A. 下丘脑

B. 垂体

C. 甲状腺

D. 肾上腺

E. 性腺

37. 护士执业注册后才能独立从事护理工作，每次注册的有效期限为

A. 注册后 2 年内有效

B. 注册后 3 年内有效

C. 注册后 4 年内有效

D. 注册后 5 年内有效

E. 注册后 6 年内有效

38. 颅内压增高患者宜采取的体位是
A. 侧卧位
B. 俯卧位
C. 平卧位
D. 床头抬高 15°~30°
E. 床尾抬高 15°~30°

39. 细胞外液的主要阴离子是
A. Pr^-、HPO_4^{2-}、HCO_3^-
B. Pr^-、SO_4^{2-}、HCO_3^- C. HPO_4^{2-}、HCO_3^-、SO_4^{2-}
D. Pr^-、CL^-、SO_4^{2-}
E. CL^-、HCO_3^-、Pr^-

40. 原发性肝癌肝外血行转移最常见的部位是
A. 脑
B. 肺
C. 肾
D. 盆腔
E. 骨

41. 急性白血病出血的主要原因是
A. 弥散性血管内凝血
B. 白血病细胞浸润
C. 白细胞减少
D. 血小板减少
E. 红细胞减少

42. 月经周期 33 天的妇女，其排卵期约在月经周期的
A. 第 13 天
B. 第 15 天
C. 第 17 天
D. 第 19 天
E. 第 21 天

43. 丹毒是指
A. 多发性毛囊炎
B. 急性淋巴结炎
C. 急性蜂窝织炎
D. 急性网状淋巴管炎
E. 急性管状淋巴管炎

44. 固定子宫颈以维持子宫正常位置的韧带是
A. 宫骶韧带
B. 骶结节韧带
C. 主韧带

D. 阔韧带
E. 圆韧带

45. 幽门梗阻病人持续呕吐可造成
A. 低氯低钾性酸中毒
B. 低氯低钾性碱中毒
C. 低氯高钠性碱中毒
D. 低钾性酸中毒
E. 低氯高钾性碱中毒

46. 加重慢性肾小球肾炎患者肾功能损害的因素不包括
A. 使用氨基糖苷类抗生素
B. 血压控制不佳
C. 持续低蛋白饮食
D. 感染
E. 劳累

47. 正常妊娠孕妇在整个妊娠期体重平均增加约
A. 5.5kg
B. 8.5kg
C. 10.5kg
D. 12.5kg
E. 15.5kg

48. 门体分流性脑病最重要的发病机制是
A. 锰的毒性学说
B. GABA/BZ 复合体学说
C. 氨基酸代谢不平衡学说
D. 假性神经递质学说
E. 氨中毒学说

49. 心脏骤停早期最常见的心电图改变类型是
A. 房性早搏
B. 房颤
C. 室颤
D. 室性心动过速
E. 室性早搏

50. 对诊断肠结核最有价值的检查是
A. 结核菌素试验
B. 血沉增快
C. X 线钡剂造影
D. 纤维结肠镜检查
E. X 线钡剂灌肠

51. 甲亢病人服用心得安做术前准备时，最后一次服药应在术前

A. 1~2 小时

B. 3~4 小时

C. 5~6 小时

D. 7~8 小时

E. 9~10 小时

52. 腹水性质为漏出液的疾病是

A. 自发性腹膜炎

B. 细菌性腹膜炎

C. 结核性腹膜炎

D. 肝硬化

E. 胰腺炎

53. 急性腹膜炎治疗过程中，最常见的残余脓肿是

A. 膈下脓肿

B. 肾周脓肿

C. 盆腔脓肿

D. 髂窝脓肿

E. 脾周脓肿

54. 肺炎链球菌肺炎炎症消散后的病理变化是

A. 常导致肺气肿

B. 肺组织无损害

C. 常遗留纤维疤痕

D. 常有肺组织坏死和溃疡

E. 肺组织完全恢复正常

55. 肺心病中肺动脉高压形成的最重要因素是

A. 肺部反复感染

B. 缺氧

C. 高碳酸血症

D. 呼吸性酸中毒

E. 右心衰竭

56. 急腹症患者 T_{11-12} 右旁区域牵涉痛多见于

A. 胆石症

B. 十二指肠穿透性溃疡

C. 急性胰腺炎

D. 输尿管结石

E. 肾结石

57. 重度 CO 中毒患者血液 HbCO 的浓度可高于

A. 10%

B. 20%

C. 30%

D. 40%

E. 50%

58. 流行性乙型脑炎最主要的传染源是

A. 猪

B. 蚊虫

C. 跳蚤

D. 隐性感染者

E. 患者

59. 鉴别急性心肌梗死和心绞痛最有意义的心电图改变是

A. ST 段压低

B. ST 段抬高

C. T 波倒置

D. T 波高尖

E. 病理性 Q 波

60. SLE 标准筛选试验是

A. 抗核抗体检查

B. 抗双链 DNA 检查

C. 抗 Sm 抗体检查

D. 抗内因子抗体检查

E. 抗壁细胞抗体检查

61. 多器官功能衰竭最先受累的器官是

A. 心

B. 肝

C. 肺

D. 肾

E. 胰腺

62. 热烧伤的病理改变主要取决于

A. 热源类型及受热时间

B. 热源温度及受伤部位

C. 受热时间及受伤面积

D. 热源温度及受热时间

E. 热源温度及受伤面积

63. 患者女，32 岁。顺产后 1 年自诉外阴"肿物"脱出，行动不便，腰骶酸痛。首先应考虑的诊断是

A. 外阴癌

B. 外阴创伤

C. 前庭大腺囊肿

D. 子宫脱垂

E. 尿瘘

64. 患者女，33 岁。经产妇，孕 3 产 2，无难产史，孕 39 周。4 小时前开始规律宫缩，查体：宫缩持续 45~50 秒，间隙 3 分钟，胎心 140 次 / 分，头先露，宫口开大 4cm，羊膜囊鼓，骨盆正常。此时

最佳处理方法是

    A. 急诊室留观

    B. 立即住院待产

    C. 急送产房消毒接生

    D. 待破膜后住院

    E. 灌肠促进产程

65. 患者女，36岁。因胸闷、气短前来就诊。查体：患者面颊与口唇轻度发绀；心前区可扪到收缩期抬举性搏动，心尖区扪到舒张期震颤，心尖区可听到第一心音亢进和舒张中期隆隆样杂音。该患者最可能的诊断是

    A. 二尖瓣关闭不全

    B. 二尖瓣狭窄伴肺动脉高压

    C. 二尖瓣狭窄

    D. 三尖瓣狭窄

    E. 二尖瓣狭窄伴右心室肥大

66. 新生儿肺透明膜病的病理基础是

    A. 窒息

    B. 胎盘老化

    C. 缺乏肺泡表面活性物质

    D. 肺发育不良

    E. 缺乏棕色物质

67. 患者女，45岁。因严重感染入院。查体：T39.5℃，P90次/分，Bp116/80mmHg。血气分析：$PaO_2$55mmHg、$PaCO_2$30mmHg。首先考虑的是

    A. ARF

    B. ARDS

    C. DIC

    D. AHF

    E. MODS

68. 引起新生儿窒息的因素不包括

    A. 胎粪吸入

    B. 早产儿

    C. 脐带绕颈

    D. 急产

    E. 母亲患糖尿病

69. 引起早产儿发生新生儿颅内出血的主要原因是

    A. 脑血管畸形

    B. 机械通气不当

    C. 过快输入高渗液体

    D. 产伤

    E. 缺氧

70. 患者男，50岁。出现阵发性腹痛伴频繁呕吐，呕吐物为胃内容物、胆汁，肠鸣音亢进。患者3个月前做过胃穿孔修补术，诊断为急性肠梗阻。首先考虑出现上述症状的原因是

    A. 肠道蛔虫

    B. 肠道肿瘤

    C. 肠扭转

    D. 肠粘连

    E. 肠套叠

71. 患者男，56岁。行全胃切除术后第3天，肛门排气，肠蠕动正常，拟行肠内营养。为防止营养液堵塞，喂养管应

    A. 输注营养液前后各冲管1次即可

    B. 输注营养液时每2小时冲管1次

    C. 输注营养液每4小时冲管1次

    D. 输注营养液每6小时冲管1次

    E. 输注营养液时每8小时冲管1次

72. 患者男，47岁。反复发作喘息、气急、胸闷或咳嗽，近两天受凉后上述症状加重，为进一步诊治收入院，查体：胸部呈过度充气征象；双肺可闻及广泛的哮鸣音，呼气音延长，实验室检查：痰涂片可见嗜酸性粒细胞增多。该患者最可能的诊断是

    A. 急性上呼吸道感染

    B. 急性气管－支气管炎

    C. 支气管扩张症

    D. 支气管哮喘

    E. 自发性气胸

73. 患者女，45岁。已有数年怕热、多汗，心率110次/分，食量大，逐渐消瘦，检查发现FT_3及FT_4增高。昨日突然体温达40℃，心率150次/分，恶心、呕吐、腹泻，大汗持续而昏睡，确诊为甲状腺功能亢进伴甲状腺危象。其原因是

    A. 甲状腺素大量破坏

    B. 机体消耗大量甲状腺素

    C. 腺垂体功能亢进

    D. 大量甲状腺素释放入血

    E. 下丘脑功能亢进

74. 患者男，50岁。因饱餐后突发上腹痛，伴恶心、呕吐4小时住院，经检查后被诊断为急性水肿性胰腺炎。下列处理措施错误的是

    A. 禁食、胃肠减压

    B. 手术引流胰周渗出液

    C. 补充液体

    D. 解痉、止痛

E. 应用抗菌药

75. 患者男，30 岁。因车祸撞伤腰部，肾膜下血肿。该患者属于
    A. 肾挫伤
    B. 肾部分裂伤
    C. 肾全层损伤
    D. 肾横断伤
    E. 肾蒂损伤

76. 患者男，19 岁。头昏、乏力、面色苍白 1 年，牙龈出血伴皮肤出血点 1 个月入院。实验室检查：Hb60g/L，WBC3.2×10⁹/L，血小板 30×10⁹/L，骨髓涂片确诊为慢性再生障碍性贫血。对该患者进行骨髓活检，典型的病理改变是
    A. 造血细胞减少，非造血细胞增多
    B. 骨髓增生低下，可见局灶性增生
    C. 骨髓大部分被脂肪组织所代替
    D. 骨髓基质水肿
    E. 骨髓纤维组织增生

77. 患者女，28 岁。曾接种过卡介苗。若患者未感染结核菌，护士观察其结核菌素实验的结果，硬结直径应为
    A. 小于 5mm
    B. 5~9mm，2~3 天后消失
    C. 5~9mm，1 周后留有色素
    D. 10~19mm，1 周后留有色素
    E. 大于 20mm

78. 子宫颈癌普查常用的检查方法是
    A. 女性激素测定
    B. 诊断性刮宫
    C. 宫颈活组织检查
    D. 宫颈脱落细胞学检查
    E. 阴道镜检查

79. 患者男，52 岁。反复腰腿痛及间歇性跛行 10 余年，伴左侧大腿外侧放射性疼痛，行走时加重，平卧时减轻。查体：弯腰及腰椎过伸试验阳性。该患者最可能的诊断是
    A. 腰椎间盘突出
    B. 腰椎管狭窄
    C. 腰椎结核
    D. 腰椎肿瘤
    E. 马尾肿瘤

80. 某新生儿，男，胎龄 39 周。全身皮肤青紫，

呼吸不规则，心率 100 次 / 分，四肢稍屈，对外界刺激有反应。该新生儿的情况属于
    A. 正常
    B. 轻度窒息
    C. 中度窒息
    D. 重度窒息
    E. 苍白窒息

81. 患者女，52 岁，因子宫内膜癌行全子宫、双附件切除术及盆腔淋巴清扫术。术后 48 小时拔除尿管后自行排尿，第 3 天起阴道有尿液流出，同时仍可自行排尿，临床诊断为尿瘘，为明确瘘孔。不需要做的辅助检查是
    A. 肾显像
    B. 排泄性尿路造影
    C. 输尿管镜检查
    D. 靛胭脂试验
    E. 宫腔镜检查

二、以下提供若干组考题，每组考题共同使用在考题前列出的 A、B、C、D、E 五个备选答案。请从中选择一个与考题关系最密切的答案，并在答题卡上将相应题号的相应字母所属的方框涂黑，每个备选答案最可能被选择一次、多次或不被选择。

（82~84 题共用备选答案）
    A. 生后 2~3 天
    B. 生后 2 个月
    C. 生后 3 个月
    D. 生后 6 个月
    E. 生后 8 个月

82. 麻疹减毒活疫苗开始接种的时间是

83. 脊髓灰质炎疫苗开始接种的时间是

84. 卡介苗开始接种的时间是

（85~86 题共用备选答案）
    A. B 超
    B. CT
    C. MRI
    D. 肝血管造影
    E. 肝组织活检

85. 目前肝癌筛查的首选方法是

86. 确诊肝癌最可靠的方法是

（87~88题共用备选答案）

A.产后10天

B.产后3周

C.产后3~4周

D.产后4~6周

E.产后6周

87.子宫降至盆腔，在腹部摸不到宫底的时间为

88.正常产褥期的时间为

（89~90题共用备选答案）

A.PaO_2为75mmHg，$PaCO_2$为45mmHg

B.PaO_2为70mmHg，$PaCO_2$为40mmHg

C.PaO_2为65mmHg，$PaCO_2$为40mmHg

D.PaO_2为55mmHg，$PaCO_2$为55mmHg

E.PaO_2为50mmHg，$PaCO_2$为45mmHg

89.符合Ⅰ型呼吸衰竭的动脉血气结果是

90.符合Ⅱ型呼吸衰竭的动脉血气结果是

（91~92题共用备选答案）

A.发病后即可见脑室扩大

B.发病后即可见低密度影

C发病后即可见高密度影

D.发病24~48小时后见低密度影

E.发病24~48小时后见高密度影

91.脑出血后，最早显示的典型CT图像和时间是

92.脑梗死后，最早显示的典型CT图像和时间是

（93~94题共用备选答案）

A.全脓胸

B.局限性脓胸

C.包裹性脓胸

D.脓气胸

E.多房脓胸

93.脓胸病人脓腔内有气体，出现液平面称为

94.脓胸病人脓液布满全胸膜腔称为

（95~96题共用备选答案）

A.病原体被清除

B.隐性感染

C.显性感染

D.病原携带状态

E.潜伏性感染

95.病原进入人体后，仅引起机体特异性免疫应答，发生轻微病理变化，不产生任何临床症状，但通过免疫学检查被发现属于

96.病原体进入人体后，在人体内生长繁殖并不断排出体外，成为重要的传染源，而人体不出现任何症状属于

（97~98题共用备选答案）

A.肺

B.骨

C.脑

D.肝

E.胃

97.前列腺癌血性转移的部位最常见于

98.大肠癌血性转移的部位最常见于

（99~100题共用备选答案）

A.抗Sm抗体

B.抗双链DNA抗体

C.抗核抗体

D.抗"O"抗体

E.CH_{50}（总补体）

99.与SLE活动有关的抗体是

100.SLE的标志性抗体是

相关专业知识

一、以下每一道考题下面有 A、B、C、D、E 五个备选答案。请从中选择一个最佳答案，并在答题卡上将相应题号的相应字母所属的方框涂黑。

1. 体现上下级关系是直线关系，即命令与服从关系的组织结构是
A. 直线型组织结构
B. 职能型组织结构
C. 参谋型组织结构
D. 分部制组织结构
E. 无边界组织结构

2. 下列不属于组织的基本结构是
A. 组织目标
B. 任务
C. 职权
D. 人际关系
E. 责任

3. 组织中主管人员监督管辖其直接下属的人数越适当，就能够保证组织的有效运行，这是组织工作中的哪项原则
A. 目标统一原则
B. 责权一致原则
C. 有效管理宽度原则
D. 分工协作原则
E. 最少层次原则

4. 容易导致多头领导，不利于组织的集中领导和统一指挥的组织结构是
A. 直线型组织结构
B. 职能型组织结构
C. 直线职能型组织结构
D. 事业部制组织结构
E. 分部制组织结构

5. 组织有形要素中最主要的是
A. 人力
B. 物力
C. 财力
D. 信息
E. 时间

6. 属于沟通的接受者原因导致沟通障碍的是

A. 表达模糊
B. 言行不当
C. 目的不明
D. 过度加工
E. 口齿不清

7. 如图所示，图片中漏掉的洗手部位是

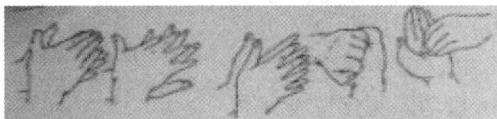

A. 手背
B. 指尖
C. 拇指
D. 指间
E. 掌心

8. 下列属于高度危险性医用物品是
A. 压舌板
B. 痰盂、便器和餐具
C. 活体组织检查钳
D. 胃肠道内镜和喉镜
E. 呼吸机和麻醉机管道

9. 目标管理的基本精神是
A. 以考核为中心
B. 以自我管理为中心
C. 以任务为中心
D. 以发展为中心
E. 以质量为中心

10. 吸毒行为属于
A. 日常危害健康行为
B. 致病性行为模式
C. 不良疾病行为
D. 违规行为
E. 不良嗜好行为

11. 2011 年原卫生部发布的《中国护理事业发展规划发展纲要（2011-2015）》明确要求，三甲综合医院护士总数与实际开放床位不低于
A. 0.8 : 1
B. 0.7 : 1
C. 0.6 : 1
D. 0.5 : 1

E. 0.4 : 1

12. 不适宜血液病病区采用的空气净化方法是
A. 紫外线灯照射消毒
B. 化学消毒
C. 自然通风
D. 空气消毒器
E. 集中空调通风系统

13. 医院一般环境的处理原则是
A. 以清洁为主
B. 以化学消毒为主
C. 以灭菌为主
D. 以消除医疗垃圾为主
E. 以清除传染源为主

14. 人文地理、教育环境属于影响行为的
A. 遗传因素
B. 基础因素
C. 卫生服务因素
D. 自然环境因素
E. 社会性因素

15. 甲型肝炎患者使用过的餐（饮）具的消毒方法是煮沸消毒
A. 10 分钟
B. 15 分钟
C. 20 分钟
D. 30 分钟
E. 60 分钟

16. 管理的首要职能是
A. 组织
B. 领导
C. 人力资源管理
D. 计划
E. 控制

17. 对戊二醛的效果监测为
A. 每日 1 次
B. 隔日 1 次
C. 每周 1 次
D. 两周 1 次
E. 每月 1 次隔日监测

18. 炭疽杆菌在泥土中能生存的时间为
A. 2 周
B. 2 个月

C. 2 年
D. 5 年
E. 10 年以上

19. 引起医院感染的病原微生物主要是
A. 条件致病菌
B. 致病菌
C. 自然界的一切微生物
D. 空气中的微生物
E. 环境中的微生物

20. 除呼吸道传播外，结核病常见的传播途径还有
A. 泌尿传播
B. 消化道传播
C. 皮肤接触传播
D. 性传播
E. 血液传播

21. 一骨折病人入院时无肺部感染临床表现，4 天后出现肺部感染症状和体征，该病人是
A. 医院感染
B. 非医院感染
C. 正常现象
D. 合并症
E. 难以确定

22. 二重感染属于
A. 原位菌群失调
B. 易位菌群失调
C. 移位菌群失调
D. 一度菌群失调
E. 二度菌群失调

23. 移位菌群失调最主要的原因是
A. 不适当使用抗生素
B. 外科手术
C. 插管或介入治疗
D. 免疫功能下降
E. 细菌结构变化

24. 外科手术、插管等诊疗措施引起的移位菌群失调属于
A. 外源性菌群失调
B. 内源性菌群失调
C. 横向移位菌群失调
D. 纵向移位菌群失调
E. 原位菌群失调

25. 细菌在人体定植，除有适宜的环境、相当的细菌数量以外还应具备的条件是

A. 移位途径

B. 细菌具有黏附力

C. 适宜的 pH

D. 生物屏障

E. 细菌易位

26. 我国护理组织的最高行政职能机构是

A. 国务院

B. 各省省政府

C. 中国护理学会

D. 国家人社部

E. 国家卫生健康委员会

27. 两个人员协同工作发挥的作用可以达到 1+1＞2 的效果，体现了

A. 人的主观能动性

B. 人力资源的可塑性

C. 人力资源的组合性

D. 人力资源的流动性

E. 人力资源闲置过程中的消耗性

28. 护理人员的培训首先要从组织的发展战略出发，保证培训能够促进组织战略目标的实现，体现了护士培训的

A. 按需施教，学用一致的原则

B. 与组织战略发展相结合的原则

C. 长期性与急用性相结合的原则

D. 重点培训和全员培训相结合的原则

E. 综合素质与专业素质培训相结合的原则

29. 口腔中的唾液链球菌能产生过氧化氢，杀死白喉杆菌与脑膜炎球菌，这属于人体正常菌群生理作用的

A. 营养作用

B. 免疫调节作用

C. 定植抵抗力作用

D. 生物屏障作用

E. 化学作用

30. 戊型肝炎病毒的传播途径是

A. 粪 – 口传播

B. 接触传播

C. 蚊叮咬传播

D. 体液传播

E. 呼吸道传播

31. 下列属于污染区的是

A. 医务人员值班室

B. 医护人员办公室

C. 治疗室

D. 医生更衣室

E. 患者入院接待处

32. 关于合理使用抗菌药物的叙述，错误的是

A. 严格掌握抗菌药物使用的适应证和禁忌证

B. 预防和减少抗菌药物的副作用

C. 根据抗菌药敏试验结果及药物代谢动力学特征严格选择药物和给药途径

D. 采用适宜的药物、剂量、疗程和给药方法，避免耐药株产生

E. 对于感染高风险的人群可及早给予抗菌药物，预防感染发生

33. 计划职能中最为关键的职能是

A. 计划制定职能

B. 决策职能

C. 预测职能

D. 修订职能

E. 控制职能

34. 冬天给小区的老人讲解冬季保健知识属于

A. 学校健康教育

B. 职业人群健康教育

C. 医院健康教育

D. 社区健康教育

E. 易感人群健康教育

35. 中医五行中，"五"是指

A. 金、木、水、火、气

B. 金、木、水、火、土

C. 金、木、水、气、土

D. 金、木、气、火、土

E. 金、气、水、火、土

36. 中医理论中，称为"先天之本"的五脏之一是

A. 肝

B. 肺

C. 脾

D. 胰

E. 肾

37. 不属于艾滋病传播途径的是

A. 同性性接触

B. 异性性接触

C. 同桌进餐

D. 输血

E. 分娩

38. 不属于医院感染的高危人群的是

A. 老年病人

B. 早产儿和新生儿

C. 免疫抑制剂使用者

D. ICU 住院病人

E. 孕产期妇女

39. 组织内的权利相对集中，实施一元化管理，符合组织设计的

A. 精简要求

B. 统一要求

C. 协作要求

D. 高效要求

E. 分工要求

40. 不属于护理质量评价定性分析法的是

A. 分层法

B. 调查表法

C. 直方图法

D. 因果分析图

E. 头脑风暴法

41. 护理人员数量与结构设置的主要依据是

A. 合理结构原则

B. 最大优化组合原则

C. 提升经济效能原则

D. 满足病人护理需要原则

E. 动态调整原则

42. 预防 ICU 病人医院感染最切实的措施是

A. 提高从业人员素质

B. 尽量减少使用介入性监护方法

C. 关注医疗设备的使用

D. 给予必要的保护性医疗措施

E. 提高病人和工作人员的安全措施

43. 健康传播具有明确的目的性，表现为

A. 以健康为中心

B. 以生活方式为中心

C. 以社区为中心

D. 以患者为中心

E. 以疾病为中心

44. 健康教育处方的形式属于

A. 医嘱

B. 咨询

C. 口头教育

D. 书信

E. 发放宣传资料

45. "原正常菌群大部分被抑制，只有少数菌种占决定性优势"，这种菌群失调属于

A. 原位失调

B. 一度失调

C. 二度失调

D. 三度失调

E. 四度失调

46. 按照格林模式，"价值观"属于影响健康教育诊断的

A. 倾向因素

B. 促成因素

C. 强化因素

D. 遗传因素

E. 学习因素

47. 消毒灭菌的原则不包括

A. 重复使用的器械、物品，应先清洁再进行消毒或灭菌

B. 当受到患者的血液、体液等污染时，先去除污染物，再清洁与消毒

C. 环境与物体表面，应先消毒再清洁

D. 耐热、耐湿的手术器械首选压力蒸汽灭菌

E. 疑似或确诊有病毒感染的病人应选用一次性诊疗器械、器具和物品

48. 关于控制的叙述，错误的是

A. 监视各项活动以保证它们按计划进行，并纠正各种重要偏差的过程

B. 控制的重要性包括在执行组织计划中的保障作用和在管理职能中的关键作用

C. 控制的类型包括前馈控制、同期控制和反馈控制

D 控制的基本过程包括建立标准、衡量绩效和纠正偏差

E. 控制的基本方法包括预算控制、质量控制、进度控制和数据控制

49. 健康信念模式解释健康相关行为所运用的方法是

A. 医学基础

B.社会心理

C.临床医学

D.医学管理

E.卫生管理

50. 健康教育的最终目的是

A.传播健康信息

B.帮助个人和群体掌握卫生保健知识

C.改善教育对象的健康相关行为

D.减轻影响健康的危险因素

E.预防疾病、促进健康，提高生活质量

51. 以下属于不良疾病行为的是

A.吸烟

B.酗酒

C.讳疾忌医

D.暴饮暴食

E.缺乏锻炼

52. 计划工作中，评估形势的主要内容包括

A.社会关系、社会经济、社会竞争、服务对象的需求

B.社会需求、社会竞争、组织资源、社会经济的需求

C.社会竞争、社会关系、社会需求、服务对象的需求

D.社会需求、社会竞争、组织资源、服务对象的需求

E.社会需求、社会关系、社会竞争、组织资源的需求

53. "3年内，社区16~26岁青少年吸烟率降低25%"，这属于健康教育的

A.计划目的

B.健康目标

C.行为目标

D.计划目标

E.教育目标

54. 通过阅读患者的病历、分析病史及其健康影响因素来评估患者健康需求的方法是

A.直接评估法

B.间接评估法

C.病历评估法

D.非语言评估法

E.语言评估法

55. 管理学家莱金提出的ABC时间管理法中，最

重要且必须完成的目标属于

A.A级

B.B级

C.C级

D.D级

E.E级

56. 正式沟通的优点是

A.方法灵活

B.约束力小

C.不需要借助非正式沟通以弥补不足

D.效果较好

E.速度较慢

57. 通过影响下属达到实现组织和集体目标的行为过程，其目的是使下属心甘情愿地为组织目标而努力，指的是

A.管理

B.协调

C.领导

D.组织

E.计划

58. 静脉导管留置时间过长易发生感染，一般导管留置时间不宜超过

A.1天

B.2天

C.3天

D.7天

E.14天

59. "先将总体的观察单位按一定的顺序分成若干部分，再按照一定的顺序，每间隔一定数量的单位抽取一个单位进入样本"。此种抽样方法属于

A.随机抽样

B.系统抽样

C.分层抽样

D.整群抽样

E.方便抽样

60. 在医院感染中，属内源性感染的是

A.病原体来源于护士污染的手

B.病原体来源于消毒不合格的医疗用品

C.病原体来源于自身口腔

D.病原体来源于探视者

E.病原体来源于其他病人

61. 医院感染暴发中流行病学处理的基本步骤，

前三步是

　　A. 证实流行或暴发→查找感染源→查找引起感染的因素

　　B. 证实流行或暴发→组织落实有效的控制措施→写出调查报告

　　C. 查找感染源→证实流行或暴发→查找引起感染的因素

　　D. 查找引起感染的因素→证实流行或暴发→查找感染源

　　E. 查找感染源→查找引起感染的因素→证实流行或暴发

62. 关于抗菌药物的作用机制，错误的叙述是
A. 干扰细胞壁的合成
B. 抑制细菌芽孢生成
C. 抑制细菌核酸合成
D. 影响细菌蛋白质的合成
E. 损伤细胞膜

63. 在婴幼儿保健方面，妈妈们更愿意相信医务人员的指导，而不是街头小报的指导，这体现了受者的
A. 求真心理
B. 求近心理
C. 求短心理
D. 求新心理
E. 求情厌教

64. 梅毒的病原体是
A. 奈瑟菌
B. 钩端螺旋体
C. 苍白螺旋体
D. 汉坦病毒
E. 人乳头瘤病毒

65. 某 24 岁产妇，护士通过与其交谈，了解到年轻母亲缺乏婴儿喂养的知识和技能，这是健康教育程序的
A. 评估需求阶段
B. 确定目标阶段
C. 制定计划阶段
D. 实施计划阶段
E. 评价效果阶段

66. 某护士误将甲床患者的青霉素输给乙床患者，造成乙床患者因青霉素过敏死亡，该事件属于
A. 一级医疗事故
B. 二级医疗事故

C. 三级医疗事故
D. 四级医疗事故
E. 护理缺陷

67. 某护士在给一位 HBsAg 阳性的患者抽血时不慎被针头刺伤手指，当时按照"针刺伤处理指南"处理了伤口。为预防感染，最应该给该护士注射的药物是
A. 破伤风抗毒素
B. 抗病毒血清
C. 广谱抗生素
D. 免疫球蛋白
E. 白蛋白

68. 护理部制定护士年度培训时拟对全员护士加强常用抢救技术培训，下列哪项技术可不作为需全员培训的项目
A. 吸氧
B. 吸痰
C. 止血包扎法
D. 骨折固定
E. 血液净化

69. 护士告诉某新入院患者到放射科去做检查，但是忘了给申请单，也未告诉患者在哪里做检查，导致患者在门诊耽误很长时间。该护士的行为属于沟通障碍中的
A. 目的不明，导致信息内容的不准确
B. 表达模糊，导致信息传递错误
C. 选择失误，导致信息误解的可能性增大
D. 言行不当，导致信息理解错误
E. 过度加工，导致信息模糊或失真

70. 某医院护理部为制定该院的 5 年护理发展规划，采用 SWOT 法对该院的外部条件和内部条件进行了全面分析，这个步骤是制定计划中的
A. 分析评估
B. 确定目标
C. 比较方案
D. 拟定备选方案
E. 制定辅助计划

71. 发现医院感染散发病例时，报告医院感染管理科的时间是
A. 2 小时内
B. 6 小时内
C. 12 小时内
D. 24 小时内

E. 48 小时内

72. 烧伤病房空气卫生学标准是
    A. ≤ 10cfu/m³
    B. ≤ 100cfu/m³
    C. ≤ 200cfu/m³
    D. ≤ 500cfu/m³
    E. ≤ 20cfu/m³

73. 某一社区护士正在进行以高血压预防为主题的讨论会，在组织讨论过程中，护士做法不恰当的是
    A. 对每位参与者表示欢迎
    B. 请每位参与者自我介绍
    C. 对发言者给予肯定性反馈
    D. 提出可引发争论的开放式问题以打破僵局
    E. 因某发言者健谈而形成"一言堂"时，出于礼貌，不予打断

74. 高血压病人学习电动测压计时，常采用
    A. 无意模仿
    B. 有意模仿
    C. 强迫模仿
    D. 主动交往
    E. 被动交往

75. 系统的功能大于各个个体的功效之和，这反映了系统特性的
    A. 整体性
    B. 相关性
    C. 层次性
    D. 目的性
    E. 环境适应

76. 某医院 ICU 护士长到病房检查危重病人的护理时，发现病人的卧位不正确，给予指出，并纠正之。该护士长的行为属于
    A. 预先控制
    B. 过程控制
    C. 反馈控制
    D. 全面控制
    E. 局部控制

77. 患者甲，60 岁。刚刚被确诊为冠心病，护士请同样患有冠心病的患者乙给患者甲讲述自我管理心得，此行为是利用了下列哪一项心理特点
    A. 求真
    B. 求新

C. 求短
D. 求快
E. 求近

78. 患者男，35 岁。因糖尿病、高血压住院治疗。不属于病房教育内容的是
    A. 高血压病的病因
    B. 陪伴探视制度
    C. 糖尿病的饮食要求
    D. 高血压病的治疗原则
    E. 糖尿病并发症的防治措施

79. 护理部主任在安排医院新护士岗位培训时，直接向某病区护士下发培训任务。该护理部主任违背的沟通原则是
    A. 信息明确
    B. 组织结构完整性
    C. 及时性
    D. 非正式沟通策略
    E. 重视交谈与倾听技巧

80. 根据格林模式，"生活质量"属于健康教育诊断中的
    A. 社会诊断
    B. 行为诊断
    C. 流行病学诊断
    D. 环境诊断
    E. 教育诊断

81. 对胃镜检查中使用的活检钳进行灭菌处理，首选的方法是
    A. 压力蒸汽灭菌
    B. 环氧乙烷灭菌
    C. 过氧化氢低温等离子体灭菌
    D. 甲醛蒸汽灭菌
    E. 喷雾消毒法

82. 患者男，78 岁。5 个月前曾行左髋关节置换术，现出现左髋关节疼痛。查体：T 38.3℃，局部有压痛，从深部切口处穿刺抽出 10ml 脓性液体。细菌培养显示阳性。该病例考虑为
    A. 深部手术切口感染，属医院感染
    B. 关节腔隙感染，属医院感染
    C. 深部手术切口感染，不属于医院感染
    D. 关节腔隙感染，不属医院感染
    E. 切口感染，属医院感染

83. 某居民，女，58 岁。高血压病患者，喜好

高盐饮食。社区护士按照健康相关行为改变理论的"知信行模式"对其进行健康教育。按照"知信行模式","信"在此案例中是指

    A. 提高该居民对社区护士的信任

    B. 该居民能达到低盐饮食行为的信度

    C. 该居民形成高盐饮食危害健康的信念

    D. 该居民建立低盐饮食促进健康的效度

    E. 社区护士向该居民提供低盐饮食有益健康的信息

84. 某护士长到心胸外科做护士长 3 个月，她善于揣摩护士的感觉和需要，鼓励护士自己做决策并承担责任，将新护士培训交给高年资护士去做，让高年资护士制定出培训计划，讨论后执行。该护士长的这种做法是

    A. 目标侵权法

    B. 充分授权法

    C. 不充分授权法

    D. 弹性授权法

    E. 引导授权法

二、以下提供若干组考题，每组考题共同使用在考题前列出的 A、B、C、D、E 五个备选答案，请从中选择一个与考题关系最密切的答案，并在答题卡上将相应题号的相应字母所属的方框涂黑。每个备选答案可能备选择一次、多次或不被选择。

（85~86 题共用备选答案）

    A. ABC 时间管理法

    B. 四象限时间管理法

    C. 记录统计法

    D. 拟定时间进度表

    E. 区域管理法

85. 管理者可以把时间分为整体、阶段和瞬时三种情况来进行管理，称为

86. 管理者通过记录和总结每天时间消耗状况，分析时间浪费的原因，采取适当地措施节约时间，称为

（87~88 题共用备选答案）

    A. 声调

    B. 语言

    C. 眼神

    D. 节奏

    E. 服饰

87. 无声的动姿指

88. 无声的静姿指

（89~91 题共用备选答案）

    A. 人际传播

    B. 人内传播

    C. 大众传播

    D. 群众传播

    E. 组织传播

89. 借助职业性传播机构的传播类型是

90. 与公共关系学的形成有关的是

91. 共享信息最基本的传播方式是

（92~94 题共用备选答案）

    A. 传单

    B. 模型

    C. 幻灯

    D. 咨询

    E. 广播

92. 属于口头健康传播途径的是

93. 属于形象健康传播途径的是

94. 属于文字健康传播途径的是

（95~96 题共用备选答案）

    A. 传播过程具有复合性

    B. 是双向的直接选择

    C. 受传者行为的可塑性

    D. 降低医疗成本

    E. 能及时反馈

95. 属于健康传播特点的是

96. 属于群体传播特点的是

（97~98 题共用备选答案）

    A. 形成评价

    B. 过程评价

    C. 效应评价

    D. 结局评价

    E. 总结评价

97.通过查阅档案资料、目标人群调查和现场观察法等方法完成的健康教育评价属于

98.对目标人群因健康教育项目导致的相关行为及其影响因素的变化进行评价，属于健康教育评价中的

（99~100题共用备选答案）
A.准确性原则
B.速度性原则
C.经济性原则
D.针对性原则
E.科学性原则

99.强调针对具体受者、具体情况选择传播途径，遵循的原则是

100.强调保证信息能准确地传递给受者，选择传播途径遵循的原则是

专业知识

一、以下每一道考题下面有 A、B、C、D、E 五个备选答案，请从中选择一个最佳答案，并在答题卡上将相应题号的相应字母所属的方框涂黑。

1. 小儿时期结核病中最常见的类型是
A. 原发型肺结核
B. 结核性胸膜炎
C. 支气管淋巴结结核
D. 急性粟粒型肺结核
E. 结核性脑膜炎

2. 胚胎期造血最早出现在
A. 卵黄囊
B. 肝
C. 脾
D. 淋巴结
E. 胸腺

3. 人体最大的实质性器官是
A. 脑
B. 肺
C. 肝
D. 肾
E. 脾

4. 小儿重型腹泻与轻型腹泻最大的区别是前者
A. 有明显的电解质紊乱
B. 每天大便超过 10 次
C. 大便腥臭、有黏液
D. 蛋花汤样大便
E. 多由肠道外感染引起

5. 不完全性肠梗阻的症状不包括
A. 恶心
B. 呕吐
C. 腹痛
D. 腹胀
E. 停止排便、排气

6. 没有外阴瘙痒症状的疾病是
A. 外阴炎
B. 前庭大腺炎
C. 滴虫阴道炎
D. 念珠菌阴道炎
E. 老年性阴道炎

7. 少尿是指成人 24 小时尿量少于
A. 100ml
B. 200ml
C. 300ml
D. 400ml
E. 500ml

8. 滴虫阴道炎的治愈标准是
A. 白带悬滴法 1 次检查滴虫转阴性
B. 临床症状消失
C. 连续 3 次月经期后检查滴虫阴性
D. 连续 3 次月经期前检查滴虫阴性
E. 全身及局部用药 3 个疗程可治愈

9. 化疗药物不慎溢出血管外，错误的处理措施是
A. 停止注药或者输液
B. 皮下注入解毒药
C. 热敷 24 小时
D. 局部涂氢化可的松
E. 保留针头回抽药液

10. 开放性气胸的现场急救措施是
A. 立即清创
B. 迅速封闭伤口
C. 立即给予抗生素抗感染
D. 吸氧
E. 注射破伤风抗毒素

11. 疱疹性咽峡炎的病原体是
A. 腺病毒
B. 鼻病毒
C. 流感病毒
D. 柯萨奇 A 组病毒
E. 呼吸道合胞病毒

12. 巡回护士和器械护士的共同职责是
A. 热情接待病人并仔细核对
B. 术前洗手穿无菌手术衣
C. 术前、关腹前清点器械
D. 术中正确传递器械
E. 术毕协助医生包扎伤口

13. 中度营养不良病人的白蛋白含量是
A. < 20g/L
B. 20~25g/L
C. 26~30g/L
D. 31~34 g/L
E. ≥ 35g/L

14. 患者女，52 岁。普查时发现子宫增大约 6 周孕大小，被诊断为子宫肌瘤，无自觉症状。目前最佳的处理措施是
A. 定期复查
B. 雄激素治疗
C. 肌瘤切除术
D. 子宫全切术
E. 子宫次全切术

15. 人工负压吸引引产术适用于
A. 孕 7 周内
B. 孕 10 周内
C. 孕 11 周内
D. 孕 13 周内
E. 孕 14 周内

16. 引起妊娠期急性肾盂肾炎的最常见致病菌是
A. 大肠埃希菌
B. 肺炎球菌
C. 变形杆菌
D. 葡萄球菌
E. 产气杆菌

17. 肺结核全程督导治疗最重要的目的是
A. 减少药物的用量
B. 及时发现药物的毒副作用
C. 减少对家人的传染性
D. 提高规则治疗及完成全程用药率
E. 能及时调整治疗方案

18. 类风湿关节炎最突出的临床表现是
A. 游走性大关节疼痛
B. 固定性大关节疼痛
C. 关节肿胀
D. 晨僵
E. 关节畸形

19. 行开颅手术后病人出现脑脊液漏，正确的处理方法是
A. 头低位
B. 用无菌棉球阻塞鼻孔

C. 用无菌生理盐水冲洗
D. 避免用力咳嗽、打喷嚏
E. 用氯霉素眼药水滴鼻

20. 治疗心室扑动最有效的措施是
A. 溴苄胺
B. 心脏按压
C. 心腔内注射肾上腺素
D. 静脉注射利多卡因
E. 非同步电击复律

21. 对肺结核患者进行病情观察时，提示病情较重，应加强护理的症状是
A. 低热盗汗，颧部潮红
B. 软弱疲乏，精神不振
C. 食欲减退，体重减轻
D. 高热不退，呼吸急促
E. 胸闷不适，咳嗽咳痰

22. 关于甲亢术前药物护理的叙述，错误的是
A. 服用碘剂注意稀释，以防损伤口腔及消化道黏膜
B. 复方碘化钾溶液的用法是每日 3 次，第 1 日每次 3 滴，第 2 日每次 4 滴，依次逐日每次增加 1 滴至每次 16 滴止，至手术
C. 用普萘洛尔做准备时，最后一次服药应在术前 1~2 小时
D. 术前用鲁米那及阿托品
E. 用药期间严密观察药物准备的反应与效果

23. 食管癌手术后极为严重的并发症是
A. 吻合口瘘
B. 出血
C. 感染
D. 胸膜粘连
E. 乳糜胸

24. 婴儿出生时体重为 3.5kg，生后 5 个月体重应是
A. 5kg
B. 6kg
C. 7kg
D. 8kg
E. 9kg

25. 门静脉高压急性大出血病人使用三腔管压迫止血时，食管气囊注气量为
A. 50~90ml

B. 100~150ml

C. 160~200ml

D. 210~250ml

E. 260~300ml

26. 左心衰最早出现的症状是

A. 咳嗽、咳痰、咯血

B. 劳力性呼吸困难

C. 端坐呼吸

D. 夜间阵发性会吸困难

E. 心源性哮喘

27. 慢性肺心病急性加重期患者应慎用

A. 抗生素

B. 祛痰剂

C. 平喘药

D. 镇静剂

E. 呼吸兴奋剂

28. 多见于女性的腹外疝是

A. 腹股沟斜疝

B. 腹股沟直疝

C. 股疝

D. 脐疝

E. 切口疝

29. 某孕妇，孕 34 周。患重度妊高症，需静脉滴注硫酸镁。用药期间，患者呼吸不应少于

A. 16 次 / 分

B. 18 次 / 分

C. 20 次 / 分

D. 22 次 / 分

E. 24 次 / 分

30. 墨菲征阳性是指按压墨菲点时，病人

A. 因疼痛出现呼吸抑制的现象

B. 深呼吸时因疼痛而屏气的现象

C. 因疼痛而出现休克的现象

D. 深呼吸时疼痛致血压升高的现象

E. 因疼痛而出现战栗的现象

31. 患儿女，6 岁。发绀，活动耐力差，喜蹲踞，超声心动图示法洛四联症，拟行手术治疗。护士在术前让患儿适当饮水的目的是

A. 减轻发绀

B. 改善低氧血症

C. 预防血栓栓塞

D. 保护心功能

E. 维持水电解质平衡

32. 治疗过敏性紫癜应优先考虑的是

A. 查找过敏源并避免再次接触

B. 应用抗过敏药物

C. 联合应用抗生素

D. 应用大剂量糖皮质激素

E. 应用大剂量维生素 C

33. 关于慢性肾炎的临床表现，错误的叙述是

A. 蛋白尿

B. 均有细菌、病毒感染症状

C. 水肿

D. 血压升高

E. 贫血

34. 癫痫持续状态的首选用药是

A. 50% 苯妥英钠，缓慢静脉注射

B. 异戊巴比妥钠，缓慢静脉注射

C. 副醛，缓慢静脉注射

D. 10% 水合氯醛，保留灌肠

E. 安定，缓慢静脉注射

35. 死亡率及日后发生脑部后遗症机会明显增加的新生儿出生后 5 分钟 Apgar 评分是

A. < 3 分

B. < 4 分

C. < 5 分

D. < 6 分

E. < 7 分

36. 慢性呼吸衰竭患者必须给予氧疗的指征为动脉血氧分压低于

A. 45mmHg

B. 50mmHg

C. 55mmHg

D. 60mmHg

E. 65mmHg

37. 治疗消化性溃疡的药物中可引起黑便的是

A. 西咪替丁

B. 氢氧化铝凝胶

C. 枸橼酸钾

D. 甲硝唑

E. 阿莫西林

38. 关于胎膜早破的治疗原则，正确的叙述是

A. 卧床休息，抬高床头

B. 胎膜破裂后 48 小时给予抗生素预防感染

C. 若妊娠超过 37 周，在破膜 12 小时后应终止妊娠

D. 定时做阴道检查或肛诊，了解有无脐带脱垂

E. 破膜发生在妊娠 35 周以前，可给予静脉滴注维生素 C 促进胎肺成熟

39. 判断产程进展快慢最重要的标志是

A. 子宫收缩强度

B. 宫口扩张程度

C. 胎先露下降程度

D. 胎膜破裂情况

E. 骨盆腔的大小

40. 关于晚期产后出血，正确的叙述是

A. 多发生在产后 6~8 周

B. 指产后 2~24 小时内的出血

C. 多发生在产后 5~7 天

D. 横切口剖宫产术后一般不会发生

E. 产后 24 小时后产褥期内的阴道大量出血

41. 乳房自我检查最好在月经周期的

A. 1~2 天

B. 3~4 天

C. 5~6 天

D. 7~10 天

E. 11~12 天

42. 甲状腺功能亢进症多伴有

A. 弥漫性甲状腺肿大，双侧对称

B. 弥漫性甲状腺肿大，双侧不对称

C. 局限性甲状腺肿大

D. 甲状腺肿大伴大小不等的多个结节

E. 浸润性突眼

43. 糖皮质激素治疗肾病综合征的目的主要是

A. 水肿消退

B. 减轻血尿

C. 血液黏稠度恢复

D. 减轻蛋白尿

E. 血浆白蛋白恢复正常

44. 水痘的传染期是

A. 潜伏期至结痂

B. 前驱期至出疹

C. 发热至痂脱落为止

D. 出疹期至痂脱落为止

E. 自出疹前 1 天至皮疹全部结痂

45. 小儿肾型过敏性紫癜出现血尿的时间一般多在紫癜发生后

A. 1~2 天

B. 1 周

C. 2 周

D. 3 周

E. 1 个月

46. 关于围绝经期综合征的临床表现，不正确的叙述是

A. 月经可表现为频发或稀发

B. 少数妇女可出现突然闭经

C. 围绝经期妇女容易发生无排卵型功血

D. 绝经后妇女雄激素水平低下，血中胆固醇水平容易升高

E. 绝经后，骨质生成速度快于骨质吸收速度，容易发生骨质疏松

47. 针刺意外感染艾滋病病毒者用 AZT 预防性治疗的疗程为

A. 1~2 天

B. 4~6 周

C. 8~10 周

D. 12~14 周

E. 16~18 周

48. 流行性腮腺炎最常见的并发症是

A. 肺炎

B. 睾丸炎

C. 胰腺炎

D. 脑膜脑炎

E. 皮肤感染

49. 短暂性脑缺血发作的持续时间一般为

A. 5 分钟

B. 10 分钟

C. 10~15 分钟

D. 2 小时

E. 24 小时

50. 血栓闭塞性脉管炎中，以下哪项不是局部缺血期的表现

A. 肢端发凉、怕冷

B. 小腿酸痛

C. 间歇性跛行

D. 肢端感觉麻木

E. 足背动脉搏动消失

51. 以下属于组织缺铁表现的是
A. 面色苍白
B. 发育迟缓
C. 口角炎
D. 心悸
E. 疲乏无力

52. 洋地黄不具有的药理作用是
A. 增强心肌收缩力
B. 减慢心率
C. 增加心肌供血，扩张冠状血管
D. 减慢房室传导
E. 加重房室传导阻滞

53. 关于产褥期正常的恶露，正确的叙述是
A. 血性恶露量多，色鲜红，含大量血液
B. 浆液性恶露持续 3 周左右
C. 白色恶露含少量的白细胞
D. 正常恶露有臭味
E. 白色恶露持续 10 天左右

54. 8 个月小儿，因维生素 D 缺乏性手足搐搦症引发的惊厥急诊入院，当惊厥控制后，给予氯化钙溶液口服，其氯化钙溶液的浓度应是
A. 3%
B. 5%
C. 10%
D. 25%
E. 50%

55. 患者男，58 岁。急诊以急性广泛前壁心肌梗死入院，经急诊介入治疗后，疼痛明显缓解，收入 CCU 病房继续监测。次日晨发现患者血压 78/52mmHg，并伴面色苍白、皮肤湿冷、大汗、烦躁不安等症状，脉搏 132 次 / 分，尿量明显减少。目前考虑该患者发生了
A. 低血压
B. 心力衰竭
C. 心律失常
D. 心源性休克
E. 心脏破裂

56. 某产妇，34 岁。妊娠足月来临产，总产程 22 小时，胎儿胎盘娩出后，出现间歇性阴道出血，量较多，检查子宫体柔软。该产妇的目前情况可能是
A. 软产道损伤
B. 胎盘剥离不全

C. 子宫收缩乏力
D. 凝血功能障碍
E. 子宫破裂

57. 某妇女，27 岁。身体健康，已育有一个 10 个月龄的孩子。最适合该妇女的避孕方法是
A. 口服避孕药
B. 安全期避孕
C. 使用阴茎套
D. 放置节育环
E. 阴道隔膜

58. 患者女，56 岁。间歇性出现肉眼血尿 1 个月，抗生素治疗无效，近日出现尿频、尿急和尿痛。首选的检查手段是
A. 膀胱镜检查
B. X 线检查
C. B 型超声检查
D. CT 检查
E. MRI 检查

59. 患者女，65 岁。冬季晨起家人发现其呼之不应、推之不动、脉快、多汗、皮肤黏膜呈樱桃红色。其治疗原则中，最首要的是
A. 降低脑代谢
B. 治疗脑水肿
C. 立即脱离此环境
D. 纠正缺氧
E. 促进脑细胞功能恢复

60. 患者男，15 岁。10 天前患上呼吸道感染，口服抗生素、感冒胶囊等治疗。1 天前出现晨起眼睑水肿，查镜下血尿，尿蛋白（++），有管型。最可能的诊断是
A. 急性肾小球肾炎
B. 慢性肾小球肾炎
C. 慢性肾盂肾炎
D. 输尿管结石
E. 肾结核

61. 患者女，58 岁。全胃切除术后第 3 天，遵医嘱给予肠内营养液 500ml 输入，在输注 20ml 后，自诉腹胀明显，稍有腹痛。查体：无腹部紧张及反跳痛。对该患者的护理措施，错误的是
A. 停止输入，丢弃剩余肠内营养液
B. 遵医嘱给予开塞露塞肛
C. 鼓励患者下床活动
D. 检查肠内营养液的输注速度及温度

E. 顺时针按摩或热敷下腹部

62. 患者男，49岁。既往身体健康，近半个月来肝区疼痛，纳差，来医院就诊。查体：肋下二横指可触及肝脏下缘，有压痛。实验室检查：甲胎蛋白定量＞800μg/L，谷丙转氨酶持续升高。最可能的诊断是

 A. 原发性肝癌

 B. 肝硬化代偿期

 C. 肝硬化失代偿期

 D. 肝性脑病昏迷期

 E. 原发性肝癌并发结节破裂出血

63. 患者女，43岁。以"起床后眩晕、呕吐1小时"为主诉就诊，诊断为椎动脉型颈椎病。遵医嘱予卧床休息，持续枕颌带牵引。其牵引重量不应超过

 A. 1kg

 B. 5kg

 C. 7kg

 D. 10kg

 E. 15kg

64. 患者男，65岁。进行性吞咽困难2个月，病理检查报告示食管鳞状细胞癌。行食管癌根治术后第4天出现胸闷、呼吸困难，血白细胞 $14×10^9$/L。该患者最可能发生了

 A. 坠积性肺炎

 B. 肺不张

 C. 吻合口瘘

 D. 乳糜胸

 E. 急性肺水肿

65. 已婚妇女，35岁，其表妹为先天愚型。该妇女准备怀孕，前来咨询孕前准备和孕中注意事项。错误的宣教内容是

 A. 需做染色体核型检查

 B. 孕期避免病毒感染

 C. 孕期避免接触放射线

 D. 孕中期筛查相关血清标志物

 E. 孕早期口服叶酸，预防胎儿患先天愚型

66. 新生儿，出生时胸骨左缘第2肋间可闻及收缩期杂音，出生后24小时内杂音消失，应考虑该新生儿

 A. 房间隔缺损

 B. 室间隔缺损

 C. 动脉导管功能上关闭

D. 肺动脉狭窄

E. 法洛四联症

67. 患者女，35岁，上消化道大出血。入院查体：T38.2℃，P120次/分，BP70/40mmHg，Na^+125mmol/L，K^+2.8mmol/L，动脉血气分析 pH7.30。正确的治疗方法是

 A. 纠正酸中毒

 B. 止血、使用升压药

 C. 止血、扩充血容量

 D. 补钾

 E. 补钠

68. 患者女，50岁。因腹痛、呕吐、腹泻3天入院。查体见患者神情淡漠，眼球凹陷，皮肤弹性降低，血压 90/55mmHg，尿量减少，尿比重低。该患者最可能发生了

 A. 低渗性脱水

 B. 高渗性脱水

 C. 等渗性脱水

 D. 水中毒

 E. 急性脱水

69. 患者男，45岁。硬脑膜外麻醉下手术。术中注药后患者迅速出现呼吸困难、血压下降、意识模糊，则应考虑该患者出现了

 A. 全脊髓麻醉

 B. 局麻药毒性反应

 C. 脊神经损伤

 D. 硬膜外血肿

 E. 呼吸抑制

70. 患者女，29岁。结婚3年未孕。近2年月经量明显减少，周期正常，伴下腹坠痛，曾有咳嗽史。妇科检查：子宫正常大小，活动略差，双附件未及包块。为明确诊断，首选的检查是

 A. 腹腔镜检查

 B. 血沉检查

 C. 子宫内膜检查

 D. 痰培养

 E. 胸部 X 线片

71. 患者女，52岁。自诉有风湿性心脏病病史，心慌入院。心电图提示P波消失，代之以间距、振幅不等的畸形波，频率360次/分，QRS波形态正常，心律绝对不规则。该患者的心电图诊断是

 A. 心房扑动

 B. 心房颤动

C.房室交界性心动过速

D.室上性心动过速

E.室性心动过速

72.患者男，40岁。行右肾切开取石、肾盂造瘘术后2周，恢复良好。遵医嘱拔出肾盂造瘘管后，该患者应采取的体位是

A.平卧位

B.半卧位

C.左侧卧位

D.右侧卧位

E.头低足高位

73.患者女，35岁。因右附件肿物拟入院手术，入院后1小时突感下腹剧痛，检查：右侧肿物隐约可及，大小边界不清，后穹窿穿刺抽出10ml深咖啡色黏稠液体。最可能的诊断是

A.卵巢肿瘤扭转

B.输卵管妊娠破裂

C.浆膜下子宫肌瘤蒂扭转

D.卵巢子宫内膜移位囊肿破裂

E.卵巢黄体破裂

74.患者女，49岁。近3年来四肢乏力，行走不稳，如踩棉花感，呈慌张步态，双手持物欠灵活。入院查体：颈部活动受限，前屈15°，后伸10°，侧屈左5°，右5°，C_{3-4}及C_{4-5}棘间及双侧小关节压痛，压头试验阳性，双手握力减弱，双上肢霍夫曼征及踝阵挛阳性。该患者的颈椎病类型是

A.神经根型

B.脊髓型

C.交感神经型

D.椎动脉型

E.食管型

75.患者女，65岁，自诉阴道脱出一物3年。妇科检查：宫颈已脱出阴道外，宫体仍在阴道内，双附件无异常，诊断子宫脱垂。其程度为

A.Ⅲ度

B.Ⅱ度重型

C.Ⅱ度轻型

D.Ⅰ度重型

E.Ⅰ度轻型

76.患者女，18岁。因反复发热半月余入院。查体：T39.8℃，P100次/分，R25次/分；精神萎靡，呈中度贫血貌；未见皮下出血点，伴有全身淋巴结肿大，胸骨下端明显压痛；心肺（-），肝脾均

肋下2cm，无压痛。实验室检查：WBC$110×10^9$/L，Hb65g/L，血小板$70×10^9$/L；外周血中可见到原始及幼淋细胞。该患者最可能的诊断是

A.急性粒细胞白血病

B.急性淋巴细胞白血病

C.急性非淋巴细胞白血病

D.慢性粒细胞白血病

E.慢性淋巴细胞白血病

77.患儿男，10岁。诊断为原发肾病综合征，已治疗1年，长期忌盐饮食。近3天来，患儿感乏力，反复呕吐，食欲差，精神萎靡，血压下降。除病因治疗外，首先应考虑给予

A.补钙

B.补镁

C.补钠

D.补铁

E.补液体

78.24岁孕妇，孕36周。四步触诊：子宫底部触到圆而硬的胎儿部分，母体腹部右前方触及胎儿四肢。最可能的胎方位是

A.骶左前

B.骶右前

C.骶左后

D.枕右前

E.枕左前

二、以下提供若干个案例，每个案例有若干个考题。请根据提供的信息，在每题的A、B、C、D、E五个备选答案中选择一个最佳答案，并在答题卡上按照题号，将所选答案对应字母的方框涂黑。

（79~80题共用题干）

患者女，37岁。已婚，2年来感下腹隐痛不适。12小时前突起转移性右下腹痛，伴恶心、呕吐，发热，查体：右下腹压痛明显，有反跳痛、肌紧张。实验室检查：WBC$17×10^9$，中性粒细胞88%；尿常规无异常。

79.最可能的诊断是

A.急性盆腔炎

B.急性附件炎

C.泌尿系统感染

D.胃十二指肠穿孔并发腹膜炎

E.急性阑尾炎并发腹膜炎

80.为该患者行急诊手术。术后4天，患者诉下腹坠胀不适，大便次数增多，里急后重，排尿困难。

应考虑

    A. 泌尿系统感染

    B. 盆腔脓肿

    C. 肠祥间脓肿

    D. 盆腔炎

    E. 直肠癌

（81~83 题共用题干）

    患者，男，51 岁。2 天前摔伤右肘部，查体：右肘关节肿胀，压痛明显，活动受限，内上踝处有骨擦感。

81. 最有诊断意义的检查是

    A. X 线摄片检查

    B. CT 检查

    C. B 超检查

    D. 神经肌电图检查

    E. 核素扫描

82. 最容易出现的并发症是

    A. 正中神经损伤

    B. 尺神经损伤

    C. 桡神经损伤

    D. 缺血性肌挛缩

    E. 肱动脉损伤

83. 最恰当的处理是

    A. 手法复位 + 石膏固定

    B. 手法复位 + 胶布外固定

    C. 切开复位内固定

    D. 持续皮牵引

    E. 持续骨牵引

（84~86 题共用题干）

    患者，女，47 岁。胆囊结石 5 年，昨日晚餐后突感上腹部疼痛，阵发性加剧，肩背部有放射痛，腰部有青紫色改变。血清、尿淀粉酶明显升高，诊断为急性胰腺炎

84. 患者疼痛原因<u>不包括</u>

    A. 胰腺包囊肿胀

    B. 胰胆管梗阻和痉挛

    C. 细菌感染

    D. 腹腔内化学性物质刺激

    E. 腹腔神经丛受<u>压</u>

85. 患者皮下出血的原因是

    A. 受到外伤伤害，皮肤受损，皮下毛细血管破裂出血

    B. 外溢的胰液沿组织间隙到达皮下，溶解皮下脂肪使毛细血管破裂出血

    C. 因疼痛不敢翻身，皮下长期受压所致出血

    D. 病情严重，引起 DIC

    E. 肝功能受损，凝血机制障碍所致出血

86. 正确的出院指导是

    A. 进少渣饮食

    B. 戒酒、忌暴饮暴食

    C. 避免体力活动

    D. 定期驱蛔虫

    E. 高热量、高蛋白、高脂肪饮食

（87~90 题共用题干）

    患儿，男，8 个月。因夜间睡眠不安、多汗、易激惹就诊。查体可见方颅、肋膈沟，手镯征、足镯征。

87. 该患儿最可能的诊断是

    A. 营养不良

    B. 骨软化病

    C. 佝偻病初期

    D. 佝偻病激期

    E. 佝偻病后遗症期

88. 该患儿口服维生素 D 治疗的剂量和疗程为

    A. 500~1000 IU/d，用 1 个月

    B. 1000~2000 IU/d，用 1 个月

    C. 2000~4000 IU/d，用 1 个月

    D. 5000~6000 IU/d，用 3 个月

    E. 10000~20000 IU/d，用 1 个月

89. 该患儿在口服维生素 D 时，以下用法<u>错误</u>的是

    A. 1 个月后改为预防量

    B. 选用单纯的维生素 D 制剂

    C. 口服维生素 D 前后加服钙剂

    D. 维生素 D 加入奶瓶中与牛奶同服

    E. 维生素 D 滴剂直接滴在患儿的口内

90. 该患儿首优的护理诊断是

    A. 营养不良

    B. 成长发育改变

    C. 有感染的危险

    D. 有受伤的危险

    E. 潜在并发症：低钙惊厥

    三、以下提供若干组考题，每组考题共同使用在考题前列出的 A、B、C、D、E 五个备选答案。请从中选择一个与考题关系最密切的答案，并在答题卡上将相应题号的相应字母所属的方框涂黑。每个备选答案可能被选择一次、多次或不被选择。

（91~92 题共用备选答案）

A. 低流量持续给氧

B. 低流量间歇给氧

C. 中流量间歇给氧

D. 较高浓度给氧

E. 面罩加压给氧

91. Ⅱ型呼吸衰竭采用

92. Ⅰ型呼吸衰竭采用

（93~94 题共用备选答案）

A. 便意频繁，里急后重，黏液血便

B. 便后痔块脱垂

C. 肛周疼痛

D. 肛门瘙痒

E. 排便时无痛性出血

93. 直肠癌的临床表现是

94. 内痔的早期临床表现是

（95~96 题共用备选答案）

A. 餐前 1 小时服用

B. 餐中服用

C. 餐后即刻服用

D. 餐前半小时服用

E. 餐后半小时服用

95. 胶体次枸橼酸铋的服用方法是

96. 硫糖铝的服用方法是

（97~98 题共用备选答案）

A. 肝臭

B. 蜘蛛痣

C. 顽固性腹水

D. 扑翼样震颤

E. 皮肤色素沉着

97. 肝功能减退雌激素比例失衡会出现

98. 肝功能减退肾上腺皮质功能减退会出现

（99~100 题共用备选答案）

A. 血友病

B. 生理性贫血

C. 急性白血病

D. 营养性缺铁性贫血

E. 特发性血小板减少性紫癜

99. 婴儿男，8 个月。米糊喂养，未添加其他辅食。实验室检查：红细胞呈小细胞低色素，血清铁低，血清总铁结合力高。最可能的诊断是

100. 患儿男，3 岁。1 周前有上呼吸道感染史，今晨发现皮肤有出血点和紫癜，四肢较多。血常规检查血小板 $40 \times 10^9/L$。最可能的诊断是

专业实践能力

一、以下每一道考题下面有 A、B、C、D、E 五个备选答案，请从中选择一个最佳答案，并在答题卡将相应题号的相应字母所属的方框涂黑。

1. 给予癫痫持续状态患者静注地西泮时，应重点观察的是

A. 有无胃肠道反应

B. 血压降低情况

C. 眼球震颤

D. 呼吸抑制

E. 共济失调

2. 脑血栓形成患者溶栓的最佳时机是

A. 6 小时内

B. 8 小时内

C. 10 小时内

D. 12 小时内

E. 24 小时内

3. 格列吡嗪的服药时间是

A. 餐前半小时

B. 进餐时或餐后

C. 第一口饭同时嚼服

D. 空腹

E. 餐后半小时

4. 术后早期活动的主要目的是防止

A. 心力衰竭

B. 肺部并发症

C. 切口裂开

D. 压疮发生

E. 伤口感染

5. 容易引起急性肾功能衰竭的外伤是

A. 挫伤

B. 冲击伤

C. 切割伤

D. 挤压伤

E. 腹部穿透伤

6. 食管癌进展期主要的临床表现是

A. 进行性吞咽困难

B. 进行性消瘦

C. 进食后呕吐

D. 进食后胸骨后疼痛

E. 进食后呛咳

7. 成年人呼吸心跳骤停，单人心肺复苏，心脏按压与人工呼吸之比是

A. 7 : 1

B. 10 : 1

C. 30 : 2

D. 15 : 2

E. 5 : 1

8. 关于猩红热患儿的护理措施，错误的叙述是

A. 急性期患儿绝对卧床休息

B. 高热时可予以酒精擦浴

C. 提供充足水分

D. 及早使用青霉素 G

E. 复方硼砂溶液漱口

9. 胆石症的病人出现胆绞痛禁用

A. 阿托品

B. 哌替啶

C. 吗啡

D. 654-2

E. 安腹痛

10. 改善血栓闭塞性脉管炎病人肢体血液循环的措施不包括

A. 禁忌吸烟

B. 肢体保暖

C. 勃格运动

D. 肌内注射吗啡

E. 使用扩血管药物

11. 休克病人应采取的体位是

A. 半卧位

B. 侧卧位

C. 头低足高位

D. 头高足低位

E. 中凹位

12. 幽门梗阻病人术前护理不正确的是

A. 补液纠正水电解质紊乱

B. 持续胃肠减压

C. 禁食

D. 术前每晚温盐水洗胃

E. 进高蛋白、高热量饮食，提高对手术的耐受性

13. 关于人工肛门的护理措施，**不妥**的是

A. 取左侧卧位

B. 术后1天开放造瘘口

C. 保护造瘘口周围皮肤

D. 造瘘口覆盖凡士林纱布

E. 教会病人使用人工肛门袋

14. 关于月经的叙述，正确的是

A. 初潮时多是有排卵性月经

B. 两次月经第1日的间隔时间为一个月经周期

C. 月经周期的长短主要取决于分泌期的长短

D. 正常月经失血量不少于80ml

E. 月经血是凝固的

15. 尿酸结石病人应禁食的是

A. 牛奶

B. 芦笋

C. 动物内脏

D. 豆制品

E. 菠菜

16. 尿道损伤愈合后最常见的并发症是

A. 尿道痉挛

B. 尿道狭窄

C. 尿道出血

D. 尿路结石

E. 尿外渗

17. 某破伤风患者频发全身肌肉抽搐，呼吸困难，发绀。此时最重要的护理措施是

A. 解除肌肉痉挛

B. 应用破伤风抗毒素

C. 及时处理伤口

D. 避免损伤

E 预防感染

18. 关于病理性黄疸的叙述，**错误**的是

A. 黄疸在生后24小时内出现

B. 黄疸程度重

C. 早产儿黄疸持续时间超过2周

D. 黄疸退而复现

E. 血清结合胆红素＞1.5mg/dl

19. 外阴阴道假丝酵母菌病患者常用的阴道冲洗液是

A. 0.5%醋酸

B. 1%乳酸

C. 生理盐水

D. 2%~4%碳酸氢钠溶液

E. 1∶5000高锰酸钾溶液

20. 母乳中钙磷比例是

A. 1∶2

B. 1∶3

C. 2∶1

D. 2∶2

E. 3∶1

21. 消化性溃疡最主要的临床表现是

A. 消化道出血

B. 上腹部疼痛

C. 营养不良

D. 嗳气、反酸

E. 缺铁性贫血

22. 血管扩张剂治疗心功能衰竭，发生频率最高的不良反应是

A. 心率加快

B. 低血钾、低血钠

C. 血压降低

D. 呼吸抑制

E. 心率减慢

23. 前列腺增生的早期表现是

A. 尿频

B. 尿痛

C. 血尿

D. 尿流中断

E. 排尿困难

24. 行肿瘤放射治疗的患者，当口腔出现假膜时，应选用的漱口水是

A. 呋喃西林溶液

B. 生理盐水

C. 双氧水

D. 纯净水

E. 温开水

25. 腰椎间盘突出症的主要症状是

A. 腰痛

B. 腰和臀部痛

C. 腰和大腿前方痛

D. 坐骨神经痛

E. 腰痛伴坐骨神经痛

26. 百日咳、白喉、破伤风混合疫苗，初次免疫时需要注射的次数是

A. 注射 1 次

B. 每周 1 次，共注射 2 次

C. 每周 1 次，共注射 3 次

D. 每月 1 次，共注射 2 次

E. 每月 1 次，共注射 3 次

27. 诊断性刮宫的适应证不包括

A. 不孕症

B. 阴道排液

C. 子宫性闭经

D. 急性宫颈炎

E. 子宫异常出血

28. 下列用于急性肺水肿治疗的药物中，使用时宜现用现配的是

A. 硝酸甘油

B. 硝普钠

C. 酚妥拉明

D. 氨茶碱

E. 呋塞米

29. 牵引复位时用于

A. 跟骨压缩骨折

B. 颅骨裂缝骨折

C. 锁骨青枝骨折

D. 股骨干斜形骨折

E. 骨盆粉碎性骨折

30. 2.5 岁儿童的正常心率是

A. 120~130 次 / 分

B. 110~130 次 / 分

C. 100~120 次 / 分

D. 80~100 次 / 分

E. 70~90 次 / 分

31. 肺炎患儿发生严重腹胀、肠鸣音消失是因为

A. 低钾血症

B. 低钠血症

C. 坏死性小肠炎

D. 消化功能紊乱

E. 中毒性肠麻痹

32. 护士告知消化性溃疡患者，降低消化性溃疡

复发的关键是

A. 注意劳逸结合

B. 合理安排饮食

C. 避免精神紧张

D. 根除幽门螺杆菌

E. 定期复查

33. 乳房癌的术后护理措施，错误的是

A. 在健侧上肢测血压

B. 患侧上肢垫枕抬高 10°~15°

C. 患侧肢体肘关节屈曲

D. 术后 24 小时内指导患者活动肩关节

E. 患侧肢体肿胀者可戴弹力袖

34. 慢性肾盂肾炎患者进行药物治疗时，宣教的重点是

A. 经常更换药物，避免产生耐药性

B. 尿检无脓细胞即可停药，减少药物对肾脏的损害

C. 尿培养阴性即可停药

D. 症状消失即可停药

E. 正规应用抗生素，坚持完成疗程

35. 高渗性脱水患者补液时宜选用的药物是

A. 5% 葡萄糖液

B. 3%~5% 氯化钠溶液

C. 等渗盐水

D. 10% 氯化钾

E. 10% 碳酸氢钠

36. 月经来潮后，子宫内膜再生来自于

A. 肌层

B. 功能层

C. 致密层

D. 海绵层

E. 基底层

37. 有机磷农药中毒的患者，主要护理问题一般不包括

A. 体液过多

B. 气体交换受损

C. 意识障碍

D. 知识缺乏

E. 有自伤的危险

38. 青紫型先天性心脏病患儿缺氧发作时，应采取的体位是

A. 半卧位

B. 端坐位

C. 仰卧位

D. 膝胸卧位

E. 头低足高位

39. 水痘出疹期的临床表现是

A. 发热 2 天后出现皮疹

B. 一般愈后留有疤痕

C. 皮疹呈离心性分布

D. 皮疹一般在 3~5 天内同时出齐

E. 多种形态的皮疹可同时存在

40. 缺铁性贫血患者用铁剂治疗早期，判断疗效应主要观察的是

A. 口唇及面色

B. 血红蛋白量

C. 红细胞计数

D. 网织红细胞数

E. 血清总铁结合力

41. 测量第 5 腰椎棘突下至耻骨联合上缘中点的距离是

A. 对角径

B. 髂棘间径

C. 髂嵴间径

D. 骶耻外径

E. 出口横径

42. 绒毛膜癌患者化疗的护理措施，错误的是

A. 仔细观察尿量

B. 准确测量体重

C. 合理选择血管

D. 防止药物外渗

E. 绝对卧床休息

43. 重度妊高症病人易发生

A. 早产

B. 胎盘剥离

C. 羊水过多

D. 子宫破裂

E. 肝功能障碍

44. 妇科腹部手术病人的术前护理措施，不正确的是

A. 术前教会患者有效咳嗽

B. 术前应彻底清洁脐部

C. 术前晚应询问患者有无月经来潮

D. 术前 1 天进行阴道冲洗以清洁阴道

E. 术前常规在宫颈及阴道穹窿涂甲紫

45. 为早期发现肺炎患者是否发生感染性休克，应特别注意观察的是

A. 体温变化

B. 心率变化

C. 血压变化

D. 肺部体征变化

E. 血象变化

46. 急性肝炎病人要注意休息，原则上在发病后应卧床休息的时间为

A. 10 天

B. 15 天

C. 1 个月

D. 2 个月

E. 3 个月

47. 类风湿关节炎活动期患者的护理措施，错误的是

A. 卧床休息期间注意保持关节功能位

B. 活动期发热或关节肿胀明显时卧床休息

C. 可短时间制动

D. 可进行治疗性锻炼

E. 病情缓解时进行功能锻炼

48. 艾滋病患者服用齐多夫定时，应定期检查

A. 肝功能

B. 肾功能

C. 血清蛋白

D. 血常规

E. 血压

49. 指导肺气肿患者腹式呼吸锻炼，不正确的方法是

A. 吸与呼时间比为 2:1 或 3:1

B. 呼气时腹部内陷，尽量将气呼出

C. 取站位，吸气时尽量挺腹，胸部不动

D. 用鼻吸气，用口呼气，要求深吸缓呼，不可用力

E. 每日锻炼 2 次，每次 10~20min，每分钟呼吸保持在 7~8 次

50. 可减轻肺炎病人胸痛的体位是

A. 半坐位

B. 仰卧位

C. 俯卧位

D. 患侧卧位

E.健侧卧位

51.可引起足下垂的损伤是
A.腓总神经损伤
B.胫神经损伤
C.坐骨神经损伤
D.股神经损伤
E.跟腱断裂

52.肺癌病人右上肺叶切除术后第1天最适宜的体位是
A.平卧位
B.左侧卧位
C.右侧卧位
D.头低足高位
E.半卧位

53.引起侵袭性肠炎的致病菌不包括
A.志贺菌
B.空肠弯曲菌
C.鼠伤寒沙门菌
D.侵袭性大肠杆菌
E.产毒性大肠杆菌

54.对于肝功能不全的患者，选择肠外营养液时，宜含有的物质是
A.双肽
B.精氨酸
C.谷氨酸
D.支链氨基酸
E.芳香族氨基酸

55.消化性溃疡患者宜少量多餐的意义是
A.中和胃酸
B.减少胃液分泌
C.防止饥饿不适感
D.促进胃窦部扩张
E.增加胃的饥饿性蠕动

56.护理急性心肌梗死患者日常生活非常重要的内容是
A.注意休息
B.调配饮食
C.预防便秘
D.间断吸氧
E.环境安静

57.患者男，18岁。从墙上掉下，后枕部着地，有意识障碍约15分钟并有呕吐、清醒后有逆行性遗忘。最可能的诊断是
A.脑挫伤
B.脑震荡
C.脑干损伤
D.颅内血肿
E.脑水肿

58.关于阴道解剖的叙述，正确的是
A.阴道腔上窄下宽
B.前穹窿顶端为腹腔最低处
C.位于膀胱和尿道之间
D.开口于阴道前庭前半部
E.阴道后穹窿顶端为子宫直肠陷凹

59.患者男，71岁。因情绪激动，饭后感咽部及下颌有紧缩性发闷，并放射至颈部，自含硝酸甘油后逐渐缓解。应考虑为
A.脑供血不足
B.颈椎病
C.咽喉炎
D.心绞痛
E.心功能不全

60.患者女，28岁。停经9周，尿HCG阳性，准备终止妊娠。最适宜的处理措施是
A.人工流产钳刮术
B.人工流产负压吸引术
C.药物引产
D.水囊引产
E.利凡诺引产

61.患者女，57岁。肝硬化病史5年，近1周出现腹胀，尿量减少。查体：神清，精神尚好，心肺（－），腹部饱满，移动性浊音阳性，双下肢水肿，该患者目前最主要的护理诊断为
A.体液过多
B.潜在并发症
C.焦虑
D.活动无耐力
E.有感染的危险

62.患儿男，4岁。颌下包块3天来就诊，查体：体温正常，神志清，咽充血，双侧颌下包块，不活动，表面不红，轻度压痛，1周前有流行性腮腺炎接触史。最可能的诊断是
A.恶性淋巴瘤
B.颌下淋巴结炎

C.流行性腮腺炎

D.化脓性颌下腺炎

E.传染性单核细胞增多症

63.患者女，37岁。因尿频、尿急、尿痛、发热入院。T38.9℃，实验室检查：尿红细胞5~10个/HP，白细胞满视野。护士健康教育内容**不妥**的是

A.避免劳累、感冒

B.保持会阴部清洁

C.不穿紧身裤

D.不宜多饮水

E.少憋尿

64.患儿男，3岁。既往有3次热性惊厥史，2小时前出现发热，在家中突然惊厥发作。发作时，家长应采取的措施是

A.保暖

B.口服退热药

C.冰袋物理降温

D.口服苯巴比妥

E.松解衣领，头偏向一侧

65.初产妇，孕37周。检查发现明显下肢静脉曲张。应采取的措施是

A.多进行长时间行走

B.多进行打球等活动

C.以仰卧位休息为主

D.避免两腿交叉或盘坐

E.经常穿紧身衣裤

66.患儿男，6个月。眼距宽，眼裂小，鼻根低平，舌大外伸，流涎，身体矮小，关节可过度屈伸，有通贯手。其母35岁，近亲结婚，患儿系2胎1产。最可能的诊断是

A.糖原累积病

B.猫叫综合征

C.唐氏综合征

D.苯丙酮尿症

E.肝豆状核变性

67.患者女，63岁。因上呼吸道感染，慢性肺源性心脏病入院。入院时存在缺氧伴二氧化碳潴留。**不恰当**的治疗措施是

A.控制钠盐的摄入

B.控制呼吸道感染

C.出现烦躁时给予镇静剂

D.持续低浓度低流量吸氧

E.高热量、高蛋白、高维生素饮食

68.蛛网膜下隙出血患者需要绝对卧床休息的时间为

A.1~2周

B.2~3周

C.4~6周

D.8~10周

E.3个月

69.某产妇，孕37周。以胎膜早破收住院，助产护士给予平卧位，抬高臀部，目的主要是为了

A.防止脐带脱垂

B.预防早产

C.预防感染

D.预防产后出血

E.减少羊水继续流出

70.患儿女，4岁。低热3周，乏力，盗汗，精神萎靡，阵发性干咳，用青霉素治疗无效，今来就诊，出生时已接种卡介苗。行X线检查肺部示"哑铃状"阴影。最可能的诊断是

A.支气管肺炎

B.支原体肺炎

C.腺病毒性肺炎

D.粟粒样肺结核

E.原发型肺结核

71.患者女，27岁。已婚，平素月经周期是29天，停经33天自测尿妊娠试验为阴性。之后每日肌注黄体酮20mg，连用5天，停药7日后仍未出现阴道流血。最有可能的诊断是

A.早孕

B.月经不调

C.原发性闭经

D.垂体性闭经

E.卵巢性闭经

72.患者女，50岁。饱餐后突感右上腹剧痛2小时，迅速蔓延全腹，呕吐2次，为胃内容物。溃疡病史10年。查体：T37.8℃，P124次/分，R26次/分，BP105/70mmHg，被动体位，腹式呼吸消失，腹肌紧张，全腹明显压痛、反跳痛；移动性浊音阳性，肝浊音界缩小。腹透示膈下有少量游离气体。**错误**的处理措施是

A.禁食、胃肠减压

B.腹痛消失后进流质饮食，少量多餐

C.应用抗生素

D.做好紧急手术准备

E.输液、纠正水、电解质失衡

73. 某产妇，孕1产1，足月分娩一女婴，胎盘30分钟未娩出。检查：子宫下段有一狭窄环，使胎盘嵌顿于宫腔内。正确的处理方法是

　　A. 立即按摩子宫

　　B. 注射宫缩剂

　　C. 配合麻醉师，麻醉后手取胎盘

　　D. 徒手取胎盘

　　E. 刮匙刮取胎盘

74. 患者女，26岁。停经55天后出现少量阴道流血，妇科检查：宫口未开，阴道内有少量鲜红色血液。超声检查提示子宫符合8周孕大小，可见胎心搏动。患者曾于2年前自然流产1次。正确的诊断是

　　A. 先兆流产

　　B. 难免流产

　　C. 不全流产

　　D. 稽留流产

　　E. 习惯性流产

75. 患者女，24岁。停经40天，血清HCG 1500IU/L，B超示左侧卵巢有一个1cm×2cm大小的肿块，入院诊断为异位妊娠。经过与主治医生沟通，决定接受非手术治疗。不正确的护理措施是

　　A. 如果阴道出血量少于月经量可给予继续观察

　　B. 可以适当活动

　　C. 严密观察一般生命体征，对患者主诉仅供参考

　　D. 协助正确提取血液标本，以监测治疗效果

　　E. 饮食以清淡饮食为主，以患者的喜好为准

76. V型宫内节育器（V型环）带铜后的作用

　　A. 提高避孕效果

　　B. 减少出血

　　C. 降低脱落率

　　D. 防止宫内节育器嵌顿

　　E. 防止感染

77. 患儿，女，2岁。体重10kg。因先天性心脏病导致心衰入院治疗。为其输液时，每小时输入的液量应小于

　　A. 50ml

　　B. 60ml

　　C. 70ml

　　D. 80ml

　　E. 90ml

78. 某孕妇，妊娠38周。已临产，宫口开大2cm入院。在待产室活动时突然胎膜破裂，此时最佳的处理方法是

　　A. 应用抗生素预防感染

　　B. 立即卧床听胎心

　　C. 应用催产素加强宫缩

　　D. 给予灌肠剂刺激宫缩

　　E. 继续室内活动，以加速产程进展

79. 某患者心电图主要表现为P-R间期进行性延长，直至QRS波群脱落，该患者最可能的心律失常是

　　A. 房性早搏

　　B. 一度房室传导阻滞

　　C. 二度Ⅰ型房室传导阻滞

　　D. 二度Ⅱ型房室传导阻滞

　　E. 三度房室传导阻滞

80. 患儿，女，8岁。患急性淋巴细胞白血病1年余，已用激素和抗肿瘤药物治疗。1天前出现发热，体温高达40℃，全身皮肤可见较多皮疹，伴有瘙痒。诊断为水痘。以下护理措施不当的是

　　A. 物理降温

　　B. 采取保护性隔离

　　C. 涂炉甘石洗剂止痒

　　D. 立即注射水痘疫苗

　　E. 给予特异性高效价免疫血清

二、以下提供若干案例，每组案例有若干个考题，请根据提供的信息，在每题的A、B、C、D、E五个备选答案中选择一个最佳答案，并在答题卡上按照题号，将所选答案对应字母的方框涂黑。

（81~82题共用题干）

患者男，37岁。腹部外伤5小时，腹痛、恶心、呕吐、腹胀。查体：腹部有压痛、反跳痛，腹肌紧张。腹腔穿刺抽出物浑浊，有臭味。

81. 若患者出现心率143次/分，血压69/43mmHg，应考虑患者出现了

　　A. 失血性休克

　　B. 创伤性休克

　　C. 神经源性休克

　　D. 心源性休克

　　E. 感染中毒性休克

82. 错误的护理措施是

　　A. 取半卧位

　　B. 禁食

　　C. 遵医嘱补液

D. 胃肠减压

E. 合理应用抗生素

（83~84 题共用题干）

患者男，50 岁。肝癌，做肝动脉栓塞化疗。术后出现腹痛、发热、恶心、呕吐。检查发现转氨酶升高，血清白蛋白降低。

83. 应考虑发生了

A. 伴癌综合征

B. 肝癌结节破裂

C. 栓塞后综合征

D. 肝癌转移

E. 肝动脉破裂

84. 患者术后 1 周，应特别注意补充的是

A. 白蛋白

B. 维生素

C. 电解质

D. 脂肪乳

E. 水分

（85~86 题共用题干）

患者男，25 岁。体重 60kg，双上肢、躯干部及双侧臀部被沸水烫伤，创面可见大水疱，疱壁薄，部分水疱破裂，基底潮红，疼痛剧烈，水肿明显。

85. 第一个 24h 补液总量应为

A. 4500ml

B. 5000ml

C. 6500ml

D. 8000ml

E. 9500ml

86. 估计该患者的烧伤总面积及烧伤程度为

A. 40% Ⅰ度

B. 39% 浅Ⅱ度

C. 50% 浅Ⅱ度

D. 40 深Ⅱ度

E. 50% 深Ⅱ度

（87~89 题共用题干）

患者男，31 岁。咳嗽、咳痰、咯血 6 天伴低热 3 天。今晨突然大咯血就诊。X 线胸片示右上肺炎性病变，伴空洞形成。入院后给患者做结核菌素试验。

87. 判断结核菌素试验（PPD）结果的时间应在皮试后

A. 20~30 分钟

B. 2~4 小时

C. 12~24 小时

D. 24~48 小时

E. 48~72 小时

88. PPD 结果硬结直径为 23mm，结果判断为

A. 弱阴性

B. 阴性

C. 弱阳性

D. 阳性

E. 强阳性

89. 如临床诊断为肺结核，应采取的最主要隔离措施是

A. 呼吸道隔离

B. 接触隔离

C. 血清隔离

D. 严密隔离

E. 消化道隔离

90. 对其痰液最简易的灭菌方法是

A. 烈日下暴晒 2 小时

B. 70% 乙醇浸泡 2 分钟

C. 紫外线照射 20 分钟

D. 用卫生纸包好焚烧

E. 煮沸 1 分钟

三、以下提供若干组考题，每组考题共同使用在考题前列出的 A、B、C、D、E 五个备选答案。请从中选择一个与考题关系最密切的答案，并在答题卡上将相应题号的相应字母所属的方框涂黑，每个备选答案可能被选择一次、多次或不被选择

（91~92 题共用备选答案）

A. 呕大量鲜红色血液

B. 柏油样大便

C. 大便潜血试验持续阳性

D. 黏液脓血便

E. 长期反复解鲜红色血便

91. 食管静脉曲张破裂大出血最常见的症状是

92. 十二指肠球部溃疡并活动性出血最常见的症状是

（93~94 题共用备选答案）

A. 阵发性疼痛

B. 间歇性疼痛

C. 持续性疼痛

D. 转移性疼痛

E. 疼痛明显

93. 急性腹膜炎的腹痛特点是

94. 急性阑尾炎的腹痛特点是

（95~96 题共用备选答案）
A. 1 岁
B. 2 岁
C. 4 岁
D. 6 岁
E. 8 岁

95. 小儿头围和胸围相等的年龄是

96. 小儿腹围和胸围大约相等的年龄是

（97~98 题共用备选答案）
A. 400~800 IU/d
B. 1000~2000 IU/d
C. 2000~4000 IU/d
D. 10 000~20 000 IU/d

E. 20 000~30 000 IU/d

97. 佝偻病活动期维生素 D 口服用量为

98. 佝偻病恢复期维生素 D 用量范围为

（99~100 题共用备选答案）
A. 持续低流量给氧
B. 以循序渐进的原则进行吸氧
C. 高流量持续给氧
D. 休息时不需给氧
E. 24 小时持续低流量吸氧 15 小时以上

99. 患者，男，56 岁。诊断为慢性肺源性心脏病，气短明显，活动后会加重。血气分析结果示 PaO_2 53 mmHg，$PaCO_2$ 61 mmHg。其氧疗原则是

100. 患者，女，69 岁。诊断为慢性阻塞性肺疾病，经治疗后，病情好转予以出院。出院时，血气分析结果示 PaO_2 52 mmHg，$PaCO_2$ 55 mmHg。护理人员在进行健康指导时，哪项符合长期家庭氧疗原则

全国护士（师）资格考试预测卷系列

2025

主管护师技术资格考试预测卷

预测卷（三）

王 冉 主编

中国健康传媒集团

中国医药科技出版社

编委会

主　编　王　冉

编　者（以姓氏笔画为序）

王　冉　王冬华　成晓霞　李红珍

余立平　沈正军　张立君　范湘鸿

罗先武　罗艳萍　孟小丽　郭梦安

喻惠丹　程明文　焦平丽　路　兰

蔡秋霞　谭初花　熊永芳　魏秀丽

基础知识

一、以下每一道考题下面有 A、B、C、D、E 五个备选答案。请从中选择一个最佳答案，并在答题卡上将相应题号的相应字母所属的方框涂黑。

1. 如图所示，按照三度四分法，该患者的烧伤深度为（见彩图 1）

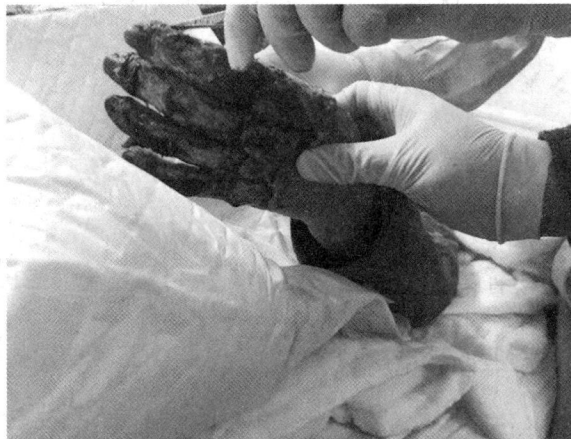

A. Ⅰ度
B. 浅Ⅱ度
C. 深Ⅱ度
D. Ⅲ度
E. Ⅳ度

2. 妊娠期高血压疾病基本的病理生理变化是
A. 肾小管重吸收增加
B. 血中尿酸增加
C. 全身小动脉痉挛
D. 谷丙转氨酶增高
E. 低血容量

3. 与乳腺纤维腺瘤发病最密切相关的因素是
A. 雌激素作用活跃
B. 乳腺组织增生
C. 月经不规律
D. 有家族史
E. 月经初潮过早

4. 胎方位是指
A. 最先进入骨盆入口的胎儿部分
B. 胎儿先露部的指示点与母体骨盆的关系
C. 胎儿纵轴与母体纵轴的关系
D. 胎儿身体各部位的关系
E. 胎儿面部与母体横轴的关系

5. 下列不属于门静脉与腔静脉之间交通支的是
A. 食管下段、胃底交通支
B. 直肠下端、肛管交通支
C. 前腹壁交通支
D. 腹膜后交通支
E. 胃冠状静脉交通支

6. 深Ⅱ度烧伤的损伤深度为
A. 表皮层
B. 真皮层
C. 真皮浅层
D. 皮肤全层
E. 皮下组织

7. 蛛网膜下隙出血最常见的病因是
A. 血液病
B. 脑动脉炎
C. 脑动静脉畸形
D. 高血压性动脉硬化
E. 先天性动脉瘤破裂

8. 乳癌经血液转移最常见的部位是
A. 心、肝、脑
B. 骨、肾、肺
C. 肺、骨、肝
D. 肺、肾、骨
E. 肝、肾、肺

9. 早期诊断食管癌最简单有效的方法是
A. 支气管镜检查
B. 颈淋巴结活检
C. 食管镜检查
D. 钡剂检查
E. 食管拉网脱落细胞学检查

10. 骨折晚期并发症最常见的是
A. 脂肪栓塞
B. 关节僵硬
C. 血管损伤
D. 神经损伤
E. 骨筋膜室综合征

11. 支气管哮喘的基础病变是
A. 气道高反应性慢性炎症

B. 气道不反应性慢性炎症

C. 气道低反应性慢性炎症

D. 气道不反应性急性炎症

E. 气道低反应性急性炎症

12. 导致二尖瓣狭窄病人死亡的最常见原因是

A. 呼吸道感染

B. 心律失常

C. 充血性心力衰竭

D. 感染性心内膜炎

E. 心脏骤停

13. 出生后人体的主要造血器官是

A. 脾脏

B. 肝脏

C. 淋巴结

D. 骨髓

E. 血细胞

14. 导致肾病综合征复发和疗效不佳的主要原因是

A. 感染

B. 心力衰竭

C. 肾功能不全

D. 低血容量性休克

E. 下肢静脉血栓

15. 关于乳腺癌的发病特点，正确的是

A. 与遗传因素无关

B. 月经初潮越晚，发病率越高

C. 不孕者发病机会减少

D. 雌酮及雌二醇与乳腺癌的发病有直接关系

E. 绝经后发病率下降

16. 重症胰腺炎的病因，正确的是

A. 以细菌感染为主，和胆道疾病无关

B. 某些感染性疾病也可诱发

C. 一般不会由药物诱发

D. 可能与低脂血症有关

E. 可能与低钙血症有关

17. 肺癌中预后最差的是

A. 鳞癌

B. 小细胞癌

C. 大细胞癌

D. 腺癌

E. 中央型肺癌

18. 引起心脏骤停最常见的病因是

A. 药物中毒

B. 冠心病

C. 电解质紊乱

D. 手术意外

E. 麻醉意外

19. 月经初潮年龄一般是

A. 8~9 岁

B. 10~12 岁

C. 13~14 岁

D. 16~18 岁

E. 19~20 岁

20. HIV 的主要传播途径是

A. 血源传播

B. 母婴传播

C. 性传播

D. 人工授精传播

E. 器官移植传播

21. 社区最常见的获得性肺炎是

A. 肺炎球菌肺炎

B. 支原体肺炎

C. 衣原体肺炎

D. 军团菌肺炎

E. 革兰阴性杆菌肺炎

22. 左心衰竭的主要病理生理变化是

A. 体循环淤血

B. 毛细血管内压力增高

C. 肺循环淤血

D. 肺泡张力降低，弹性减退

E. 门静脉高压

23. 引起病毒性心肌炎最常见的病毒是

A. 腺病毒

B. 流感病毒

C. 合胞病毒

D. 柯萨奇病毒 B 组

E. 单纯疱疹病毒

24. 小儿的能量需要与成人最主要的不同之处是

A. 基础代谢所需要的能量

B. 生长发育所需的能量

C. 食物特殊动力作用所需的能量

D. 活动所需的能量

E. 排泄物中的能量损失

25. 慢性呼吸衰竭纠正缺氧和二氧化碳潴留的先决条件是
    A. 建立通畅的气道
    B. 氧疗
    C. 使用呼吸兴奋剂
    D. 纠正代谢性酸中毒
    E. 保护脑细胞功能

26. 产生连枷胸的原因是
    A. 胸骨骨折
    B. 胸廓内陷
    C. 多根肋骨多处骨折
    D. 单根肋骨单处骨折
    E. 单根肋骨多处骨折

27. 开放性气胸产生纵隔摆动的主要原因是
    A. 伤侧肺萎缩
    B. 健侧肺膨胀不全
    C. 纵隔移向健侧
    D. 吸气与呼气时两侧胸膜腔内的压力改变
    E. 伤侧胸膜腔内压力超过大气压

28. 属于急性盆腔炎临床表现的是
    A. 白带增多
    B. 月经不调
    C. 血性白带
    D. 后穹窿穿刺抽出脓液
    E. 性交后出血

29. 伤口修复以原来的细胞组织为主，连接处仅有少量纤维组织，边缘整齐。愈合类型为
    A. 一期愈合
    B. 二期愈合
    C. 三期愈合
    D. 延期愈合
    E. 瘢痕愈合

30. 在腹腔脓肿中，盆腔脓肿症状常较轻，其原因是
    A. 盆腔处于腹腔的位置较低
    B. 盆腔腹膜的面积较小
    C. 盆腔腹膜的吸收功能较差
    D. 盆腔腹膜的保护功能较强
    E. 盆腔脓肿较其他脓肿小

31. 确诊恶性肿瘤，最重要的检查是
    A. 免疫学检查
    B. 粪便检查
    C. B 超检查
    D. CT 检查
    E. 病理学检查

32. 小儿单纯性肥胖的病因不包括
    A. 遗传因素
    B. 活动过少
    C. 疾病影响
    D. 精神因素
    E. 热量摄入过多

33. 颅内压正常值为
    A. 20~50cmH$_2$O
    B. 70~200cmH$_2$O
    C. 210~300cmH$_2$O
    D. 310~360cmH$_2$O
    E. 320~460cmH$_2$O

34. 面部危险三角区的部位是
    A. 双眼、鼻及口唇
    B. 双脸颊及鼻梁部
    C. 前额及鼻部
    D. 上唇和鼻部
    E. 面颊及鼻部

35. 基础代谢率的正常值波动范围是
    A. ±10%
    B. ±15%
    C. ±20%
    D. ±30%
    E. ±40%

36. 腹股沟斜疝患者用力排便时疝块增大，有明显疼痛，用手挤疝块不能回纳，其类型属于
    A. 易复性疝
    B. 难复性疝
    C. 嵌顿性疝
    D. 绞窄性疝
    E. 滑动性疝

37. 肾小球滤过膜受损导致通透性增加时可发生
    A. 多尿
    B. 少尿
    C. 蛋白尿
    D. 血尿
    E. 无尿

38. 胎头的最大横径是

A. 双顶径

B. 双颞径

C. 枕颏径

D. 枕额径

E. 枕下前囟径

39. 化脓性脑膜炎患儿脑脊液外观表现特点为

A. 清晰透明

B. 毛玻璃样

C. 呈脓性浑浊

D. 呈血性浑浊

E. 静置 24 小时有网状薄膜形成

40. 肾小球疾病的发生机制主要为

A. 感染性炎症疾病

B. 细胞免疫异常

C. 与体液免疫无关

D. 非免疫性非炎性疾病

E. 免疫反应引起的炎症反应

41. 局部麻醉药物中毒的原因<u>不包括</u>

A. 一次用药超过最大安全剂量

B. 麻醉药直接注入血管

C. 局部组织血流丰富

D. 过敏体质

E. 药物浓度过高

42. 肱骨髁上骨折造成"爪形手"的原因是

A. 损伤桡神经

B. 损伤正中神经

C. 损伤正中静脉

D. 损伤尺神经

E. 骨折伤及肱动脉

43. 判断甲状腺功能亢进症病情程度的主要指标是

A. 脉率增快和脉压增大的程度

B. 体重减轻程度

C. 突眼的程度

D. 甲状腺肿大程度

E. 食欲亢进程度

44. 重症肺炎最常见的酸碱平衡紊乱是

A. 呼吸性酸中毒

B. 呼吸性碱中毒

C. 代谢性碱中毒

D. 代谢性酸中毒

E. 混合性酸中毒

45. 慢性阻塞性肺气肿引起的呼吸困难属于

A. 吸气性

B. 呼气性

C. 呼气延长

D. 混合性

E. 夜间阵发性

46. 我国成人急性白血病最常见的细胞类型是

A. 急性单核细胞白血病

B. 急性非淋巴细胞白血病

C. 急性粒 – 单核细胞白血病

D. 急性粒细胞白血病

E. 急性淋巴细胞白血病

47. 胃癌的主要转移途径是

A. 淋巴转移

B. 直接蔓延

C. 胃内转移

D. 种植转移

E. 血行转移

48. 成人缺铁性贫血最常见的病因是

A. 铁摄入不足

B. 铁丢失过多

C. 慢性胃炎

D. 慢性感染

E. 慢性失血

49. 皮质醇增多症病人皮肤菲薄的原因主要是

A. 糖异生增强，致皮肤营养障碍

B. 脂肪代谢障碍

C. 蛋白质合成障碍

D. 蛋白质吸收障碍

E. 蛋白质分解消耗亢进

50. 肝性脑病的发病机制中氨中毒的主要机制是

A. 干扰脑的血液循环

B. 干扰脑的能量代谢

C. 抑制神经递质

D. 兴奋神经递质

E. 抑制神经传导

51. 患儿男，1 岁。发热 1 天，体温 39.5℃，咳嗽，在门诊就医过程中突发惊厥、抽搐，此时应首选的处理措施是

A. 苯巴比妥肌注

B. 地西泮肌注

C. 地西泮静推

D.氯丙嗪肌注

E.维生素 D 肌注

52.患者女性，52 岁，自诉阴道不规则出血，妇科检查有接触性出血，怀疑宫颈癌，为进一步确诊最可靠的诊断方法是

A.宫颈碘试验

B.宫颈管和宫颈活体组织检查

C.阴道镜检查

D.宫颈细胞学检查

E.宫腔镜检查

53.患者，男性，66 岁，有乙型肝炎病毒感染史，近 2 个月来感肝区疼痛，食欲缺乏，昨晚出现低血糖症状，今来院就诊，查体肝大。为明确诊断，该病人首选的检查是

A.细菌学检查

B.血氨浓度

C.血生化检查

D.AFP 检测

E.CT

54.引起新生儿败血症最常见的致病菌是

A.革兰阴性杆菌

B.表皮葡萄球菌

C.铜绿假单胞菌

D.大肠埃希菌

E.葡萄球菌

55.患者，男性，29 岁，胸外伤后呼吸困难，发绀，脉率增快。以下提示为张力性气胸的是

A.局部叩诊呈鼓音

B.X 线示纵隔移位

C.X 线示胸腔有大量积气

D.伤口处发出"嘶"声

E.胸膜腔穿刺有高压气体冲出

56.患者，女，67 岁。1 型糖尿病病史 8 年，为预防酮症酸中毒，及时发现酮症有效的检查是

A.空腹血糖测定

B.尿糖测定

C.血、尿酮体测定

D.糖化血红蛋白

E.葡萄糖耐量试验

57.患者，女，45 岁。突发上腹部疼痛，来院就诊。询问患者有胆道结石病史。查体：全腹明显压痛、反跳痛、腹肌紧张。腰部两侧出现灰紫色瘀斑。

患者面色苍白，四肢湿冷，血压下降。医生诊断为：急性出血坏死型胰腺炎。该患者的休克类型属于

A.中毒性休克

B.感染性休克

C.过敏性休克

D.神经源性休克

E.低血容量性休克

58.脓尿是指每高倍视野含有脓细胞不少于

A.5 个

B.6 个

C.7 个

D.8 个

E.10 个

59.肺结核患者大咯血出现窒息时，首要的抢救措施是

A.手术止血

B.使用尼可刹米（可拉明）

C.高压氧治疗

D.机械通气

E.清除呼吸道内积血

60.关于宫颈中度糜烂描述正确的是

A.糜烂面占宫颈表面的 2/3 以上

B.糜烂面形成乳头状突起

C.糜烂面平坦

D.糜烂面占宫颈表面的 1/3~2/3

E.糜烂面凹凸不平，呈颗粒状

61.初产妇，32 岁，足月顺产，阴道分娩，会阴 I 度裂伤，产后两天裂伤缝合处水肿明显。会阴护理措施中错误的是

A.取伤口对侧卧位

B.1 : 5000 高锰酸钾溶液坐浴，2 次 /d

C.50% 硫酸镁湿敷伤口

D.放置消毒会阴垫

E.1 : 2000 苯扎溴铵冲洗会阴

62.下列哪项不符合无排卵性功血的临床表现

A.经量时多时少

B.经期长短不一

C.月经周期正常

D.月经周期无一定规律性

E.多发生于青春期或更年期

63.某急性再生障碍性贫血患者，突然出现头痛、头晕、视力模糊、呕吐，考虑为颅内出血。护

士首先应给予患者

    A.鼻饲流质饮食

    B.保持口腔清洁

    C.头低足高位

    D.低流量吸氧

    E.头部置冰袋

64.患者，女，36岁，诊断为甲亢。清晨测得P 96次/分，BP 130/70 mmHg。计算其基础代谢率，考虑该患者为

    A.轻度甲亢

    B.中度甲亢

    C.重度甲亢

    D.正常范围偏高

    E.正常

65.患者男，56岁，胃溃疡病史20年，常于餐后出现上腹部疼痛，服氢氧化铝可缓解。近1年来疼痛规律消失，且服氢氧化铝也难缓解，伴消瘦。入院后查大便隐血阳性，最可能的诊断是

    A.食管静脉曲张破裂出血

    B.慢性胃炎出血

    C.胃癌出血

    D.胃十二指肠溃疡出血

    E.胃溃疡伴溃疡出血

66.患者女性，25岁，用力排便后出现肛门剧痛，无便血。检查见肛管皮下暗紫色肿块，有触痛。首先考虑的是

    A.直肠息肉

    B.肛裂

    C.肛旁皮下脓肿

    D.血栓性外痔

    E.嵌顿性内痔

67.患者女性，46岁。患胆总管结石合并胆管炎，非手术治疗期间出现下列哪种情况应立即做好急诊手术准备

    A.白细胞计数增高

    B.体温升高，脉速

    C.胆囊肿大，有压痛

    D.低血压，意识不清

    E.黄疸进行性加深

68.患者女性，24岁，孕39⁺³周，初产妇，规律宫缩8小时，宫口开大9cm，针对该患者的护理，错误的是

    A.做好心理护理

    B.胎头未入盆，宫缩不紧可在室内活动

    C.应观察T、P、R、BP

    D.指导产妇每隔2~4h自解小便1次

    E.鼓励产妇少量多次进食

69.关于胎产式的描述，错误的是

    A.在足月分娩过程中，横产式可转换为纵产式

    B.胎产式是胎儿身体纵轴与母体身体纵轴交叉称斜产式

    C.胎产式是胎儿身体纵轴与母体身体纵轴垂直称横产式

    D.胎产式是胎儿身体纵轴与母体身体纵轴平行称纵产式

    E.胎产式是胎儿身体纵轴与母体身体纵轴的关系

70.胎儿窘迫的评估指标不包括

    A.胎儿头皮血气分析指标

    B.羊水颜色

    C.胎心率

    D.孕妇血压

    E.胎动

71.早产发生的原因不包括

    A.胎儿畸形

    B.子宫畸形

    C.宫颈内口松弛

    D.骨盆狭窄

    E.胎膜早破

72.产后出血是指胎儿娩出后24小时内出血量超过

    A.500ml

    B.400ml

    C.300ml

    D.200ml

    E.100ml

73.符合假丝酵母菌生物学特征的是

    A.对干燥、日光、紫外线及化学制剂等抵抗力弱

    B.多数通过间接传播

    C.是条件致病菌

    D.最适宜生长环境的pH需在7.5以上

    E.能耐受40℃持续1小时

74.化疗药物的作用机制为

    A.促进蛋白质的合成

B. 促进纺锤丝的形成

C. 干扰转录，抑制信使 RNA（mRNA）的合成

D. 促进核糖核酸（RNA）的复制

E. 促进去氧核酸（DNA）的合成

75. 子宫内膜异位症最常见的被侵犯部位是

A. 输卵管

B. 子宫直肠凹陷

C. 阔韧带

D. 直肠

E. 卵巢

76. 子宫脱垂的主要病因是

A. 分娩损伤

B. 便秘或长期咳嗽等致腹压增加

C. 长期站立工作

D. 盆底组织先天发育不良

E. 营养不良

77. 筛查宫颈癌的首选检查是

A. 阴道镜检查

B. 宫颈活检

C. 女性激素测定

D. 阴道脱落细胞涂片

E. 宫颈刮片

78. 患者女，28 岁。停经 70 日，阴道不规则流血 10 日，妇科检查：子宫如孕 4 个月大小，质软，双侧附件区域触及拳头大囊性肿物，活动良好，最重要的辅助检查方法是

A. 超声多普勒听胎心

B. 尿 β-hCG 测定

C. 盆腔 B 超

D. 盆腔 CT

E. 盆腔 X 线

二、以下提供若干个案例，每个案例有若干个考题。请根据提供的信息，在每题的 A、B、C、D、E 五个备选答案中选择一个最佳答案，并在答题卡上按照题号，将所选答案对应字母的方框涂黑。

（79~82 题共用题干）

患者女性，68 岁，跌倒后感觉左髋部疼痛，不能站立及行走。体检发现，左髋部肿胀，皮下淤血，压痛（+），纵向叩痛（+）。患肢屈曲、外旋、短缩。

79. 首先考虑的诊断是

A. 骨盆骨折

B. 髋臼骨折

C. 股骨颈骨折

D. 股骨干骨折

E. 胫骨骨折

80. 首先应做的检查是

A. X 线检查

B. CT 检查

C. MRI 检查

D. B 超检查

E. 肌电图检查

81. 初步的治疗措施是

A. 石膏固定

B. 小夹板固定

C. 胫骨结节牵引

D. 小腿皮肤牵引

E. 切口复位内固定

82. 可能出现的并发症为

A. 瘫痪

B. 股骨头缺血坏死

C. 骨折不愈合

D. 创伤性关节炎

E. 骨筋膜室综合征

（83~85 题共用题干）

患者男性，50 岁。常年在外地工作，嗜好腌制食物。因工作压力大，每日吸烟约 20 支。近半年常感头晕、头痛、眼花。去医院体检：BP170/120mmHg，医生诊断为高血压。

83. 高血压发病与下列哪个因素无关

A. 运动量大

B. 年龄与性别

C. 心理因素

D. 长期吸烟

E. 高盐饮食

84. 下列饮食中与高血压发生有关的是

A. 低钾

B. 高钠

C. 高磷

D. 高钙

E. 高钾

85. 医生告知患者需终身治疗，其中长期服用噻嗪类利尿药降压易发生的副作用是

A. 低镁血症

B. 低磷血症

C. 低钙血症

D. 低血糖

E. 低钾血症

（86~88题共用题干）

足月新生儿，女，臀位产，生后24小时突发惊厥，烦躁不安。体检：体温37℃，前囟饱满，双眼凝视，肌张力高，四肢抽搐，心率140次/分，肺部体征阴性，血常规正常。

86. 该患儿最可能发生

A. 新生儿破伤风

B. 新生儿败血症

C. 新生儿化脓性脑膜炎

D. 新生儿手足搐搦症

E. 新生儿颅内出血

87. 该患儿最可能的发病原因是

A. 维生素D缺乏

B. 凝血因子不足

C. 产伤

D. 感染

E. 寒冷损伤

88. 下列护理措施中错误的是

A. 密切观察患儿病情

B. 使用留置针，减少反复穿刺

C. 护理操作集中进行

D. 绝对静卧，抬高头部

E. 使用头皮静脉穿刺输液

三、以下提供若干组考题，每组考题共同使用在考题前列出的A、B、C、D、E五个备选答案。请从中选择一个与考题关系最密切的答案，并在答题卡上将相应题号的相应字母所属的方框涂黑。每个备选答案可能被选择一次、多次或不被选择。

（89~93题共用备选答案）

A. 2~2.5岁

B. 12个月

C. 8~10个月

D. 5~7个月

E. 6~8周

89. 小儿心脏卵圆孔解剖关闭的年龄是

90. 小儿后囟闭合的年龄是

91. 乳牙出齐的年龄一般在

92. 生理性胃食管反流消失的年龄是

93. 小儿头围与胸围两者几乎相等的年龄是

（94~96题共用备选答案）

A. 16周

B. 20周

C. 28周

D. 36周

E. 40周

94. 可确定性别，部分孕妇能早期感到胎动的是

95. 出生后如果加强护理可能存活的最早时间是

96. 最早可在腹部用听诊器听到胎心音的是

（97~98题共用备选答案）

A. 口服避孕药

B. 避孕套

C. 宫内节育器

D. 外用避孕药

E. 皮下埋植

97. 新婚期妇女不宜选择的避孕方法

98. 哺乳期妇女不宜选择的避孕方法

（99~100题共用备选答案）

A. 腹膜炎

B. 驱虫不当

C. 婴幼儿肠功能紊乱

D. 饱食后剧烈运动

E. 腹部手术后

99. 可导致蛔虫肠梗阻的是

100. 可导致绞窄性肠梗阻的是

相关专业知识

一、以下每一道考题下面有 A、B、C、D、E 五个备选答案。请从中选择一个最佳答案，并在答题卡上将相应题号的相应字母所属的方框涂黑。

1. 采用血液、体液隔离的疾病是
A. 艾滋病
B. 甲型肝炎
C. 肠炭疽
D. 麻疹
E. 腮腺炎

2. 在管理学中，管理的对象不包括
A. 人
B. 财
C. 物
D. 时间
E. 空间

3. 医用物品灭菌效果监测合格率必须达到
A. 60%
B. 70%
C. 80%
D. 90%
E. 100%

4. PDCA 中的 D 的含义是
A. deal 分配
B. do 执行
C. damage 损害
D. data 数据
E. daily 每天

5. 说服教育对象转变不正确的健康态度、信念和行为习惯，属于
A. 咨询
B. 交谈
C. 教育
D. 劝服
E. 指导

6. 0~3 岁婴儿的行为发展处于
A. 自由发展阶段
B. 自主发展阶段
C. 被动发展阶段
D. 主动发展阶段
E. 巩固发展阶段

7. 防止手术部位感染最有效的对策是
A. 更换敷料前洗手
B. 选用吸附力很强的伤口辅料
C. 缩短病人在监护室的滞留时间
D. 严格无菌操作
E. 保持室内空气清洁

8. 健康教育中行为诊断的任务不包括
A. 区别引起疾病的行为与非行为因素
B. 区别引起健康问题的行为与非行为因素
C. 区别重要行为与相对不重要行为
D. 区别高可行性行为与低可行性行为
E. 区别高可变性行为与低可变性行为

9. 关于物品选择消毒、灭菌方法的叙述，错误的是
A. 内镜需采用中水平消毒方法
B. 对受到真菌污染的物品选用中水平以上的消毒方法
C. 腹腔镜可选择环氧乙烷消毒、灭菌
D. 表面光滑的物品表面可选择紫外线消毒
E. 器械浸泡灭菌，应选择对金属基本无腐蚀性的消毒剂

10. 不能达到灭菌效果的方法是
A. 电离辐射
B. 甲醛
C. 微波
D. 氯己定
E. 热力

11. 根据《医疗机构专业技术人员岗位结构比例原则》，三级医院高级、中级、初级员工的比例应为
A. 1:2:8
B. 1:3:8
C. 1:3:6
D. 1:3:4
E. 1:4:8

12. 当小组讨论出现沉默不语时，主持人可通过播放短小录像片，提出可引发争论的开放性问题、

或个别提问、点名等方式以

 A. 建立融洽关系

 B. 鼓励发言

 C. 打破僵局

 D. 控制局面

 E. 结束讨论

13. 主要经血液传播的肝炎病毒为

 A. HAV、HBV、HCV

 B. HAV、HBV、HDV

 C. HCV、HEV

 D. HBV、HCV、HDV

 E. HAV、HBV

14. 在诊疗过程中，护士根据病人病情，对病人进行口头教育。此教育属于

 A. 住院教育

 B. 候诊教育

 C. 咨询教育

 D. 随诊教育

 E. 健康教育处方

15. 健康教育要求因人而异、因势利导，以适应行为特点的

 A. 可塑性

 B. 差异性

 C. 目的性

 D. 自发性

 E. 偶然性

16. 为确保效果，小组讨论的人数、时间最好分别为

 A. 3~5 人，0.5h 左右

 B. 6~10 人，1h 左右

 C. 6~10 人，1.5h 左右

 D. 11~15 人，1h 左右

 E. 11~15 人，1.5h 左右

17. 护理组织中最高层次的文化是

 A. 护理环境

 B. 护理专业形象

 C. 护理哲理

 D. 护理道德规范

 E. 护理制度

18. 预防下呼吸道感染不正确的护理措施是

 A. 指导病人多进行深呼吸及有效的咳嗽

 B. 指导病人多卧床休息，以保持体力

 C. 适时开窗，保持室内空气新鲜

 D. 协助病人定时翻身拍背

 E. 使用胸部物理治疗技术

19. 科学管理理论的创始人是

 A. 泰勒

 B. 法约尔

 C. 韦波

 D. 梅奥

 E. 麦格雷戈

20. 人力资源管理的内容不包括

 A. 人员的选拔

 B. 人员的联系

 C. 人员的培训

 D. 人员的聘用

 E. 人员的考评

21. 某医院护理部主任召集几名护士长谈话，了解护理新举措在病房的实施情况，下列不妥的是

 A. 做好谈话计划，确立谈话主题

 B. 激发下级的谈话愿望

 C. 真诚、及时地赞美下属

 D. 掌握发问技巧，多提诱导性问题

 E. 善于启发下属讲真情实话

22. 关于管理职能的叙述，正确的是

 A. 评估、计划、指导、领导、控制

 B. 计划、指导、人员管理、领导、控制

 C. 评估、计划、组织、领导、控制

 D. 计划、组织、人员管理、领导、控制

 E. 计划、组织、人员管理、领导、评价

23. 健康教育宣传单的传播途径属于

 A. 文字传播

 B. 口头传播

 C. 书面传播

 D. 印刷传播

 E. 形象传播

24. 人体内的正常菌群大部分是

 A. 需氧菌

 B. 厌氧菌

 C. 寄生菌

 D. 杆菌

 E. 球菌

25. 管理者通过分析影响因素及个体优化组合后

达到理想的整体效益，体现协调的原则是

    A. 原则性与灵活性相结合原则

    B. 利益一致原则

    C. 整体优化原则

    D. 勤于沟通原则

    E. 目标导向原则

26. 健康教育与卫生宣教的根本区别在于健康教育更注重

    A. 知识灌输与信息传播

    B. 知识和行为双方面的改变

    C. 对教育效果的及时评价

    D. 生活和工作环境的改善

    E. 有计划的、系统的教育

27. 制定计划要留有一定调节余地，以预防及减少不确定因素的影响，这是计划工作的

    A. 系统性原则

    B. 重点原则

    C. 创新原则

    D. 弹性原则

    E. 可考核性原则

28. 建立标准时，应明确标准的类型、标准的水平，是否具备实行标准的条件等，体现了制定标准的

    A. 预防为主原则

    B. 标准明确原则

    C. 统一化原则

    D. 用数据说话原则

    E. 所属人员参与原则

29. 为落实优质护理服务，护理部拟制定实施计划。首先着手的步骤是

    A. 选定方案

    B. 确定目标

    C. 分析形势

    D. 计划预算

    E. 评估资源

30. 在抗感染药物使用过程中，不属于护士的职责是

    A. 严格按照医嘱执行

    B. 观察患者用药后的反应

    C. 做好各种标本的留取和送检工作

    D. 注意药物配伍禁忌和配制要求

    E. 严格掌握药物使用适应证

31. 有效控制的特征不包括

    A. 明确的目的性

    B. 信息的准确性

    C. 反馈的及时性

    D. 标准合理性

    E. 追求卓越性

32. 狭义的质量指的是

    A. 产品质量

    B. 过程质量

    C. 工作质量

    D. 个别质量

    E. 总体质量

33. ABC 时间管理的第一个步骤是

    A. 工作目标分类

    B. 列出工作目标

    C. 排列工作先后顺序

    D. 根据目标分配时间

    E. 记录时间利用情况

34. 控制医院感染最简单、直接而有效的方法是

    A. 消灭感染源

    B. 利用消毒、隔离技术来阻断传播途径

    C. 改善宿主状况

    D. 保护易感宿主

    E. 合理应用抗生素以减少耐药菌的产生

35. 耐甲氧西林金黄色葡萄球菌的感染途径主要是

    A. 污染的手导致人与人之间的传播

    B. 病房的清扫工具

    C. 一次性医疗用品

    D. 探视人员从外界带给病人

    E. 空气传播

36. 属于高效消毒剂的是

    A. 季铵盐类

    B. 碘伏

    C. 过氧化氢

    D. 乙醇

    E. 洗必泰

37. 健康信息的特点不包括

    A. 易懂

    B. 科学性

    C. 针对性

    D. 前瞻性

E. 指导性

38. 使用戊二醛溶液灭菌的常用灭菌浓度和浸泡时间是
A. 1%，5 小时
B. 2%，5 小时
C. 1%，10 小时
D. 2%，10 小时
E. 0.5%，24 小时

39. 不属于医院感染的是
A. 无明确潜伏期，入院 48 小时后发生的感染
B. 皮肤黏膜开放性伤口，虽无炎症表现，但存在细菌定植
C. 医务人员在医院工作时获得的感染
D. 新生儿经母体产道时获得的感染
E. 由于诊疗措施激活的潜在性感染

40. 关于抗菌药物的管理，错误的是
A. 实行分级管理
B. 合理使用抗感染药物
C. 有针对性地选择一种抗生素治疗感染，避免无指征的联合用药
D. 病因未明的严重感染可联合使用抗生素
E. 预防性抗生素的应用应为 72 小时

41. 某医院护理部实行目标管理，目标之一是"使护理人员基础技能考核达标率达 96%"，在管理过程中第二阶段的工作是
A. 提出年度计划
B. 建立"护理技术操作考核及评定小组"
C. 制定各病区及个人达标措施
D. 护理人员自我检查、自我控制及自我管理
E. 反馈进展情况，根据考核结果进行奖惩

42. 关于医院健康教育的意义，不正确的是
A. 心理治疗
B. 增加医院知名度
C. 消除致病因素
D. 减低医疗成本
E. 密切医患关系

43. 一般情况下，任职 10 年的护士长的影响力较刚上任的护士长要大，是因为
A. 传统因素
B. 资历因素
C. 职位因素
D. 品格因素

E. 感情因素

44. 管理者将完成任务所必需的组织资源交给下属，并准许自行决定行动方案的授权方式属于
A. 目标授权法
B. 充分授权法
C. 制约授权法
D. 弹性授权法
E. 逐渐授权法

45. 医院 Ⅱ 类区域的空气卫生学标准为未检出金黄色葡萄球菌和溶血性链球菌，细菌总数
A. ≤ 5CFU/m³
B. ≤ 10CFU/m³
C. ≤ 100CFU/m³
D. ≤ 200CFU/m³
E. ≤ 500CFU/m³

46. 不属于医院感染的高危人群是
A. 老年病人
B. 早产儿和新生儿
C. 免疫抑制剂使用者
D. ICU 住院病人
E. 孕产期妇女

47. "水火既济"是指
A. 心肾关系
B. 心脾关系
C. 肝肾关系
D. 肝胆关系
E. 肝脾关系

48. 在计划的步骤中，"发展可选方案"之后的步骤是
A. 选定方案
B. 比较各种方案
C. 提出替代方案
D. 编制预算
E. 制定辅助计划

49. 下列与津液代谢关系最为密切的脏是
A. 心、肝、脾
B. 肝、脾、肾
C. 脾、肺、肾
D. 心、脾、肾
E. 肺、肝、肾

50. 医院感染目标监测的最佳方法是

A. 医院实验室细菌培养阳性病例回顾

B. 临床医师填报的病例

C. 专职人员到病室前瞻性调查

D. 病室监控护士报告病例

E. 到病案室从出院病历中查阅病例

51. 在团体决策中，为了克服障碍，鼓励一切有创见的思想，禁止任何批评，从而产生创造性方案的一种简单方法，称为

A. 头脑风暴法

B. 名义集体决策法

C. 德尔菲法

D. 专家意见法

E. 电子会议法

52. 减少偶然因素对评价效果的影响，可采用

A. 重复测量

B. 随机抽样

C. 随机配对

D. 检验测量工具

E. 培训测量人员

53. 由于自然灾害导致对健康教育目标人群的评价效果出现偏倚。此偏倚因素为

A. 时间因素

B. 观察因素

C. 回归因素

D. 选择因素

E. 测试因素

54. 组织文化区别于组织其他内容的根本点，也是最明显、最重要的特征之一的是组织文化

A. 实践性

B. 自觉性

C. 整合性

D. 综合性

E. 文化性

55. 关于感染病人隔离室内物品的处理，<u>错误</u>的是

A. 体温计专人使用，用后须经高水平消毒才能用于其他病人

B. 同病原菌感染者可公用血压计和听诊器

C. 病历不可接触污染物品

D. 病历不应带进隔离室

E. 标本应经消毒处理后再丢弃

56. 编设护理人员数量与结构的主要依据是

A. 病人的护理需要

B. 医院的类型

C. 医院的等级

D. 医院的规模

E. 科室设置

57. 下列关于流行性出血热的叙述，正确的是

A. 主要病原体为柯萨奇病毒

B. 人类和鼠类感染后易发病

C. 具有单一宿主性

D. 不可垂直传播

E. 可通过食入被感染动物排泄物污染的食物感染

58. 沟通的要素<u>不包括</u>

A. 信息来源

B. 信息编码

C. 信息解码

D. 信息贮存

E. 反馈

59. 梅毒的病原体为

A. 钩端螺旋体

B. 奋森螺旋体

C. 雅司螺旋体

D. 苍白螺旋体

E. 品他螺旋体

60. 根据"知信行模式"，信念是行为产生和改变的

A. 基础

B. 目标

C. 动力

D. 后果

E. 原因

61. 医院感染暴发中流行病学处理的基本步骤，前三步是

A. 证实流行或暴发—查找感染源—查找引起感染的因素

B. 证实流行或暴发—组织落实有效的控制措施—写出调查报告

C. 查找感染源—证实流行或暴发—查找引起感染的因素

D. 查找引起感染的因素—证实流行或暴发—查找感染源

E. 查找感染源—查找引起感染的因素—证实流行或暴发

62.在较短时间内能反映医院感染的基本情况是

A.医院感染发生率

B.医院感染罹患率

C.部位感染发生率

D.医院感染患病率

E.医院感染实查率

63.呼吸道隔离的主要原则不包括

A.同一病菌感染者可同住一室

B.接近病人需戴口罩

C.接触病人污染的物品要洗手

D.必须穿隔离衣、戴手套

E.有病人在时房间应保持关闭

64.主持会议应把握的要点不包括

A.紧扣议题

B.激发思维

C.引导合作

D.维持秩序

E.恪守时间

65.激励机制的核心是

A.洞察需要

B.明确动机

C.满足需要

D.及时反馈

E.适当约束

66.某医院为了调查护理质量，请出院患者进行评价，这种评价方式是

A.同级评价

B.上级评价

C.下级评价

D.服务对象评价

E.随机抽样评价

67.口头传播指

A.咨询

B.传单

C.模型

D.报刊

E.幻灯

68.患者男，70岁。因脑卒中住重症监护病房。为做好ICU医院感染的预防工作，工作人员应遵循的原则不包括

A.提高患者抵抗力

B.选用广谱抗生素

C.采用保护性医疗措施

D.选择非介入性监护方法

E.减少介入性血流动力学监护的使用频率

69.某肿瘤科护士准备给患者做经外周穿刺中心静脉置管术（PICC），护士在操作前需戴

A.3层纱布口罩

B.6层纱布口罩

C.外科口罩

D.防护面罩

E.医用防护口罩

70.患者男，44岁，商人。诊断为"原发性肝癌"，有20年的饮酒史。患者该行为的特点是

A.有利性

B.适宜性

C.危害性

D.违法性

E.偶然性

71.关于肌肉注射时皮肤消毒的叙述，错误的是

A.消毒方法以注射或穿刺部位为中心，由内向外逐步涂擦

B.肌肉注射用无菌棉签浸润含有效碘5000mg/L消毒1遍

C.进针时手不可接触消毒部位皮肤

D.无菌棉签应边消毒边旋转

E.无菌棉签蘸有消毒液后前端必须保持向下

72.患者女，60岁。因胃癌住院，术后使用头孢噻肟钠和甲硝唑预防感染。第5天出现发热39℃，腹痛、腹泻、大便培养大量白色念珠菌生长。最可能的诊断是

A.急性菌痢

B.急性肠炎

C.二重感染

D.败血症

E.菌群移位

73.医院护理部为提高全院护理服务质量，准备采用目标管理的方法提高护理人员的护理技术操作水平，关于目标的描述，最有效的是

A.提高全体护理人员的护理技术操作水平

B.提高全体护理人员的护理技术操作合格率

C.一年内提高全体护理人员的护理技术操作合格率

D.全体护理人员的护理技术操作合格率达90%以上

E.一年内使全体护理人员的护理技术操作合格率达90%以上

74.某护士正在整理患者换下的衣服，应该将居住在Ⅳ类环境患者的衣服放入哪种颜色的包装袋中
A.白色
B.黑色
C.无色
D.黄色
E.红色

75.患者，男，35岁。因糖尿病、高血压住院治疗。<u>不属于</u>病房教育内容的是
A.高血压病的病因
B.陪伴探视制度
C.糖尿病的饮食要求
D.高血压病治疗原则
E.糖尿病并发症的防治措施

76.护士给某肺癌患者讲述手术前戒烟的目的和重要性，指导患者术前戒烟。其采用的健康教育模式是
A.知信行模式
B.健康信念模式
C.行为转变模式
D.健康促进模式
E.自我调节模式

77.某医院各科室护士自发组成志愿者服务队，定期对社会人群进行健康宣教，普及疾病防治知识。该组织分型是
A.正式组织
B.非正式组织
C.虚拟组织
D.学习型组织
E.公益性组织

78.护士在工作中感到，要不断学习才能适应和胜任护理工作，自我要求学习成长，在不影响临床工作的前提下宜选择的学习方式是
A.脱产学习
B.半脱产学习
C.进修学习
D.自学或在临床实践中培训
E.加强考核训练

79.护士误将甲床的青霉素输给乙床，造成乙床患者因青霉素过敏死亡，该事件属于

A.一级医疗事故
B.二级医疗事故
C.三级医疗事故
D.四级医疗事故
E.护理缺陷

80.患者，男，20岁，长期吸烟、酗酒，且有吸毒行为和性乱交行为。其危害健康行为的类型属于
A.日常危害健康行为与不良疾病行为
B.致病性行为模式与不良疾病行为
C.日常危害健康行为与违规行为
D.致病性行为模式与违规行为
E.不良疾病行为与违规行为

81.护士在给一位HBsAg阳性的患者抽血时不慎被针头刺伤手指。当时按照"针刺伤处理指南"处理了伤口。为预防感染，最应该给该护士注射的药物是
A.破伤风抗毒素
B.抗病毒血清
C.广谱抗生素
D.免疫球蛋白
E.白蛋白

82.护士护理细菌性痢疾患者后，对双手采取卫生手消毒，其目的是
A.去除污垢和碎屑
B.减少暂住菌
C.杀灭暂住菌
D.减少常住菌
E.消除常住菌

83.某糖尿病患者参加朋友聚餐时，注意避免进食过多高糖食物，该行为属于哪种适应方式
A.条件反射
B.自我控制
C.调试
D.顺应
E.应激

84.乳腺外科病房护士编制了一套乳腺癌根治术后功能训练康复操。在健康传播的过程中，以下<u>不能</u>作为该康复操的特点是
A.科学性
B.针对性
C.指导性
D.通用性
E.随意性

85. 患者男，50岁，因冠心病入院，当护士对其进行健康教育、劝其戒烟时，其否认吸烟对健康会产生影响，表示不想戒烟。影响该患者行为的因素是
    A. 倾向因素
    B. 促成因素
    C. 强化因素
    D. 环境因素
    E. 学习因素

86. 两护士经常因为工作上的小事闹到护士长那里，护士长劝导双方大事讲原则，小事讲风格，求同存异。这种处理冲突的方法是
    A. 协商
    B. 妥协
    C. 第三方仲裁
    D. 拖延
    E. 和平共处

87. 患者女，46岁。因直肠癌行直肠癌切除、结肠造口术，其住院期间的健康教育内容不包括
    A. 直肠癌的病因及发病机制
    B. 直肠癌的主要临床表现
    C. 直肠癌的治疗原则及方法
    D. 直肠癌术后复查要求
    E. 直肠癌术后常见的并发症

88. 患者男，42岁。十二指肠溃疡病患者。护士在讨论制定针对其健康教育与干预计划时，有护士提出消除病因、定时服药、学习溃疡病知识、饮食调节等是否可以作为优先项目。在确定优先项目时应遵循的原则是
    A. 有针对性和重要性原则
    B. 针对性和结果性原则
    C. 时效性和准确性原则
    D. 重要性和有效性原则
    E. 三"W"和两个"H"

89. 患者男，65岁。股骨头坏死，择期行人造股骨头置换术，最恰当的做法是
    A. 将万古霉素做为常规预防用药
    B. 术前12h给予一次足量抗生素
    C. 手术时间超过4h可再次给予抗生素
    D. 维持抗生素血药浓度至手术切口关闭
    E. 手术前后均不必给予抗生素

90. 患者男，23岁。突发高热、反复腹泻、呕吐1天，诊断为霍乱入院。护士给患者的排泄物消毒时最好选用的消毒剂是
    A. 戊二醛
    B. 过氧乙酸
    C. 过氧化氢
    D. 含氯消毒剂
    E. 乙醇

二、以下提供若干组考题，每组考题共同使用在考题前列出A、B、C、D、E五个备选答案。请从中选择一个与考题最密切的答案，并在答题卡上将相应题号的相应字母所属的方框涂黑。每个备选答案可能被选择一次、多次或不被选择。

（91~93题共用备选答案）
    A. 传者
    B. 受传者
    C. 信息
    D. 讯息
    E. 传播效果

91. 受传者在知识、情感、态度、行为等方面的变化是

92. 传播行为的引发者称为

93. 人类社会传播的一切内容是

（94~95题共用备选答案）
    A. 形成评价
    B. 过程评价
    C. 效应评价
    D. 结局评价
    E. 总结评价

94. 调查社区居民心脑血管健康教育干预活动覆盖率属于

95. 调查社区居民艾滋病防治疾病相关知识知晓率属于

（96~97题共用备选答案）
    A. 封闭式提问
    B. 开放式提问
    C. 探索式提问
    D. 偏向式提问
    E. 复合式提问

96. "您多大年纪了？"属于

97. "你今天感觉好多了吗？"属于

（98~100题共用备选答案）

A. 信息来源

B. 编码

C. 传递信息

D. 解码

E. 反馈

98. 信息接受者将通道中加载的信息翻译成自己能够理解的形式，是

99. 发出信息的人是

100. 信息发送者将信息译成接受者能够理解的一系列符号，如语言、文字等，称为

专业知识

一、以下每一道考题下面有 A、B、C、D、E 五个备选答案。请从中选择一个最佳答案，并在答题卡上将相应题号的相应字母所属的方框涂黑。

1. 关于食管癌术前患者的健康教育，错误的是
A. 戒烟
B. 避免感冒
C. 鼓励病人深呼吸
D. 术前 1 周进食流质，术前 3 日禁食
E. 术前 1 日晚给予生理盐水经胃管洗胃

2. 不适宜采取放射性碘治疗的病人是
A. 年龄 30 岁以上的弥漫性甲亢病人
B. 抗甲状腺药物治疗无效或复发病人
C. 有心肾疾病不适宜手术病人
D. 孕妇及哺乳期甲亢病人
E. 高功能性甲状腺腺瘤病人

3. 滴虫阴道炎的典型白带表现为
A. 稠厚豆渣样
B. 稀薄泡沫状
C. 浓稠干酪样
D. 脓血性
E. 洗肉水样

4. 关于排卵性功血的治疗，错误的是
A. 刮宫
B. 纠正贫血
C. 预防感染
D. 支持疗法
E. 全子宫切除

5. 烧伤深度的估计，最常采用
A. 二度三分法
B. 三度法
C. 三度四分法
D. 四度法
E. 六度法

6. 营养不良发病的年龄多见于
A. 2 岁以下
B. 3 岁以下
C. 4 岁以下
D. 5 岁以下
E. 6 岁以下

7. 对糖尿病患者进行强化胰岛素治疗时，常见的不良反应是
A. 心血管意外
B. 高血糖
C. 酮症
D. 低血糖
E. 糖尿病足

8. 婴幼儿可出现前囟饱满的疾病是
A. 佝偻病
B. 脑积水
C. 小头畸形
D. 新生儿腹泻
E. 先天性甲状腺功能减低症

9. 预防子宫脱垂最主要的措施是
A. 积极开展计划生育
B. 加强营养，增强体质
C. 防治慢性气管炎及便秘
D. 对老年人适当补充雌激素
E. 科学接生，加强产褥期的保健

10. 早产儿，日龄 1 天。有窒息史，烦躁不安，出现高声尖叫，首先考虑的诊断是
A. 化脓性脑膜炎
B. 颅内出血
C. 破伤风
D. 败血症
E. 肺炎

11. 休克诊断指标中不包括
A. 脉率＜ 80 次 / 分
B. 收缩压＜ 70mmHg
C. 尿量＜ 30ml/h
D. 神志淡漠或烦躁
E. 皮肤苍白、湿冷

12. 类风湿关节炎突出的临床表现是
A. 游走性大关节疼痛
B. 固定性大关节疼痛
C. 关节肿胀
D. 晨僵

E. 关节畸形

13. 孕妇在妊娠晚期合并急性病毒性肝炎应给予重视和积极治疗，主要因为
A. 容易合并妊高症及发展为子痫
B. 容易发展为重度肝炎，孕产妇死亡率增高
C. 容易发生糖代谢障碍，影响胎儿发育
D. 容易发生早产，胎儿不易成活
E. 容易发生宫缩无力，产程延长

14. 服用第一片短效口服避孕药片的时间是
A. 月经来潮第 3 日
B. 月经来潮第 5 日
C. 月经来潮第 7 日
D. 月经来潮前第 5 日
E. 月经干净后第 5 日

15. 帕金森病患者步态多为
A. 醉汉步态
B. 跨阈步态
C. 慌张步态
D. 剪式步态
E. 跛行步态

16. 支气管肺炎与支气管炎的主要区别是
A. 发热
B. 咳痰
C. 咳嗽
D. 呼吸音粗糙
E. 固定的中、细湿啰音

17. 以下不属于口服避孕药副反应的是
A. 闭经
B. 色素沉着
C. 骨质疏松
D. 突破性出血
E. 体重增加

18. 不宜用酸性溶液进行阴道灌洗的是
A. 滴虫性阴道炎
B. 阴道假丝酵母菌病
C. 老年性阴道炎
D. 慢性宫颈炎
E. 细菌性阴道病

19. 初产妇已临产，处于第一产程潜伏期，给予灌肠。其目的不包括
A. 刺激宫缩

B. 清洁肠道
C. 准备剖宫产
D. 有利于胎先露下降
E. 避免分娩时粪便污染消毒区

20. 治疗破伤风的中心环节是
A. 控制痉挛
B. 伤口处理
C. 气管切开
D. 大量使用抗毒素
E. 纠正水、电解质紊乱

21. 胎盘早剥的典型临床表现是
A. 无痛性反复阴道出血
B. 轻型胎盘早剥以内出血为主
C. 重型胎盘早剥主要症状为突发持续性腹痛
D. 轻型胎盘早剥剥离面积不超过胎盘的 1/5
E. 重型胎盘早剥贫血程度与外出血量相符

22. 强有力的抑制胃酸分泌的药物是
A. 奥美拉唑
B. 西咪替丁
C. 硫糖铝
D. 阿托品
E. 雷尼替丁

23. 高钾血症时，静脉注射 10% 葡萄糖酸钙的作用是
A. 降低血钾
B. 纠正酸中毒
C. 使细胞外钾离子向细胞内转移
D. 降低神经肌肉的应激性
E. 对抗钾离子对心肌的抑制作用

24. CO 中毒频繁抽搐者，首选的药物是
A. 吗啡
B. 地西泮
C. 鲁米那
D. 水合氯醛
E. 异戊巴比妥钠

25. 放疗区域出现皮肤三度反应，表现为
A. 红斑
B. 水肿
C. 溃疡
D. 水疱
E. 脱屑

26. 属于新生儿生理性黄疸特点的是
   A. 生后 24 小时内出现
   B. 生后 2~3 天最明显
   C. 足月儿血清胆红素 > 12mg/dl
   D. 患儿一般情况良好
   E. 足月儿黄疸持续时间不超过 1 周

27. 关于流行性腮腺炎腮腺肿的特点，正确的是
   A. 双侧同时肿大
   B. 肿大以耳垂为中心
   C. 为化脓性肿大
   D. 局部皮肤发亮，表面发红发热
   E. 持续 10 天左右逐渐消退

28. 缺铁性贫血铁剂治疗有效，最早的变化指标是
   A. 血红蛋白浓度增高
   B. 红细胞数增加
   C. 血清铁水平升高
   D. 红细胞体积增大
   E. 网织红细胞增加

29. 关于胸腔闭式引流装置，错误的是
   A. 长玻璃管插入液面下 3cm
   B. 短玻璃管下端以穿出瓶塞为度
   C. 胸腔引流管与短玻璃管上端相接
   D. 水封瓶低于胸腔出口 60cm
   E. 水封瓶内放入定量的无菌盐水

30. 宫颈活检术后应避免性生活和盆浴的时间至少为
   A. 1 周
   B. 2 周
   C. 3 周
   D. 4 周
   E. 5 周

31. 治疗小儿原发性肺结核的首选药物是
   A. 异烟肼
   B. 链霉素
   C. 利福平
   D. 乙胺丁醇
   E. 对氨基水杨酸钠

32. 关于产后会阴部护理，正确的是
   A. 会阴切口缝线应 5~7 天拆线
   B. 会阴擦洗原则为由上至下，由外向内
   C. 会阴水肿者，用 50% 硫酸镁湿热敷

   D. 产后即用红外线照射
   E. 嘱产妇向会阴伤口侧卧位

33. 充血性心力衰竭主要临床诊断依据不包括
   A. 安静时心率增快
   B. 呼吸困难
   C. 肝大达肋下 3cm 以上
   D. 心音明显低钝
   E. 尿少伴下肢水肿

34. 关于慢性盆腔炎的叙述，正确的是
   A. 输卵管卵巢脓肿不能演变成囊肿
   B. 输卵管伞端及峡部粘连闭锁可形成输卵管积水
   C. 输卵管积脓不能演变为输卵管积水
   D. 慢性盆腔炎不能形成"冰冻骨盆"
   E. 输卵管积水时管壁厚呈结节状

35. 手术中，术者的手套污染后应
   A. 用碘酒消毒
   B. 更换无菌手套
   C. 加戴一只无菌手套
   D. 用 75% 的酒精消毒
   E. 重新刷手后再戴无菌手套

36. 血栓闭塞性脉管炎局部缺血期的症状是
   A. 下肢溃疡
   B. 指端坏死
   C. 间歇性跛行
   D. 静息痛
   E. 足背动脉搏动消失

37. 治疗消化性溃疡的药物中可引起黑便的是
   A. 西咪替丁
   B. 氢氧化铝凝胶
   C. 枸橼酸铋钾
   D. 甲硝唑
   E. 阿莫西林

38. 有机磷中毒患者出现烟碱样症状时，主要特征性表现是
   A. 流涎
   B. 腹泻
   C. 支气管痉挛
   D. 肌纤维颤动
   E. 瞳孔扩大

39. 引起晚期产后出血最常见的原因是

A. 胎盘胎膜残留

B. 蜕膜组织残留

C. 胎盘附着面感染

D. 剖宫产术后切口裂开

E. 产后滋养细胞肿瘤

40. 患儿男，6 岁。以急性肾炎收入院，目前水肿消退，血压正常，肉眼血尿消失，此时护士可以告诉患儿

A. 绝对卧床

B. 在室内做轻微活动

C. 恢复上学，但要避免体育活动

D. 恢复正常活动

E. 可以剧烈运动

41. 以指尖或叩诊锤轻击患儿颧弓与口角间的面颊可引起眼睑和口角抽动，该阳性体征是

A. 巴氏征

B. 克氏征

C. 陶瑟征

D. 腓反射

E. 面神经征

42. 水痘的传染期是

A. 潜伏期至结痂

B. 前驱期至出疹、

C. 发热至痂脱落为止

D. 出疹期至痂脱落为止

E. 自出疹前 1 天至皮疹全部结痂

43. 肺癌病人出现声音嘶哑，声带麻痹，应首先考虑

A. 肿瘤侵及声带

B. 肿瘤压迫喉返神经

C. 肿瘤侵及喉上神经

D. 有纵隔淋巴结转移

E. 肿瘤压迫大支气管

44. 原发性肾病的分类包括

A. 单纯性肾病、先天性肾病

B. 继发性肾病、先天性肾病

C. 单纯性肾病、肾炎性肾病

D. 急性肾病、先天性肾病

E. 单纯性肾病、继发性肾病

45. 小量血胸指出血量

A. < 0.3L

B. < 0.5L

C. < 0.6L

D. < 0.8L

E. < 1L

46. 消化性溃疡的主要症状是

A. 厌食、消化不良

B. 恶心、呕吐

C. 反酸、嗳气

D. 呕血、黑便

E. 上腹疼痛

47. 下列哪种白血病最易出现全身广泛出血

A. 急性淋巴细胞白血病

B. 急性巨核细胞白血病

C. 急性单核细胞白血病

D. 急性早幼粒细胞白血病

E. 中枢神经系统白血病

48. 婴儿期的预防接种正确的是

A. 2~3 个月接种卡介苗

B. 2 个月开始口服脊髓灰质炎疫苗

C. 4~5 个月注射麻疹疫苗

D. 8~10 个月注射百、白、破疫苗

E. 1 岁注射乙肝疫苗

49. 对腹泻病人的护理措施，下列不妥的是

A. 给予高热量高纤维饮食

B. 给低脂少渣、易消化的饮食

C. 适当增加饮水量和食盐摄入

D. 注意腹部保暖，可用热水袋热敷

E. 每日用温水清洗肛门，用凡士林保护皮肤

50. 甲亢病人非浸润性突眼表现为

A. 畏光流泪

B. 伴角膜炎

C. 视物模糊

D. 眼部刺痛

E. 睑裂增宽

51. 胸腔闭式引流排液管一般置于

A. 2~3 肋间

B. 3~4 肋间

C. 5~6 肋间

D. 6~8 肋间

E. 8~10 肋间

52. 糖皮质激素治疗肾病综合征的目的主要是

A. 水肿消退

B. 减轻血尿

C. 血黏度恢复

D. 减轻蛋白尿

E. 血浆白蛋白恢复正常

53. 再生障碍性贫血治疗有效时首先表现为

A. 网织红细胞上升

B. 红细胞上升

C. 血红蛋白上升

D. 白细胞上升

E. 血小板上升

54. 正常产妇在产后第 1 天的生命体征变化是

A. 体温上升、脉搏略快、呼吸浅快、血压上升

B. 体温下降、脉搏略快、呼吸浅快、血压上升

C. 体温正常、脉搏略慢、呼吸深慢、血压下降

D. 体温下降、脉搏略慢、呼吸浅快、血压平稳

E. 体温上升、脉搏略慢、呼吸深慢、血压平稳

55. 与化脓性脑膜炎脑脊液不相符的特点是

A. 压力增高

B. 外观呈脓性

C. 蛋白质含量降低

D. 白细胞明显增多

E. 糖和氯化物下降

56. 神经根型颈椎病多见的体征是

A. Thomas 征试验（+）

B. 臂丛牵拉试验（+）

C. 拾物试验（+）

D. 直腿抬高试验（+）

E. "4" 字试验（+）

57. 乳房自我检查最好在月经周期的

A. 1~2 天

B. 3~4 天

C. 5~6 天

D. 7~10 天

E. 11~12 天

58. 上消化道出血患者使用三腔二囊管时，护理措施正确的是

A. 胃气囊保持压力约 50mmHg

B. 食管气囊保持压力约 50mmHg

C. 气囊压迫需 4 日以上

D. 出血停止后可立即拔管

E. 食管气囊放气 15min/24h，同时放松牵引

59. 不符合 TIA 的临床特征是

A. 发病突然

B. 持续时间短暂

C. 反复发作

D. 无局灶性症状

E. 恢复完全

60. 慢性呼吸衰竭患者必须给予氧疗的指征为，动脉血氧分压低于

A. 45mmHg

B. 50mmHg

C. 55mmHg

D. 60mmHg

E. 65mmHg

61. 甲型肝炎病人自发病日起应隔离几周

A. 1 周

B. 2 周

C. 3 周

D. 4 周

E. 5 周

62. 最易发生嵌顿的腹外疝是

A. 腹股沟斜疝

B. 腹股沟直疝

C. 股疝

D. 脐疝

E. 切口疝

63. 属于肺心病代偿期病人的体征是

A. 肺动脉瓣区第二心音亢进

B. 颈静脉怒张

C. 腹水

D. 心脏叩诊浊音界向右扩大

E. 二尖瓣区舒张期杂音

64. 关于婴幼儿气管、支气管的解剖特点，错误的是

A. 软骨柔软

B. 纤毛运动差

C. 管腔相对狭窄

D. 缺乏弹力组织

E. 黏膜血管缺乏

65. 急性下壁心肌梗死最常出现的心律失常是

A. 房性期前收缩

B. 室性期前收缩

C. 心房扑动

D. 心房颤动

E. 房室传导阻滞

66. 神经细胞分化程度接近于成人的小儿年龄是

A. 4 岁

B. 5 岁

C. 6 岁

D. 7 岁

E. 8 岁

67. 骨盆直肠间隙脓肿的特点是

A. 肛周红、肿、热、痛明显

B. 属于慢性化脓性感染

C. 全身感染中毒症状明显

D. 病变发展可形成低位肛瘘

E. 最常见直肠肛管周围脓肿

68. 患儿，男，18 个月。自幼青紫，有昏厥史，今晨起频繁抽搐，神志不清，两肺可闻及干啰音，P150 次 / 分，可考虑为

A. 支气管肺炎伴心衰

B. 代谢性酸中毒

C. 化脓性脑膜炎

D. 法洛四联症缺氧发作

E. 乙型脑炎

69. 患者女，32 岁。出现乏力、胸闷、头昏 1 个月，近 1 周曾晕厥 2 次，心电图示：三度房室传导阻滞，心室率 40 次 / 分。最安全可靠的治疗是使用

A. 糖皮质激素

B. 异丙肾上腺素

C. 阿托品

D. 麻黄碱

E. 人工心脏起搏器

70. 患者男，40 岁。突感剧烈头痛，呕吐。查体：神志清，血压为 18.67/12kPa（140/90 mmHg），脑膜刺激征阳性，脑脊液呈均匀血性。首先考虑的是

A. 高血压性脑出血

B. 脑栓塞

C. 动脉硬化性脑栓塞

D. 蛛网膜下隙出血

E. 短暂性脑缺血发作

71. 患者男，56 岁。2 年前右肩关节脱位，经复位后未作固定，此后反复出现数次脱位。患者关节脱位的类型是

A. 创伤性脱位

B. 先天性脱位

C. 病理性脱位

D. 习惯性脱位

E. 开放性脱位

72. 患者女，50 岁。有高血压病史 10 年，近 3 年来症状加重。查体：BP24.0/14.7kPa（180/110mmHg），出现尿蛋白（+），肾功能正常，胸片显示左心室增大。该患者属于

A 急进性高血压

B. 肾性高血压

C. 高血压病 1 级

D. 高血压病 2 级

E. 高血压病 3 级

73. 患者男，68 岁，膀胱结石。有膀胱刺激症状，有时有血尿，近期合并感染，出现脓尿，拟进行耻骨上膀胱切开取石手术。术前护理措施不妥的是

A. 遵医嘱给予抗感染治疗

B. 嘱患者每日饮水 1000~1500ml，以稀释尿液

C. 嘱患者排尿突然中断时要变换体位排尿

D. 观察尿液的颜色及透明度改变

E. 加强心理护理，消除患者紧张

74. 患者女，56 岁。间歇性出现肉眼血尿 1 个月，抗生素治疗无效，近日出现尿频、尿急和尿痛。首选的检查手段是

A. 膀胱镜检查

B. X 线检查

C. 超声检查

D. CT 检查

E. MRI 检查

75. 患儿，男，8 个月。诊断："婴儿腹泻"，经补液酸中毒纠正后，出现手足抽搐。最可能原因是

A. 低钠血症

B. 低钾血症

C. 低钙血症

D. 低糖血症

E. 代谢性酸中毒

76. 患者女，38 岁。妊娠 21 周，主诉：头痛、眼花、恶心、呕吐。查体：血压 180/120mmHg，水肿（++），尿蛋白（++）。最可能的诊断是

A. 妊娠合并原发性高血压

B. 妊娠合并慢性肾炎

C. 先兆子痫

D. 轻度妊娠高血压综合征

E. 妊娠合并肾病综合征

77. 患儿女，4岁。精神运动发育明显落后，只会说简单话，两眼外眦上斜，内眦赘皮，鼻梁低平，舌伸出口外，通贯手。最可能的原因是

　　A. 脑性瘫痪

　　B. 先天性甲低

　　C. 大脑发育不全

　　D. 21-三体综合征

　　E. 生长激素缺乏症

二、以下提供若干个案例，每个案例有若干个考题。请根据提供的信息，在每题的A、B、C、D、E五个备选答案中选择一个最佳答案。并在答题卡上按照题号，将所选答案对应字母的方框涂黑。

（78~79题共用题干）

患者女，28岁。水肿1周。血压172/95mmHg。尿液检查蛋白（+++），红细胞5~10/HP，白细胞2~3/HP，颗粒管型0~2/HP。经检查确诊为慢性肾小球肾炎。

78. 健康教育内容**不正确**的是

　　A. 给予低盐、高蛋白、高维生素饮食

　　B. 充分认识降压治疗可以保护肾功能

　　C. 保持外阴清洁，禁止盆浴

　　D. 避免感染、劳累及应用肾毒性药物

　　E. 应用血小板解聚药时观察有无出血倾向，监测出凝血时间

79. 患者最先出现水肿的部位是

　　A. 眼睑和颜面

　　B. 足背和踝部

　　C. 胸腔和腹壁

　　D. 臀部和会阴部

　　E. 全身水肿

（80~81题共用题干）

患者女，26岁。早晨突然起床，感到有下腹持续性疼痛，伴恶心呕吐。到医院就诊，妇科检查：右侧附件肿块压痛明显。

80. 此时患者最可能出现的情况是

　　A. 卵巢肿瘤破裂

　　B. 卵巢肿瘤蒂扭转

　　C. 卵巢肿瘤恶变

　　D. 卵巢肿瘤感染

　　E. 急性盆腔炎

81. 该患者正确的处理方法是

　　A. 静脉应用抗生素

　　B. 继续观察

　　C. 应用止痛药物

　　D. 立即进行右侧附件切除术

　　E. 立即行肿瘤摘除术

（82~83题共用题干）

患者女，33岁。分娩后3个月，哺乳时发现左侧乳腺外上象限有一3cm×2cm大小包块，压之不痛，不易推动，质地较硬。

82. 患者最可能的诊断为

　　A. 急性乳腺炎

　　B. 乳房囊性增生

　　C. 乳房纤维腺瘤

　　D. 乳管内乳头状瘤

　　E. 乳腺癌

83. 该患者目前治疗方案为

　　A. 手术治疗

　　B. 化疗

　　C. 放疗

　　D. 内分泌治疗

　　E. 生物治疗

（84~85题共用题干）

患者因咽部发痒，吞咽时有疼痛感，但无流涕、咳嗽。体查：咽部明显充血，水肿，但表面未见点状渗出物。

84. 依据患者的临床表现，最可能的诊断是

　　A. 普通感冒

　　B. 病毒性咽炎

　　C. 细菌性咽炎

　　D. 病毒性喉炎

　　E. 支气管炎

85. 对该患者的处理措施**不恰当**的是

　　A. 增加休息

　　B. 适当隔离

　　C. 多饮水

　　D. 清淡饮食

　　E. 抗生素治疗

（86~87题共用题干）

患者男，48岁。3年来反复乏力、厌食、脾大，HBsAg（+）、HBeAg（+），ALT反复波动。10天前感冒后出现发热、乏力、恶心、呕吐及腹胀黄疸。查体：T 38℃，皮肤、黏膜黄染及瘀斑。腹部移动

性浊音阳性。ALT 680 U/L，血总胆红素 320 μmol/L。凝血酶原时间 25s。

86. 最可能的诊断是
A. 急性重型肝炎
B. 亚急性重型肝炎
C. 慢性重型肝炎
D. 慢性活动型肝炎
E. 肝硬化腹水

87. 不恰当的治疗是
A. 卧床休息，清淡饮食
B. 支持治疗
C. 保肝治疗
D. 应用干扰素抗病毒治疗
E. 防治并发症

三、以下提供若干组考题，每组考题共同使用在考题前列出的 A、B、C、D、E 五个备选答案。请从中选择一个与考题关系最密切的答案，并在答题卡上将相应题号的相应字母所属的方框涂黑。每个备选答案可能被选择一次、多次或不被选择。

（88~90 题共用备选答案）
A. 疼痛—进食—疼痛
B. 疼痛—进食—缓解
C. 进食—疼痛—疼痛
D. 进食—疼痛—缓解
E. 疼痛无一定规律

88. 胃溃疡的疼痛规律为

89. 胃癌的疼痛规律为

90. 十二指肠球部溃疡的疼痛规律为

（91~92 题共用备选答案）
A. 脾破裂
B. 十二指肠破裂
C. 胆囊穿孔
D. 膀胱破裂
E. 肾破裂

91. 最易引起失血性休克的是

92. 腹膜刺激征最重的是

（93~94 题共用备选答案）
A. 全程血尿
B. 初期血尿
C. 终末血尿
D. 肉眼血尿
E. 血红蛋白尿

93. 患者肾挫伤后多见

94. 患者前尿道损伤后多见

（95~96 题共用备选答案）
A. 等长肌肉收缩锻炼
B. 等张肌肉收缩锻炼
C. 等动肌肉收缩锻炼
D. 等速肌肉收缩锻炼
E. 等距肌肉收缩锻炼

95. 伤肢固定时肌肉活动的形式为

96. 用控制装置使关节接近于正常活动的模式为

（97~98 题共用备选答案）
A. P-R 间期固定不变，< 0.20s，无 QRS 波群脱落
B. P-R 间期固定不变，可正常或延长，有 P 波与 QRS 波群脱落
C. P 波与 QRS 波群之间没有关系
D. P-R 间期 > 0.20s，无 QRS 波群脱落
E. P-R 间期逐渐延长直至 QRS 波群脱落

97. 一度房室传导阻滞心电图提示

98. 二度 Ⅱ 型房室传导阻滞心电图提示

（99~100 题共用备选答案）
A. 经口进食
B. 胃内喂养
C. 空肠喂养
D. 周围静脉营养
E. 中心静脉营养

99. 对营养液渗透压要求比较严格的是

100. 最符合生理营养的方法是

专业实践能力

一、以下每一道考题下面有 **A.B.C.D.E** 五个备选答案。请从中选择一个最佳答案，并在答题卡上将相应题号的相应字母所属的方框涂黑。

1. 患儿男，12 岁，患腮腺炎后较严重的并发症是
  A. 颈淋巴结炎
  B. 舌下腺炎
  C. 脑膜炎
  D. 睾丸炎
  E. 咽炎

2. 直肠癌行结肠造口术病人，出院后预防便秘的措施是
  A. 吃豆类食品
  B. 喝牛奶
  C. 服泻药
  D. 多食粗纤维水果、蔬菜
  E. 增加结肠灌洗次数

3. 卡介苗初种次数是
  A. 生后 2~3 天注射 1 次
  B. 每周 1 次，注射 2 次
  C. 每周 1 次，注射 3 次
  D. 每月 1 次，注射 2 次
  E. 每月 1 次，注射 3 次

4. 甲亢病人在甲状腺大部分切除术后出现呼吸困难的常见原因是
  A. 一侧喉返神经损伤
  B. 双侧喉上神经内支损伤
  C. 伤口内出血或喉头水肿
  D. 双侧喉上神经外支损伤
  E. 甲状腺危象

5. 十二指肠球部溃疡最重要的治疗是
  A. 少量多餐
  B. 卧床休息
  C. 使用保护胃黏膜药
  D. 及早行胃大部切除术
  E. 抑制胃酸分泌并清除幽门螺杆菌

6. 心绞痛发作时疼痛一般持续
  A. 3~5 分钟
  B. 15~20 分钟
  C. 25~30 分钟
  D. 35~40 分钟
  E. 20~25 分钟

7. 急性肾功能衰竭无尿期的护理，正确的是
  A. 尿量增加时快速补液
  B. 多进食优质蛋白
  C. 多吃橘子补充钾离子
  D. 严格限制静脉补液量
  E. 输入库存血纠正贫血

8. 慢性阻塞性肺疾病呼吸功能锻炼正确的方法是
  A. 缩唇呼吸
  B. 潮式呼吸
  C. 间停呼吸
  D. 端坐呼吸
  E. 叹气呼吸

9. 术后早期活动的主要目的是防止
  A. 心力衰竭
  B. 肺部并发症
  C. 切口裂开
  D. 压疮发生
  E. 伤口感染

10. 引起成人缺铁性贫血的主要原因是
  A. 铁摄入不足
  B. 铁需要量增加
  C. 铁吸收不良
  D. 慢性失血
  E. 骨髓对铁的利用功能降低

11. CO 中毒患者首选的给氧方式是
  A. 间断吸氧
  B. 高压氧舱
  C. 小剂量吸氧
  D. 高浓度吸氧
  E. 持续低流量吸氧

12. 有关癫痫发作时的护理措施，<u>不正确</u>的是
  A. 专人守护，观察记录全过程
  B. 立即解开患者衣领、衣扣和腰带

C. 使用约束带捆扎患者肢体，以防坠落

D. 使患者头偏向一侧，及时清理呼吸道分泌物

E. 禁止口腔测温，应测腋下或肛温

13. 关于母乳喂养的护理，<u>错误的是</u>

A. 生后 2 小时开奶

B. 按需哺乳，母婴同室

C. 两侧乳房先后交替哺乳

D. 喂奶完毕，轻拍婴儿背部

E. 喂奶后婴儿以右侧卧位为佳

14. 预防全麻术后肺不张的措施中，<u>错误的是</u>

A. 术前禁烟 2~3 周

B. 术后有效镇痛

C. 术后给予镇咳药

D. 术前呼吸功能锻炼

E. 雾化吸入

15. 急性肾炎潜伏期一般为

A. 3 天

B. 1~3 周

C. 4~5 周

D. 6~7 周

E. 2~3 个月

16. 乳腺癌术后病人出院指导最重要的是

A. 加强营养

B. 5 年内避免妊娠

C. 经常自查

D. 参加锻炼

E. 继续功能锻炼

17. 患儿男，6 个月。冬季出生。人工喂养，平时睡眠不安、多汗。今日晒太阳后突然出现全身抽搐 5~6 次，每次 1 分钟左右，抽搐停止后精神食欲正常，体温 37.8℃。应首先考虑的疾病是

A. 癫痫

B. 低血糖

C. 高热惊厥

D. 婴儿抽动症

E. 维生素 D 缺乏性手足搐搦症

18. 预防乙型肝炎最有效的措施为

A. 隔离患者

B. 加强医疗器械消毒和血液管理

C. 注射乙肝疫苗

D. 搞好粪便管理及水源保护

E. 消灭蚊、蝇

19. 麻疹具有早期诊断价值的临床表现是

A. 中度发热

B. 结膜充血

C. 柯氏斑

D. 上呼吸道感染

E. 充血性斑丘疹

20. 因不孕症进行诊刮应选择月经来潮前 12 小时，其目的是

A. 防止术后感染

B. 减少术后出血

C. 判断有无排卵

D. 防止子宫穿孔

E. 减轻腹部疼痛

21. 产后出血的护理措施<u>不包括</u>

A. 宫缩乏力性出血者，立即按摩子宫

B. 失血过多，遵医嘱补充血容量

C. 胎盘部分残留，需徒手剥离取出

D. 产后出血高危者，做好输血输液准备

E. 软产道损伤造成的出血，及时做好缝合准备

22. T 管引流试夹管的指征<u>不包括的是</u>

A. 术后 10 日

B. 患者主诉轻微腹胀

C. 体温 36.8℃

D. 引流出的胆汁量约 200ml

E. 引流出的胆汁呈黄色、清亮

23. 骨科病人术前护理的重点是

A. 灌肠

B. 禁食水

C. 皮肤准备

D. 心理准备

E. 功能锻炼

24. 输尿管切口取石术前拍摄腹平片进行结石定位的时间是

A. 术前 1 小时

B. 术前 2 小时

C. 术前 3 小时

D. 术前 1 天

E. 术前 2 天

25. 治疗下肢急性蜂窝织炎应首选

A. 红霉素

B. 四环素

C. 青霉素

D. 氨苄青霉素

E. 庆大霉素

26. 测量第5腰椎棘突下至耻骨联合上缘中点的距离是

A. 对角径

B. 髂棘间径

C. 髂嵴间径

D. 骶耻外径

E. 出口横径

27. 肝硬化伴腹水患者每日进水量应限制在

A. 2000ml

B. 1500ml

C. 1000ml

D. 500ml

E. 300ml

28. 在人体内缺钾时，洋地黄类药物的毒性反应易引起患者心搏骤停，其最多见的类型是

A. 心房纤颤

B. 心房扑动

C. 心室颤动

D. 心室静止

E. 心电机械分离

29. 通常情况下，胸腔闭式引流瓶内水柱波动的范围是

A. ＜1cm

B. 2~3cm

C. 4~6cm

D. 7~8cm

E. ＞8cm

30. 肺炎患者减轻胸痛的最常用体位是

A. 坐位

B. 仰卧位

C. 俯卧位

D. 患侧卧位

E. 健侧卧位

31. 肺炎患儿发生严重腹胀、肠鸣音消失是因为

A. 低钾血症

B. 低钠血症

C. 坏死性小肠炎

D. 消化功能紊乱

E. 中毒性肠麻痹

32. 心功能Ⅲ级的患儿，其休息活动计划为

A. 活动如正常儿童

B. 增加休息时间，在室内做轻微活动

C. 限制活动，增加卧床时间

D. 应绝对卧床休息

E. 绝对卧床休息并吸氧

33. 异位妊娠破裂多见于

A. 宫颈妊娠

B. 输卵管峡部妊娠

C. 输卵管壶腹部妊娠

D. 输卵管伞端妊娠

E. 输卵管间质部妊娠

34. 诊断早期肺源性心脏病的依据是

A. 颈静脉充盈

B. 慢性肺病史

C. 肺动脉高压

D. 肺气肿体征

E. 肺部湿啰音

35. 脑血栓形成病人的最佳氧疗措施是

A. 低流量给氧

B. 中流量给氧

C. 高流量给氧

D. 100% 纯氧给氧

E. 高压氧舱给氧

36. 静脉注射去甲柔红霉素时药液外渗，处理措施不正确的是

A. 尽量回抽局部渗液

B. 局部用利多卡因封闭

C. 25% 硫酸镁湿敷

D. 局部热敷

E. 抬高患肢

37. 不属于21—三体综合征患儿的护理措施是

A. 限制活动

B. 加强生活照顾

C. 培养自理能力

D. 保持皮肤清洁干燥

E. 定期随访遗传咨询

38. 闭合性骨折固定后最常见的并发症是

A. 血管损伤

B. 神经损伤

C. 关节僵硬

D. 骨化性肌炎

E. 缺血性肌挛缩

39. 艾滋病患者服用齐多夫定时，应定期检查
A. 肝功能
B. 肾功能
C. 血脂
D. 血象
E. 血压

40. 关于水痘的临床特点，正确的是
A. 潜伏期较短，仅 1~2 天
B. 前驱期较长，平均 14 天
C. 皮疹常在热退后出现
D. 水痘一般愈后留有瘢痕
E. 为自限性疾病

41. 小儿结核性脑膜炎早起主要表现是
A. 颅神经损害
B. 头痛、呕吐
C. 性情改变
D. 脑膜刺激征
E. 抽搐昏迷

42. 对社会人群危害最大，后果严重的肺结核类型是
A. 原发性肺结核
B. 急性粟粒型肺结核
C. 亚急性及慢性血行播散型肺结核
D. 浸润型肺结核
E. 慢性纤维空洞型肺结核

43. 安装人工心脏起搏器的病人沙袋压迫伤口的时间是
A. 2~4 小时
B. 4~6 小时
C. 6~12 小时
D. 12~24 小时
E. 24~72 小时

44. 胺碘酮治疗心律失常导致的最严重的不良反应是
A. 转氨酶升高
B. 肺纤维化
C. 负性肌力作用
D. 恶心、呕吐
E. 角膜色素沉着

45. 与甲型病毒性肝炎病人接触后，被动免疫的

时间最长不应超过接触后
A. 6 天
B. 8 天
C. 10 天
D. 12 天
E. 14 天

46. 人工授精是指
A. 将洗涤后的精子和卵子注入阴道
B. 将洗涤后的精子注入阴道
C. 将精液直接注入阴道
D. 将早起胚泡移入阴道
E. 将早起胚泡移入宫腔

47. 腹部手术 4 天后，病人体温再次升高，伤口疼痛，首先要考虑
A. 肺部感染
B. 腹腔脓肿
C. 盆腔脓肿
D. 切口感染
E. 肠粘连

48. 女婴，胎龄 36 周。体重 2000g，生后 5 天出现反应差，哭声低，皮肤发凉，查体：T35℃、P120 次 / 分、第一心音低钝、小腿皮肤暗红、按之如硬橡皮状。最可能的诊断是
A. 新生儿败血症
B. 新生儿硬肿症
C. 新生儿破伤风
D. 新生儿窒息
E. 新生儿颅内出血

49. 患者女，58 岁。确诊为 2 型糖尿病，因口服降糖药疗效不佳而给予胰岛素治疗。早餐前注射胰岛素后进行户外运动，40 分钟后突发头晕、心悸、大汗，随后跌倒，昏迷。该患者发生上述情况最可能的原因是
A. 酮症酸中毒
B. 高渗性非酮症昏迷
C. 低血糖
D. 癫痫发作
E. 胰岛素过敏性休克

50. 某产妇，妊娠 39 周分娩，宫口开大 4cm 时在活动过程中突然破膜，应立即采取的措施是
A. 听胎音
B. 行肛门检查
C. 观察羊水性状

D. 卧床

E. 记录破膜时间

51. 患者女，48岁。诊断为多发性子宫肌瘤，合并重度贫血。最佳治疗方法为

A. 雄激素治疗

B. 子宫次全切

C. 子宫全切

D. 子宫及双附件切除

E. 子宫全切及盆腔淋巴结清扫

52. 孕妇，28岁，G1P0，常规产前检查时，护士教其监护胎动，并告知胎动正常值。其正确的胎动次数为

A. 每小时 1~2 次

B. 每小时 3~5 次

C. 每小时 10 次

D. 每 12 小时 3~5 次

E. 每 12 小时少于 10 次

53. 患者女，30岁。十二指肠球部溃疡病史5年。突感上腹部剧痛2小时，继之满腹疼痛、大汗淋漓、出冷汗、四肢冰冷。查体：BP10/6kpa（74/45mmHg），P120次/分，全腹压痛及反跳痛，临床疑有溃疡穿孔可能。此时护士应首先采取的措施为

A. 开放静脉补充血容量

B. 抗生素静滴

C. 制酸药静滴

D. 继续保守治疗

E. 尽快手术治疗

54. 患者女，78岁。因急性心肌梗死收入院，心电监护中发现患者出现心室颤动。值班护士应即刻采取的首要措施是

A. 心内注射利多卡因

B. 静注肾上腺素

C. 气管插管

D. 非同步电除颤

E. 静注阿托品

55. 患者男，33岁。因饮酒后出现恶心、呕吐，伴腹部持续性绞痛6小时就诊。疑为急性胰腺炎。经治疗后腹痛、呕吐消失，恢复进食时，护士应指导患者进食

A. 无渣半流饮食

B. 低脂低蛋白流质饮食

C. 高脂高蛋白流质饮食

D. 高脂低蛋白流质饮食

E. 低脂高蛋白流质饮食

56. 9个月健康婴儿的体重应为

A. 6.25kg

B. 7.25kg

C. 8.25kg

D. 9.0kg

E. 10.25kg

57. 足月正常女婴，生后第3天皮肤出现轻度黄染，一般情况良好，吸奶好，血清胆红素170μmol/L（10mg/dl），该女婴可能是

A. 生理性黄疸

B. 新生儿溶血症

C. 先天性胆道闭锁

D. 新生儿肝炎

E. 新生儿败血症

58. 未孕妇女，32岁。妇科检查阴道正常。关于其解剖的叙述，正确的是

A. 阴道腔上窄下宽

B. 前穹窿顶端为腹腔最低处

C. 位于膀胱和尿道之间

D. 开口于阴道前庭前半部

E. 阴道后穹窿顶端为子宫直肠陷凹

59. 患者男，42岁。双手掌关节、腕关节、膝关节对称性肿痛半年，加重伴晨僵1个月。手指及腕关节的X线片示骨质疏松，诊断为类风湿关节炎。急性期护理措施错误的是

A. 卧床休息

B. 可短时间制动

C. 保持关节处于功能位

D. 加强关节活动，进行功能锻炼

E. 可以用温水浴或热水浸泡僵硬的关节

60. 患者女，32岁。行负压吸宫术时出现面色苍白、大汗淋漓，P50次/分，测血压80/50mmHg。最可能的并发症是

A. 子宫穿孔内出血

B. 人工流产综合征

C. 空气栓塞

D. 羊水栓塞

E. 痛性休克

61. 患者男，67岁。诊断短暂性脑缺血发作，有糖尿病、高血压病史。护士对其进行健康宣教，错误的是

A.头部转动时不能太快、太猛

B.进食低脂、高钠、高蛋白饮食

C.多吃水果、蔬菜

D.即使没有症状，也不能独自开车

E.积极控制糖尿病、高血压

62.初孕妇，孕 37 周。检查发现明显下肢静脉曲张，应采取的措施是

A.多进行长时间行走

B.多进行打球等活动

C.以仰卧位休息为主

D.避免两腿交叉或盘坐

E.经常穿紧身衣裤

63.患者男，58 岁。高血压患者，夜间突然惊醒。被迫坐起，烦躁不安，咳嗽，气急，咯粉红色泡沫痰，采取以下措施<u>不妥</u>的是

A.静注吗啡 3mg

B.酒精湿滑面罩加压给氧

C.半坐位，双腿下垂

D.硝酸甘油片 0.3mg

E.静脉注射呋塞米 20mg

64.28 岁女性，两次月经分别为 2006 年 8 月 16~22 日，2006 年 9 月 13~16 日，其月经周期为

A.25 天

B.26 天

C.27 天

D.28 天

E.29 天

65.患者男，46 岁。饱餐后出现上腹痛、腹胀，腹痛向腰背部放射，弯腰可减轻腹痛。查体：腹部膨隆，脐周皮肤出现青紫，上腹压痛、反跳痛，腹肌紧张，肠鸣音消失。血压 120/80mmHg，脉搏 88 次 / 分，呼吸 18 次 / 分，经检查诊断为急性胰腺炎。<u>不宜</u>应用的药物是

A.奥曲肽

B.抗感染

C.H_2 受体拮抗剂

D.质子泵阻滞剂

E.抗胆碱能药物

66.患者男，52 岁。肝硬化致门静脉高压症，现拟行门体分流手术。不正确的术前护理措施是

A.予高热量、高蛋白、丰富维生素饮食

B.术前卧床休息

C.术前 3 日口服肠道杀菌剂

D.术前晚清洁灌肠

E.术日晨常规放置胃管

67.患者女，42 岁，反复尿频、尿急、尿痛 8 年，清洁中段尿培养菌落数 > 100000 个 /ml，经系统抗炎治疗效果不明显。最有价值的诊治措施是

A.久病体弱应大力给予支持治疗，以提高抗病能力

B.可能与休息不充分有关，应卧床休息

C.中西结合治疗以加强疗效

D.寻找并去除导致发病的易感因素

E.可能合并肾结核，应同时进行试验性抗结核治疗

68.患者女，40 岁。因呕吐、腹泻严重脱水，累计丧失量 5000ml，则第一日的补液量为

A.2000~2500ml

B.2500~3000ml

C.3000~3500ml

D.3500~4000ml

E.4500~5000ml

69.患者女，56 岁。颅前窝骨折伴耳漏，患者出现头痛、呕吐、厌食，反应迟钝，脉搏细弱，血压偏低，可能出现了

A.颅内感染

B.颅内压增高

C.颅内出血

D.颅内低压综合征

E.脑疝

70.患者男，28 岁，因车祸致右侧胸部损伤 3 小时，查血压 100/70mmHg，呼吸困难、发绀，右胸明显压痛，可扪及骨擦音，右肺呼吸音低，叩诊鼓音。最重要的处理是

A.胸腔闭式引流

B.气管插管辅助呼吸

C.输液输血

D.胸部包扎固定

E.及早剖胸探查

71.患者男，28 岁。因误服有机磷农药入院。查体：昏迷，瞳孔缩小、面肌颤动、呼吸有大蒜味。<u>不合理</u>的护理措施是

A.用肥皂水或 2%~5% 碳酸氢钠溶液进行洗胃

B.遵医嘱给予阿托品

C.垫高肩部

D.持续吸氧

E. 清洗皮肤、口腔等

72. 患者女，36岁。因十二指肠溃疡穿孔行胃大部切除术，术后第5天起体温升高，呈弛张热，下腹坠胀，里急后重，有黏液样稀便。**错误**的护理措施是
A. 温水坐浴
B. 温盐水保留灌肠
C. 保持胃肠减压通畅
D. 做好术前准备
E. 避免腹部按压

73. 新生儿女，出生7天。生后第4天发现面部皮肤黄染。今起患儿出现嗜睡、拒奶、反应差。查体：T36.5℃，面部及躯干皮肤黄染，前囟隆起，肌张力低下。血清胆红素为292μmol/L。患儿可能发生了
A. 脑疝
B. 肝炎综合征
C. 胆红素脑病
D. 中毒性脑病
E. 化脓性脑膜炎

二、以下提供若干个案例，每个案例有若干个考题。请根据提供的信息，在每题的A、B、C、D、E五个备选答案中选择一个最佳答案，并在答题卡上按照题号，将所选答案对应字母的方框涂黑。

（74~75题共用题干）

患者女，38岁。阵发性腹痛3天伴恶心、呕吐，12小时未排便、排气，4年前因节段性肠炎行末端回肠切除术，曾有切口感染，术后1年开始多次腹痛发作，情况与本次相似。检查皮肤弹性差，腹稍胀，可见肠型及蠕动波，肠鸣音活跃，偶闻气过水声。

74. 最可能的诊断是
A. 急性胃肠炎
B. 急性完全性肠梗阻
C. 粘连性肠梗阻
D. 节段性肠炎
E. 节段性肠炎癌变

75. 目前需进行的处理是
A. 给予大剂量广谱抗生素及肠道菌抑制剂
B. 开腹探查，病变肠段切除术
C. 开腹探查解除肠梗阻
D. 禁食、输液、胃肠减压
E. 饮食调节，内科治疗

（76~77题共用题干）

患儿女，6岁。因反复出现鼻衄、四肢皮下瘀点来诊。查体：体温正常，面色苍白，口腔黏膜溃疡，肝、脾、淋巴结未触及肿大。血常规：RBC2.80×10^{12}/L，WBC2.5×10^9/L，PLT30×10^9/L，网织红细胞0.02%。

76. 可能的诊断是
A. 再生障碍性贫血
B. 缺铁性贫血
C. 营养性巨幼红细胞性贫血
D. 生理性贫血
E. 白血病

77. **不正确**的治疗措施是
A. 防治感染、出血及输血
B. 应用雄激素
C. 应用免疫抑制剂
D. 骨髓移植
E. 脾切除

（78~80题共用题干）

患者男，38岁。黑色软便2天，上腹隐痛伴反酸就诊。查体：心率86次/分，血压正常，腹部轻压痛，无反跳痛。经胃镜检查，诊断为十二指肠球部溃疡出血。

78. 治疗出血最为合适的方法是
A. 控制饮食
B. 止血药
C. 抗酸药
D. 补充营养
E. 减轻工作

79. 治疗过程中，患者突然呕血约1500ml，解柏油样大便，查体BP75/50mmHg（10/6.9kPa），心率120次/分。此时主要的治疗措施是
A. 补充电解质
B. 补充血容量
C. 应用止血药物
D. 继续服用抗酸剂
E. 保护胃黏膜

80. 经积极治疗后失血性休克被纠正，该患者幽门螺旋杆菌阳性，进一步治疗措施是
A. 应用消化酶
B. 抑制胃酸分泌
C. 促进胃肠蠕动
D. 继续补液对症治疗
E. 以质子泵抑制剂为基础的三联疗法

（81~83题共用题干）

患儿，男，5岁。全身重度凹陷性水肿2周，水肿随体位变化，以颜面、下肢及阴囊最为明显，近2天来24小时尿量在100ml左右，水肿加重，两眼不能睁开，呼吸困难，喜平卧位。体检：两肺中下叶呼吸音减弱，叩诊呈浊音，语颤消失，腹水征（+），尿蛋白（++++）。

81. 该患儿现在最严重的情况是
A. 肾病综合征并发肺炎
B. 肾病综合征有胸水、腹水
C. 肾病综合征并发心力衰竭
D. 肾病综合征并发腹膜炎
E. 单纯性肾病综合征

82. 在饮食护理中，蛋白量摄入应控制在
A. 1g/kg
B. 2g/kg
C. 3g/kg
D. 4g/kg
E. 5g/kg

83. 目前首先要考虑的护理问题是
A. 焦虑
B. 营养失调
C. 活动无耐力
D. 体液过多
E. 有皮肤完整性受损的危险

（84~86题共用题干）

患儿，男，7个月。腹泻2天，每天10余次黄色稀水便。体重6kg。精神萎靡，皮肤弹性极差，前囟及眼窝明显凹陷，肢冷，血压偏低，口渴不明显，尿量极少。血清钠125mmol/L。

84. 患儿脱水的性质和程度为
A. 中度等渗脱水
B. 中度低渗脱水
C. 重度等渗脱水
D. 重度低渗脱水
E. 重度高渗脱水

85. 该患儿第一天补液首选的液体种类及量应是
A. 2/3张含钠液120~150ml/kg
B. 2:1等张含钠液20ml/kg
C. 2:1等张含钠液180 ml/kg
D. 2/3张含钠液20ml/kg
E. 1/2张含钠液120~150ml/kg

86. 错误的护理措施是

A. 记录排便次数、量及性状
B. 记录24小时出入液量
C. 记录第一次排尿时间
D. 补液速度为每小时5~8ml/kg
E. 观察尿量及脱水是否纠正

三、以下提供若干组考题，每组考题共同使用在考题前列出的A、B、C、D、E五个备选答案。请从中选择一个与考题关系最密切的答案，并在答题卡上将相应题号的相应字母所属的方框涂黑。每个备选答案可能被选择一次、多次或不被选择。

（87~88题共用备选答案）
A. 颈肩疼痛并向上肢放射
B. 精细活动失调，有踩棉花感
C. 头部发作性胀痛
D. 临床表现复杂多样
E. 颈性眩晕，共济失调

87. 脊髓型颈椎病的表现是

88. 椎动脉型颈椎病的表现是

（89~91题共用备选答案）
A. 人流综合征
B. 子宫穿孔
C. 羊水栓塞
D. 人流后感染
E. 宫颈粘连

89. 吸宫术后出现闭经伴周期性腹痛，血压正常，可能的诊断为

90. 吸宫术后3天，高热、腹痛、下腹部压痛，可能的诊断为

91. 钳刮术时烦躁不安，寒战，呕吐，咳嗽，继之呼吸困难，发绀，心率快，血压迅速下降，可能的诊断为

（92~93题共用备选答案）
A. 胎方位
B. 胎先露
C. 胎产式
D. 骨盆轴
E. 胎体轴

92. 胎儿身体纵轴与母体纵轴间的关系称为

93. 胎儿通过的骨盆各假想平面中点的连线称为

（94~96题共用备选答案）

A. 皮肤完整性受损

B. 疼痛：关节痛

C. 口腔黏膜改变

D. 潜在并发症：慢性肾衰竭

E. 焦虑

94. SLE所致血管炎性反应的主要护理问题是

95. 长期使用激素可能导致的护理问题是

96. SLE病人病情反复发作，迁延不愈可能导致的护理问题是

（97~98题共用备选答案）

A. 阵发性绞痛

B. 持续性钝痛

C. 刀割样锐痛

D. 钻顶样剧痛

E. 持续性痛阵发性加剧

97. 空腔脏器梗阻疼痛性质为

98. 溃疡病穿孔疼痛性质为

（99~100题共用备选答案）

A. 胸部CT

B. X线

C. B超

D. 支气管镜

E. 细胞学检查

99. 对中央型肺癌有较高确诊意义的检查为

100. 对发现肺癌早期病变及指导手术有重要意义的检查为

全国护士（师）资格考试预测卷系列

2025

主管护师技术资格考试预测卷

预测卷（四）

王　冉　主编

中国健康传媒集团
中国医药科技出版社

编委会

主　编　王　冉

编　者（以姓氏笔画为序）

基础知识

一、以下每一道题下面 A、B、C、D、E 五个备选答案，请从中选择一个最佳答案，并在答题卡上将相应字母所属的方框涂黑。

1. 系统性红斑狼疮患者几天前晒过太阳，最近清晨起床后手指皮肤出现如图所示的改变，考虑为（见彩图2）

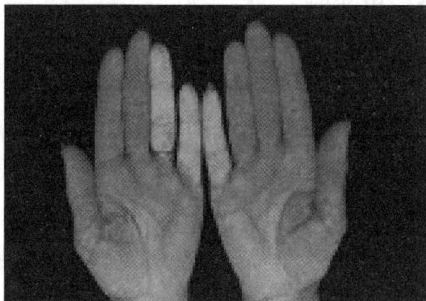

A. 晒伤
B. 雷诺现象
C. 感染
D. 过敏
E. 晨僵

2. 慢性阻塞性肺气肿患者的体征<u>不包括</u>
A. 两肺肺泡呼吸音减弱
B. 双肺叩诊过清音
C. 两肺语颤增强
D. 呼吸运动减弱
E. 胸廓呈桶状

3. 慢性胃炎的确诊依据是
A. 胃液分析
B. X 线钡餐
C. 胃镜检查
D. 腹部 B 超
E. 腹部 CT

4. 关于原发性支气管肺癌临床特征的描述，正确的是
A. 最常见的表现为咳嗽
B. 进展速度与细胞生物学特征无关
C. 一般不会发生淋巴转移
D. 起源于支气管纤毛组织
E. 是最常见的肺部原发性恶性肿瘤

5. 与重症肌无力发生关系最密切的病变器官是

A. 下丘脑
B. 垂体
C. 肾上腺
D. 胸腺
E. 甲状腺

6. 急性心力衰竭的病因<u>不包括</u>
A. 先天性心脏病
B. 输液过快过多
C. 瓣膜穿孔
D. 病毒性心肌炎
E. 急性广泛前壁心肌梗死

7. 下列<u>不属于</u>肝性脑病诱发因素的是
A. 多饮灌肠和导泻
B. 大量排钾利尿
C. 反复放腹水
D. 上消化道出血
E. 高蛋白饮食

8. 冠状动脉发生粥样硬化性心脏病最重要的危险因素是
A. 性别、年龄
B. 糖尿病
C. 吸烟
D. 高脂血症
E. 高血压

9. 诊断心肌梗死最具敏感性和特异性的生化指标是
A. 中性粒细胞
B. C 反应蛋白
C. 肌酸激酶同工酶
D. 肌酸激酶
E. 肌钙蛋白 T

10. 下列因素与原发性高血压<u>无关</u>的是
A. 肾脏实质病变
B. 遗传
C. 高钠盐饮食
D. 饮酒
E. 体重超重和肥胖

11. 母乳的钙磷比例为

A. 1 : 3

B. 1 : 2

C. 3 : 1

D. 2 : 1

E. 1 : 1

12. 新生儿缺血缺氧性脑病出现惊厥时首选

A. 氯胺酮

B. 苯妥英钠

C. 苯巴比妥

D. 水合氯醛灌肠

E. 地西泮

13. 最常用的协助诊断早孕的辅助检查方法是

A. 胎儿心电图

B. 尿妊娠试验

C. B 超

D. 黄体酮试验

E. 超声多普勒

14. 引起"肾前性肾功能衰竭"的病因是

A. 缺水、血容量减少

B. 盆腔手术误扎双侧输尿管

C. 大面积烧伤

D. 感染性休克

E. 挤压综合征

15. 在我国引起急性胰腺炎最常见的原因是

A. 胰腺外伤

B. 暴饮暴食

C. 流行性腮腺炎

D. 饮酒

E. 胆道疾病

16. 在我国，导致二尖瓣狭窄最常见的病因为

A. 先心病

B. 冠心病

C. 高血压性心脏病

D. 风心病

E. 感染性心内膜炎

17. 呼吸衰竭患者动脉血氧分压小于

A. 40mmHg

B. 50mmHg

C. 60mmHg

D. 70mmHg

E. 80mmHg

18. 肺癌中恶性度最高的是

A. 细支气管肺泡癌

B. 腺癌

C. 大细胞未分化癌

D. 小细胞未分化癌

E. 鳞状上皮细胞癌

19. 上消化道出血后内镜检查的最佳时间是

A. 5~7 天

B. 3~5 天

C. 48~72 小时

D. 24~48 小时

E. 24 小时以内

20. 脑血栓形成最常见的原因是

A. 脑动脉炎

B. 脑动脉粥样硬化

C. 先天性血管畸形

D. 高脂血症

E. 高血压

21. 关于胃食管反流患者发生胃内容物反流入食管的原因，正确的是

A. 上端食管括约肌功能不全

B. 下端食管括约肌功能不全

C. 中上段食管括约肌功能不全

D. 中下段食管括约肌功能不全

E. 全段食管括约肌功能不全

22. 成人门静脉高压症继发食管胃底静脉曲张破裂大出血，最常见的并发症是

A. 失血性休克

B. 急性肝坏死

C. 急性弥漫性腹膜炎

D. 血氨增高、肝昏迷

E. 应激性溃疡

23. 胃黏膜萎缩时，哪种细胞破坏可能导致维生素 B_{12} 缺乏

A. 主细胞

B. 壁细胞

C. 黏液细胞

D. G 细胞

E. 腺细胞

24. 肠内营养的供给途径不包括

A. 经鼻胃管

B. 经鼻肠管

C. 经口摄入

D. 经空肠造瘘

E. 经中心静脉

25. 支气管扩张症的主要表现为

A. 夜间咳嗽

B. 干咳或刺激性咳嗽

C. 慢性连续性咳嗽

D. 金属音调咳嗽

E. 嘶哑性咳嗽

26. 病毒性心肌炎患者大多感染的病毒是

A. 溶血性链球菌

B. 柯萨奇病毒

C. 流感病毒

D. 埃可病毒

E. 腺病毒

27. 剧烈而频繁的呕吐可导致

A. 呼吸性酸中毒

B. 呼吸性碱中毒

C. 代谢性酸中毒

D. 代谢性碱中毒

E. 混合性酸中毒

28. 肝硬化大出血诱发肝性脑病的主要机制是

A. 失血量过多导致休克

B. 失血后引起脑出血

C. 肠道积血产氨增多

D. 失血量大干扰脑代谢

E. 失血造成脑组织缺氧

29. 急性胰腺炎的病因不包括

A. 胰管梗阻

B. 胆道疾病

C. 暴饮暴食

D. 酗酒

E. 上消化道出血

30. 患者男，35 岁。腹痛伴呕吐 3 天，疑为急性胰腺炎，最有意义的检查项目是

A. 血清淀粉酶

B. 透明质酸酶

C. 乳酸脱氢酶

D. 胆碱酯酶

E. 血肌酸磷酸激酶

31. 低渗性脱水时血钠值一般低于

A. 150mmol/L

B. 145mmol/L

C. 140mmol/L

D. 135mmol/L

E. 130mmol/L

32. 符合等渗性脱水特征的是

A. 尿量增多

B. 细胞外液渗透压无变化

C. 细胞外液渗透压升高

D. 细胞外液渗透压降低

E. 易发生休克

33. 水中毒的常见原因不包括

A. 循环血量增多

B. 血浆渗透压升高

C. 肾病综合征

D. 右心衰竭

E. 肾衰竭

34. DIC 最常见的病因是

A. 皮肤斑点、紫斑

B. 血管瘤

C. 感染

D. 糖尿病

E. 白血病

35. 肾盂肾炎的主要感染途径是

A. 院内感染

B. 呼吸道感染

C. 上行感染

D. 淋巴道感染

E. 血行感染

36. 中心静脉压（CVP）正常值是

A. $10{\sim}20cmH_2O$

B. $8{\sim}16cmH_2O$

C. $7{\sim}14cmH_2O$

D. $6{\sim}12cmH_2O$

E. $5{\sim}10cmH_2O$

37. 伤寒的主要传播途径是

A. 接触传播

B. 虫媒传播

C. 消化道传播

D. 呼吸道传播

E. 血液传播

38. 肝脏的功能**不包括**
A. 产生并储存胆汁
B. 参与糖类和维生素分解
C. 药物的转化和解毒
D. 参与脂类转化
E. 参与蛋白质合成

39. 下列哪种疾病可使用肠内营养
A. 肠梗阻
B. 胃出血
C. 肠道感染
D. 严重腹泻
E. 脑外伤

40. 属于特异性感染病原体的是
A. 铜绿假单胞菌
B. 乙型溶血性链球菌
C. 金黄色葡萄球菌
D. 结核杆菌
E. 大肠杆菌

41. 基础代谢率的计算公式是
A. 收缩压 + 舒张压 −111
B. 脉率 + 脉压 −111
C. 脉率 − 脉压 −111
D. 舒张压 + 脉压 −111
E. 收缩压 + 脉压 −111

42. 再生障碍性贫血的发生机制为
A. 造血原料缺乏
B. 严重感染
C. 急性失血
D. 红细胞破坏
E. 骨髓造血功能低下

43. 输液过量诱发充血性心力衰竭的发病机制是
A. 梗阻性病变
B. 压力负荷过重
C. 容量负荷过重
D. 继发性心肌收缩力下降
E. 原发性心肌收缩力下降

44. 急性血源性骨髓炎最常见的致病菌是
A. 肺炎双球菌
B. 铜绿假单胞菌
C. 金黄色葡萄球菌
D. 链球菌
E. 大肠埃希菌

45. 皮肤黏膜淋巴结综合征按病因分类属于
A. 遗传性疾病
B. 内分泌性疾病
C. 退化性疾病
D. 代谢性疾病
E. 免疫性疾病

46. 新生儿肺透明膜病的 X 线检查描述**不正确**的是
A. 白肺
B. 支气管充气征
C. 支气管狭窄
D. 弥漫性均匀网状颗粒阴影
E. 透光度普遍降低

47. 小儿肥胖症辅助检查结果**错误**的是
A. 体重指数超过标准
B. 脂肪肝
C. 低胰岛素血症
D. 胆固醇增高
E. 血清甘油三酯增高

48. 护士在儿童保健门诊讲解锌缺乏症的主要原因是
A. 失血
B. 腹泻
C. 外伤
D. 长期吃动物性食物
E. 长期吃谷类食物

49. 急性白血病的典型骨髓象是
A. 原始及幼稚细胞正常，幼红和巨核细胞减少
B. 原始及幼稚细胞减少，幼红和巨核细胞增生
C. 原始及幼稚细胞增生，幼红和巨核细胞减少
D. 原始及幼稚细胞增生，幼红和巨核细胞增生
E. 原始及幼稚细胞减少，幼红和巨核细胞减少

50. 终末血尿的血液来自
A. 尿道口
B. 膀胱颈部
C. 输尿管
D. 膀胱以上
E. 肾

51. 符合阴道解剖特点的是
A. 开口于阴道前庭前部
B. 前穹窿顶端为腹腔最低处
C. 阴道环绕宫颈部分称为穹窿

D.阴道表面由单层柱状上皮覆盖

E.阴道上窄下宽

52. 子宫内膜从增生期转化为分泌期的直接原因是
A.人绒毛膜促性腺激素的作用
B.孕激素的作用
C.雌激素的作用
D.促性腺激素的作用
E.促性腺激素释放激素的作用

53. 肝脏结构和功能的基本单位为
A.肝门
B.肝实质
C.肝窦
D.肝小叶
E.肝细胞

54. 患者男性，32 岁，体重 60 kg，Ⅱ度烧伤，面积达 50%，医嘱补液，第 1 天补液总量应为
A. 8000 ml
B. 6500 ml
C. 6000 ml
D. 5400 ml
E. 4500 ml

55. 患者，男性，56 岁，晨起时觉头晕，上下肢麻木，但可自行去厕所，回卧室时因左下肢无力而跌倒。护理查体：神志清，左侧上下肢瘫痪，口眼不歪斜。应首先考虑为
A.脑外伤
B.蛛网膜下隙出血
C.脑血栓形成
D.脑栓塞
E.内囊出血

56. 患者，男性，60 岁，突发胸口压榨性疼痛 2 小时，急诊入院诊断为心肌梗死，24 小时内禁用的药物是
A.尿激酶
B.洋地黄
C.硝酸甘油
D.利多卡因
E.呋塞米

57. 上消化道出血达到多少时可出现呕血
A. 80ml
B. 250ml

C. 60ml
D. 30ml
E. 5ml

58. 患者，女，50 岁。患系统性红斑狼疮 2 年，有发热和关节肿痛，面部发现紫红色斑块并有少量蛋白尿发生。针对该患者的护理措施，不恰当的是
A.少食芹菜、香菜类绿叶蔬菜
B.经常检查口腔和皮肤病损情况
C.房间通风，阳光普照，有利于愉悦心情
D.避免使用肾脏损害药物
E.清水洗脸

59. 维生素 D 缺乏性手足搐搦症惊厥发作时，正确的处理方法是
A.大量维生素 D 和钙剂同时使用
B.缓慢静脉注射 10% 葡萄糖酸钙
C.快速静脉推注 10% 葡萄糖酸钙
D.迅速服用大剂量维生素 D
E.立即肌注维生素 D_2 或维生素 D_3

60. 下列哪种临床表现可确诊为关节脱位
A.关节盂空虚
B.瘀斑
C.功能障碍
D.肿胀
E.疼痛

61. 帕金森病的三个主要体征是
A.震颤、面具脸、运动迟缓
B.震颤、肌张力增高、运动迟缓
C.运动减少、搓丸样动作、肌张力增高
D.震颤、面具脸、肌张力增高
E.震颤、肌张力增高、慌张步态

62. 休克型肺炎患者应用抗生素和补液治疗。提示病情好转、血容量已补足的体征不包括
A.心率 120 次 / 分
B.收缩压 > 90mmHg
C.尿量 > 30ml/h
D.指端温暖
E.口唇红润

63. 患者，男性，49 岁。因突发左侧肢体活动不利伴恶心、呕吐及头痛来诊，以"脑栓塞"收入院。今晨护士进行肌力评估时其左侧肢体可轻微收缩，但不能产生动作。按 6 级肌力记录法，该患者的肌力为

A. 5 级

B. 4 级

C. 2 级

D. 1 级

E. 0 级

64. 细菌引发细菌性肝脓肿的最主要的入侵途径是

A. 直接入侵

B. 淋巴系统

C. 门静脉系统

D. 肝动脉

E. 胆道系统

65. 维生素 D 缺乏性手足搐搦症的直接原因是

A. 甲状旁腺功能异常

B. 血清钙离子降低

C. 日光照射不足

D. 生长发育快

E. 早产

66. 水痘的传染期是

A. 自出疹前 1~2 天至皮疹全部干燥结痂为止

B. 前驱期至出疹

C. 潜伏期至皮疹全部干燥结痂为止

D. 潜伏期至出疹期为止

E. 发热至出疹期为止

67. 房间隔缺损 X 线的表现为

A. "靴形"心脏

B. 右房、左室增大

C. 右房、右室增大

D. 左房、右室增大

E. 左房、左室增大

68. 患者女，已婚。外阴痒、白带增多 1 周，阴道检查见大量稀薄泡沫状白带。为确诊，首选的检查项目是

A. 阴道分泌物培养

B. 阴道分泌物悬滴法

C. 阴道脱落细胞检查

D. 阴道镜检查

E. 宫颈细胞学检查

69. 患者女，35 岁。骑车上班时被汽车撞倒，头部着地，当即昏迷，立即送往医院，GCS 评分 5 分，住院观察治疗，40 分钟后清醒，诉头痛、头晕。2 小时后再次昏迷，并逐渐加深，左侧瞳孔散大，对光

反射消失，右侧肢体瘫痪。该患者最可能的诊断是

A. 硬脑膜外血肿

B. 硬脑膜下血肿

C. 脑挫裂伤

D. 脑震荡

E. 脑疝

70. 对判断新生儿缺血缺氧性脑病的预后有一定参考价值的检查是

A. 磁共振

B. CT 扫描

C. 头颅 B 超

D. 脑电图

E. 神经元特异性烯醇化酶

71. 营养不良患儿由于长期能量供应不足，导致自身组织消耗等表现，但除外

A. 组织器官功能低下

B. 细胞外液呈低渗状态

C. 低蛋白血症

D. 脂肪肝

E. 低血糖

72. 小儿营养不良最常见的病因是

A. 睡眠不足

B. 活动量大

C. 长期发热

D. 摄入不足

E. 先天不足

73. 不符合女性生殖器官解剖特征的是

A. 子宫位于盆腔正中央，坐骨棘水平以下

B. 宫颈外口鳞状上皮与柱状上皮交界处为宫颈癌好发部位

C. 宫颈管黏膜层为复层鳞状上皮所覆盖

D. 宫颈阴道部为复层鳞状上皮所覆盖

E. 阴道黏膜无腺体，由复层鳞状上皮所覆盖

74. 患儿，男，2 岁，精神萎靡，眼窝明显凹陷，哭时泪少，口唇干燥，皮肤弹性差，尿量明显减少，被诊断为中度脱水，该患儿失水占体重的百分比是

A. 25%~35%

B. 15%~25%

C. 10%~20%

D. 5%~10%

E. 3% 以下

75. 与宫缩乏力导致的产后出血无关的因素是

A. 产程延长
B. 羊水过多
C. 胎膜早破
D. 双胎妊娠
E. 巨大儿

76. 阑尾炎直接蔓延可引起急性盆腔炎，其主要病原体是
A. 大肠埃希菌
B. 结核杆菌
C. 链球菌
D. 支原体
E. 淋病奈瑟菌

77. 可提示功血的发生是由于黄体功能不足的检查为
A. 经前阴道脱落细胞涂片表现为中 – 高度雌激素作用
B. 经前血清孕酮值处在卵泡期水平
C. 经前宫颈黏液结晶检查出现羊齿植物叶状结晶
D. 基础体温呈双相型，但上升缓慢，高温相10 天
E. 基础体温呈单相型

78. 患者男，45 岁。某医院血库化验人员，不规则发热半年余，反复抗菌无效，明显消瘦，临床考虑是否与艾滋病有关。为明确诊断，应进行具有特异性的检查是
A. 痰培养
B. 胸部 CT
C. 血清抗 –HIV
D. HIV 分离
E. CD4$^+$/CD8$^+$ 比值，CD4$^+$T 淋巴细胞计数

79. 关于复方短效口服避孕药避孕机制的说法，错误的是
A. 受持续的雌、孕激素作用，输卵管的正常分泌和蠕动频率发生改变，从而改变受精卵正常的运行速度
B. 改变宫颈黏液性状异物的是黏液量变少、黏度增高，不利精子穿透
C. 改变子宫内膜形态与功能，不适于受精卵着床
D. 通过异物的局部效应发挥作用
E. 抑制排卵

80. 患者，孕 1 产 0，骨盆形态正常。关于其骨

盆的描述，正确的是
A. 出口平面呈纵椭圆形
B. 入口平面是骨盆最小平面
C. 出口平面呈横椭圆形
D. 中骨盆平面呈横椭圆形
E. 入口平面呈横椭圆形

81. 患儿女，5 个月。受凉后第 2 天出现咳嗽，体温 38.5℃，呼吸急促，有喘憋症状，精神较差，食欲下降。查体：神清，R50 次 / 分，P120 次 / 分，鼻翼煽动，口唇微发绀，三凹征（＋）；双肺下部可闻及中等量细湿啰音。目前该患儿最主要的护理问题是
A. 体温过高
B. 活动无耐力
C. 心输出量减少
D. 有感染的危险
E. 气体交换受损

二、以下提供若干组考题，每组考题共同使用在考题前列出的 A、B、C、D、E 五个备选答案。请从中选择一个与考题关系最密切的答案，并在答题卡上将相应题号的相应字母所属的方框涂黑，每个备选答案最可能被选择一次、多次或不被选择。

（82~83 题共用备选答案）
A. 头部 CT
B. 脑电图检查
C. 脑脊液病原学检查
D. 临床表现
E. 病史

82. 确诊化脓性脑膜炎的主要依据是

83. 确诊脑积水的主要依据是

（84~85 题共用备选答案）
A. 骨髓培养
B. 粪便培养
C. 血培养
D. 痰培养
E. 尿培养

84. 确诊伤寒最常用的方法是

85. 细菌性痢疾的确诊依据是

（86~87 题共用备选答案）

A. 全脊髓麻醉

B. 头痛

C. 呼吸道梗阻

D. 低血压

E. 高血压

86. 全麻时麻醉过深可能引起

87. 硬膜外麻醉最危险的并发症是

（88~89 题共用备选答案）

A. 血气胸

B. 闭合性气胸

C. 自发性气胸

D. 张力性气胸

E. 开放性气胸

88. 有破口，形成活瓣的是

89. 引起气管及纵隔向健侧移位的是

（90~93 题共用备选答案）

A. 正弦波图形

B. 二尖瓣型 P 波

C. 水冲脉

D. 心电图 ST 段普遍弓背向下型抬高

E. 病理性 Q 波

90. 心肌梗死的特征性表现为

91. 主动脉瓣关闭不全的特征性表现为

92. 重度二尖瓣狭窄时心电图可出现

93. 心室扑动心电图的特征是

（94~96 题共用备选答案）

A. 联合移植

B. 输注移植

C. 吻合移植

D. 带蒂移植

E. 游离移植

94. 游离皮片移植属于

95. 肾移植属于

96. 骨髓移植属于

（97~98 题共用备选答案）

A. 风疹疫苗

B. 甲肝疫苗

C. 麻疹减毒活疫苗

D. 流脑疫苗

E. 卡介苗

97. 新生儿期应注射的疫苗是

98. 8 个月小儿应初种的疫苗是

（99~100 题共用备选答案）

A. 抗 HBs

B. 抗 HBe

C. HBeAg

D. 抗 HBc

E. HBsAg

99. 表示有传染性的指标是

100. 保护性抗体是

相关专业知识

一、以下每一道题下面 A、B、C、D、E 五个备选答案，请从中选择一个最佳答案，并在答题卡上将相应字母所属的方框涂黑。

1. 护理人员每年参加继续教育的最低学分是
A. 25 分
B. 30 分
C. 35 分
D. 40 分
E. 45 分

2. 对碘附消毒作用的叙述，不正确的是
A. 适用于皮肤消毒
B. 可用于会阴护理
C. 属于低效消毒剂
D. 不用于金属器械消毒
E. 可用于手术部位皮肤消毒

3. 某护士在职业生涯规划中列出三年内完成护理本科自学考试，获得本科学历，此计划属于的形式是
A. 宗旨
B. 任务
C. 目标
D. 策略
E. 规划

4. 关于对锐器的处理措施，错误的叙述是
A. 使用后针头不回套针帽
B. 不徒手去除针头
C. 用后的针头及锐器置于双层黄色的污物袋中
D. 用后的针头及锐器置于锐器盒内
E. 锐器盒不可过满，应及时更换

5. 小组讨论需要拟定的讨论提纲不包括
A. 讨论目的
B. 讨论问题
C. 讨论形式
D. 讨论内容
E. 预期目标

6. 医院感染爆发流行时，不正确的处理措施是
A. 先将发病患者转移到安全区
B. 先将健康患者转移到安全区

C. 分组护理
D. 单元隔离
E. 进行流行病学调查

7. 0~3 岁婴儿的行为发展处于
A. 自由发展阶段
B. 自主发展阶段
C. 被动发展阶段
D. 主动发展阶段
E. 巩固发展阶段

8. 主要经粪—口途径传播的肝炎病毒为
A. 甲型肝炎病毒、丙型肝炎病毒
B. 甲型肝炎病毒、戊型肝炎病毒
C. 乙型肝炎病毒、丙型肝炎病毒
D. 乙型肝炎病毒、戊型肝炎病毒
E. 甲型肝炎病毒、乙型肝炎病毒

9. 按照规定拥有 1000 张病床医院的院感发生率应低于
A. 7%
B. 8%
C. 9%
D. 10%
E. 15%

10. 选择健康传播途径的原则不包括
A. 准确性
B. 经济性
C. 针对性
D. 速度快
E. 易懂性

11. 在健康教育计划与干预阶段，确定优先项目时应遵循的原则是
A. 重要性和有效性原则
B. 科学性和经济性原则
C. 灵活性与效益性原则
D. 适用性与抛弃性原则
E. 针对性与指导性原则

12. 关于组织以外小群体的传播活动，正确的叙述是
A. 称为亲身传播

B. 是共享信息的最基本传播形式

C. 称为群体传播

D. 是大众传播的一种形式

E. 是建立人际关系的基础

13. 当出现医院感染散发病例时，经治医生填表报告医院感染管理科的时间是

A. 12h 内

B. 24h 内

C. 48h 内

D. 1 周内

E. 1 个月内

14. 人类最基本的行为不包括

A. 模仿行为

B. 摄食行为

C. 性行为

D. 躲避行为

E. 睡眠行为

15. 关于洗手和手消毒的指征叙述，错误的是

A. 直接接触患者前后

B. 从同一患者身体的清洁的部位移动到污染部位

C. 接触患者的分泌物、体液、排泄物之后

D. 接触清洁物品之前

E. 穿隔离衣、戴手套之前

16. 由于医务人员违反法律、法规、规章、制度，过失造成患者死亡的医疗事故属于

A. 一级医疗事故

B. 二级医疗事故

C. 三级医疗事故

D. 四级医疗事故

E. 护理缺陷

17. 人类行为的适应形式不包括

A. 投射

B. 自我控制

C. 调试

D. 环境控制

E. 应对和应激

18. 进行化学消毒时，正确的防护措施是

A. 降低消毒液配制浓度

B. 缩短化学消毒时间

C. 注意环境通风及戴手套

D. 严禁加盖，以利于消毒液挥发

E. 减少单次消毒物品量

19. 在围手术期，预防性抗生素的合理使用时间是

A. 入住外科病房后

B. 手术前 3 天

C. 手术前 24h

D. 麻醉诱导期，即术前 0.5~1 小时

E. 手术结束后 1 周内

20. 在确定优先健康教育项目时，优先考虑对人群健康威胁严重、对经济社会发展影响较大的问题，遵循的是

A. 有效性原则

B. 重要性原则

C. 合理性原则

D. 先进性原则

E. 整体性原则

21. 当健康教育者想进一步深入了解教育对象拒绝戒烟的原因时，常采用的提问方式是

A. 封闭式提问

B. 开放式提问

C. 探索式提问

D. 偏向式提问

E. 复合式提问

22. 在 PDCA 循环中，按照拟定的质量计划、目标、措施及分工要求付诸行动的阶段称为

A. 计划阶段

B. 执行阶段

C. 检查阶段

D. 反馈阶段

E. 提高阶段

23. 护理质量管理中，属于前馈控制指标的是

A. 急救物品完好率

B. 差错事故发生率

C. 基础护理合格率

D. 压疮发生率

E. 院内感染率

24. 传播的分类不包括

A. 自我传播

B. 组织传播

C. 大众传播

D. 群体传播

E. 社团传播

25. 护理质量管理标准化的表现形式不包括
    A. 创新化
    B. 统一化
    C. 规格化
    D. 规范化
    E. 系列化

26. 首次提出科学管理概念，按公认为"科学管理之父"的是
    A. 韦伯
    B. 法约尔
    C. 泰勒
    D. 梅奥
    E. 麦格雷戈

27. 在健康传播中，受者对健康信息的接受、理解、记忆具有
    A. 选择性
    B. 被动性
    C. 强制性
    D. 顺从性
    E. 被迫性

28. 计划的第一个步骤是
    A. 发展可选方案
    B. 选定方案
    C. 评估形势
    D. 确定目标
    E. 编制预算

29. 实行"集中政策、分散经营"的组织结构类型是
    A. 直线型组织结构
    B. 职能型组织结构
    C. 直线—参谋型组织结构
    D. 分部制定组织结构
    E. 委员会

30. 在协调的基本要求中，协调成功与否的一个检验标准是能否
    A. 及时协调与连续协调相结合
    B. 调动当事者的积极性
    C. 从根本上解决问题
    D. 公平合理
    E. 相互尊重

31. 在门诊健康教育中，以医嘱的形式对患者的行为和生活方式给予指导，称之为
    A. 候诊教育
    B. 随诊教育
    C. 咨询教育
    D. 健康教育处方
    E. 疾病防治教育

32. 常用的质量评价统计方法不包括
    A. 分层法
    B. 德尔菲法
    C. 调查表法
    D. 排列图法
    E. 因果分析图法

33. 易导致泌尿系统感染的操作是
    A. 尽量采用一次性的密闭式集尿系统
    B. 进行导尿操作时，必须执行无菌操作
    C. 每周应至少进行膀胱冲洗一次
    D. 留置尿管应固定牢固
    E. 对留置尿管的患者每日进行会阴部护理

34. 提问的问题比较笼统，旨在诱发对方说出自己的感觉、认识、态度和想法，适用于了解对方真实的想法。此种提问是
    A. 开放式提问
    B. 封闭式提问
    C. 探索式提问
    D. 复合式提问
    E. 偏向式提问

35. 根据《医疗机构专业技术人员岗位结构比例原则》，三级医院高级、中级、初级员工的比例应为
    A. 1：2：8
    B. 1：3：4
    C. 1：3：6
    D. 1：3：8
    E. 1：4：8

36. 某医院护理部组织制定了护士行为规范以激发员工的积极性和自觉性。该医院护理部加强建设了组织文化层次中的
    A. 物质层
    B. 行为层
    C. 制度层
    D. 隐性层
    E. 精神层

37. 某医院通过培训提高了该院护士的职业素质，这体现了

A. 人力资源的流动性

B. 人力资源的可塑性

C. 人力资源的组合性

D. 人力资源的消耗性

E. 人力资源的主观能动性

38. 关于抗感染药物的应用方法，正确的叙述是

A. 选择有针对性的一种抗生素治疗顽固性感染

B. 将药敏试验作为常规抗生素选药依据

C. 长期应用抗生素者，应长期联合服用制霉菌素以防止真菌二重感染

D. 大环内酯类药物采用间歇给药方法

E. 氨基糖苷类抗生素可与 β–内酰胺类药物同瓶滴注

39. 狭义的质量指的是

A. 产品质量

B. 过程质量

C. 工作质量

D. 个别质量

E. 总体质量

40. 沟通的过程<u>不包括</u>

A. 编码

B. 传递信息

C. 接收

D. 解码

E. 反馈

41. 医院感染中，组成感染链的要素包括

A. 传播途径、易感人群

B. 病原携带者、传播途径

C. 病原携带者、易感人群

D. 病原携带者、传播途径、易感人群

E. 病原携带者、易感人群、传播途径、感染源

42. 梅毒病原体易灭活的环境是

A. 干燥环境

B. 37℃环境

C. 缺氧环境

D. 寒冷环境

E. 潮湿环境

43. 幼儿对微生物易感性高的主要原因是

A. 细菌容易发生定植与移位

B. 免疫系统发育不成熟

C. 正常菌群容易失调

D. 自我保护能力低

E. 缺乏生物屏障

44. 护理人员边工作边接受临床老师指导、教育的学习过程，这种情况属于培训中的

A. 脱产培训

B. 半脱产培训

C. 在职培训

D. 业余学习

E. 自学高考

45. 某些研究表明，人们的沟通至少 2/3 是通过

A. 书面沟通

B. 口头沟通

C. 非语言沟通

D. 正式沟通

E. 平行沟通

46. 在制定谈话计划中，首先应确立的问题是

A. 谈话的时间

B. 谈话的地点

C. 谈话的主题

D. 谈话的态度

E. 谈话的方式

47. ABC 时间管理法的核心是

A. 抓住主要问题

B. 增加灵活性

C. 激励员工的进取心

D. 评价结果

E. 充分发挥管理者的能力

48. 危害健康行为的类型<u>不包含</u>

A. 日常危害健康行为

B. 有害环境行为

C. 不良疾病行为

D. 违规行为

E. 致病性行为模式

49. 关于流行性出血热的叙述，<u>错误</u>的是

A. 人普遍易感

B. 动物感染后一般不发病

C. 病人易成为主要传染源

D. 是一种自然疫源性疾病

E. 具有多宿主性

50. 关于管理职能的叙述，正确的是

A. 评估、计划、指导、领导、控制

B. 计划、指导、人员管理、领导、控制

C.评估、计划、组织、领导、控制

D.计划、组织、人员管理、领导、控制

E.计划、组织、人员管理、评估、控制

51.普通病房治疗室空气培养细菌总的卫生学标准为

A. ≤ 10CFU/m^3

B. ≤ 50CFU/m^3

C. ≤ 100CFU/m^3

D. ≤ 200CFU/m^3

E. ≤ 500CFU/m^3

52.目标管理法最大的缺点是

A.需要的时间短

B.不能很好地激励员工

C.需要投入更多的物质激励

D.对员工绩效评估的公开性和透明性差

E.过分强调数量或短期目标而忽视质量或长期目标

53.下列属虚证的临床症状是

A.体质多壮实

B.精神萎靡，声低气微

C.声高气粗

D.胸腹按之疼痛，胀满不减

E.脉象有力

54.受下列微生物污染的物品，<u>不需要</u>选用高水平消毒法的是

A.细菌芽孢

B.亲脂病毒

C.真菌孢子

D.分枝杆菌

E.肝炎病毒

55.以各项护理工作为中心的护理方式称为

A.个案护理

B.小组护理

C.责任制护理

D.综合护理

E.功能制护理

56.关于原位菌群失调的叙述，正确的是

A.一度失调可通过细菌定量检查得到反映

B.二度失调去除失调因素后，正常菌群可自然恢复

C.二度失调的原因常为广谱抗生素药物的大量使用

D.三度失调又称为比例失调

E.三度失调是某部位正常菌群结构与数量的暂时变动

57.对护理人员严格实行准入制度，杜绝无资质人员上岗，按照控制点位于整个活动过程中的位置，这一控制措施属于

A.矫正性控制

B.事先控制

C.内部控制

D.过程控制

E.事后控制

58.健康教育的最终目标是

A.促进人民建立健康的行为和生活方式

B.消除或减少影响健康的危险因素

C.预防疾病，促进健康，提高生活质量

D.改善人们的健康相关行为

E.传播健康信息

59.常用于健康教育形成评价和过程评价的方法是

A.专家咨询

B.现场观察

C.目标人群调查

D.查阅档案资料

E.专家小组讨论

60.关于人际传播的技巧，正确的叙述是

A.需要对某一问题进行深入了解时，通常选择开放式提问

B.偏向式提问的问题中常隐含提问者的观点

C.应避免使用诱导式提问

D.尽量避免使用否定性反馈

E.仪表形象不属于非语言性传播技巧

61.通过讨论冲突的得失，开诚布公地与双方加以沟通和讨论，使双方了解冲突所带来的后果，帮助他们改变思想和行为。该处理冲突的方法是

A.协商

B.妥协

C.推延

D.压制

E.教育

62.关于团体决策的方法，不正确的叙述是

A.德尔菲法

B.名义集体决策法

C. 记录统计法

D. 电子会议法

E. 头脑风暴法

63. 传播者依据受者的生理、心理和社会方面的具体情况选择适宜的传播途径。体现了传播者选择传播途径的原则是

A. 针对性原则

B. 有效性原则

C. 适宜性原则

D. 分析性原则

E. 个体性原则

64. 卫生宣教往往是指

A. 卫生知识的立体传播

B. 卫生知识的多向传播

C. 卫生知识的三维传播

D. 卫生知识的双向传播

E. 卫生知识的单项传播

65. 人体正常菌群的生理作用<u>不包括</u>

A. 营养作用

B. 稳定作用

C. 免疫调节作用

D. 生物屏障作用

E. 定植抵抗力作用

66. 某产妇计划剖宫产，青霉素过敏试验阳性，该产妇可以选择预防应用的抗生素是

A. 阿莫西林

B. 克林霉素

C. 安灭菌

D. 头孢哌酮舒巴坦

E. 甲硝唑

67. 对于无明显潜伏期的疾病，判断医院感染的原则是

A. 入院 8 小时后发生的感染

B. 入院 16 小时后发生的感染

C. 入院 24 小时后发生的感染

D. 入院 32 小时后发生的感染

E. 入院 48 小时后发生的感染

68. 关于双因素理论的叙述，正确的是

A. 保健因素是外在因素，与人们的满意情绪有关

B. 激励因素与工作本身或工作内容有关

C. 激励因素是内在因素，与人们的不满情绪有关

D. 激励因素与工作环境或工作关系有关

E. 保健因素不仅能保持人的积极性，也能对人们起到激励作用

69. 普通手术器械首选的灭菌方法是

A. 电离辐射灭菌

B. 压力蒸汽灭菌法

C. 环氧乙烷灭菌法

D. 干热灭菌法

E. 湿热灭菌法

70. 马斯洛提出的需要层次论中的最高层次的需要是指

A. 生理需要

B. 爱与归属的需要

C. 尊重需要

D. 自我实现的需要

E. 安全的需要

71. 进行肌内注射时，关于皮肤消毒的叙述，<u>错误</u>的是

A. 消毒方法以注射或穿刺部位为中心，由内向外逐步涂擦

B. 用无菌棉签浸润含有效碘 5000mg/L 消毒 1 遍

C. 进针时手不可接触消毒部位皮肤

D. 无菌棉签应边消毒边旋转

E. 无菌棉签蘸有消毒液后前段必须保持向下

72. 为肺结核患者吸痰时，应佩戴的口罩是

A. 纱布口罩

B. 外科口罩

C. 防护面罩

D. 普通医用口罩

E. 医用防护口罩

73. 护士不按时巡视病房，患者病情变化未能及时发现，延误抢救，该护士行为属于

A. 违反护理规范、常规

B. 执行医嘱不当

C. 工作不认真，缺乏责任感

D. 护理管理不善造成的缺陷

E. 法律责任意识不强

74. 某护士长平时在工作时喜欢自己决定一切，不善于听取其他护士的意见，这种领导作风属于

A. 民主型

B. 专权型

C. 自由型

D. 参与型

E. 放任型

75. 某护士随疾病控制中心工作人员到炭疽疫源地参与消毒和灭鼠等工作，工作结束后，对其医学观察期最少是
A. 5 天
B. 8 天
C. 10 天
D. 12 天
E. 18 天

76. 护士处理被开放性肺结核患者口鼻分泌物污染的不锈钢容器时，按照最低标准应该选择的是
A. 低效消毒剂
B. 中效消毒剂
C. 高效消毒剂
D. 灭菌剂
E. 干燥剂

77. 某护士要进入水痘患儿的隔离病房进行护理，该护士在进入病房前应穿（佩）戴的防护装备是
A. 防护服
B. 纱布口罩
C. 防护面罩
D. 外科口罩
E. 医用防护口罩

78. 某医院护理部根据医院分级管理评审标准要求，全年设立了 12 项标准值，并将此目标分解到科、区和个人，签订责任书并形成合同，年终 12 项目标值均达到或超额完成。这种管理方法是
A. 目标管理法
B. 组织文化法
C. 组织变革法
D. 目标激励法
E. 目标控制法

79. 患者，男，37 岁。以"原发性肝癌"收入院。护士进行评估时发现患有乙肝病史 10 年，饮酒史 8 年。护士所进行的这些工作属于
A. 健康教育的过程评价
B. 健康教育的形成评价
C. 健康教育的效应评价
D. 健康教育的结局评价
E. 健康教育的总结评价

80. 为了保障公民的身体健康，维护公民利益，政府规定在公共场所禁止吸烟，此项规定属于
A. 服务干预
B. 政策干预
C. 人际干预
D. 环境干预
E. 信息干预

81. 医院感染管理中，泌尿道感染的主要致病病原体是
A. 表皮葡萄球菌
B. 不动杆菌
C. 大肠杆菌
D. 支原体
E. 衣原体

82. 某护士用紫外线对病房进行消毒，发现灯管灰尘较多，用酒精擦拭后打开紫外线灯，此时室内温度 18℃，湿度 50%，照射 30 分钟后（开灯 7 分钟后计时）关灯。该操作的判断是
A. 错误，照射时间不够
B. 正确
C. 错误，计时方法不对
D. 错误，照射前不能擦拭灯管
E. 错误，不能用酒精擦拭灯管

83. 患者，女，46 岁。因直肠癌行直肠癌切除、结肠造口术，其住院期间的健康教育内容不包括
A. 直肠癌的病因及发病机制
B. 直肠癌的主要临床表现
C. 直肠癌的治疗原则及方法
D. 直肠癌术后复查要求
E. 直肠癌术后常见的并发症

84. 班里决定组织春游，同学们提出了几个出游的目的地，但是各有利弊，例如有的太远，有的费用太高等等。班长经过对多个目的地的利弊权衡，决定了一个既不太远，费用又不太高的目的地。从计划的步骤来看，班长目前刚刚完成了
A. 比较各种方案
B. 发展可选方案
C. 评估形式
D. 确定目标
E. 选定方案

85. 护士与患者交谈时，患者问及护士的私生活，护士不好意思的随口道："哦"这属于反馈技巧的
A. 模糊性反馈
B. 肯定性反馈

C.语言性反馈

D.否定性反馈

E.错误性反馈

86.某医院计划发展社区护理服务项目，需要对计划的前提条件进行评估分析。属于医院外部前提条件的是

A.可提供社区服务的护理人员

B.医院医疗设备情况

C.医院可提供社区服务中心的场所

D.医院所处社区人口的数量

E.医院建立社区服务中心的经费

87.某病区护士甲和护士乙又一次因为工作上的事情发生了争执，刚好护士长在旁边，护士长巧妙而幽默地化解了两人的矛盾，该护士长采用有效沟通方法中的

A.创造良好的沟通环境

B.学会有效地聆听

C.强化沟通能力

D."任性"沟通

E.重视沟通细节的处理

88.某三级甲等综合医院有床位 3500 张，病区65 个。科护士长 3 名，每位科护士长分管 20 余个病区，因此每人都感到身心疲惫。力不从心，该院在组织设计中忽略了

A.目标统一原则

B.分工协作原则

C.有效管理幅度原则

D.最少层次原则

E.集权与分权原则

89.患者，男，59 岁。因脑出血术后呼吸功能不全给予机械通气，为预防呼吸机相关肺炎的发生，不正确的预防措施是

A.在病情允许的情况下，抬高床头 30°~40°

B.按照要求进行口腔护理

C.呼吸机螺纹管每天常规更换

D.持续或间断吸引声门下分泌物

E.呼吸机湿化器使用无菌水，每天更换

二、以下提供若干组考题，每组考题共同使用在考题前列出的 **A、B、C、D、E** 五个备选答案。请从中选择一个与考题关系最密切的答案，并在答题卡上将相应题号的相应字母所属的方框涂黑。每个备选答案可能被选择一次、多次或不被选择。

（90~91 题共用备选答案）

A.过氧化氢

B.过氧乙酸

C.戊二醛

D.氯己定

E.乙醇

90.能达到中水平消毒效果的消毒剂是

91.能达到低水平消毒效果的消毒剂是

（92~93 题共用备选答案）

A.炭疽杆菌

B.结核分枝杆菌

C.乙型肝炎病毒

D.人类免疫缺陷病毒

E.甲型肝炎病毒

92.必须使用高效消毒剂的病原体是

93.对低效消毒剂都敏感的病原体是

（94~95 题共用备选答案）

A.对疾病严重性的认识

B.对疾病易感性的认识

C.对行为有效性的认识

D.对自身采取或放弃某种行为能力的自信

E.对采取或放弃某种行为障碍的认知

94.在健康信念模式中，人们对采取或放弃某种行为后能否有效降低患病危险性或减轻疾病后果的判断，属于

95.在健康信念模式中，个体对罹患某种疾病可能性的认识，属于

（96~98 题共用备选答案）

A.日常健康行为

B.避开有害环境行为

C.戒除不良嗜好行为

D.预警行为

E.保健行为

96.驾车使用安全带属于

97.合理营养属于

98.积极应对紧张生活事件属于

（99~100题共用备选答案）

A. 做好病室及床单位的环境清洁

B. 合理使用抗菌药物

C. 操作前后要洗手

D. 口服微生态制剂

E. 做好医疗用品的消毒灭菌

99. 患者男，65岁，冠脉搭桥手术后出现咳嗽、咳痰、发热，听诊肺部有湿啰音，X线显示肺部有炎性改变，痰培养细菌数 ≥ 10cfu/ml。该患者的预防感染措施<u>不包括</u>

100. 患儿女，10岁。颅内血肿切除术后10天，出现发热，伤口愈合不好，有脑脊液外渗，脑脊液培养细菌阳性，该患儿的预防感染措施<u>不包括</u>

专业知识

一、以下每一道题下面有 A、B、C、D、E 五个备选答案。请从中选择一个最佳答案，并在答题卡上将相应题号的相应字母所属的方框涂黑。

1. 关于高血压危象的描述，错误的是
A. 主要由于脑部血管痉挛引起
B. 收缩压可达 33.8kpa（253mmHg）
C. 舒张压 ≥ 15.6kpa（117mmHg）
D. 可见于急进型高血压
E. 可有高血压脑病的表现

2. 水中毒病人每天输液总量应限制在
A. 900~1100ml
B. 700~1000ml
C. 700~800ml
D. 600~800ml
E. 500~700ml

3. 下列哪种酸碱失衡患者会出现口唇呈樱桃红色
A. 代谢性碱中毒合并呼吸性酸中毒
B. 呼吸性碱中毒合并代谢性碱中毒
C. 代谢性酸中毒
D. 呼吸性酸中毒
E. 代谢性酸中毒

4. 患者男性，46 岁，车祸导致骨折并有大出血，病人有休克表现，应采取的体位是
A. 半坐位
B. 头和躯干抬高 20°~30°，下肢抬高 15°~20°
C. 去枕平卧位
D. 右侧卧位
E. 头高足低位

5. 关于超急性排斥反应的描述，正确的是
A. 术后 24 小时内发生
B. 移植物肿大引起局部胀痛
C. 移植器官功能缓慢减退
D. 突发寒战、高热
E. 术后 1 个月内发生

6. 关于血栓闭塞性脉管炎的护理，错误的是
A. 防止患肢受伤
B. 劝告病人戒烟
C. 局部热敷

D. 做伯格运动
E. 足部保暖

7. 某上消化道出血的病人行三腔二囊管止血，晨间护理发现出血已停止，可考虑
A. 拔去三腔管
B. 放气数分钟再注气加压
C. 从食管中注流质饮食
D. 口服石蜡油准备拔管
E. 放气，留置观察 24 小时

8. 甲状腺危象的诱因不包括
A. 应激
B. 感染
C. ^{131}I 治疗反应
D. 严重突眼
E. 手术准备不充分

9. 若出现大便带血，便时、便后剧痛，考虑出现
A. 肛管周围脓肿
B. 混合痔
C. 肛瘘
D. 肛裂
E. 外痔

10. 内痔患者的大便特点是
A. 米泔水样粪便
B. 细条状粪便
C. 果酱样粪便
D. 便后滴血
E. 黏液血便

11. 肝硬化伴腹水患者每日进水量应限制在
A. 300ml
B. 500ml
C. 800ml
D. 1000ml
E. 1500ml

12. 要素饮食配置后，冰箱内冷藏，使用期限最长不得超过
A. 24 小时
B. 15 小时

C. 8 小时

D. 4 小时

E. 2 小时

13. 须严格限制植物蛋白摄入的是

A. 肺性脑病

B. 脑出血

C. 肝硬化

D. 糖尿病

E. 尿毒症

14. 一位患有军团菌肺炎的病人，治疗时其首选的抗生素是

A. 庆大霉素

B. 青霉素

C. 头孢菌素

D. 万古霉素

E. 红霉素

15. 处理肺结核患者痰液最简单、最有效的方法是

A. 消毒灵浸泡

B. 煮沸

C. 酒精消毒

D. 深埋

E. 焚烧

16. 妊娠合并心脏病的孕妇在妊娠期易发生心衰的时间是

A. 孕 37~39 周

B. 孕 35~36 周

C. 孕 32~34 周

D. 孕 25~30 周

E. 孕 20~24 周

17. 护理青紫型先心病患儿，要保证入量防止脱水，其目的是

A. 防止心力衰竭

B. 防止肾衰

C. 防止休克

D. 防止脑栓塞

E. 防止便秘

18. 羊水过多是指妊娠期羊水量超过

A. 600ml

B. 800ml

C. 1000ml

D. 1500ml

E. 2000ml

19. 关于婴儿腹泻的饮食护理，错误的是

A. 吐泻严重者应禁食 1 天，并禁水

B. 母乳喂养者可继续哺乳，暂停辅食

C. 双糖酶显著缺乏者慎用糖类食品

D. 病毒性肠炎应暂停乳类，改为豆制代乳品

E. 人工喂养者，可给等量米汤或水稀释的牛奶，或脱脂奶

20. 下列哪项有促进乳汁分泌的作用

A. 早吸吮

B. 大剂量使用雌激素

C. 多吃水果

D. 前列腺素

E. 孕激素制剂

21. 治疗破伤风的中心环节是

A. 使用抗生素

B. 彻底清创

C. 控制痉挛

D. 使用 TAT

E. 纠正水电解质紊乱

22. 治疗休克首要和最基本的措施是

A. 积极处理原发病

B. 纠正酸碱平衡失调

C. 应用血管活性药物

D. 纠正微循环障碍

E. 尽快恢复有效血容量

23. 下列属于左向右分流型先天性心脏病的是

A. 右位心

B. 主动脉狭窄

C. 肺动脉狭窄

D. 法洛四联症

E. 室间隔缺损

24. 烧伤局部有水疱，基底潮红并有剧痛，其烧伤程度为

A. Ⅰ 度

B. 浅 Ⅱ 度

C. 深 Ⅱ 度

D. 浅 Ⅲ 度

E. 深 Ⅲ 度

25. 关于 SLE 患者的护理，不正确的是

A. 加强户外锻炼，多晒太阳

B. 皮损处用清水冲洗

C. 脱发的病人每周温水洗头 2 次

D. 皮肤黏膜有霉菌感染时可用 2.5% 制霉菌素甘油外涂

E. 安置在背阳的病室中

26. 原发性肾病综合征复发及疗效不佳的主要原因是

A. 血栓

B. 感染

C. 动脉粥样硬化

D. 肾功能不全

E. 血液高凝状态

27. Charcot 三联征为

A. 腹痛、高热寒战、黄疸

B. 腹痛、休克、黄疸

C. 腹膜刺激征、高热寒战、黄疸

D. 腹痛、高热寒战、腹肌紧张

E. 腹痛、压痛、腹肌紧张

28. 关于口服铁剂的注意事项，正确的是

A. 可和牛奶同服

B. 可和茶水同服

C. 饭前服用

D. 警惕黑便

E. 液体铁剂要用吸管

29. 下列哪一种是闭合性损伤

A. 撕裂伤

B. 刺伤

C. 挫伤

D. 切割伤

E. 裂伤

30. 胎儿娩出后，护士应首先采取的处理措施

A. 处理胎盘

B. 清除口鼻黏液

C. 清洁

D. 称重

E. 断脐

31. 在新生儿期应接种的疫苗是

A. 卡介苗、乙肝疫苗

B. 流感疫苗

C. 乙脑疫苗

D. 破伤风抗毒素

E. 脊髓灰质炎疫苗

32. 儿童时期哪个系统发育最早

A. 生殖系统

B. 淋巴系统

C. 神经系统

D. 呼吸系统

E. 循环系统

33. 治疗高血压时联合用药的优点不包括

A. 提高疗效

B. 加快降压速度

C. 减轻药物不良反应

D. 可减少每种药物的剂量

E. 可产生协同作用

34. 破伤风患者最先受影响的肌群是

A. 颈项肌

B. 肋间肌

C. 背腹肌

D. 咀嚼肌

E. 面肌

35. 产后出血指胎儿娩出 24 小时内阴道流血量超过

A. 100ml

B. 200ml

C. 300ml

D. 400ml

E. 500ml

36. 消化性溃疡最常见的并发症是

A. 消瘦、贫血

B. 癌变

C. 幽门梗阻

D. 穿孔

E. 出血

37. 有关特发性血小板减少性紫癜的护理，不妥的是

A. 告知患者本病预后较好

B. 血小板 20×10^9/L 以下，可进行轻体力活动

C. 女性患者应避孕

D. 避免粗硬食物，以免黏膜损伤

E. 眼底出血者警惕颅内出血

38. 关于小儿体重的说法，错误的是

A. 新生儿出生体重平均为 3kg

B. 生后前半年每月增长 0.7kg

C. 后半年每月增长 0.25kg

D. 2 周岁约为出生体重的 4 倍

E. 2 岁后每年平均增长 1.5kg

39. 关于产褥感染的护理，正确的是

A. 患者取半卧位

B. 所用便盆需清洗

C. 保持外阴清洁，每日坐浴 2 次

D. 保证营养摄入，每日给高蛋白、高胆固醇饮食

E. 当体温超过 40℃时开始物理降温

40. 护士在病人进行妇科检查中正确的配合是

A. 应导尿排空膀胱

B. 取自由体位

C. 所有病人均做阴道检查准备

D. 病人所用用具应消毒

E. 臀垫如无污染，可继续使用

41. 风湿性心脏病患者并发哪种心律失常时，易引起栓塞

A. 窦性心动过缓

B. 窦性心动过速

C. 过早搏动

D. 心房颤动

E. 第三度房室传导阻滞

42. 患儿女，2.5 岁，生后 3 个月出现青紫，哭闹、活动后青紫明显加重，该患儿生长发育落后，喜蹲踞，有杵状指，心前区有明显杂音，患儿可能为

A. 室间隔缺损

B. 房间隔缺损

C. 动脉导管未闭

D. 肺动脉狭窄

E. 法洛四联症

43. 有关清洁中段尿培养标本的采集正确的是

A. 消毒剂清洗外阴

B. 使用抗生素药物前收集

C. 饮水 1000ml 后采集

D. 采集后应留置一段时间后送检

E. 停用抗生素后即可收集

44. 急性白血病人高热的主要原因是

A. 代谢亢进

B. 严重贫血

C. 白血病细胞浸润

D. 化疗过敏反应

E. 感染

45. 椎动脉型颈椎病的典型症状是

A. 上肢麻木、活动不灵

B. 颈部僵硬

C. 眩晕

D. 心动过速

E. 步态不稳

46. 预防急性乳腺炎的基本措施是

A. 经常按摩乳房

B. 小量多次哺乳

C. 排空乳汁

D. 每次哺乳后清洁乳房

E. 乳头出现破损应及时回乳

47. 宫颈癌早期临床症状是

A. 不规则阴道出血

B. 白带有异味

C. 阴道排液

D. 接触性出血

E. 月经异常

48. 患儿男，1 岁，牛乳喂养，食欲欠佳，不肯进辅食，逐渐面色苍黄 2 个月，体重 7.8kg，睑结膜苍白，心前区 2 级收缩期杂音，肝肋下 3cm，脾肋下 1.5cm，四肢有抖动。问欲判断患儿有无贫血及其程度，应首先做哪种检查

A. 血常规

B. 骨髓象

C. 血清总铁结合力测定

D. 血清铁

E. 运铁蛋白

49. 关于肝性脑病病人的护理措施，错误的是

A. 忌食蛋白质

B. 防止感染

C. 放大量腹水

D. 安眠药禁用或慎用

E. 便秘时使用弱酸性溶液灌肠

50. 肛裂典型的临床表现是

A. 便秘、间断性黏液血便

B. 左下腹疼痛、脓血便、排便不尽感

C. 腹痛、里急后重、便秘

D. 疼痛、便秘、出血

E. 疼痛、出血、排便不尽感

51. 早产儿补充铁剂的适宜时间是
A. 8 个月龄
B. 6 个月龄
C. 4 个月龄
D. 2 个月龄
E. 14 天

52. 某风湿性心脏病患者晨起右侧肢体活动不便，不能下床，口角歪斜，言语不清。应考虑为
A. 脑出血
B. 脑栓塞
C. 脑血栓形成
D. 蛛网膜下隙出血
E. 加重心力衰竭

53. 患者女性，35 岁，入院后诊断为念珠菌性阴道炎。护士指导其选用阴道清洗液为
A. 2%~4% 碳酸氢钠
B. 1 : 5000 高锰酸钾
C. 氯已定
D. 1% 乳酸
E. 呋喃西林

54. 关于消化性溃疡疼痛特点的描述，错误的是
A. 十二指肠溃疡疼痛时进食可帮助缓解
B. 十二指肠溃疡疼痛常在进食后 0.5~1 小时出现
C. 十二指肠溃疡疼痛多发生于空腹或夜间
D. 胃溃疡疼痛位于剑突下正中偏左
E. 长期性、周期性、节律性

55. 支气管哮喘主要的临床表现是
A. 鼻咽痒、打喷嚏
B. 咳嗽、咯黏痰
C. 带哮鸣音的呼气性呼吸困难
D. 带哮鸣音的吸气性呼吸困难
E. 口唇发绀

56. 肺气肿患者，双肺听诊呈
A. 鼓音
B. 实音
C. 过清音
D. 清音
E. 浊音

57. 属于面部危险三角区的部位有
A. 眼眶及鼻部
B. 上唇和鼻部
C. 下唇及鼻梁部
D. 两侧眼睑及眼眶
E. 双眼、鼻部

58. 腰椎间盘突出症最主要的临床表现是
A. 腰痛伴坐骨神经痛
B. 坐骨神经痛、大小便功能障碍
C. 腰和大腿后侧痛
D. 腰部和臀部痛
E. 腰痛

59. 新生儿假月经多发生于出生后
A. 7~9 天
B. 5~7 天
C. 11~14 天
D. 8~10 天
E. 3 天内

60. 杀灭幽门螺杆菌，促进溃疡愈合的药物是
A. 肾上腺皮质激素
B. 吲哚美辛
C. 硫糖铝
D. 西咪替丁
E. 奥美拉唑

61. 前置胎盘的临床表现不包括
A. 不同类型出血时间不同
B. 子宫软、无压痛
C. 阴道出血、剧烈腹痛
D. 胎位清楚
E. 妊娠晚期反复阴道出血

62. 肝硬化腹水患者，采用自发性利尿的方法是
A. 钠盐限制在 2~3g/ 天
B. 输注白蛋白
C. 口服利尿药
D. 进水量限制在 1500ml/ 天左右
E. 限制水、钠摄入

63. 代谢性酸中毒最早的临床表现是
A. 呼吸深而快
B. 心率加快
C. 面部潮红
D. 血压偏低
E. 肌张力减弱

64. 类风湿关节炎最常累及的关节为
A. 四肢小关节
B. 脊柱小关节

C. 髋关节

D. 肩关节

E. 肘关节

65. 自发性气胸时安置胸腔闭式的引流管应放置在

A. 第 2 肋间锁骨中线

B. 第 8 肋间腋中线与腋后线之间

C. 第 7 肋间腋中线与腋后线之间

D. 胸骨旁任何一肋间

E. 第 6 肋间腋中线与腋后线之间

66. 急性出血坏死型胰腺炎的主要表现不包括

A. 水、电解质、酸碱平衡失调

B. 肠鸣音减弱

C. 低血糖

D. 恶心、呕吐

E. 腹痛

67. 患者，男性，70 岁。因胃癌行胃大部切除术，术后第 10 天，患者进食 20 分钟后出现上腹饱胀、恶心、呕吐、头晕、心悸、出汗、腹泻等，首先应考虑为

A. 十二指肠残端破裂

B. 吻合口梗阻

C. 胃肠吻合口破裂

D. 术后胃出血

E. 倾倒综合征

68. 糖尿病引起的并发症不包括

A. 感染

B. 神经病变

C. 淋巴腺瘤

D. 糖尿病足

E. 动脉粥样硬化

69. 对心力衰竭患者加强心肌收缩力的药物治疗为

A. 地高辛

B. 硝普钠

C. 硝酸甘油

D. 呋塞米

E. 氢氯噻嗪

70. 使用胰岛素治疗过程中应告知患者的最常见不良反应是

A. 胃肠道反应

B. 肾功能损害

C. 酮症反应

D. 变态反应

E. 低血糖反应

71. 患者，女性，30 岁。经前乳房胀痛并出现肿块，经后自行消退，应考虑为

A. 乳管内乳头状瘤

B. 乳腺囊性增生病

C. 乳腺肉瘤

D. 乳腺纤维腺瘤

E. 乳腺癌

72. 患者男，52 岁。因食管癌行食管癌根治术，术后 3 周，出现左下肢肿胀、疼痛，B 超显示左下肢静脉血栓形成。为防止肺栓塞，护理措施中错误的是

A. 严密观察有无胸痛、胸闷、呼吸困难等症状

B. 禁止经患肢静脉输液

C. 患肢制动

D. 按摩肢体

E. 早期下床活动

73. 患者，男，32 岁。颅底骨折发生脑脊液鼻漏和耳漏，下列处理措施，正确的是

A. 清洁外耳道，保持外耳道通畅

B. 经鼻腔放置胃管

C. 卧床休息，头偏向健侧

D. 做腰穿

E. 立即外耳道滴抗生素

74. 某幼儿班，近半个月连续出现 10 余名 3~4 岁幼儿精神不振、食欲不振，其中 5 名儿童发热、巩膜黄染。对于未患病幼儿，最正确的处理措施是

A. 立即疏散该班

B. 立即注射甲肝疫苗

C. 立即注射甲肝疫苗和丙种球蛋白

D. 立即检查肝功能

E. 立即注射乙肝疫苗

75. 患者男，50 岁，在家用煤气加热器洗澡时出现头晕、头痛、乏力、胸闷、心悸、恶心等症状。护士到达现场后对其进行抢救的首要措施是

A. 立即将病人搬到室外空气新鲜处

B. 吸氧

C. 给予止痛药

D. 保持呼吸道通畅

E. 松解衣服

76.高位小肠梗阻除腹痛外最主要的症状是

A.腹部包块

B.停止排便排气

C.叩诊呈鼓音

D.腹胀明显

E.呕吐频繁

77.子宫内膜异位症主要的临床表现是

A.继发性进行性痛经

B.痛经进行性加重

C.经期腹痛,肛门坠胀感

D.大腿两侧疼痛

E.腹痛于经期第1~2天

78.左心衰竭患者最早出现的症状是

A.夜间阵发性呼吸困难

B.咳粉红色泡沫样痰

C.劳力性呼吸困难

D.端坐呼吸

E.心源性哮喘

79.患者,女性,37岁。1年前因化脓性胆管炎行胆总管切开引流术,半年后出现切口疝,最可能的原因是

A.术后出血量大

B.曾有切口感染

C.早期活动

D.术后曾有腹腔内感染

E.术后并发肠瘘

80.全肺切除术后的护理,正确的是

A.可酌情放出适量的气体和液体,每次放液量不超过200ml

B.胸腔引流管一般呈开放状态引流液体

C.严格卧床1周

D.24小时输液量不超过2000ml,输液滴速20~30滴/分为宜

E.嘱患者患侧卧位

81.指导剖宫产术后5个月的哺乳期妇女,其避孕方法应首选

A.闭经可不避孕

B.阴茎套

C.安全期避孕

D.口服避孕药

E.宫内节育器

82.下列哪项不是慢性脓胸的临床表现

A.呼吸运动减弱或消失

B.肋间隙变窄

C.纵隔向键侧移位

D.以低热、消瘦、贫血为主要表现

E.病程超过3个月

83.患者男,48岁,喷洒农药3小时后发生头晕、恶心、腹痛、呼吸气有大蒜味,患者神志清楚。入院后护士指导患者家属清洗患者皮肤时忌用温开水的原因是

A.防止烫伤患者皮肤

B.防止皮肤血管扩张,促进毒物吸收

C.抑制呼吸中枢

D.无法清除毒物

E.防止毒物对热发生反应

84.患者男性,冠心病14年、因心前区疼痛症状加重就诊,在诊室门口护士见到该病人突然晕倒、意识丧失、颈动脉搏动消失、呼吸停止、瞳孔扩大。此时护士应进行哪项抢救措施

A.吸氧

B.人工呼吸

C.呼叫医生

D.胸外心脏按压

E.静脉输液

二、以下提供若干个案例,每个案例有若干个考题,请根据提供的信息,在每题的A、B、C、D、E五个备选答案中选择一个最佳答案,并在答题卡上按照题号将所选答案对应字母的方框涂黑。

(85~86题共用题干)

患者女,30岁。停经2个月,阴道出血并有水疱状物排出,诊断为葡萄胎。

85.病史中最具诊断价值的是

A.阴道出血时间

B.有无流产史

C.尿妊娠试验阳性

D.阴道水疱状物排出

E.停经史

86.该患者的处理原则是

A.化疗

B.手术治疗

C.止血

D.立即清宫

E.住院观察

（87~89 题共用题干）

患者，女性，26 岁。全血细胞减少，骨髓有核细胞增生低下，粒系、红系低下，巨核细胞缺如。

87. 对该患者最有可能的诊断是
　　A. 特发性血小板减少性紫癜
　　B. 慢性白血病
　　C. 急性白血病
　　D. 再生障碍性贫血
　　E. 缺铁性贫血

88. 与该疾病无关的因素是
　　A. 遗传倾向
　　B. 饮食因素
　　C. 病毒感染
　　D. X 射线接触
　　E. 氯霉素

89. 针对该患者的护理措施，最重要的是
　　A. 观察药物的不良反应
　　B. 心理护理
　　C. 预防颅内出血
　　D. 饮食护理
　　E. 合理的休息与活动

（90~93 题共用题干）

患者，男性，50 岁。1 年前因胃溃疡接受胃大部切除术，查血常规：Hb 80 g/L，RBC 3.5×10^{12}/L，诉头晕、心悸、乏力，诊断为缺铁性贫血。

90. 患者出现头晕、心悸、乏力的最主要原因是
　　A. 胃酸不足，影响铁的吸收
　　B. 骨髓造血功能障碍
　　C. 慢性失血
　　D. 铁吸收不良
　　E. 铁的摄入太少

91. 该患者外周血红细胞的形态主要为
　　A. 大红细胞高色素
　　B. 巨红细胞
　　C. 正常红细胞低色素
　　D. 小红细胞低色素
　　E. 正常红细胞正常色素

92. 该患者最重要的治疗原则是
　　A. 补充营养
　　B. 中医治疗

　　C. 病因治疗
　　D. 补充铁剂
　　E. 输血

93. 护士指导患者口服铁剂时应注意
　　A. 血红蛋白恢复后即可停药
　　B. 宜餐前服用
　　C. 不宜同时服用稀盐酸
　　D. 可同时服用维生素 C
　　E. 可与茶叶同时服用

三、以下提供若干组考题，每组考题共同使用在考题前列出的 A、B、C、D、E 五个备选答案。请从中选择一个与考题关系最密切的答案，并在答题卡上将相应字母所属的方框涂黑。每个备选答案可能被选择一次、多次或不被选择。

（94~97 题共用备选答案）
　　A. 大阴唇下方有红肿硬块
　　B. 鸡冠状小丘疹
　　C. 外阴奇痒，白带呈凝乳状
　　D. 外阴瘙痒，白带成稀薄泡沫状
　　E. 稀薄淡黄色白带

94. 滴虫性阴道炎的主要症状是

95. 外阴阴道假丝酵母菌病的主要症状是

96. 尖锐湿疣的典型体征是

97. 老年性阴道炎白带的特点

（98~100 题共用备选答案）
　　A. 给予解痉镇痛
　　B. 胆肠内引流
　　C. 抗感染
　　D. 急症手术引流腹腔
　　E. 急症手术引流胆总管

98. 未伴结石的慢性胆囊炎需要

99. 急性梗阻性化脓性胆管炎需要

100. 胆囊炎发生胆囊坏疽穿孔，病情危重需要

专业实践能力

一、以下每一道题下面 A、B、C、D、E 五个备选答案，请从中选择一个最佳答案，并在答题卡上将相应字母所属的方框涂黑。

1. 新生儿期应接种的疫苗是
A. 乙肝疫苗
B. 白喉类毒素
C. 麻疹减毒活疫苗
D. 百日咳类毒素
E. 脊髓灰质炎糖丸

2. 关于急性肾功能衰竭无尿期的护理，正确的叙述是
A. 输入库存血纠正贫血
B. 严格限制静脉补液量
C. 多吃橘子补充钾离子
D. 多进食优质蛋白质
E. 尿量增加时快速补液

3. 新生儿败血症最常见的感染途径是
A. 消化道感染
B. 脐部感染
C. 羊水穿刺
D. 胎膜早破
E. 宫内感染

4. 卡介苗预防的疾病是
A. 麻疹
B. 水痘
C. 猩红热
D. 腮腺炎
E. 结核病

5. 护理肺结核大咯血患者时最主要应避免发生
A. 循环衰竭
B. 呼吸道感染
C. 贫血
D. 窒息
E. 发热

6. 妊娠晚期羊水主要来自于
A. 母体血清经羊膜的透析液
B. 胎儿呼吸道黏膜的透析液
C. 脐带表面的透析液

D. 胎儿皮肤的透析液
E. 胎儿尿液

7. 关于小儿肺炎的护理，错误的叙述是
A. 应流质、半流质饮食
B. 高热者给予物理降温
C. 鼻导管给氧时，流量 4L/min，浓度 60%
D. 经常更换体位，扣拍背部协助排痰
E. 保持室温 18℃~22℃，湿度 60%

8. 一氧化碳中毒最好的氧疗方法是
A. 人工呼吸机供氧
B. 氧流量 8~10 升/分
C. 酒精湿化高流量吸氧
D. 面罩吸氧
E. 高压氧舱

9. 吸宫术适用于妊娠的周数是
A. 18 周内
B. 16 周内
C. 14 周内
D. 12 周内
E. 10 周内

10. 患者女，28 岁，诊断为"系统性红斑狼疮"现病情稳定，拟于近日出院，护士对其进行出院指导，不正确的内容是
A. 坚持长期遵医嘱服药
B. 保持愉快情绪
C. 注意皮肤护理
D. 防止感染
E. 适当锻炼多晒太阳

11. 不能计算孕龄的是
A. 羊水量的多少
B. 子宫底的高度
C. 胎动出现时间
D. 早孕反应出现时间
E. 末次月经日期

12. 急性心肌梗死患者首要的护理诊断是
A. 自理缺陷
B. 心理压力过重
C. 疼痛

D. 有便秘的危险

E. 知识缺乏

13. 第一产程的临床表现**不包括**

A. 拨露

B. 胎头下降

C. 宫口扩张

D. 破水

E. 规律宫缩

14. 有活动能力的患者进行功能锻炼的主要方法是

A. 主动、被动运动结合

B. 手法治疗

C. 助力运动

D. 主动运动

E. 被动运动

15. 干酪样白带多见于

A. 外阴阴道假丝酵母菌

B. 前庭大腺炎

C. 慢性宫颈炎

D. 滴虫性阴道炎

E. 外阴炎

16. 甲亢患者在甲状腺大部分切除术后出现呼吸困难的最常见的原因是

A. 甲状腺危象

B. 双侧喉上神经外侧支损伤

C. 伤口内出血或喉头水肿

D. 双侧喉上神经内侧支损伤

E. 一侧喉返神经损伤

17. 关于子宫的叙述，正确的是

A. 未产妇的子宫颈外口多呈现为横裂口

B. 成人子宫的正常位置呈轻度后倾后屈位

C. 子宫颈外口鳞柱状上皮交界处好发宫颈癌

D. 子宫峡部的上端统称为组织学内口

E. 成人宫体与宫颈的比例为 2.5∶1

18. 小儿营养性贫血的好发年龄阶段为

A. 青春期

B. 学龄前期

C. 婴幼儿期

D. 学龄期

E. 新生儿期

19. 破伤风患者的环境要求**不包括**

A. 单人房间

B. 保持安静

C. 适宜的温、湿度

D. 各项操作在镇静药使用后 1 小时内进行

E. 急救药品和物品齐全

20. 法洛四联症 X 线检查可见

A. 透光度减弱

B. 肺纹理增多

C. 肺门血管影增粗

D. 心影呈靴型

E. 肺动脉段突出

21. 妇科腹部手术患者的备皮范围是

A. 上自剑突下，两侧至腋中线，下达阴阜和大腿上 1/3 处

B. 上自剑突下，两侧至腋前线，下达阴阜和大腿上 1/3 处

C. 上自剑突下，两侧至腋中线，下达大腿上 1/3 处

D. 上自肋缘，两侧至腋中线，下达阴阜和大腿上 1/3 处

E. 上自剑突下，两侧至腋前线，下达大腿上 1/3 处

22. 关于暴露疗法的护理要点，**错误**的叙述是

A. 创面不应覆盖任何敷料

B. 观察肢体远端血运

C. 焦痂用 75% 酒精涂擦

D. 适当约束肢体

E. 随时用无菌敷料吸净创面渗液

23. 关于母乳喂养**错误**的叙述是

A. 喂奶后婴儿以右侧卧位为佳

B. 喂奶完毕，轻拍婴儿背部

C. 两侧乳房先后交替哺乳

D. 按需哺乳，母婴同室

E. 生后 2 小时开奶

24. 良性前列腺增生的临床表现**不包括**

A. 尿急

B. 尿潴留

C. 无痛性血尿

D. 夜尿次数增多

E. 进行性排尿困难

25. 保持子宫前倾位置的主要韧带是

A. 卵巢韧带

B.宫骶韧带

C.主韧带

D.阔韧带

E.圆韧带

26.不属于小儿麻疹患儿常见的护理诊断是

A.体液不足

B.体温过高

C.营养失调，低于机体需要量

D.潜在并发症：肺炎

E.皮肤完整性受损

27.关于急性肾盂肾炎的护理措施，正确的叙述是

A.体温39℃时不需要物理降温

B.高热量、高维生素饮食且少饮水

C.酸化尿液，减少尿路刺激征

D.患者卧床休息，清淡饮食，多饮水

E.立即应用抗菌药物治疗，再留尿检查

28.若卵子未受精，黄体开始萎缩是在排卵后

A.9~10 天

B.7~8 天

C.5~6 天

D.3~4 天

E.1~2 天

29.体力活动轻度受限，休息时无自觉症状，一般活动即可出现乏力、心悸、呼吸困难等症状，休息后症状很快缓解，心功能是

A.Ⅳ级

B.Ⅲ级

C.Ⅱ级

D.Ⅰ级

E.0 级

30.急性再生障碍性贫血最常见的死亡原因是

A.败血症

B.颅内出血

C.恶性贫血

D.重度感染

E.肾病综合征

31.早发支气管肺癌，首选的治疗方法是

A.非手术综合治疗

B.免疫疗法

C.放射疗法

D.早期手术切除

E.化疗

32.洋地黄治疗小儿心力衰竭时，首次给予洋地黄化总量的

A.2/3

B.1/2

C.1/3

D.1/4

E.1/5

33.关于小儿惊厥发作时的护理措施，不正确的叙述是

A.用力按压患儿肢体以防坠床

B.将舌轻轻向外牵拉

C.解开衣领、松开衣被

D.取平卧位，头偏向一侧

E.给予氧气吸入

34.21-三体综合征的遗传特点是

A.常染色体隐性遗传

B.常染色体显性遗传

C.X 连锁显性遗传

D.X 连锁隐性遗传

E.常染色体畸变

35.尿失禁最常发生于

A.癫痫强直－阵挛发作时

B.癫痫强直性发作时

C.癫痫肌阵挛性发作时

D.癫痫失神发作时

E.癫痫部分发作时

36.复苏处理首先应实现的目标是使患者

A.保护肾功能

B.减轻酸中毒

C.恢复呼吸功能

D.心脏恢复跳动

E.恢复脑血液供应

37.关于大肠癌术前肠道准备的叙述，正确的是

A.术前 1 天口服硫酸镁

B.术前 3 日晚清洁灌肠

C.术前 3 天口服肠道抗菌药

D.术前 3 天每晚肥皂水灌肠

E.术前 3 天禁食

38.乳腺癌术后患者最重要的出院指导是

A.继续功能锻炼

B. 参加锻炼

C. 经常自查

D. 5 年内避免妊娠

E. 加强营养

39. 诊断早期肺源性心脏病的依据是

A. 肺部湿啰音

B. 肺气肿体征

C. 肺动脉高压

D. 慢性肺病史

E. 颈静脉充盈

40. 肺炎患者减轻胸痛的最常用体位是

A. 健侧卧位

B. 患侧卧位

C. 俯卧位

D. 仰卧位

E. 坐位

41. 若胸部损伤后伤员出现反常呼吸，正确的急救措施是

A. 紧急气管插管

B. 高流量氧气吸入

C. 胸壁加压包扎固定

D. 胸腔闭式引流

E. 紧急剖胸探查

42. 关于重度营养不良患儿的治疗，正确的叙述是

A. 给予蛋白同化类固醇制剂

B. 高热量饮食

C. 高蛋白饮食

D. 高脂肪饮食

E. 多吃水果、蔬菜

43. 关于门静脉高压症分流术后患者的护理，不正确的是

A. 给予高热量、高蛋白、高维生素、低脂肪饮食

B. 禁用肥皂水灌肠

C. 术后 3 周内每日复查血小板

D. 卧床 1 周

E. 术后 48 小时内取平卧位

44. 关于妇科化疗患者的护理措施，不正确的叙述是

A. 密切观察患者有无出血倾向

B. 发现药液外渗时，应立即停止用药

C. 鼓励患者多咀嚼，以促进唾液的分泌

D. 建议患者采用软毛牙刷刷牙，并用盐水漱口

E. 鼓励家属探视，以加强患者的社会支持

45. 正常小儿尿离心后，正确的沉渣镜检结果是

A. 蛋白含量 < 50mg

B. 多出现上皮细胞

C. 偶见透明管型

D. 白细胞 ≤ 10 个 HP

E. 红细胞 ≤ 5 个 HP

46. 放射治疗局部皮肤一度反应不包括

A. 脱屑

B. 色变暗红

C. 水肿

D. 烧灼痛

E. 红斑

47. 胸外心脏按压的部位是

A. 剑突处

B. 心尖搏动处

C. 胸骨中下 1/3 段

D. 胸骨中段

E. 胸骨上段

48. 毕 Ⅱ 式胃大部切除术后近期最严重的并发症是

A. 十二指肠残端破裂

B. 吻合口梗阻

C. 输入段梗阻

D. 倾倒综合征

E. 胃出血

49. 急性 CO 中毒昏迷苏醒后，应休息观察的时间是

A. 18 天

B. 14 天

C. 10 天

D. 6 天

E. 2 天

50. 原发性肝癌的伴癌综合征不包括

A. 低血压

B. 高血脂

C. 高血钙

D. 红细胞增多症

E. 低血糖

51. 未达到糖尿病治疗理想控制标准的是
A. 血糖化血红蛋白 5.8%
B. 血压 130/80mmHg
C. 空腹血糖 5.6mmol/L
D. 餐后两小时血糖 8.5mmol/L
E. 男性体重指数 < 25

52. 如患者因输卵管堵塞引起的不孕，应选择的辅助生殖技术是
A. 卵母细胞浆内单精子注射
B. 卵巢置换
C. 试管婴儿
D. IVF-ET
E. 人工授精

53. 关于 DIC 病人使用肝素抗凝的叙述，正确的是
A. 在 DIC 高凝期不宜使用肝素
B. DIC 后期单独使用肝素
C. 肝素过量时快速输注鱼精蛋白
D. 肝素过量时凝血时间大于 30 分钟
E. 肝素剂量不足时凝血时间小于 18 分钟

54. 胺碘酮治疗心律失常导致的最严重的不良反应是
A. 角膜色素沉着
B. 恶心、呕吐
C. 负性肌力作用
D. 肺纤维化
E. 转氨酶升高

55. 肱骨中下段粉碎性骨折体格检查时应特别注意有无
A. 伸肘功能障碍
B. 屈肘功能障碍
C. 伸腕功能障碍
D. 屈腕功能障碍
E. 拇指对掌功能障碍

56. 休克患者中心静脉压高而血压正常，最有可能是
A. 血容量严重不足
B. 心功能不全
C. 容量血管过度收缩
D. 血容量相对过多
E. 血容量不足

57. 患者女，58 岁，胆石症病史 23 年。因饱餐后腹痛 4 小时，呕吐 2 次就诊。实验室检查：血白细胞 $12 \times 10^9/L$，中性粒细胞 0.83，疑为急性胰腺炎。医嘱要求患者禁食的主要目的是
A. 控制感染
B. 避免胃扩张
C. 减少胰液分泌
D. 减少胃酸分泌
E. 解除胰管痉挛

58. 某孕妇，25 岁，第一胎，LMP 2016 年 3 月 30 日，2015 年 1 月 7 日到产科门诊复查，查体 BP120/70mmHg，宫高 25cm，腹围 90cm，LOA，头浮，胎心规律，每分钟 136 次。髂棘间径 23cm，髂嵴间径 25cm，骶耻外径 17cm，坐骨结节间径 7.5cm。根据上述情况，最需要进一步做的产科检查是
A. 腹部视诊
B. 腹部听诊
C. 骨盆内测量
D. 查先露是否衔接
E. 重测宫高、腹围

59. 宫颈癌根治术后的患者，留置导尿管的时间是
A. 1~2 天
B. 3~4 天
C. 5~6 天
D. 7~14 天
E. 15~21 天

60. 患者女性，22 岁，停经 45 天，突发剧烈腹痛，伴恶心、呕吐、阴道少量流血。查体：血压 70/50mmHg，下腹压痛（＋），宫颈（＋），下腹部有移动性浊音，最可能的诊断是
A. 不全流产
B. 前置胎盘
C. 异位妊娠
D. 胎盘早剥
E. 先兆流产

61. 某男性患者因血友病反复多次输血后感染艾滋病毒，对家属指导的预防原则是
A. 不共用食具
B. 不共用毛巾
C. 避免血液、体液的接触
D. 严禁性行为
E. 定期检查

62. 患者女，36岁。慢性肾炎病史3年，休息及服中药治疗。近来未按医嘱限制盐、水的摄入，发现水肿加重，伴尿量减少，每日尿量约600ml。查体：BP130/80mmHg，眼睑及双下肢明显水肿。实验室检查，尿蛋白（+++）。最主要的护理诊断是
    A. 有感染的危险
    B. 体液过多
    C. 焦虑
    D. 活动无耐力
    E. 营养失调：低于机体需要量

63. 正常发育的9个月健康婴儿的体重应为
    A. 6.25kg
    B. 7.25kg
    C. 8.25kg
    D. 9.0kg
    E. 10.25kg

64. 患者男，46岁。饱餐后出现上腹痛，腹胀，腹痛向腰背部放射。查体：腹部膨隆，腹壁皮肤出现青紫。上腹压痛、反跳痛、腹肌紧张，肠鸣音消失。血压120/80mmHg，脉搏88次/分，呼吸18次/分，诊断为急性胰腺炎。不宜应用的药物是
    A. 奥曲肽
    B. 抗感染
    C. H_2受体拮抗剂
    D. 质子泵抑制剂
    E. 抗胆碱能药物

65. 患儿男，13岁，呈嗜睡状态，体温39.8℃，头痛、呕吐。全身出现出血性皮疹，诊断为流脑休克型。不妥当的护理措施是
    A. 头部冷敷
    B. 药物降温
    C. 酒精擦浴
    D. 使用气垫床
    E. 皮肤破溃处用消毒纱布冷敷

66. 患者男，42岁。双手掌指关节、腕关节、膝关节对称性胀痛半年。加重伴晨僵1个月。手指和腕关节的X线片示骨质疏松，诊断为类风湿关节炎。对该患者的急性期护理，错误的内容是
    A. 卧床休息
    B. 可暂时性制动
    C. 保持关节处于功能位
    D. 加强关节活动，进行功能锻炼
    E. 可以用温水浴或热水浸泡僵硬的关节

67. 患者女，18岁，诊断为"急性支气管炎"3天，咳嗽、咳痰加重，评估患者痰液黏稠，患者自己难以咳出。清理患者呼吸道首先应选用的方法是
    A. 继续鼓励患者咳嗽排痰
    B. 少量多次饮水
    C. 体位引流
    D. 超声雾化吸入
    E. 负压吸痰

68. 经产妇，32岁。分娩后2小时胎盘未娩出。徒手剥离胎盘困难，阴道流血较多，血压下降难以控制。正确的处理措施是
    A. 清宫术
    B. 钳刮术
    C. 强行剥离
    D. 手术切除子宫
    E. 清宫取胎盘术

69. 足月儿，生后7天，皮肤黄染，血清总胆红素285μmol/L，接受蓝光治疗。为预防核黄疸，护士应当严密监测
    A. 体温
    B. 脉搏
    C. 呼吸
    D. 精神
    E. 出血

70. 患者女，58岁。近半年出现接触性阴道出血。妇科检查子宫正常大小。宫颈脱落细胞学检查结果为巴氏Ⅲ级。为明确诊断，应首选的检查方法是
    A. 分段诊刮术
    B. 宫颈锥切术
    C. 宫颈局部活组织检查
    D. 宫颈管涂片
    E. 宫颈刮片

71. 某29岁孕妇，36周妊娠，行四步触诊法提示胎儿为枕左前位，胎心音最清楚的部位是
    A. 脐部正下方
    B. 脐下方右侧
    C. 脐上方左侧
    D. 脐上方右侧
    E. 脐下方左侧

72. 患者男，40岁。左上腹被电动车撞伤5天，当时仅有局部疼痛，未做特殊处理，现因腹痛突然加剧入院，查体：血压105/70mmHg，脉搏100次/分，

左上腹压痛明显，实验室检查：血红蛋白80g/L，最可能的诊断是

A. 结肠坏死

B. 左肾损伤

C. 胰腺挫伤

D. 脾破裂

E. 胃破裂

73. 患者女，48岁。近半年来经量时多时少，周期无规律。近2个月未行经，突然阴道流血量多，考虑为无排卵型功能失调性子宫出血，给予诊断性刮宫。支持该诊断的内膜病理检查报告应是

A. 正常增生期子宫内膜

B. 增生期和分泌期共存

C. 分泌不良

D. 分泌期子宫内膜

E. 增生过长

74. 某呼吸衰竭患者经过3个月的机械通气后，呼吸状况逐渐好转。当其具备完全撤离呼吸机的能力后，需按以下哪种步骤进行撤机

A. 气囊放气→拔管→吸氧→撤离呼吸机

B. 撤离呼吸机→拔管→气囊放气→吸氧

C. 撤离呼吸机→气囊放气→拔管→吸氧

D. 吸氧→拔管→气囊放气→撤离呼吸机

E. 吸氧→气囊放气→拔管→撤离呼吸机

二、以下提供若干个案例，每个案例有若干个考题，请根据提供的信息，在每题的A、B、C、D、E五个备选答案中选择一个最佳答案，并在答题卡上按照题号将所选答案对应字母的方框涂黑。

（75~76题共用题干）

患者女，28岁。给予周围静脉营养支持，先后给予10%葡萄糖、5%葡萄糖盐水、20%脂肪乳等，在滴入18种氨基酸（滴速60滴/分）15分钟后，该患者突发恶心呕吐，面色潮红，胸背及四肢有皮疹。

75. 患者最可能发生了

A. 发热反应

B. 输液微粒反应

C. 吸入性过敏

D. 脂肪乳延迟过敏

E. 氨基酸过敏

76. 护士应首先采取的措施是

A. 平卧位，监测生命体征

B. 低流量持续吸氧

C. 停输氨基酸，暂观察

D. 静滴血管收缩剂

E. 滴入抗组织胺药物

（77~78题共用题干）

患者男，60岁，某次排便突然晕倒在地，呼之不应，并呕吐咖啡样胃容物，既往有高血压病史10余年。体检：一侧上、下肢瘫痪。

77. 为明确诊断，首选的辅助检查是

A. 脑血管造影

B. 经颅多普勒

C. 腰穿

D. 颅脑CT

E. 脑电图

78. 最可能的诊断是

A. 癫痫持续状态

B. 蛛网膜下隙出血

C. 脑出血

D. 脑血栓形成

E. 短暂性脑缺血发作

（79~80题共用题干）

患者男，60岁。因体检时查出膀胱左侧壁1.5cm×1.5cm肿块，来院就诊。门诊行B超检查，检查结果同前。后行膀胱镜检查，确诊为膀胱移行细胞癌（Ⅰ级）

79. 首选的治疗方法是

A. 膀胱全切除＋尿流改道

B. 膀胱部分切除＋输尿管膀胱吻合术

C. 膀胱部分切除术

D. 开放膀胱电切术

E. 经尿道膀胱电切术

80. 诊断该患者的健康教育<u>不包括</u>

A. 教会患者集尿袋有关护理

B. 定期复查

C. 坚持化疗

D. 禁止吸烟

E. 加强营养

（81~83题共用题干）

患儿男，11岁。因发热伴双耳垂处肿痛3天，腹痛半天，呕吐3次入院，查体：体温39℃，精神萎靡，颈软，双侧腮腺肿大，有压痛，上腹轻度压痛，无反跳痛。

81. 最可能的诊断是

A. 化脓性腮腺炎

B. 流行性腮腺炎并发脑炎

C. 流行性腮腺炎并发胰腺炎

D. 流行性腮腺炎并发胃肠炎

E. 流行性腮腺炎并发睾丸炎

82. 为进一步确诊，应做的检查是
A. 脑脊液检查
B. 腮腺 B 超检查
C. 血脂肪酶测定
D. 转氨酶测定
E. 血、尿、便常规

83. 不妥的护理措施是
A. 热敷肿胀的腮腺以减轻疼痛
B. 应用抗病毒药物
C. 注射阿托品
D. 暂禁食
E. 物理降温

（84~85 题共用题干）

患儿，女，12岁。高热3天，T39.2℃，BP100/60mmHg，P100 次 / 分。食欲差，口干，尿少，眼窝凹陷。

84. 根据患儿情况，估计其每日水分丧失约为
A. 2000~2400ml
B. 1600~2000ml
C. 1200~1600ml
D. 800~1200ml
E. 400~600ml

85. 如果为此患儿补液治疗，应首选
A. 0.3% 补钾液体
B. GNS
C. 3%NS
D. 0.9%NS
E. 5%GS

（86~88 题共用题干）

患儿，男，7个月。腹泻2天，每天10余次黄色稀水便。体重6kg。精神萎靡，皮肤弹性极差，前囟及眼窝明显凹陷，肢冷，血压偏低，口渴不明显，尿量极少。实验室检查：血清钠 125mmol/L。

86. 患儿脱水的性质和程度为
A. 重度高渗脱水
B. 重度低渗脱水
C. 重度等渗脱水
D. 中度低渗脱水
E. 中度等渗脱水

87. 该患儿第1天补液首选的液体种类及量应是

A. 1/2 张含钠液 120~150ml/kg
B. 2/3 张含钠液 20ml/kg
C. 2：1 等张含钠液 180ml/kg
D. 2：1 等张含钠液 20ml/kg
E. 2/3 张含钠液 120~150ml/kg

88. 错误的护理措施是
A. 观察尿量及脱水是否纠正
B. 补液速度为每小时 5~8ml/kg
C. 记录第 1 次排尿时间
D. 记录 24 小时出入液量
E. 记录排便次数、量及性状

三、以下提供若干组考题，每组考题共同使用在考题前列出的 A、B、C、D、E 五个备选答案。请从中选择一个与考题关系最密切的答案。并在答题卡上将相应字母所属的方框涂黑。每个备选答案可能被选择一次、多次或不被选择。

（89~90 题共用备选答案）
A. 脑栓塞
B. 脑血栓形成
C. 脑出血
D. 蛛网膜下隙出血
E. 短暂性脑缺血发作

89. 护理问题"疼痛"最常存在于

90. 护理问题"生活自理缺陷"一般不出现于

（91~93 题共用备选答案）
A. 逐渐恢复正常饮食，忌高脂肪、高蛋白饮食
B. 适当热量，每日蛋白质 0.8~1.0g/kg，植物蛋白为主
C. 少量低脂、低糖流质饮食
D. 无渣、温凉流食
E. 高热量、高蛋白、高维生素、易消化饮食

91. 上消化少量出血的病人，饮食要求是

92. 急性胰腺炎患者急性期后，腹痛和呕吐基本消失后的饮食要求是

93. 血氨正常的肝硬化患者的饮食要求一般是

（94~96 题共用备选答案）
A. 人流综合征
B. 子宫穿孔

C.羊水栓塞

D.人流后感染

E.宫颈粘连

94.吸宫术后出现闭经伴周期性腹痛，最可能的诊断为

95.吸宫术后3天，高热、腹痛、下腹部压痛，最可能的诊断

96.钳刮术时患者烦躁不安，寒战、呕吐，咳嗽，继之呼吸困难，发绀，心率快，血压迅速下降，最可能的诊断为

（97~98题共用备选答案）

A.反复腰部顿痛酸胀感伴血尿

B.小儿腹部巨大肿块

C.老年男性进行性排尿困难

D.无痛性肉眼血尿

E.尿急、尿痛、血尿、脓尿

97.肾结核的主要临床表现是

98.膀胱癌的主要临床表现是

（99~100题共用备选答案）

A.俯卧位

B.半坐位

C.头低脚高位

D.患侧卧位

E.健侧卧位

99.颅中窝骨折的神志清醒的患者的体位是

100.颅前窝骨折的神志清醒的患者的体位是

全国护士（师）资格考试预测卷系列

2025

主管护师技术资格考试预测卷

预测卷（五）

王　冉　主编

中国健康传媒集团

中国医药科技出版社

编 委 会

主 编　王　冉

编 者（以姓氏笔画为序）

基础知识

一、以下每一道考题下面有 A.B.C.D.E 五个备选答案。请从中选择一个最佳答案，并在答题卡上将相应题号的相应字母所属的方框涂黑。

1. 如图所示的心电图，考虑为

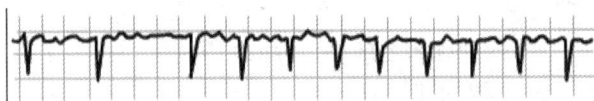

A. 房颤
B. 室上性心动过速
C. 房室传导阻滞
D. 室颤
E. 房早

2. 关于法洛四联症的描述，不正确的是
A. 紫绀是法洛四联症患儿的主要临床表现
B. 血液检查常有红细胞增多
C. 手术可分根治术和姑息分流手术
D. 患儿很少出现蹲踞现象
E. 排便和哭闹可诱发严重缺氧

3. 溃疡病幽门梗阻的主要临床特征是
A. 阵发性腹痛
B. 消瘦
C. 腹胀伴肠型
D. 晚间或下午呕吐大量宿食
E. 食量减少

4. "熊猫眼"征是哪种骨折的特点
A. 额骨骨折
B. 颅前窝骨折
C. 颞骨骨折
D. 颅中窝骨折
E. 颅后窝骨折

5. 胃溃疡首选手术方式是
A. 毕 I 式胃大部切除术
B. 毕 II 式胃大部切除术
C. 胃空肠吻合术
D. 迷走神经切断术
E. 分流术

6. 下列哪项可提示乳癌早期
A. 月经紊乱

B. 乳房周期性胀痛
C. 乳房肿痛
D. 乳房内现多个肿块
E. 乳房内无痛性单个肿块

7. 肺癌的早期症状是
A. 咳嗽，痰中带血
B. 咳浓痰
C. 大咳血
D. 声音嘶哑
E. 剧烈胸痛

8. 风湿性瓣膜病最常累及的瓣膜是
A. 二尖瓣
B. 三尖瓣
C. 主动脉瓣
D. 肺动脉瓣
E. 二尖瓣 + 三尖瓣

9. 左半结肠癌的临床表现不包括
A. 左半结肠癌容易出现梗阻
B. 左半结肠肠腔大不易出现梗阻
C. 肿块多呈浸润型
D. 贫血常不明显
E. 易致肠腔狭窄，常伴有便秘

10. 三腔管用于门脉高压病人食管胃底静脉破裂压迫止血时，放置时间一般不超过
A. 1~2 天
B. 2~3 天
C. 3~5 天
D. 5~7 天
E. 7~14 天

11. 下列哪项检查不需要作碘过敏试验
A. 静脉肾盂造影
B. 尿路平片
C. 肾血管造影
D. 肾动脉造影
E. 排泄性尿路造影

12. 诊断原发性下肢深静脉瓣膜功能不全最可靠的检查方法为
A. 波氏试验

B.下肢深静脉造影

C.屈氏试验

D.交通静脉瓣膜功能试验

E.电阻抗血流测定

13.骨折临床愈合后，骨痂的加强和改造主要取决于

A.外固定的牢固性

B.肢体活动和负重所形成的应力

C.局部血液供应情况

D.骨痂的多少

E.是否很好配合理疗，按摩及药物治疗

14.腹膜后血肿最严重的并发症是

A.休克

B.肾功能衰竭

C.肠梗阻

D.感染

E.血尿

15.胫骨骨折后因局部血运差，易造成延迟愈合或骨不连的部位是

A.胫骨上段骨折

B.胫骨平台骨折

C.胫骨中段骨折

D.胫骨中下 1/3 骨折

E.踝上骨折

16.伴有严重失血性休克的肾损伤患者，首要的处理措施是

A.双肾 CT 检查

B.迅速输血抗休克治疗

C.排泄性尿路造影检查

D.抗生素预防感染

E.止痛、止血治疗

17.关于尿道损伤后行扩张术，错误的是

A.选择大小合适的尿道探子

B.适当定期扩张

C.注意无菌操作

D.避免出血

E.遇有阻力时稍用力送入

18.前列腺增生切除术后，为预防前列腺窝出血，最重要的护理措施是

A.静滴止血芳酸

B.低温等渗盐水膀胱冲洗

C.膀胱冲洗液内加凝血药

D.避免肛管排气，禁忌灌肠

E.气囊导尿管充水并固定在大腿内侧

19.引起骨筋膜室综合征的主要发病机制是

A.骨筋膜室内压高

B.细菌繁殖过盛

C.肌肉痉挛

D.主要神经损伤

E.血管内膜损伤

20.前列腺增生最早出现的症状是

A.尿线变细

B.尿频及夜尿次数增多

C.尿滴沥

D.急性尿潴留

E.尿失禁

21.上消化道大出血的病因诊断首选的检查方法是

A.X 线钡剂造影检查

B.放射性核素扫描

C.急诊内镜检查

D.腹腔动脉造影

E.腹部 CT

22.肛管直肠周围脓肿最多见的是

A.直肠黏膜下脓肿

B.骨盆直肠间隙脓肿

C.直肠后间隙脓肿

D.坐骨肛管间隙脓肿

E.肛门周围脓肿

23.胃肠钡剂造影检查需要禁食

A. 12h

B. 8h

C. 6h

D. 4h

E. 2h

24.我国引起慢性肾功能衰竭最常见的疾病是

A.糖尿病肾病

B.高血压肾病

C.狼疮性肾炎

D.慢性肾小球肾炎

E.慢性肾盂肾炎

25.肾炎性水肿的主要发生机制是

A.继发性心功能不全

B. 低蛋白血症

C. 肾小管重吸收增加

D. 血容量增多

E. 肾小球滤过滤下降

26. 对消化性溃疡病人的健康教育，错误的是

A. 季节变换时注意保暖

B. 胃黏膜保护剂宜在饭后服用

C. 抑酸药宜在空腹时服用

D. 避免刺激性食物和饮料

E. 生活规律，注意休息

27. 急性胰腺炎病人血清淀粉酶开始升高的时间为发病以后

A. 24~72 小时

B. 12~14 小时

C. 6~12 小时

D. 3~6 小时

E. 1~3 小时

28. 肾实质性高血压发生机制绝大多数为

A. 精神因素

B. 高脂血症

C. 高胆固醇血症

D. 肾素依赖型

E. 容量依赖型

29. 肾性急性肾衰竭最常见的原因是

A. 血容量减少

B. 重度低渗性缺水

C. 双侧输尿管结石

D. 严重挤压伤

E. 心功能不全

30. 鉴别再生障碍性贫血与急性白血病的最主要依据是

A. 骨髓检查

B. 外周血出现幼粒细胞

C. 网织红细胞计数

D. 外周血出现幼红细胞

E. 血小板计数

31. 处于活动期的类风湿关节炎患者，其辅助检查结果不会出现

A. 血红蛋白降低

B. 血小板降低

C. C 反应蛋白增高

D. 类风湿因子阴性

E. 血沉增快

32. 关于高渗性脱水的说法，不正确的是

A. 尿比重增高

B. 抗利尿激素增加

C. Na^+ 从细胞外向细胞内流

D. 细胞内脱水严重

E. 以丢失水分为主

33. 代谢性酸中毒常见的原因是

A. 持续胃肠减压

B. 急性胃扩张

C. 低钾血症

D. 肠瘘、肠梗阻

E. 肺气肿、哮喘

34. 患者排尿开始时有血尿，以后逐渐变清，预示病变部位在

A. 肾脏

B. 输尿管

C. 膀胱基底部

D. 后尿道

E. 前尿道

35. 成人主要的造血器官是

A. 淋巴结

B. 骨髓

C. 脾

D. 肝

E. 卵黄囊

36. 诊断成人贫血时血红蛋白的含量是

A. 男性＜ 120g/L，女性＜ 110g/L

B. 男性＜ 130g/L，女性＜ 120g/L

C. 男性＜ 140g/L，女性＜ 130g/L

D. 男性＜ 150g/L，女性＜ 140g/L

E. 男性＜ 160g/L，女性＜ 150g/L

37. 患者女，52 岁。2 年前因胃癌行胃大部切除术，术后肿瘤无复发。近半年来经常出现头晕、心悸、体重逐渐下降，经诊断确诊为缺铁性贫血。导致患者贫血最可能的原因是

A. 铁不能利用

B. 铁消耗过多

C. 铁吸收不良

D. 铁需要量增加

E. 铁摄入不足

38. 鉴别原发性与继发性甲状腺功能减退症，应进行的检查是

A. TT_4

B. TT_3

C. FT_4

D. FT_3

E. TSH

39. 血液中直接调节胰岛素分泌的重要因素是

A. 血酮体浓度

B. 胃肠道激素

C. 肾上腺素

D. 血糖浓度

E. 胰高糖素

40. 引起风湿病最常见皮肤损害的原因是

A. 药物反应

B. 过敏反应

C. 机械性损伤

D. 血管炎性反应

E. 感染

41. 确诊 CO 中毒最主要的依据是

A. 缺氧的程度

B. 昏迷的深度

C. 血液中碳氧血红蛋白含量

D. 口唇颜色

E. CO 的接触史

42. 乳腺癌发生淋巴转移最常见的转移淋巴结是

A. 锁骨下淋巴结

B. 胸骨旁淋巴结

C. 健侧腋窝淋巴结

D. 患侧腋窝淋巴结

E. 锁骨上淋巴结

43. 患者男，67 岁。高血压数年，近月来睡眠不佳，排尿困难，体重下降，且有腹部不适感，左侧腹股沟区出现肿块并逐渐增大，可进入阴囊，考虑该患者可能是腹股沟疝，与发病有关的因素是

A. 体重下降

B. 腹部不适

C. 排尿困难

D. 睡眠不佳

E. 高血压数年

44. 怀疑肝、脾破裂的患者首选的检查是

A. MRI 检查

B. 立位 X 线检查

C. 淀粉酶检查

D. CT 检查

E. B 超检查

45. 促成胃十二指肠溃疡的因素中最重要的是

A. 长期服用非甾体类抗炎药

B. 过度忧虑

C. 胃酸分泌过多

D. 过度脑力劳动

E. 溃疡病体质

46. 早期胃癌的确诊标准为

A. 未侵及浆膜

B. 无淋巴结转移

C. 直径 2cm 内

D. 病灶局限于黏膜或黏膜下

E. 病灶局限于胃窦

47. 发生急性梗阻性化脓性胆管炎最常见的原因是

A. 肝脓肿并发出血，阻塞胆管

B. 胆总管肿瘤并梗阻

C. 胆总管结石

D. 胆总管狭窄

E. 肿大胆囊压迫胆总管

48. 引起颅内压增高的主要原因不包括

A. 脑脊液循环异常

B. 脑缺血缺氧

C. 颅外占位性病变

D. 颅内占位性病变

E. 颅内外感染

49. 大肠癌最主要的转移途径是

A. 癌细胞脱落

B. 肠腔种植

C. 直接蔓延

D. 淋巴转移

E. 血行转移

50. 男性生殖系统结核常见于

A. 60 岁以上人群

B. 40~60 岁人群

C. 20~40 岁人群

D. 20 岁以下少年

E. 婴幼儿

51. 儿童常见的骨折是
A. 裂缝骨折
B. 凹陷骨折
C. 螺旋骨折
D. 青枝骨折
E. 撕脱骨折

52. 维生素 D 缺乏性佝偻病的主要病因是
A. 糖皮质激素
B. 肝肾疾病
C. 生长发育过快
D. 维生素 D 摄入不足
E. 日光照射不足

53. 胃肠道手术前禁食的最主要目的是
A. 防止术后吻合口瘘
B. 有利于肠蠕动恢复
C. 避免术后腹痛、腹胀
D. 防止麻醉后的呕吐及误吸
E. 避免胃膨胀而妨碍手术

54. 属于特异性感染的常见致病菌是
A. 铜绿假单胞菌
B. 白色念珠菌
C. β–溶血性链球菌
D. 大肠杆菌
E. 金黄色葡萄球菌

55. 下列先天性心脏病，属于无分流型的是
A. 肺动脉狭窄
B. 法洛四联症
C. 动脉导管未闭
D. 室间隔缺损
E. 房间隔缺损

56. 嵌顿疝和绞窄疝的鉴别要点是
A. 疝内容物有无血循环障碍
B. 有无肠梗阻表现
C. 有无休克表现
D. 疝块能否回纳
E. 疝块有否压痛

57. 直肠癌简单而重要的检查方法是
A. 纤维结肠镜检查
B. 乙状结肠镜检查
C. 肛门镜检查
D. 直肠指诊
E. 肛门视诊

58. 腹膜刺激征是指
A. 反射性呕吐、恶心、腹泻
B. 板状腹压痛、腹泻
C. 肠鸣音消失、腹痛、腹泻
D. 肠鸣音亢进、压痛、反跳痛
E. 压痛、反跳痛、肌紧张

59. 胸壁损伤中最易发生纵隔扑动的是
A. 多根肋骨骨折
B. 血胸
C. 张力性气胸
D. 开放性气胸
E. 闭合性气胸

60. 多数小儿动脉导管解剖闭合的时间是
A. 出生后 18 个月
B. 出生后 12 个月
C. 出生后 8 个月
D. 出生后 3 个月
E. 出生后 2 个月

61. 患者，女性，23 岁，发热、多处关节炎、面部有蝶形红斑，诊断为系统性红斑狼疮。查血化验的特征表现是
A. 血小板减少
B. 抗 Sm 抗体（+）
C. 抗核抗体（+）
D. 类风湿因子（+）
E. 单核细胞增加

62. 患者，女性，42 岁，肾移植术，术中肾血循环恢复 30 分钟后，移植的肾脏由红转为暗红，出现青紫、坏死。该病人出现的是
A. 慢性排异反应
B. 亚急性排异反应
C. 急性排异反应
D. 超急性排异反应
E. 休克

63. 患者，男性，32 岁。因急性化脓性胆管炎收入院，2h 后出现休克，病人休克属于
A. 血管源性休克
B. 心源性休克
C. 感染性休克
D. 创伤性休克
E. 失血性休克

64. 患儿，13 岁，2 周前患上呼吸道感染，2 天

来颜面水肿，尿少，尿为浓茶色。诊断为急性肾小球肾炎。患儿感染的致病菌最可能的是

A. 粪链球菌

B. 肺炎链球菌

C. 草绿色链球菌

D. 甲型链球菌

E. 乙型 β-溶血性链球菌

65. 引起皮质醇增多症最常见的病因是

A. 不依赖 ACTH 的双侧肾上腺大结节性增生

B. 垂体 ACTH 分泌过多

C. 肾上腺皮质癌

D. 肾上腺皮质腺瘤

E. 异位 ACTH 综合征

66. 符合 Graves 病检查结果的是

A. 血 $TSH \uparrow$，$T_3 \uparrow$，$T_4 \downarrow$

B. 血 $TSH \downarrow$，$T_3 \uparrow$，$T_4 \uparrow$

C. 血 $TSH \uparrow$，$T_3 \downarrow$，$T_4 \downarrow$

D. 血 $TSH \downarrow$，$T_3 \downarrow$，$T_4 \downarrow$

E. 血 $TSH \uparrow$，$T_3 \uparrow$，$T_4 \uparrow \downarrow$

67. 属于糖尿病微血管病变的是

A. 下肢坏疽

B. 糖尿病足

C. 糖尿病肾病

D. 脑血管病

E. 冠心病

68. 不符合类风湿因子临床特征的是

A. 类风湿因子阴性可排除类风湿关节炎

B. 可见于一些正常老年人和多种其他疾病

C. 单纯的类风湿因子阳性不能诊断类风湿关节炎

D. 是诊断类风湿关节炎重要的血清学标志之一

E. 是一种自身抗体

69. 患者女，40岁。在烈日下耕种约3小时，突然出现剧烈头痛、头晕、眼花、耳鸣、呕吐、烦躁不安等表现，诊断为中暑。该患者受到抑制的系统是

A. 内分泌系统

B. 免疫系统

C. 消化系统

D. 中枢神经系统

E. 循环系统

70. 雌激素的生理功能是

A. 促进体内水钠排泄

B. 使阴道上皮细胞内糖原减少

C. 减少输卵管上皮细胞的活动

D. 减低子宫对缩宫素的敏感性

E. 促进卵泡和子宫发育

71. 胃癌最好发的部位是

A. 贲门部

B. 胃窦部

C. 胃体侧

D. 胃底部

E. 幽门管

72. 阑尾的体表投影在

A. 左右髂前上棘中右 1/3 交界处

B. 脐与左髂前上棘连线中内 1/3 交界处

C. 脐与左髂前上棘连线中外 1/3 交界处

D. 脐与右髂前上棘连线中内 1/3 交界处

E. 脐与右髂前上棘连线中外 1/3 交界处

73. 最常见的肠梗阻类型是

A. 肠套叠

B. 痉挛性肠梗阻

C. 麻痹性肠梗阻

D. 机械性肠梗阻

E. 血栓性肠梗阻

74. 关于体液平衡的描述，错误的是

A. 各种体液之间是非动态平衡

B. 无功能性细胞外液占体重的 1%~2%

C. 血浆约为体重的 5%

D. 细胞外液约为体重的 20%

E. 女性细胞内液约为体重的 35%

75. 宫内节育器术后应嘱病人避免重体力劳动

A. 1 个月

B. 12 天

C. 1 周

D. 5 天

E. 1 天

76. 闭合性气胸伤侧肺萎陷在 30% 以下时

A. 呼气时伤侧胸膜腔负压增高

B. 吸气时伤侧胸膜腔进行性压力增高

C. 吸气时伤侧胸膜腔负压消失

D. 伤侧胸膜腔负压变化不大

E. 吸气时伤侧胸膜腔负压正常偏高

77. 患者女性，35岁，不孕症 5 年，检测是否

排卵，取子宫内膜进行检查的时间是经前

    A. 36 小时内

    B. 48 小时内

    C. 24 小时内

    D. 18 小时内

    E. 12 小时内

78. 患者女性，绝经 2 年，阴道流出血水样分泌物 2 个月，有臭味，妇科检查：阴道黏膜充血，宫颈萎缩，子宫如孕 40 天大，质软，无其他异常，对确定诊断最有意义的检查是

    A. 宫腔镜检查

    B. 宫颈活检

    C. 宫颈刮片细胞学检查

    D. 阴道镜检查

    E. 分段诊断性刮宫

79. 患者女，20 岁，室内取暖时出现呕吐，现昏迷，诊断为急性一氧化碳中毒，其发病机制是

    A. 神经系统抑制

    B. 氮质血症

    C. 血红蛋白不能携氧

    D. 呼吸中枢受抑制

    E. 细胞中毒

二、以下提供若干组考题，每组考题共同使用在考题前列出的 A、B、C、D、E 五个备选答案。请从中选择一个与考题关系最密切的答案，并在答题卡上将相应题号的相应字母所属的方框涂黑，每个备选答案最可能被选择一次、多次或不被选择。

（80~81 题共用备选答案）

    A. 绞窄性疝

    B. 嵌顿性疝

    C. 难复性疝

    D. 滑动性疝

    E. 易复发疝

80. 疝内容物嵌顿时间较久，导致血液循环障碍而坏死称为

81. 疝内容物与疝囊发生粘连而不能完全回纳称为

（82~83 题共用备选答案）

    A. 胎盘

    B. 皮肤

    C. 消化道

    D. 呼吸道

    E. 脐部

82. 新生儿感染性肺炎出生前的常见感染途径是

83. 新生儿感染性肺炎出生后的常见感染途径是

（84~86 题共用备选答案）

    A. 骨盆漏斗韧带

    B. 宫骶韧带

    C. 阔韧带

    D. 主韧带

    E. 圆韧带

84. 固定子宫颈于正常位置的韧带是

85. 间接保持子宫呈前倾位置的韧带是

86. 维持子宫在盆腔正中央的韧带是

（87~89 题共用备选答案）

    A. 肺下叶斑片状浸润

    B. 双肺弥漫性结节性浸润

    C. 肺部多种形态浸润影，见于肺下叶

    D. 肺蜂窝状肺脓肿

    E. 大片炎症浸润影或实变影

87. 军团菌肺炎 X 线所见是

88. 肺炎支原体肺炎 X 线所见是

89. 肺炎克雷伯杆菌肺炎 X 线所见是

（90~92 题共用备选答案）

    A. 肝后

    B. 肝前

    C. 窦内

    D. 窦后

    E. 窦前

90. 肝炎后肝硬化所致门静脉高压症的主要阻塞部位在

91. 血吸虫肝硬化所致门静脉高压症的主要阻塞部位在

92. 肝静脉阻塞综合征所致门静脉高压症的主要阻塞部位在

（93~94题共用备选答案）

A. 青春期

B. 2 岁以下

C. 年长儿

D. 3 个月 ~2 岁小儿

E. 婴儿

93. 维生素 D 缺乏性佝偻病发作多见于

94. 维生素 D 缺乏性手足搐搦症喉痉挛多见于

（95~97题共用备选答案）

A. 经泌尿道吸收

B. 注入吸收

C. 呼吸道吸入

D. 皮肤接触

E. 消化道吸收

95. 强碱中毒的途径是

96. 误服有机磷中毒的途径是

97. 一氧化碳中毒的途径是

（98~100题共用备选答案）

A. 孕激素

B. 雌激素

C. 黄体生成素

D. 促卵泡素

E. 促性腺激素释放激素

98. 使子宫内膜由增生期转变为分泌期的激素是

99. 使子宫内膜腺体和间质增殖的激素是

100. 促使成熟卵泡排卵并维持黄体功能的激素是

相关专业知识

一、以下每一道题下面 A、B、C、D、E 五个备选答案，请从中选择一个最佳答案，并在答题卡上将相应字母所属的方框涂黑。

1. 按照《医院感染管理方法》规定，医疗机构发生哪种情况，需要向有关部门报告医院感染暴发
A. 由于医院感染导致患者人身损害后果
B. 由于医院感染暴发导致 3 人以下人身损害后果
C. 由于医院感染导致 3 人以下人身损害
D. 由于医疗责任事故导致患者死亡
E. 由于医院感染暴发直接导致患者死亡

2. 医院健康教育的意义不包括
A. 消除致病因素
B. 心理治疗
C. 降低医疗成本
D. 密切医患关系
E. 提高患者对医院文化的了解

3. 领导效能的内容不包括
A. 时间效能
B. 用人效能
C. 决策办事效能
D. 组织整体贡献效能
E. 结构效能

4. 组织文化的核心是
A. 以人为本
B. 组织的价值观
C. 软性管理
D. 增强群体凝聚力
E. 组织的调适功能

5. 管理层中体现最少层次的原则，从高层领导到基层领导以几个层次为宜
A. 1~3
B. 2~4
C. 3~5
D. 4~6
E. 5~7

6. 管理幅度是指一个主管能够直接有效指挥下属成员的数目。经研究发现，高层管理人员的管理幅度通常以多少人数较为合适
A. 4~8 人
B. 6~8 人
C. 8~10 人
D. 10~12 人
E. 12~14 人

7. 决定一个组织经济效益大小和资源效率高低的首要条件是
A. 对人的合理使用
B. 科学技术的高度应用
C. 资源的最优配置和最优利用
D. 对财产的管理
E. 可靠的监督控制体系

8. 根据原卫生部制定的《医疗机构专业技术人员岗位结构比例原则》三级医院高级、中级和初级员工的比例为
A. 1:3:6
B. 1:2:5
C. 1:3:5
D. 1:3:7
E. 1:4:6

9. 我国医院分级管理标准规定，护理人员占卫生技术人员总数的
A. 20%
B. 40%
C. 50%
D. 60%
E. 70%

10. 某医院消化内科有床位 30 张，床位使用率是 90%，平均护理时数为 3.5 小时，每名护士每天工作 8 小时。机动编制数占 20%，应编护士数
A. 15 人
B. 16 人
C. 17 人
D. 18 人
E. 19 人

11. 有关正式组织特点的描述，错误的是
A. 有共同的工作目标
B. 成员的工作和职位可互相替换

C. 无明确的规章制度

D. 分工专业化但强调协调配合

E. 讲究效率

12. 护理人员排班应遵循的首要原则是

A. 满足病人需要

B. 降低人力成本

C. 合理组织人力

D. 有效利用资源

E. 满足护士的要求

13. 以下不会影响护理人员配备的因素是

A. 工作量

B. 工作质量

C. 病人男女比例

D. 护理人员结构比例

E. 护理管理水平

14. 以下对"直线－参谋型组织结构"理解，错误的是

A. 直线领导有相应的职能机构和人员作为参谋和助手

B. 可满足统一指挥和严格责任制的要求

C. 部门间沟通少，协调工作多

D. 容易发生直线领导和职能部门之间的职权冲突

E. 组织适应性强，反应灵敏

15. 以下不属于组织文化特点的是

A. 文化性

B. 综合性

C. 整合性

D. 强制性

E. 实践性

16. 医院感染研究的主要对象是

A. 探视者

B. 陪护家属

C. 医护人员

D. 门诊病人

E. 住院病人

17. 导致新生儿医院感染的来源不包括

A. 生产过程污染

B. 人工喂养中奶品的污染

C. 医护人员的手

D. 宫内感染

E. 生产过程产道分泌物污染

18. 引起内源性感染的病原体是来自

A. 医院环境中存在的致病菌

B. 病人体内或体表的正常菌群或条件致病菌

C. 医院工作人员携带的病菌

D. 由探视人员带入院内的病菌

E. 感染部位分离出的致病菌

19. 对无明显潜伏期的疾病，判断医院感染的标准是

A. 入院 8h 内发生感染

B. 入院 16h 内发生感染

C. 入院 24h 发生感染

D. 入院 32h 内发生感染

E. 入院 48h 内发生感染

20. 人体正常菌群的生理作用不包括

A. 营养作用

B. 生物屏障作用

C. 免疫调节作用

D. 定植作用

E. 抗衰老作用

21. 关于隔离技术的叙述，不正确的是

A. 检验标本应放在有盖的容器内运送

B. 凡具有传染性的病人应集中一个房间便于管理

C. 被污染的敷料带进隔离室

D. 不将病历带进隔离室

E. 为患者抽血时戴手套

22. 使用中紫外线灯的强度应不低于

A. $30\mu W/cm^2$

B. $50\mu W/cm^2$

C. $70\mu W/cm^2$

D. $80\mu W/cm^2$

E. $100\mu W/cm^2$

23. 根据健康教育诊断，不属于高可变性行为的是

A. 社会不赞成的行为

B. 正处在发展时期的行为

C. 与文化传统不相关的行为

D. 与生活方式及风俗习惯不密切的行为

E. 在其他计划中没有成功改变的实例行为

24. 不符合协调的基本要求的是

A. 及时协调与连续协调相结合

B. 从根本上解决问题

C.调动当事者的积极性

D.体现协调者的权威性

E.公平合理

25.血管内导管相关性感染的主要影响因素<u>不包括</u>

A.导管的类型

B.导管留置的时间

C.对导管的日常护理

D.置管时的无菌操作

E.置管人的年资

26.某医院 200 张床，同期住院人中有 6 人发生医院感染，其中 2 人发生 2 次，医院感染发生率和例次发生率分别是

A.3%，5%

B.3%，4%

C.6%，5%

D.8%，8%

E.3%，9%

27.经络系统的组成是

A.十二经脉、奇经八脉、经筋、皮部

B.经脉、络脉、经筋、皮部

C.经脉、别络、经筋、皮部

D.经脉、经别、经筋、皮部

E.正经、奇经、经别、皮部

28.某医院、某科室的住院病人中，短时间内突然发生许多医院感染病例的现象是

A.医院感染散发

B.医院感染播散

C.医院感染流行

D.医院感染暴发

E.医院感染罹患

29.病原菌侵入人体后不会出现的情况是

A.隐性病原体携带者

B.细菌不可能再排出体外

C.获得免疫

D.发病

E.不发病

30.出现医院感染流行或暴发趋势时，采取的控制措施<u>不包括</u>

A.临床科室必须及时查找原因

B.临床科室必须协助调查

C.临床科室必须执行控制措施

D.48 小时报告主管院长

E.医院感染管理科必须及时进行流行病学调查处理

31.健康促进的基本内涵

A.侧重于政府行为

B.侧重于个人行为

C.侧重于个人的健康行为

D.包含两个方面，政府行为改变和个人行为改变

E.侧重于群体的健康问题

32.健康促进的目的是

A.改变个体不健康行为

B.改变群体不健康行为

C.改变人类生存环境

D.改变不良生活方式

E.改变政府行为

33.行为有明显的主动性，其主要表现为爱探究、好攻击、易激惹、喜欢自我表现，这是行为发展的

A.被动发展阶段

B.主动发展阶段

C.自主发展阶段

D.巩固发展阶段

E.自动发展阶段

34."驾车使用安全带"属于哪一种促进健康行为

A.日常健康行为

B.避开有害环境行为

C.预警行为

D.保健行为

E.遵医行为

35.健康教育活动的核心是

A.进行卫生宣传

B.增加卫生保健知识

C.建立健康的行为和生活方式

D.主动劝告他人

E.建立正确的健康观念

36.下列哪种行为模式与冠心病的发生有关

A.A 型行为

B.B 型行为

C.C 型行为

D.D 型行为

E.E 型行为

37. "依靠遗传和本能力量发展行为"属于下列哪一行为发展阶段的主要表现
    A. 被动发展阶段
    B. 主动发展阶段
    C. 自主发展阶段
    D. 巩固发展阶段
    E. 调控发展阶段

38. 门诊教育的内容不包括
    A. 随诊教育
    B. 健康教育处方
    C. 候诊教育
    D. 咨询教育
    E. 入院教育

39. "您今天的伤口疼痛怎么样？"属于
    A. 封闭式提问技巧
    B. 开放式提问技巧
    C. 探索式提问技巧
    D. 偏向式提问技巧
    E. 复合式提问技巧

40. 下列属于人际传播的是
    A. 医生对患者的咨询
    B. 出版书籍
    C. 在公共汽车上做广告
    D. 在电视上做广告
    E. 在广播里进行宣传

41. 社区健康教育以何种人群为对象
    A. 健康人群
    B. 患病人群
    C. 特殊人群
    D. 社区人群
    E. 高危人群

42. 改变行为使用的方法和工具属于
    A. 行为主体
    B. 行为客体
    C. 行为环境
    D. 行为手段
    E. 行为结果

43. 危害健康行为包括
    A. 每天定时作息
    B. 在厨房增加抽油烟机
    C. 高血压病人坚持用药
    D. 定期进行健康体检

E. C型行为模式

44. 有关健康信念模式的描述，不正确的是
    A. 是运用生理方法解释健康相关行为的模式
    B. 必须使个体认识到患病的严重性
    C. 个体需要了解疾病的易感性
    D. 个体必须面对并解决改变行为过程中的困难
    E. 个体对改变行为充满自信

45. 人行为发展的促进因素是
    A. 生态环境
    B. 医疗卫生资源
    C. 地理环境
    D. 遗传因素
    E. 学习因素

46. 综合护理的优点是
    A. 护士及时观察患者病情变化
    B. 有利于培养护士解决问题的能力
    C. 分工明确，节省人力
    D. 护士工作主动性和责任感提高
    E. 护士工作独立性减弱

47. 中医饮食中的"五味"指的是
    A. 辛、甘、酸、苦、咸
    B. 酸、苦、甘、甜、涩
    C. 甜、辣、苦、涩、咸
    D. 甜、辣、苦、涩、咸
    E. 甜、辣、苦、酸、辛

48. 下列属于时间管理策略的是
    A. 保持时间利用的间断性
    B. 学会拒绝
    C. 善于应用管理
    D. 充分利用其他人最佳工作时间
    E. 学会理解

49. 下列不属于人员管理的基本原则
    A. 责权利一致原则
    B. 公平竞争原则
    C. 用人之长原则
    D. 系统管理原则
    E. 合理结构原则

50. 下列不属于控制条件的是
    A. 有明确可衡量的标准
    B. 与组织文化相匹配
    C. 畅通的信息传递渠道

D. 控制人员有较高的素质

E. 以目标和执行者的积极性为基础

51. 属于计划工作"5W1H"问题之一的是

A. Whom

B. Where

C. Whenever

D. Which

E. However

52. 管理的首要职能是

A. 组织职能

B. 计划职能

C. 控制职能

D. 人员管理

E. 领导职能

53. 属于影响护理人员编设因素的是

A. 用人之长

B. 公平竞争

C. 人员素质

D. 责权一致

E. 职务明确

54. 医院感染中下呼吸道感染的诊断标准是

A. 痰菌定量培养分离病原菌数 ≥ 10^3cfu/ml

B. 痰菌定量培养分离病原菌数 ≥ 10^4cfu/ml

C. 痰菌定量培养分离病原菌数 ≥ 10^5cfu/ml

D. 痰菌定量培养分离病原菌数 ≥ 10^6cfu/ml

E. 痰菌定量培养分离病原菌数 ≥ 10^7cfu/ml

55. 对多重耐药细菌（MRSA、泛耐药鲍曼不动杆菌等）感染的患者应采取的措施<u>不包括</u>

A. 尽可能安排单人单间

B. 有专用的隔离标识

C. 限制探视人员

D. 限制患者的活动范围、减少转运

E. 进入室内的工作人员应戴高效防护口罩

56. 某医院护理部主任召集几名护士长谈话，了解护理新举措在病房的实施情况，下列<u>不妥</u>的是

A. 做好谈话计划，确立谈话主题

B. 激发下级的谈话愿望

C. 真诚、及时地赞美下属

D. 掌握发问技巧，多提诱导性问题

E. 善于启发下属讲真情实话

57. 属于经空气传播的疾病是

A. 水痘

B. 白喉

C. 乙型脑炎

D. 细菌性脑膜炎

E. 伤寒

58. 关于直线组织结构的特点，不正确的叙述是

A. 组织关系简明

B. 各部门目标清晰

C. 适用于规模较大的组织

D. 容易造成最高领导人滥用权利的倾向

E. 为评价各部门或个人对组织目标的贡献提供了方便

59. 属于原位菌群二度失调的是

A. 正常菌群在原有部位发生了数量的暂时性变化

B. 正常菌群在原有部位发生了种类结构的暂时性变化

C. 正常菌群在原有部位比例发生了病理性波动

D. 正常菌群转移到另一部位定植或定居

E. 可逆性失调

60. "冲突是与生俱来的，组织应当接纳冲突，使之合理化"，这一观点来自于

A. 现代观点

B. 传统观点

C. 动态观点

D. 人际关系观点

E. 相互作用观点

61. 信息沟通的三个关键环节是

A. 发送者、信息渠道、接收者

B. 传递者、接收者、信息渠道

C. 发送者、传递者、信息渠道

D. 接收者、信息、信息渠道

E. 发送者、信息、信息渠道

62. 胆道检查引起感染的无关因素是

A. 病原体的种类

B. 病原体的毒力

C. 内镜消毒效果

D. 机体免疫功能

E. 操作者的技巧

63. 关于组织沟通的描述，<u>错误</u>的是

A. 沟通的核心是信息传递和理解

B. 非正式沟通缺点为不能满足职工情感的要求

C. 手势和符号也是信息的表达方式

D. 有效的沟通是双方能准确理解信息的或含义

E. 沟通是一个双向、互动的反馈和理解过程

64. 我国护理管理标准规定二级医院医师与护理人员之比为

A. 1 : 2

B. 1 : 3

C. 1 : 4

D. 1 : 1

E. 2 : 3

65. 美国管理学家莱金提出的 ABC 时间管理方法中，C 级目标是

A. 必须完成的目标

B. 最重要的目标

C. 较重要的目标

D. 很想完成的目标

E. 不太重要的目标

66. 炭疽患者用过的治疗性废物和有机垃圾应

A. 熟石灰浸泡消毒

B. 入医疗废物集中处理

C. 焚烧

D. 过氧乙酸喷洒

E. 先高压灭菌后集中处理

67. 工作前制定计划时要求充分发挥创造力，提出一些新方法、新措施，这遵循的是

A. 可考核性原则

B. 系统性原则

C. 重点原则

D. 创新原则

E. 弹性原则

68. 病床数在 300 张的医院感染发病率应低于

A. 1%

B. 5%

C. 7%

D. 8%

E. 10%

69. 内镜消毒灭菌方法正确的是

A. 气管镜每日监测

B. 肠镜的细菌数 ≤ 100cfu/ 件

C. 关节镜细菌数 ≤ 50cfu/ 件

D. 关节镜每季度监测

E. 肠镜的细菌数 ≤ 20cfu/ 件

70. 消毒剂生物学监测的要求是

A. 细菌含量 < 100cfu/ml，不得检出致病性微生物

B. 细菌含量 < 100cfu/ml，不得检出任何微生物

C. 细菌含量 < 200cfu/ml，不得检出致病性微生物

D. 细菌含量 < 200cfu/ml，不得检出任何微生物

E. 细菌含量 < 500cfu/ml，不得检出致病性微生物

71. 某胃大部切除术后的患者自诉腹部切口疼痛加重，检查发现患者有体温升高、脉搏加速和血白细胞增高等异常，如果确诊为医院感染，其主治医师最迟在何时填表报告医院感染管理科

A. 立即

B. 6 小时内

C. 8 小时内

D. 12 小时内

E. 24 小时内

72. 某医院就 5 年发展目标进行决策，最适合的决策方法是

A. 高层领导集体决策

B. 高层领导个人决策

C. 中层领导集体决策

D. 高层和中层领导集体决策

E. 高、中、基层领导集体决策

73. 护士长甲，做护士长工作中她非常善于关注不同护士的个性和特点，积极为她们创造良好的工作和生活环境，用人所长，避人所短，她们病区的质量考核成绩一直名列全院前茅。护士长甲的管理原理主要是遵循了

A. 系统原理

B. 人本原理

C. 动态原理

D. 效益原理

E. 节能原理

74. 患者男，56 岁。因突发意识障碍，喷射性呕吐，剧烈头痛，眼睑下垂，急诊入院，入院诊断：自发性蛛网膜下隙出血，积极行术前抢救。参与抢救的是两名新上岗的护士，护士长对这类情形的管理要点是

A. 授权

B. 亲自指导

C. 请别人做

D. 培训

E. 高年资护士替代

75. 患者，女，28 岁。面部烧伤恢复期，面部留有疤痕，患者极度自卑，不愿见人，护士在护理该患者时，应特别注意满足其
A. 生理需要
B. 安全需要
C. 爱与归属的需要
D. 尊重需要
E. 自我实现的需要

76. 判断是否属于医院感染的主要依据是
A. 疾病的临床表现
B. 病程的长短
C. 发病的缓急
D. 疾病的潜伏期
E. 抗生素的使用期限

77. 原位菌群失调不包括
A. 一度失调
B. 二度失调
C. 二重感染
D. 菌群交替症
E. 移位

78. 紫外线消毒空气时，若每 10m² 安装 30W 紫外线灯管 1 支，则有效距离和消毒时间分别为
A. < 1m，30~60 分钟
B. < 2m，30~60 分钟
C. < 1m，60~90 分钟
D. < 2m，60~90 分钟
E. < 1m，90 分钟

79. 过氧乙酸原液浓度低于何值时禁止使用
A. 11%
B. 12%
C. 13%
D. 14%
E. 15%

80. 病原微生物污染手和皮肤，可采用的消毒方法是
A. 含有效碘 5000mg/L 的碘伏擦拭 3~5 分钟
B. 含有效碘 3000mg/L 的碘伏擦拭 3~5 分钟
C. 含有效碘 2000mg/L 的碘伏擦拭 4~6 分钟
D. 含有效碘 1000mg/L 的碘伏擦拭 4~6 分钟
E. 含有效碘 500 mg/L 的碘伏擦拭 5~7 分钟

81. 流行性出血热的主要感染源是
A. 蝇类
B. 虱类
C. 鼠类
D. 禽类
E. 蟑螂

82. 术前应用抗生素的方法错误的是
A. 抗生素的预防应用应当有明确指征
B. 一般术前 0.5~1 小时通过静脉途径给予一次足量抗生素
C. 手术时间超过 4 小时可术中加用一次量
D. 择期的结直肠手术前 12 小时给予不吸收的口服抗生素，共 3 次
E. 不要将万古霉素作为常规的预防性应用药物

83. 以下消毒剂中属于低效消毒剂的是
A. 聚维酮碘
B. 苯扎溴铵
C. 过氧乙酸
D. 甲醛
E. 乙醇

84. 中度危险性医疗物品不包括
A. 听诊器
B. 呼吸机管道
C. 气管镜
D. 压舌板
E. 避孕环

85. 患者，男，54 岁。因大肠癌住院治疗，6 天前行大肠癌根治术，使用头孢噻肟钠和利巴韦林抗感染治疗，第 5 天出现发热，T 39℃，腹痛、腹泻。大便培养显示真菌感染。最可能的情况是
A. 急性菌痢
B. 二重感染
C. 急性肠炎
D. 败血症
E. 菌群定植

86. 压力蒸汽灭菌时金属包的重量要求不超过
A. 4kg
B. 5kg
C. 6kg
D. 7kg
E. 8kg

二、以下提供若干组考题，每组考题共同使用在

考题前列出的 **A、B、C、D、E** 五个备选答案，请从中选择一个与考题关系最密切的答案，并在答题卡上将相应题号的相应字母所属的方框涂黑。每个备选答案可能被选择一次、多次或不被选择。

（87~89 题共用备选答案）

A. 细菌总数 ≤ 10cfu/m³，未检出金黄色葡萄球菌、溶血性链球菌

B. 细菌总数 ≤ 200cfu/m³，未检出金黄色葡萄球菌、溶血性链球菌

C. 细菌总数 ≤ 500cfu/m³，未检出金黄色葡萄球菌、溶血性链球菌

D. 细菌总数 ≤ 600cfu/m³，未检出金黄色葡萄球菌、溶血性链球菌

E. 细菌总数 ≤ 800cfu/m³，未检出金黄色葡萄球菌、溶血性链球菌

87. Ⅲ类区域空气卫生学标准为

88. Ⅱ类区域空气卫生学标准为

89. Ⅰ类区域空气卫生学标准为

（90~92 题共用备选答案）

A. 0~2 岁

B. 2~3 岁

C. 3~12 岁

D. 12~13 岁至成年

E. 成年后

90. 人类行为形成和发展的主动发展阶段一般在

91. 人类行为形成和发展的自主发展阶段一般在

92. 人类行为形成和发展的巩固阶段一般在

（93~95 题共用备选答案）

A. 日常健康行为

B. 避开有害环境行为

C. 戒除不良嗜好行为

D. 预警行为

E. 保健行为

93. 预防接种属于

94. 驾车时使用安全带属于

95. 患病后及时就医属于

（96~98 题共用备选答案）

A. 技术控制

B. 资金控制

C. 定期控制

D. 间接控制

E. 反馈控制

96. 按纠正偏差措施的作用环节划分控制类型的是

97. 按控制的时间不同划分控制类型的是

98. 按管理者控制的方式不同划分控制类型的是

（99~100 题共用备选答案）

A. 医院感染患病率

B. 医院感染发生率

C. 医院感染罹患率

D. 医院感染例次发生率

E. 感染率

99. 用于表示较短时间和小范围内医院感染的暴发或流行情况的指标是

100. 在一定的时间内，在一定的危险人群中的实际医院感染例数是

专业知识

一、以下每一道题下面 A、B、C、D、E 五个备选答案，请从中选择一个最佳答案，并在答题卡上将相应字母所属的方框涂黑。

1. 高渗性脱水的典型临床症状是
A. 神志不清
B. 口渴
C. 谵妄
D. 尿比重增高
E. 皮肤弹性差

2. 病人痰液有恶臭味，提示哪种细菌感染
A. 病毒
B. 绿脓杆菌
C. 厌氧菌
D. 霉菌
E. 化脓菌

3. 妊娠合并心脏病的孕妇在妊娠期易发生心衰的时间是
A. 孕 20~24 周
B. 孕 25~30 周
C. 孕 32~34 周
D. 孕 35~36 周
E. 孕 37~39 周

4. 关于食管癌根治术后的饮食护理，错误的是
A. 禁食坚硬带刺食物
B. 肠功能恢复后进流食
C. 术后 2 周进无渣半流质
D. 饭后 2 小时内取半卧位
E. 2~3 日内严格禁食禁饮

5. 关于下肢骨牵引病人的护理，错误的是
A. 抬高床头
B. 常测肢体长度
C. 足不要抵住床栏
D. 保护牵引针孔处的血痂
E. 肢体纵轴与牵引力线一致

6. 新生儿 Apgar 评分指标不包括
A. 心率
B. 体温
C. 呼吸

D. 皮肤颜色
E. 喉反射

7. 病人被确诊膀胱阴道瘘，瘘管开口于阴道壁左侧，请问病人术后最佳卧位是
A. 仰卧位
B. 俯卧位
C. 右侧卧位
D. 侧卧位
E. 左侧卧位

8. 直肠癌根治性手术能否保留肛门，主要取决于
A. 肿瘤有无远处转移
B. 肿瘤的分期
C. 癌肿的组织学类型
D. 癌肿距肛门的距离
E. 癌肿的大体形态

9. 患者男性，46 岁，因绞窄性肠梗阻急症入院，患者处于休克状态，P130 次 / 分，BP50/30mmHg，发绀，正确的处理措施是
A. 用升压药
B. 加快输液，补充血容量
C. 用强心药
D. 输液，输血抗休克，同时手术
E. 立即手术切除坏死肠段

10. 患者女性，43 岁，行胆总管切开取石。T 形管引流术后 12 天，体温正常，无黄疸，每天引流透明黄色胆汁 50ml。病人下床活动时不慎将 T 形管脱出，正确的处理应是
A. 做好术前准备
B. 从瘘口插入 T 形管或设置引流管支持
C. 半卧位，胃肠减压
D. 输液，应用抗生素
E. 观察病情，暂不作处理

11. 有利于早期诊断麻疹的体征是
A. 高热
B. 皮疹特点
C. 色素沉着
D. 口腔麻疹黏膜斑
E. 出疹部位

12. 符合小脑幕切迹疝的临床表现的是
A. 意识障碍、一侧瞳孔散大、对侧偏瘫
B. 意识障碍、瞳孔忽大忽小
C. 意识障碍、呼吸抑制
D. 颈项强直、强迫体位
E. 剧烈头痛、频繁呕吐

13. 低钾血症的临床表现不包括
A. 肌无力
B. 腹胀
C. 心动过缓
D. 心电图出现 U 波
E. 膝反射消失

14. 下尿路感染的典型症状是
A. 会阴部感觉迟钝
B. 血尿和脓尿
C. 寒战、高热
D. 尿路刺激征
E. 肾绞痛

15. 肠内营养的适应证不包括
A. 严重感染
B. 肺癌术后
C. 休克
D. 食管癌术后
E. 重症胰腺炎恢复期

16. 泌尿系含钙结石患者可食用
A. 芹菜
B. 土豆
C. 巧克力
D. 坚果
E. 蛋黄、牛奶

17. 可导致囟门迟闭的疾病是
A. 甲状腺功能减退症
B. 脑膜炎
C. 呆小病
D. 小头畸形
E. 佝偻病

18. 一患者 5 小时前出现急性腹痛、腹胀，停止排气、排便，伴呕吐，呕吐物为咖啡色样液体，考虑该病人可能的情况为
A. 绞窄性肠梗阻
B. 急性胰腺炎
C. 单纯性肠梗阻

D. 急性胆囊炎
E. 机械性肠梗阻

19. 支气管肺癌早期最常见的症状是
A. 刺激性干咳
B. 呼吸困难
C. 反复咯血
D. 明显消瘦
E. 经常发热

20. 患儿，男，3 岁。因法洛四联症住院并发心力衰竭，活动稍多即出现症状，该患儿属于心功能
A. Ⅴ级
B. Ⅳ级
C. Ⅲ级
D. Ⅱ级
E. Ⅰ级

21. 慢性支气管炎最具有特征性的症状是
A. 气促
B. 畏寒
C. 时有喘息
D. 经常咳痰
E. 长期反复咳嗽

22. 关于葡萄胎清宫术的说法，不正确的是
A. 建立静脉通路
B. 术前备血
C. 送病检时需挑较大的葡萄状组织
D. 将刮出物送病检
E. 准备大号吸管

23. 孕妇末次月经第 1 日是公历 2015 年 8 月 20 日，则其预产期是
A. 2016 年 6 月 20 日
B. 2016 年 5 月 11 日
C. 2016 年 6 月 29 日
D. 2016 年 5 月 27 日
E. 2016 年 5 月 24 日

24. 子宫内膜癌常见的转移方式是
A. 周围组织蔓延
B. 血性转移
C. 直接浸润
D. 淋巴转移
E. 腹腔种植

25. 护士在巡视病房时，发现破伤风患者角弓反

张、四肢抽搐、牙关紧闭，这时应先采取的措施是

A. 立即做人工呼吸

B. 立即给氧气吸入

C. 通知医生，前来诊治

D. 注射破伤风抗毒素

E. 纱布包裹压舌板，放于上下白齿之间

26. 缓解肺气肿患者呼吸困难最佳的措施是

A. 呼吸兴奋剂

B. 镇静药

C. 祛痰

D. 畅通呼吸道，持续低流量吸氧

E. 止咳

27. 患者女，33岁，足底被铁钉刺伤后发生破伤风，频繁抽搐，为减少血液中游离毒素水平，应采取的措施是

A. 注射破伤风人体免疫球蛋白

B. 伤口用3%过氧化氢冲洗

C. 注射10%水合氯醛

D. 注射破伤风类毒素

E. 注射破伤风抗毒素

28. 患者女，13岁。右胫前有一鸡蛋大小隆起，质硬，边界欠清，局部剧痛，夜间尤甚，皮温高，X线片有骨膜反应，考虑患者最可能为

A. 骨肉瘤

B. 尤文肉瘤

C. 骨软骨瘤

D. 软骨肉瘤

E. 骨巨细胞瘤

29. 肺炎球菌肺炎最有特征性的临床表现是

A. 咳铁锈色痰

B. 全身肌肉酸痛

C. 口角有单纯性疱疹

D. 胸痛

E. 突然发冷、发热

30. 急性肾炎的临床表现正确的描述是

A. 多发于1~3岁的小儿

B. 发病前3天常有感染史

C. 常出现少尿、血尿及高血压

D. 发病4周后尿量增多

E. 血清补体C增高

31. 胰头癌典型的表现是

A. 进行性加重的黄疸

B. 消化道梗阻和出血

C. 发热、乏力、消瘦

D. 上腹痛和饱胀不适

E. 消化不良、腹泻

32. 足月儿胎头双顶径平均为

A. 12cm

B. 11.5cm

C. 10cm

D. 9.3cm

E. 8.3cm

33. 患者男性，50岁，毕Ⅱ式胃大部切除术后第5天，进半流食后呕吐，呕吐物为食物和胆汁，首先考虑的并发症是

A. 吻合口梗阻

B. 倾倒综合征

C. 输出段梗阻

D. 输入段完全性梗阻

E. 输入段不完全性梗阻

34. 患者女，69岁。肺癌晚期合并心力衰竭入ICU，第3天心电图示心室颤动，血压下降，立即采取的急救措施是

A. 静脉推注肾上腺素+利多卡因+阿托品

B. 静脉推注去甲肾上腺素

C. 胸外心脏按压

D. 同步电复律

E. 非同步电复律

35. 产妇，27岁，顺产后3天，主诉阵发性不规律腹痛，哺乳时腹痛明显。查体：体温36.7℃，子宫低于脐下3横指，无压痛，双侧宫旁压痛（−），恶露血性，量不多，无臭味，该产妇最可能的情况是

A. 子宫复旧不良

B. 产后宫缩痛

C. 产褥感染

D. 盆腔炎

E. 子宫内膜炎

36. 临床新生儿生理性体重减轻常见于出生后

A. 1个月内

B. 14天内

C. 10天内

D. 7天内

E. 3天内

37. 为降低高胆红素血症，防止胆红素脑病的发生，最为简便、有效的方法是
   A. 静滴葡萄糖
   B. 抗惊厥药物治疗
   C. 应用激素
   D. 蓝光照射
   E. 口服维生素 D

38. 护士在为胸腔积气患者查体时，其叩诊音是
   A. 肺泡呼吸音
   B. 支气管呼吸音
   C. 浊音
   D. 实音
   E. 鼓音

39. 肢体能在床面上水平移动，但不能抬起，其肌力为
   A. 5 级
   B. 5 级
   C. 3 级
   D. 2 级
   E. 1 级

40. 小儿口服补液盐的张力是
   A. 1/2 张
   B. 3/4 张
   C. 2/3 张
   D. 1/3 张
   E. 2/5 张

41. 患者出现夜间阵发性呼吸困难的症状，常见于
   A. 二尖瓣关闭不全
   B. 左心功能不全导致肺淤血
   C. 房间隔缺损
   D. 主动脉瓣关闭不全
   E. 右心功能不全

42. 维生素 D 缺乏的佝偻病预防剂量为每日
   A. 1500~1800U
   B. 1000~1200U
   C. 400~800U
   D. 300~400U
   E. 200~300U

43. 支气管扩张患者病变部位在下叶背部，体位引流时应取
   A. 右侧卧位，腰部抬高
   B. 左侧卧位，腰部抬高
   C. 仰卧位，腰臀部抬高
   D. 俯卧位，腰部抬高
   E. 平卧位

44. 小儿急性感染性喉炎的特征性表现是
   A. 犬吠样咳嗽
   B. 呼气性喉鸣
   C. 稽留热
   D. 咳痰
   E. 惊厥

45. 为中、重度营养不良患儿补液时，错误的是
   A. 补液总量应适当减少
   B. 补液速度稍慢
   C. 注意补充热量和蛋白质
   D. 注意补钙、补镁
   E. 不应补钾

46. 原发性醛固酮增多症最主要的临床表现是
   A. 心律失常
   B. 高血压
   C. 高血糖
   D. 口渴、多饮
   E. 碱中毒

47. 对急性心肌梗死患者需严密观察患者心律失常发生情况，最需紧急处理的心律失常是
   A. 多源性频发室性期前收缩
   B. 期前收缩
   C. 预激综合征
   D. 二度Ⅱ型房室传导阻滞
   E. 窦性心动过缓

48. 豆渣样白带多见于
   A. 外阴炎
   B. 宫颈糜烂
   C. 滴虫性阴道炎
   D. 念珠菌性阴道炎
   E. 细菌性阴道炎

49. 以下先天性心脏病中属于无分流型的是
   A. 主动脉缩窄
   B. 动脉导管未闭
   C. 法洛四联症
   D. 室间隔缺损
   E. 房间隔缺损

50. 欲纠正新生儿代谢性酸中毒，应选用的溶液是
A. 5% 碳酸氢钠
B. 5% 葡萄糖
C. 11.2% 乳酸钠
D. 1.4% 碳酸氢钠
E. 4 : 3 : 2 溶液

51. 营养不良可伴维生素缺乏，最常见的为
A. 维生素 A
B. 维生素 B
C. 维生素 C
D. 维生素 D
E. 维生素 K

52. 小儿急性肾小球肾炎的临床表现正确的是
A. 尿频、尿痛、尿急是主要症状
B. 严重水肿、大量蛋白尿为主
C. 血尿、水肿、高血压是主要症状
D. 抗 "O" 滴度正常
E. 常见于 2 岁以下小儿

53. 二尖瓣狭窄最常见的早期症状是
A. 声音嘶哑
B. 肝淤血
C. 粉红色泡沫痰
D. 咳嗽、咯血
E. 劳力性呼吸困难

54. 颅内高压患儿发生脑疝时，首选的脱水药是
A. 肌注泼尼松
B. 口服 50% 甘油
C. 肌注呋塞米
D. 静脉注射 50% 葡萄糖
E. 静脉注射 20% 甘露醇

55. 正常妊娠每周体重增加不应超过
A. 0.5kg
B. 1kg
C. 2.5kg
D. 3kg
E. 3.5kg

56. 硫糖铝治疗消化性溃疡的作用机制是
A. 粘附在溃疡表面，阻止胃酸侵袭
B. 作用于 H^+-K^+-ATP 酶
C. 阻止组胺与 H_2 受体结合
D. 削弱壁细胞功能

E. 抑制迷走神经

57. 可使用药物避孕的人群是
A. 乳房有肿块者
B. 月经量偏多
C. 血液病
D. 哺乳者
E. 严重高血压、心脏病患者

58. 我国规定管理的传染病分为
A. 甲类 3 种、乙类 28 种、丙类 9 种
B. 甲类 3 种、乙类 24 种、丙类 9 种
C. 甲类 2 种、乙类 26 种、丙类 11 种
D. 甲类 2 种、乙类 24 种、丙类 9 种
E. 甲类 1 种、乙类 23 种、丙类 11 种

59. 急性肾衰竭少尿期电解质紊乱不包括
A. 低血钙
B. 低血钠
C. 低血钾
D. 高血镁
E. 高血磷

60. 急性硬脑膜外血肿出现小脑幕切迹疝时，有诊断意义的瞳孔变化是
A. 双侧瞳孔大小不变
B. 患侧瞳孔散大
C. 双侧瞳孔忽大忽小
D. 患侧瞳孔先缩小再逐渐散大
E. 患侧瞳孔忽大忽小

61. 豆渣样白带多见于
A. 外阴炎
B. 宫颈糜烂
C. 滴虫性阴道炎
D. 念珠菌性阴道炎
E. 细菌性阴道炎

62. 小儿发育速度最快的时期是
A. 新生儿期
B. 婴儿期
C. 学龄期
D. 幼儿期
E. 学龄前期

63. 根治原发性肝癌最佳的措施是
A. 放射治疗
B. 生物和免疫治疗

C. 中医治疗

D. 手术治疗

E. 化学抗肿瘤药物治

64. 患者，女，35 岁，口服避孕药物进行避孕已 2 年，某天漏服，补服时间应为性交后

A. 24 小时内

B. 12 小时内

C. 10 小时内

D. 7 小时内

E. 5 小时内

65. 提示急性胰腺炎预后不良的标志是

A. 高血糖

B. 血清淀粉酶值增高

C. 白细胞计数增多

D. 低血钙

E. 代谢性碱中毒

66. 关于上消化道出血的描述，错误的是

A. 出血量超过 400~500ml，可出现头晕、心悸、乏力等症状

B. 出血量为 400ml 即出现全身症状

C. 250ml 可出现呕血

D. 出血 50~70ml 可出现黑便

E. 一次出血量在 400ml 以下时，一般不引起全身症状

67. 食管癌进展期最典型的症状是

A. 进食后哽噎感

B. 进食后食管内异物感

C. 进食后呕吐

D. 体重减轻、贫血

E. 进行性吞咽困难

68. 急性心肌梗死最早和最突出的症状是

A. 充血性心力衰竭

B. 胃肠道症状

C. 心律失常

D. 休克

E. 胸痛

69. 服毒后最佳的洗胃时间是

A. 16 小时内

B. 6 小时内

C. 8 小时内

D. 24 小时内

E. 12 小时内

70. 烟碱样症状表现为肌纤维颤动，常早出现

A. 全身肌肉

B. 腹部肌肉

C. 眼睑、面部

D. 下肢

E. 上肢

71. 患者男，32 岁。足底被铁钉刺伤后发生破伤风，频繁抽搐，为减少血液中游离毒素水平，应该采取的措施为

A. 注射破伤风人体免疫球蛋白

B. 伤口用 3% 过氧化氢冲洗

C. 注射甲硝唑

D. 注射破伤风类毒素

E. 注射破伤风抗毒素

72. 患者女，65 岁。以"大腿内侧有胀痛感，站立时有半球形肿块突出，可回纳"，医生诊断为股疝，首选的治疗措施是

A. 观察有无呕吐、发热、腹胀

B. 非手术治疗

C. 回纳后使用绷带压紧固定

D. 不做任何处理

E. 手术治疗

73. 患者女，45 岁。因上腹隐痛、食欲缺乏、体重减轻 3 个月，排黑便 4 次而就诊。查体：腹部无阳性体征。考虑患者为

A. 胃憩室

B. 胃癌

C. 溃疡性结肠炎

D. 十二指肠溃疡

E. 肝硬化

74. 患者女，26 岁。从 3 楼上掉下，后枕部着地，有意识障碍约 20 分钟并有呕吐，清醒后有逆行性遗忘。改患者最可能的情况是

A. 硬膜外血肿

B. 颅内血肿

C. 硬膜下血肿

D. 脑震荡

E. 脑裂伤

75. 一老年女性走路不慎摔倒，出现髋部疼痛，仍能行走，但疼痛加重。查体：髋部叩击痛（+），患肢呈外旋畸形，最可能的情况是

A. 股骨转子间骨折

B. 股骨颈骨折

C. 髋臼骨折

D. 髋关节后脱位

E. 髋关节扭伤

76. 正常小儿，男，3 个月，现用牛乳喂养，每日应给 8% 的糖牛乳为

A. 650ml

B. 700ml

C. 450ml

D. 400ml

E. 550ml

77. 正常 10 个月小儿，体重 8kg，护士告知每日需水量是

A. 1200ml

B. 1100ml

C. 900ml

D. 700ml

E. 500ml

78. 患者女，58 岁。肺源性心脏病病史 8 年。近几天因咳嗽、脓痰增多而就诊。查体：肺部干啰音，双下肢水肿，肝颈静脉回流征阳性。最主要的治疗措施是

A. 止咳祛痰

B. 控制感染

C. 血管扩张药

D. 控制心律失常

E. 强心利尿

79. 患者男，50 岁。有风湿性心脏病、二尖瓣狭窄并关闭不全病史。每天服地高辛 0.25mg，间断服氢氯噻嗪已 3 个月。近日出现心悸、气短、下肢水肿症状而就诊。心电图示室性期前收缩，二联律。最佳的治疗措施应是

A. 抗凝治疗

B. 利尿

C. 利多卡因

D. 美心律

E. 停用地高辛

80. 患者男，28 岁。晨起运动后感左侧胸闷，刀割样疼痛，气促，出冷汗。查体：神志清，面色苍白，唇发绀，呼吸 30 次 / 分，左上肺听诊呈鼓音，呼吸音消失，心率 110 次 / 分。最可能的诊断是

A. 张力性气胸

B. 肋间神经炎

C. 胸膜炎

D. 自发性气胸

E. 肺大疱破裂

81. 孕妇，25 岁，妊娠 39^{+2} 周，产检：胎头在腹部右侧，胎臀在腹部左侧，胎心在脐周听到。判断该孕妇属于

A. 臀先露

B. 枕先露

C. 骶先露

D. 肩先露

E. 面先露

82. 产妇，27 岁，顺产后 3 天，主诉阵发性不规律腹痛，哺乳时腹痛明显，检查：体温 36.7℃，子宫底于脐下 3 横指，无压痛，双侧宫旁压痛（-），恶露血性，量不多，无臭味。该产妇最可能的情况是

A. 子宫复旧不良

B. 产后宫缩痛

C. 产褥感染

D. 盆腔炎

E. 子宫内膜炎

83. 患者，男性，51 岁，患肝硬化已 4 年，近期常有刷牙出血，皮肤反复出现出血点，查血小板 200×10^9/L，最可能的出血原因是

A. 肝静脉回流不畅

B. 维生素 C 缺乏

C. 血小板功能不好

D. 毛细血管壁扩张

E. 凝血因子减少

84. 患者男，45 岁。石油化工工人，长期与苯接触，近 1 年来感全身乏力。查血常规：血红蛋白 6g/dl，血小板 50000/dl，网织红细胞低于正常值，肝脾不大，骨髓增生低下。采取最佳的治疗方法是

A. 雌激素

B. 肾上腺皮质激素

C. 补充叶酸

D. 雄激素

E. 铁剂

85. 患者女，20 岁。因失恋而服用药物中毒，发生恶心、呕吐、腹痛、腹泻、呼吸困难等症状而入院。查体：呼吸有蒜味，瞳孔缩小。最可能的诊断是

A. 酒精中毒

B. 拟除虫菊酯类中毒

C. 亚硝酸盐中毒

D. 有机磷农药中毒

E. CO 中毒

二、以下提供若干个案例，每个案例有若干个考题。请根据提供的信息，在每题的 A、B、C、D、E 五个备选答案中选择一个最佳答案。并在答题卡上按照题号，将所选答案对应字母的方框涂黑。

（86~87 题共用题干）

患者男，20 岁。学生，在烈日下进行 2 小时的体能训练后，出现剧烈头痛、头晕、眼花、耳鸣、呕吐、烦躁不安，体温 37.5℃。

86. 该患者考虑为

A. 热衰竭

B. 脱水

C. 热痉挛

D. 日射病

E. 热射病

87. 此时最佳的处理措施是

A. 快速滴入甘露醇

B. 头部用冰袋或冷水湿敷

C. 口服大量清凉饮料

D. 口服大量热饮料

E. 静脉注射葡萄糖盐水

（88~89 题共用题干）

患者女，36 岁，2 天前到公共浴池游泳后出现外阴瘙痒、白带增多。检查：白带稀薄，泡沫样，阴道壁充血，宫颈光滑。

88. 该患者考虑为

A. 淋病

B. 慢性宫颈炎

C. 滴虫性阴道炎

D. 老年性阴道炎

E. 念珠菌性阴道炎

89. 如需确诊，应首选

A. 双合诊

B. 尿常规

C. 阴道 B 超

D. 宫颈涂片

E. 白带悬滴检查

（90~91 题共用题干）

患者男，45 岁。4 天前出现阵发性腹痛伴恶心、呕吐，1 天来未排便、排气。3 年前因节段性肠炎行末端回肠切除术，曾有切口感染，术后半年开始多次腹痛发作，情况与此次相似，检查皮肤弹性差，腹胀，可见肠型及蠕动波，肠鸣音亢进，并有气过水声。

90. 患者最有可能的情况是

A. 节段性肠炎复发

B. 急性肠炎

C. 胃肠穿孔

D. 急性肠梗阻

E. 急性阑尾炎

91. 目前应立即采取的措施是

A. 暂不处理，继续观察

B. 禁食、输液、胃肠减压

C. 急症手术解除梗阻

D. 开腹探查，切除病变肠段

E. 给予大剂量广谱抗生素及肠道菌抑制剂

（92~93 题共用题干）

患者女，33 岁。分娩后 3 个月，哺乳时发现左侧乳腺外上象限有一 3cm×2cm 大小包块，压之不痛，不易推动，质地较硬。

92. 患者最可能的诊断为

A. 急性乳腺炎

B. 乳房囊性增生

C. 乳房纤维腺瘤

D. 乳管内乳头状瘤

E. 乳腺癌

93. 该患者目前治疗方案为

A. 手术治疗

B. 化疗

C. 放疗

D. 内分泌治疗

E. 生物治疗

（94~95 题共用题干）

患者男，48 岁。3 年来反复乏力、厌食、脾大，HBsAg（＋）、HBeAg（＋），ALT 反复波动。10 天前感冒后出现发热、乏力、恶心、呕吐及腹胀黄疸。查体：T38℃，皮肤、黏膜黄染及瘀斑。腹部移动性浊音阳性。ALT680U/L，血总胆红素 320μmol/L。凝血酶原时间 25s。

94. 最可能的诊断是

A. 急性重型肝炎

B. 亚急性重型肝炎

C. 慢性重型肝炎

D. 慢性活动型肝炎

E. 肝硬化腹水

E. 皮肤干燥

95. 不恰当的治疗是
A. 卧床休息，清淡饮食
B. 支持治疗
C. 保肝治疗
D. 应用干扰素抗病毒治疗
E. 防治并发症

96. 亚硝酸盐中最具有特征性的皮肤表现是

97. 一氧化碳中毒最具有特征性的皮肤表现是

98. 重症中暑伴循环衰竭时最具有特征性的皮肤表现是

三、以下提供若干组考题，每组考题共同使用在考题前列出的 **A、B、C、D、E** 五个备选答案。请从中选择一个与考题关系最密切的答案，并在答题卡上将相应题号的相应字母所属的方框涂黑。每个备选答案可能被选择一次、多次或不被选择。

（99~100 题共用备选答案）
A. 头痛
B. 喷射性呕吐
C. 视神经乳头水肿
D. 生命体征紊乱
E. 脑脊液漏

（96~98 题共用备选答案）
A. 皮肤黏膜发绀
B. 皮肤黏膜樱桃红色
C. 皮肤黏膜苍白
D. 皮下出血点

99. 诊断慢性颅内压增高最可靠的依据是

100. 诊断颅底骨折最可靠的依据是

专业实践能力

一、以下每一道考题下面有 **A、B、C、D、E** 五个备选答案。请从中选择一个最佳答案，并在答题卡上将相应题号的相应字母所属的方框涂黑。

1. 小儿初次感染结核杆菌至产生变态反应的时间是
A. 24~48h
B. 48~72h
C. 2~3 周
D. 4~8 周
E. 3~4 个月

2. 预防佝偻病应特别强调
A. 合理喂养
B. 口服鱼肝油
C. 口服钙片
D. 多晒太阳
E. 吃富含维生素 D 的食物

3. 患者女性，28 岁，产后哺乳 3 周，1 周前出现左侧乳腺胀痛，局部胀痛性肿块，中心有波动感，伴寒战、高热；患侧腋窝淋巴结肿大，白细胞计数明显升高，最有效的治疗方法是
A. 停止哺乳
B. 局部热敷
C. 应用大剂量抗生素
D. 及时排空乳汁
E. 及时切开引流

4. 患者男性，60 岁，肺源心脏病病史多年，近来呼吸困难明显，头痛、头胀，且日轻夜重、昼睡夜醒，伴局限性肌群抽搐，神志恍惚，应考虑并发了
A. 脑疝
B. 呼吸衰竭
C. 脑炎
D. 呼吸性酸中毒
E. 肺性脑病

5. 患者女性，40 岁，因患门静脉高压引起上消化道出血而行脾切除、脾肾静脉分流术，术后应取
A. 去枕平卧位
B. 半坐卧位
C. 低半卧位

D. 自由体位
E. 平卧位

6. 患者女性，32 岁，有风湿性心脏病病史 10 年，今晨突感右上下肢活动不便，不能下床，护士发现其口角歪斜，应考虑发生了
A. 脑出血
B. 脑栓塞
C. 脑血栓形成
D. 蛛网膜下隙出血
E. 脑肿瘤

7. 初产妇，孕足月，临产 10h，ROA，胎心 136 次 /min，宫口开大 4cm，2h 后再次肛检宫口扩张无进展，应考虑为
A. 潜伏期延长
B. 活跃期延缓
C. 活跃期停滞
D. 第一产程停滞
E. 第二产程停滞

8. 患者男性，70 岁，抵抗力差，患肺炎。虽经 2d 抗感染及一般对症治疗，但病情仍未见明显好转。为防止病情恶化，应特别注意观察
A. 体温变化
B. 血压变化
C. 呼吸系统症状变化
D. 肺部体征变化
E. 血白细胞变化

9. 关于颅底骨折伴脑脊液鼻漏的护理，错误的是
A. 禁忌做腰椎穿刺
B. 避免用力咳嗽、打喷嚏
C. 脑脊液鼻漏者，可经鼻腔置胃管、吸痰及鼻导管给氧
D. 在外耳道或鼻前庭疏松放置干棉球，棉球浸湿及时更换
E. 每天 2 次清洁、消毒鼻前庭或外耳道

10. 预防支气管扩张患者继发感染的关键措施是
A. 选择广谱抗生素
B. 口服祛痰药
C. 使用支气管扩张剂

D. 加强痰液引流

E. 注射疫苗

11. 最易引起绞窄的肠梗阻是

A. 粘连性肠梗阻

B. 蛔虫性肠梗阻

C. 肠扭转

D. 麻痹性肠梗阻

E. 肠套叠

12. 确诊宫颈癌的可靠方法是

A. 宫颈刮片

B. 宫颈和宫颈管活检

C. 阴道脱落细胞检查

D. 宫颈锥切病检

E. 阴道镜检查

13. 麻疹的传播途径是

A. 呼吸道传染

B. 血液传播

C. 皮肤接触传播

D. 虫媒传播

E. 消化道传播

14. 护理新生儿寒冷损伤综合征患儿最关键的是

A. 合理喂养

B. 监测生命体征

C. 复温

D. 预防感染

E. 观察有无脱水症状

15. 低钾血症时静脉输液补钾速度一般不超过

A. 10 滴 /min

B. 20 滴 /min

C. 30 滴 /min

D. 40 滴 /min

E. 60 滴 /min

16. 高胆红素血症患儿进行光照时应

A. 裸体

B. 穿单衣、包尿布

C. 裸体、戴眼罩

D. 裸体、戴眼罩、包尿布

E. 穿单衣、包尿布、戴眼罩

17. 静脉补钾的正确浓度是

A. 静脉推注 0.3% 氯化钾

B. 静脉滴注 0.3% 氯化钾

C. 静脉滴注 3% 氯化钾

D. 静脉推注 3% 氯化钾

E. 静脉滴注 0.03% 氯化钾

18. 患儿男，出生后 3 天，诊断为新生儿颅内出血，降低颅内压首选的药物是

A. 地塞米松

B. 50% 葡萄糖

C. 20% 甘露醇

D. 25% 山梨醇

E. 水合氯醛

19. 系统性红斑狼疮的护理，不妥的是

A. 保持皮肤清洁

B. 居室阳光充足

C. 避免劳累

D. 室内湿度 50%~60%

E. 避免使用化妆品

20. 急性胰腺炎最基本的治疗和护理措施是

A. 手术后护理

B. 使用抗生素

C. 注射阿托品

D. 禁食及胃肠减压

E. 使用糖皮质激素

21. 肾切开取石术后，病人应绝对卧床休息

A. 2 天

B. 1 周

C. 2 周

D. 3 周

E. 5 周

22. 发生甲状腺危象时，首选的药物是

A. 甲基硫氧嘧啶

B. 丙基硫氧嘧啶

C. 普萘洛尔

D. 碘化钠

E. 氢化可的松

23. 妊娠高血压疾病病人发生抽搐时，首要的护理措施是

A. 使病人取头低侧卧位

B. 加床挡，防止受伤

C. 观察病情，详细记录

D. 用舌钳固定舌头，防止舌咬伤及舌后坠，保持呼吸道通畅

E. 置病人于安静、暗光的单人病室

24.诊断胃癌可靠的方法是
A.大便隐血阳性
B.消化道钡剂检查
C.B超检查
D.纤维胃镜检查
E.CT检查

25.心绞痛发作时疼痛时间一般是
A.3~5min
B.15~20min
C.30min
D.1h
E.2h

26.妊娠合并心脏病与妊娠合并急性病毒性肝炎都可以引起
A.早孕反应重
B.易发生妊娠高血压综合征
C.出血
D.胎儿畸形
E.胎儿宫内发育迟缓

27.甲状腺功能亢进症病人术前准备有效的指征是
A.情绪稳定，体重减轻，脉率<90次/分
B.情绪稳定，体重增加，脉率<90次/分
C.情绪稳定，体重减轻，BMR<+20%
D.情绪稳定，体重减轻，BMR<+30%
E.脉率降低

28.关于腹膜炎术后取半坐卧位的目的，不正确的是
A.减低伤口张力
B.有利于脓肿局限于盆腔
C.防止膈下感染
D.利于肠蠕动恢复
E.便于诊断和治疗

29.心功能Ⅲ级为
A.体力活动不受限，日常活动不引起乏力、心悸、呼吸困难或心绞痛等症状
B.以卧床休息为主，不允许病人下床进行排尿、排便等活动
C.不能从事任何体力活动，休息时也有症状，体力活动后加重
D.应充分休息，可增加午睡时间及夜间睡眠时间，有利于下肢水肿的消退
E.体力活动明显受限，休息时无症状，轻微的活动即可引起乏力、心悸、呼吸困难或心绞痛等症状

30.滋养细胞肿瘤患者出院时，护士指导其最佳避孕措施是
A.安全套
B.行绝育术
C.放置宫内节育器
D.安全期避孕
E.口服药物避孕

31.患儿，女，2岁，血红蛋白65g/L，该患儿贫血的程度是
A.正常
B.轻度
C.中度
D.重度
E.极重度

32.肿瘤放疗易损伤皮肤，护理时应
A.热敷理疗
B.保持皮肤清洁、干燥
C.按摩
D.肥皂水清洗
E.外敷消肿药膏

33.患者女性，48岁，急性右上腹阵发性绞痛，伴寒战高热、黄疸，急诊行胆囊切除、胆总管探查、T管引流术，术后观察病人排便情况的最主要目的是
A.判断病人对脂肪消化和吸收的能力
B.判断病人肠道功能恢复情况
C.判断病人胆总管通畅情况
D.判断病人术后饮食恢复是否合适
E.及时发现病人有无胃肠道出血

34.患者男性，27岁，因胸部被刀刺伤2小时，伤口与胸腔相通，出现极度呼吸困难，首选的急救措施是
A.迅速封闭伤口
B.立即放置胸腔闭式引流
C.立即输血补液
D.立即手术治疗
E.大剂量应用抗生素

35.患者男，40岁，因在高热环境下持续工作而产生头痛、头晕、全身乏力、多汗等症状，不久体温迅速升高到41℃，并出现颜面潮红、昏迷、休克。此时效果最佳的降温措施为
A.冰帽
B.静脉滴注葡萄糖盐水

C. 冬眠合剂

D. 物理降温 + 药物降温

E. 冰盐水灌肠

36. 经产妇，足月妊娠，临产 8h，宫口开大 4cm，头先露，先露为棘上 1cm，胎膜未破，胎心好，其目前的护理措施应首选为

A. 肥皂水灌肠

B. 人工破膜

C. 立即送产房准备接生

D. 监测生命体征

E. 行胎心监护

37. 临床最可靠的临产先兆是

A. 破膜

B. 不规律宫缩

C. 胎儿下降感

D. 见红

E. 肛门坠胀

38. 孕妇开始自测胎动的时间应在妊娠

A. 20 周

B. 24 周

C. 28 周

D. 30 周

E. 32 周

39. 患者女性，45 岁，因白血病行化疗，输液过程中发现药液漏入皮下，正确的处理方法是

A. 立刻停止输液，拔除针头

B. 立刻停止输液，用原有针头行多向强力回抽

C. 立刻停止输液，用原有针头注入解毒剂

D. 立刻停止输液，用冰袋冷敷

E. 减慢滴速，用原有针头注入解毒剂

40. 产妇 28 岁，妊娠高血压疾病，注射硫酸镁进行治疗，如发生硫酸镁中毒，护士最先观察到

A. 尿量减少

B. 血压下降

C. 抽搐

D. 呼吸抑制

E. 膝反射消失

41. 法洛四联症患儿应保证液体摄入，预防脱水，其目的是

A. 防止心力衰竭

B. 防止肾衰竭

C. 防止休克

D. 防止血栓栓塞

E. 防止便秘

42. 急性心肌梗死患者的护理，最重要的是

A. 心理疏导

B. 吸氧

C. 心电监护

D. 监测药物不良反应

E. 记 24h 出入量

43. 患儿进行腰椎穿刺后，嘱去枕平卧的目的是防止

A. 休克

B. 惊厥

C. 呕吐

D. 头痛

E. 脑疝

44. 对佝偻病患儿的健康指导，错误的是

A. 经常抱患儿到户外活动

B. 补充维生素 D

C. 避免久坐、久站

D. 尽早下地走路，避免下肢变形

E. 摄入含钙高的食物

45. 缺氧伴随 CO_2 潴留的患者适宜的给氧方式是

A. 高压给氧

B. 长期给氧

C. 持续低流量给氧

D. 间断给氧

E. 酒精湿化给氧

46. 心肺复苏时，首选的给药途径是

A. 心内注射

B. 静脉给药

C. 肌内注射

D. 气管内给药

E. 口服给药

47. 临床护士判断产程进展的主要依据是

A. 宫缩规律

B. 宫颈口扩张

C. 胎头下降程度

D. 胎心率加速

E. 分娩发动时间

48. Ⅱ度羊水污染表现为

A. 羊水呈绿色

B. 羊水呈黄色

C. 羊水呈黄绿色

D. 羊水呈浑浊绿色

E. 羊水呈浑浊黄绿色

49. 枕先露分娩机制的正常顺序是

A. 下降、衔接、内旋转、俯屈、仰伸、复位、外旋转

B. 衔接、俯屈、内旋转、下降、仰伸、复位、外旋转

C. 衔接、下降、俯屈、内旋转、仰伸、复位、外旋转

D. 下降、俯屈、衔接、内旋转、仰伸、复位、外旋转

E. 衔接、下降、内旋转、俯屈、仰伸、复位、外旋转

50. 关于 T 管的护理措施，正确的是

A. 下床活动时引流瓶应高于腰部

B. T 管阻塞时可加压冲洗

C. 胆总管下段阻塞时引流量增多

D. 正常胆汁色泽为深绿，较稀薄

E. T 管造影显示通畅即可拔管

51. 某男孩，9 岁，独自在家时不慎发生触电，导致心脏、呼吸骤停，一名救护人员对其施行心肺复苏术，应该采取的心脏按压与人工呼吸次数之比是

A. 5 : 1

B. 7 : 1

C. 10 : 1

D. 13 : 2

E. 30 : 2

52. 法洛四联症缺氧发作时，护士应首先采取的处理措施是

A. 给氧

B. 协助患儿取膝胸卧位

C. 遵医嘱注射地西泮

D. 遵医嘱注射洋地黄

E. 遵医嘱给予吗啡

53. 水囊引产适用于

A. 妊娠 10 周以内要求终止妊娠而无禁忌证者

B. 妊娠 10~14 周以内要求终止妊娠而无禁忌证者

C. 妊娠 15~27 周以内要求终止妊娠而无禁忌证者

D. 妊娠 25~32 周以内要求终止妊娠而无禁忌证者

E. 妊娠 32 周以后要求终止妊娠而无禁忌证者

54. 乳房自我检查最好在月经周期的

A. 1~2d

B. 3~4d

C. 5~6d

D. 7~10d

E. 11~12d

55. 石膏固定后，最应注意的是

A. 石膏松脱

B. 石膏变形

C. 骨折再移位

D. 压迫性溃疡

E. 血循环障碍

56. 纯母乳喂养儿的大便性状是

A. 深墨绿色便

B. 成形便

C. 稀水便

D. 黄糊状粪便

E. 蛋花汤样便

57. 为了及早发现慢性心房颤动病人电复律术后的严重并发症，最主要的观察项目是

A. 体温改变

B. 血压改变

C. 意识状态的改变

D. 液体出入量的平衡情况

E. 心理反应

58. 下列急性心肌梗死护理措施中最重要的是

A. 绝对卧床休息

B. 盐水灌肠，促进排便

C. 立即鼻导管吸氧

D. 高热量、低盐饮食

E. 心电监护

59. 心绞痛进食过饱的严重后果是

A. 胃肠功能紊乱

B. 加重心肌供血不足

C. 诱发心律失常

D. 血糖升高

E. 加重冠状动脉粥样硬化

60. 新生儿颅内出血时，首选的降低颅压药物是

A. 地塞米松

B. 20% 甘露醇

C. 25% 山梨醇

D. 25% 葡萄糖

E. 50% 葡萄糖

61. 婴儿期重点预防的疾病<u>不包括</u>
A. 佝偻病
B. 支气管肺炎
C. 营养性缺铁性贫血
D. 婴儿腹泻
E. 先天性心脏病

62. 在呼吸道感染流行时为防止交叉感染，接触病毒感染者应
A. 卧床休息
B. 对症处理
C. 中医中药治疗
D. 室内食醋熏蒸
E. 呼吸道隔离

63. 重度营养不良患儿应重点观察的内容是
A. 继发感染
B. 重度贫血
C. 低血钾
D. 低血糖
E. 低血钠

64. 患者女性，30岁，因黑色稀便3天入院，3天来，每日排黑色稀便2次，量约200g，病前有多年上腹部隐痛史，常有夜间痛、饥饿痛，进食可缓解。查体：贫血貌，皮肤无黄染，肝脾肋下未触及。最可能的诊断是
A. 胃癌
B. 慢性萎缩性胃炎
C. 急性胃炎
D. 十二指肠溃疡
E. 胃溃疡

65. 青年女性，近2个月来轻度咳嗽，咯白色黏痰，内带血丝；午后低热，面颊潮红，疲乏无力，常有心悸、盗汗，较前消瘦。经X线摄片检查，发现右上肺第2前肋部位有云雾状淡薄阴影，无透光区。痰菌3次检验阴性。你认为以下哪项护理措施没必要
A. 住院严密隔离
B. 给予高热量、高维生素、高蛋白饮食
C. 按医嘱给予抗结核药物治疗，并观察药物不良反应
D. 对病人的食具、用品、痰等进行消毒
E. 做好保健指导

66. 滴虫性阴道炎的治愈标准是

A. 治疗后，每次月经期前复查，连续2次均为阴性
B. 治疗后，每次月经期后复查，连续2次均为阴性
C. 治疗后，每次月经期前复查，连续3次均为阴性
D. 治疗后，每次月经期后复查，连续3次均为阴性
E. 治疗1周后，连续3次复查均为阴性

67. Ⅱ度子宫脱垂病人的主要症状是
A. 排尿困难
B. 下坠感
C. 阴道有肿物脱出
D. 阴道分泌物增多
E. 脓血性分泌物

68. 发现胸腔闭式引流导管自胸部伤口脱出应首先
A. 捏紧导管
B. 更换引流导管
C. 将引流导管重新放入伤口
D. 立即缝合引流口
E. 双手捏紧放置引流导管处皮肤

69. 患者男，22岁。车祸伤后4小时入院，检查发现骨盆骨折，右股骨干骨折。查体：血压70/50mmHg，脉搏120次/分，皮肤湿冷。应首先采取的治疗措施是
A. 骨折复位内固定
B. 石膏外固定
C. 骨盆牵引
D. 抗休克
E. 应用升压药

70. 安装永久性人工心脏起搏器的病人并发室性心动过速或心室颤动时，最有效的处理措施是
A. 心前区用力捶击
B. 电击复律
C. 调节心脏起搏器频率
D. 更换心脏起搏器电池
E. 镇静

71. 针对肺炎球菌肺炎病人的护理措施，<u>不妥</u>的是
A. 气急、发绀可给予鼻导管吸氧
B. 腹胀，鼓励做局部热敷或肛管排气
C. 进行保健指导，以防今后再次发病
D. 高热者首选使用退热药

E. 胸痛剧烈者取患侧卧位

72. 患者女性，50 岁，绝经 3 年，突然出现阴道流血，量似月经。盆腔检查子宫轻度增大，宫体稍软而均匀。该患者最可能患的是
  A. 绒毛膜癌
  B. 宫颈癌
  C. 子宫肌瘤
  D. 子宫内膜癌
  E. 宫颈息肉

73. 肺源性心脏病呼吸衰竭时，严重缺氧及二氧化碳潴留，鼻导管供氧原则是
  A. 低流量（1~2L/min）间断给氧
  B. 中流量间断给氧
  C. 高流量（6L/min）持续给氧
  D. 低流量持续给氧
  E. 中流量持续给氧

74. 关于佝偻病的护理措施，错误的是
  A. 经常晒太阳
  B. 补充维生素 D 和钙剂
  C. 避免久坐、久立、久行
  D. 尽早下地走路，避免下肢变形
  E. 补充富含维生素 D 和钙剂的饮食

75. 缓解肺气肿病人呼吸困难的首选措施是
  A. 胸腔引流
  B. 通畅气道，持续低流量吸氧
  C. 镇静药
  D. 强心药
  E. 呼吸兴奋药

76. 带铜宫内节育器在临床无症状时可放置的时间是
  A. 5 年
  B. 10 年
  C. 15 年
  D. 20 年
  E. 25 年

77. 恶性滋养细胞肿瘤阴道转移病人进行第 1 次阴道填塞后，取纱条的时间不宜超过
  A. 12h
  B. 24h
  C. 36h
  D. 48h
  E. 72h

78. 预防全身麻醉后误吸的重要措施是
  A. 手术日清晨进流食
  B. 手术前用药选择氯丙嗪
  C. 选择静脉麻醉
  D. 术前 12h 禁食，4h 禁水
  E. 术前放置胃管

79. 腹部手术后病人出现呼吸困难、发绀、呼吸音减弱或消失，应首先考虑
  A. 切口感染
  B. 血胸
  C. 肺不张或肺炎
  D. 支气管炎
  E. 气胸

80. 胎盘剥离的征象不包括
  A. 子宫收缩
  B. 阴道出血
  C. 子宫底下降
  D. 子宫体变硬
  E. 脐带自动下降

81. 胃肠手术后病人可以进流食的时间是
  A. 腹痛消失后
  B. 恶心、呕吐消失后
  C. 食欲恢复后
  D. 拆线后
  E. 肛门排气后

82. 心跳、呼吸骤停的初期复苏内容是
  A. 补充血容量
  B. 采用各种复苏药物
  C. 心脏按压和人工呼吸
  D. 用机械支持循环和呼吸
  E. 保护脑细胞

83. 降低颅内压应首选
  A. 20% 甘露醇
  B. 30% 呋塞米
  C. 25% 山梨醇
  D. 50% 葡萄糖
  E. 利尿合剂

二、以下提供若干个案例，每个案例有若干个考题。请根据提供的信息，在每题的 A、B、C、D、E 五个备选答案中选择一个最佳答案，并在答题卡上按照题号，将所选答案对应字母的方框涂黑。

（84~86 题共用题干）

患者女性，50 岁，慢性迁延性肝炎 20 余年，近 1 个月来感全身明显乏力，食欲缺乏，腹胀，腹泻而入院。入院时查体：面色晦暗，形体消瘦，皮肤巩膜轻度黄染，腹部膨隆，叩诊有移动性浊音。

84.病人腹部出现移动性浊音，提示

A.肝脾大

B.卵巢囊肿

C.肠梗阻

D.腹水 > 1000ml

E.腹水 < 1000ml

85.经确诊该病人已处于肝硬化失代偿期。其腹水形成的最主要原因是

A.肝门静脉高压

B.血浆白蛋白升高

C.肝淋巴液生成过少

D.肾小球滤过率增加

E.抗利尿激素减少

86.该病人饮食上应限制摄入的是

A.钾

B.钠

C.钙

D.磷

E.镁

（87~88 题共用题干）

患者女性，61 岁。家属发觉近 1 个月来其怕冷、无力、说话声音不清、面色苍白，表情减少，反应迟钝，对家中亲人淡漠、不关心，食欲明显下降，甚至厌食。到当地卫生院检查：体温 36.1℃，心率 56 次 / 分，血压 90/60mmHg。基础代谢率降低，黏液性水肿面容。

87.若病人出现体温低于 35℃，呼吸浅慢，心动过缓，血压降低，嗜睡等症状，应考虑可能发生了

A.心律失常

B.休克

C.心力衰竭

D.黏液性水肿昏迷

E.肺栓塞

88.为明确诊断该病人还应做哪项检查

A.促甲状腺激素水平检查

B.胃纤维支气管镜检查

C.超声心动检查

D.心电图检查

E.头部 CT

（89~91 题共用题干）

患者男性，65 岁，因肺癌行肺叶切除术，留置胸腔闭式引流。

89.判断胸腔闭式引流是否通畅的简便方法是

A.观察引流管有无受压

B.判断引流管是否过长

C.观察引流管是否扭曲

D.观察引流管是否脱落

E.观察水封瓶内玻璃管中水柱波动情况

90.胸腔闭式引流期间要搬运此病人，正确的方法是

A.维持引流通畅

B.用一把血管钳夹闭引流管

C.水封瓶不能倾斜

D.嘱病人屏住呼吸

E.双钳夹闭引流管，将瓶放置于病人两腿之间

91.搬运过程中水封瓶不慎破损，首先采取的措施是

A.将引流管反折捏紧

B.立即报告医师

C.重新更换水封瓶

D.给病人吸氧

E.拔除引流管

（92~94 题共用题干）

患者男性，40 岁，体重 60kg，不慎落入热水池中，被急送医院救治。检查：意识清，能合作，心率 100 次 / 分，血压 120/80mmHg，面部、胸腹部、两前臂、两手及两小腿和双足烧伤。

92.该患者的烧伤面积为

A.47%

B.48%

C.49%

D.50%

E.51%

93.烧伤后第一个 24h 补液中的晶体和胶体总量约为

A.4200ml

B.4600ml

C.5000ml

D.5600ml

E.6200ml

94.在补液过程中，观察补液是否充足，最简便、可靠的临床指标是

A.意识状况

B.脉率

C.尿量

D.中心静脉压

E.血压

三、以下提供若干组考题，每组考题共同使用在考题前列出的 A、B、C、D、E 五个备选答案。请从中选择一个与考题关系最密切的答案，并在答题卡上将相应题号的相应字母所属的方框涂黑。每个备选答案可能被选择一次、多次或不被选择。

（95~96 题共用备选答案）

A.高压氧舱

B.高浓度给氧

C.低流量低浓度间断性给氧

D.低流量低浓度持续性给氧

E.酒精湿化给氧

95.急性肺水肿病人适宜的给氧方式

96.慢性阻塞性肺疾病病人适宜的给氧方式

（97~98 题共用备选答案）

A.禁食

B.流质

C.半流质饮食

D.软食

E.普食

97.某病人，60 岁，急性腹膜炎手术后恢复，为补充营养，在肠蠕动恢复后当日可给予

98.某男性病人，40 岁，消化性溃疡出血，病人大量呕血患者应给予

（99~100 题共用备选答案）

A.颅脑手术后

B.腰麻手术后

C.全身麻醉未清醒

D.全身麻醉清醒后

E.胸部手术后病情稳定

99.平卧 6 小时适用于

100.去枕平卧，头偏向一侧适用于

全国护士（师）资格考试预测卷系列

2025

主管护师技术资格考试预测卷

答案与解析

王　冉　主编

中国健康传媒集团

中国医药科技出版社

编委会

主 编 王 冉

编 者（以姓氏笔画为序）

王 冉　王冬华　成晓霞　李红珍

余立平　沈正军　张立君　范湘鸿

罗先武　罗艳萍　孟小丽　郭梦安

喻惠丹　程明文　焦平丽　路 兰

蔡秋霞　谭初花　熊永芳　魏秀丽

预测卷（一）

基础知识

序号	1	2	3	4	5	6	7	8	9	10
答案	C	C	D	C	E	E	B	A	C	D
序号	11	12	13	14	15	16	17	18	19	20
答案	D	E	D	E	E	B	D	A	D	B
序号	21	22	23	24	25	26	27	28	29	30
答案	C	C	B	C	D	B	B	B	D	A
序号	31	32	33	34	35	36	37	38	39	40
答案	B	E	C	D	B	B	C	B	E	A
序号	41	42	43	44	45	46	47	48	49	50
答案	D	C	B	C	C	B	B	B	C	C
序号	51	52	53	54	55	56	57	58	59	60
答案	D	D	D	B	D	B	A	C	E	A
序号	61	62	63	64	65	66	67	68	69	70
答案	E	E	D	B	C	B	D	C	B	D
序号	71	72	73	74	75	76	77	78	79	80
答案	B	A	B	A	C	E	E	D	C	A
序号	81	82	83	84	85	86	87	88	89	90
答案	B	B	E	D	A	C	C	B	A	C
序号	91	92	93	94	95	96	97	98	99	100
答案	A	B	C	D	A	C	B	D	C	A

1. 解析：慢性阻塞性肺疾病（COPD）最为多见，占80%~90%，其次为支气管哮喘、支气管扩张症、重症肺结核、肺尘埃沉着病、结节病、间质性肺炎、过敏性肺炎、嗜酸性肉芽肿、药物相关性肺疾病等。

2. 解析：左心衰竭的主要病理改变是肺循环淤血。

3. 解析：病毒性心肌炎大多数是由柯萨奇病毒A、B组，埃可病毒，脊髓灰质炎病毒，流感病毒和HIV引起，其中以柯萨奇病毒B组感染多见。

4. 解析：HIV主要是通过性接触传播。

5. 解析：免疫反应引起的炎症反应是肾小球疾病发生的主要机制。

6. 解析：胆道感染是细菌性肝脓肿最常见的病因，也是病原菌侵入肝脏最主要的途径。

7. 解析：维生素D缺乏性手足搐搦症的直接原因是血清钙离子降低。

8. 解析：水痘患儿自出疹前 1~2 天至皮疹全部干燥结痂为止均有传染性。

9. 解析：房间隔缺损胸部 X 线检查：心脏呈轻、中度扩大，以右心房、右心室扩大为主，肺动脉段突出，肺门血管影增粗，可见肺门舞蹈征，肺野充血，主动脉影缩小。

10. 解析：血液中的血糖浓度可直接调节胰岛素的分泌。

11. 解析：血管炎性反应是引起风湿病皮肤损害最常见的原因。

23. 解析：食物及水源受到污染可导致伤寒的流行或暴发，因此，切断传播途径是预防伤寒最关键的措施。

30. 解析：心功能 I 级和心功能 II 级的育龄女性可以妊娠。

32. 解析：传染病具有四大基本特征：有病原体、有传染性、有流行性和有免疫性。

63. 解析：上述患者考虑为急性血源性骨髓炎，急性血源性骨髓炎早期诊断最主要的依据是局部脓肿分层穿刺，做涂片检查。

72. 解析：消化性溃疡发生起关键作用的是胃酸。

75. 解析：术前 1 天为病人冲洗阴道 2 次，第 2 次冲洗后在宫颈口及阴道穹隆部涂甲紫，为手术切除宫颈做标记。阴道流血及未婚者不做阴道冲洗。

78. 解析：肾部分切除的病人卧床 1~2 周以防断面出血。

80. 解析：类风湿关节炎晨僵每天持续最少 1h，病程最少 6 周。

88. 解析：上述患者考虑为上呼吸道感染，上呼吸道感染多为病毒感染引起。病毒感染时血常规中淋巴细胞升高。

91~92 题解析：大肠癌 Dukes 病理分期：癌肿仅限于肠壁，无淋巴结转移为 A 期；癌肿穿透肠壁，无淋巴结转移为 B 期；癌肿穿透肠壁，淋巴结转移到癌灶附近淋巴结（肠旁或边缘血管淋巴结）为 C1 期；癌肿穿透肠壁，淋巴结转移到系膜和系膜根部为 C2 期；已有远处转移（肝、肺等）为 D 期。

95~96 题解析：化疗出现干反应时可涂 0.2% 薄荷淀粉或羊毛脂止痒，湿反应可涂 2% 甲紫或氢化可的松霜。

97. 解析：长期施行全胃肠外营养，可出现肠道屏障损害，导致肠源性感染率增加。

98. 解析：由于外源性胰岛素用量过大或突然停止输入高浓度葡萄糖可引起低血糖及低血糖休克。

预测卷（一）

相关专业知识

序号	1	2	3	4	5	6	7	8	9	10
答案	B	B	E	D	D	E	B	D	C	C
序号	11	12	13	14	15	16	17	18	19	20
答案	B	C	E	C	D	D	E	E	C	A
序号	21	22	23	24	25	26	27	28	29	30
答案	C	C	D	C	E	B	D	C	B	B
序号	31	32	33	34	35	36	37	38	39	40
答案	D	B	C	D	A	B	E	D	B	E
序号	41	42	43	44	45	46	47	48	49	50
答案	E	E	B	E	C	A	B	A	E	D
序号	51	52	53	54	55	56	57	58	59	60
答案	C	B	C	E	E	E	E	E	E	D
序号	61	62	63	64	65	66	67	68	69	70
答案	B	D	C	B	D	A	A	E	E	E
序号	71	72	73	74	75	76	77	78	79	80
答案	B	B	B	B	A	A	D	B	A	A
序号	81	82	83	84	85	86	87	88	89	90
答案	C	E	C	B	E	D	A	E	B	C
序号	91	92	93	94	95	96	97	98	99	100
答案	E	C	D	B	E	A	A	C	A	E

3. 解析：开放性肺结核是指肺结核进展期与部分好转期患者，其痰中经常有结核菌排出，具有较强的传染性，故必须隔离治疗。

5. 解析：守法行为属于后天通过学习获得的行为，属于社会行为。

6. 解析：三度菌群失调是指原正常菌群大部分被抑制，只有少量菌种占决定性优势。发生原因常为大量广谱抗菌药的应用使大部分正常菌群消失，而代之以暂居菌或外袭菌，并大量繁殖成为该部位的优势菌。

8. 解析：同桌进餐、握手和拥抱、近距离交谈、共同乘车等均不会引起艾滋病传播。

11. 解析：行为诊断的主要目的是确定导致目标人群疾病或健康问题发生的行为危险因素。

14. 解析：无明确潜伏期的感染，规定入院48小时后发生的感染为医院感染。

17. 解析：流行性出血热又称肾综合征出血热，是由流行性出血热病毒（汉坦病毒）引起的，以鼠类为主要传染源的自然疫源性疾病。

19.解析：目标统一的原则是指在建立组织结构时，要有明确的目标，并使各部门、个人的目标与组织的总体目标相一致。

22.解析："条条大道通罗马"，说的正是达成目标可有多种途径。在人际沟通的过程中，应根据情境，使用恰当的沟通方式，从而达成目标。

26.解析：选择紫外线灯消毒时，安装紫外线灯的数量平均为≥ 1.5W/m³，照射时间≥ 30 分钟。

27.解析：探究式提问所提问题为探索究竟、追究原因的问题，如"为什么"，以了解对方某一认识或行为产生的原因。为了深入了解某居民的吸毒史可采用探究式提问。

29.解析：阴阳的相互转化，是指事物的总体属性，在一定条件下可以向其相反的方向转化，即阳可以转化为阴，阴也可以转化为阳。

30.解析：环氧乙烷、戊二醛等化学消毒剂可达到灭菌水平。

33.解析：门诊教育是指在门诊针对治疗过程中对病人所进行的健康教育。门诊教育往往根据不同季节、地域，侧重于常见病的防治教育。

36.解析：甲型、戊型肝炎通过粪 - 口途径传播，乙型、丙型、丁型肝炎通过血液、体液传播。

37.解析：目标管理强调员工参与管理，由上下级共同商定，依次确定各种目标。

38.解析：医院感染罹患率是指处于危险人群中新发生医院感染的频率，其分母必须是暴露于危险因素中的病人数，分子是同一危险因素所致医院感染新发病例数。医院感染罹患率 =2/10×100%=20%。

39.解析：非正式沟通是在正式沟通渠道之外的信息交流和传递，它是以社会关系为基础的沟通方式。它不受组织的监督，自由选择沟通渠道，如朋友聚会、小道消息等。

42.解析：人际传播是信息在个体与个体之间的传播，其主要形式是面对面传播，包括语言信息和非语言信息（情感等）的传播。其主要特点包括全身心传播，以个体化信息为主，反馈及时。

43.解析：人际传播的非语言传播技巧包括动态体语、仪表、同类语言和时空语。

44.解析：组织沟通的作用包括：联系与协调、激励、改善人际关系、创新、控制等。

45.解析：有效沟通的原则：①目的明确和事先计划原则；②信息明确的原则；③及时的原则；④合理使用非正式沟通的原则；⑤组织结构完整性的原则。

46.解析：预真空压力蒸汽灭菌器每天开始灭菌前进行 B-D 测试。B-D 测试合格后，灭菌器方可使用。

47.解析：正常菌群绝大部分是厌氧菌，它们在人体特定部位定植，且密度极高，与定植区的黏膜上皮细胞有密切的关系。

50.解析：《医院感染管理规范》100 张病床以下、100~500 张病床、500 张病床以上的医院感染发病率应分别低于7%、8% 和10%。

52.解析：新灯管的照射强度不低于90~100μW/cm²，使用中灯管不得低于70μW/cm²。

55.解析：非正式组织是指组织成员在情感相投的基础上，有共同的兴趣爱好而形成的小群体。由于其重要功能是为了满足个人需要，自觉地进行相互帮助，因此又称心理社会体系。

57.解析：健康教育学在融合预防医学、行为科学、传播学、管理科学等学科理论知识的基础上，已初步形成了自己的理论和方法体系。

59.解析：目标管理的基本精神是以自我管理为中心。目标的实施由目标责任者自我进行，通过自身监督与衡量，不断修正自己的行为，以实现目标。

64.解析：根据 ABC 时间管理法，A 级为最重要且必须优先完成的目标。参与病人抢救即为 A 类目标，应优先完成。

66.解析：梅毒患者使用过的家具表面用含氯消毒剂浸泡（250~500mg/L）等方法消毒。患者用过的便器，特别是马桶，用 0.2% 过氧乙酸或 500mg/L 有效氯含氯消毒剂擦拭即可。

69.解析：对炭疽病人用过的治疗废弃物和有机垃圾应全部焚烧。

71.解析：病房教育是指医护人员在患者住院期间对患者及家属进行的教育。主要包括患者所患疾病的病因、症状、并发症、治疗原则、饮食等知识，以提高患者的依从性。

73.解析：群体传播是指信息传播在小群体成员之间进行，是一种双向性的直接传播。乳腺癌患者自发成立联谊会，定期开展交流活动，即为群体传播。

76.解析：人体通过"反射弧"对外界刺激做出反应的方式称反射。最基本的反射与本能行为相联系，如一个人看到高空坠落的物体，会立即躲开。

83. 解析：不充分授权是指管理者要求下属就重要程度较高的工作，做深入细致的调查研究后提出一整套完整的行动计划，经过上级审核后批准执行。心脏外科护士长让科室的两名年资高和经验丰富的护士先制订救治先心病患者的护理计划，经护理部确认后执行，上述授权方式即属于不充分授权。

84. 解析：教育目标是指为实现行为改变所必须具备的知识、信念、态度、价值观和技巧等方面的变化指标。95% 的孕妇能说出产前检查的好处即为知识方面的变化，100% 孕妇相信她们能够用母乳喂养自己的孩子即为信念和态度方面的变化，100% 产妇能够掌握母乳喂养的技巧即为技巧方面的变化，因此上述健康教育规划目标为教育目标。

90~91 题解析：败血症患者使用抗生素待病情好转，体温正常 7~10 天再停药。严重感染，如心内膜炎、骨髓炎等患者，疗程可达 4~8 周。

92. 解析：对经飞沫传播疾病的隔离预防，进入室内的工作人员应戴外科口罩。

93. 解析：医务人员接触通过空气传播的呼吸道传染病时应戴医用防护口罩。

97. 解析：形成评价是对项目计划进行的评价活动，是一个完善项目计划，避免工作失误的过程，包括评价计划设计阶段进行目标人群选择、策略确定、方法设计等。

98. 解析：效应评价是对目标人群因健康教育项目所导致的相关行为及影响因素的变化进行评价。

预测卷（一）

专业知识

序号	1	2	3	4	5	6	7	8	9	10
答案	D	E	E	E	C	A	A	D	A	D
序号	11	12	13	14	15	16	17	18	19	20
答案	A	A	A	E	D	E	A	C	A	B
序号	21	22	23	24	25	26	27	28	29	30
答案	C	C	A	A	E	C	E	E	C	C
序号	31	32	33	34	35	36	37	38	39	40
答案	B	B	E	C	B	A	E	C	D	E
序号	41	42	43	44	45	46	47	48	49	50
答案	B	E	C	B	B	A	B	A	C	B
序号	51	52	53	54	55	56	57	58	59	60
答案	D	D	A	D	A	C	B	E	C	E
序号	61	62	63	64	65	66	67	68	69	70
答案	E	E	A	E	B	C	D	C	E	D
序号	71	72	73	74	75	76	77	78	79	80
答案	C	A	C	B	A	D	B	B	A	B
序号	81	82	83	84	85	86	87	88	89	90
答案	A	A	B	A	C	B	E	C	D	E
序号	91	92	93	94	95	96	97	98	99	100
答案	A	C	A	E	A	A	D	C	D	A

1. 解析：白血病病人在进餐前后、睡前用生理盐水或洗必泰液漱口，以预防口腔内感染。

2. 解析：护士应密切观察咯血患者是否有呼吸困难、面色发绀等情形，以警惕窒息的发生。

4. 解析：轻型腹泻主要表现为消化道症状，重型腹泻除消化道症状外，还会出现水、电解质酸碱平衡紊乱。

5. 解析：胃肠减压期间需口服药物时，片剂要研碎调水后注入，注入后夹管30分钟，以免将药物吸出影响疗效。

6. 解析：肺炎患儿发生心力衰竭时，应控制输液的量和速度。

11. 解析：尿结核菌培养对肾结核的诊断有决定作用。尿液培养结核菌阳性，即可诊断为肾结核。

13. 解析：乳腺癌的早期表现是患侧乳房出现无痛肿块，常在无意间发现。

16. 解析：血栓闭塞性脉管炎早期，患肢动脉供血不足，出现肢端发凉、怕冷及间歇性跛行等表现。

18. 解析：膈下脓肿的患者才会出现呃逆的表现。

19. 解析：病人出现右上腹痛伴有黄疸、寒战、发热，即夏柯三联征的表现，考虑为胆总管结石。

20. 解析：临床上以坐骨棘水平观察胎头下降程度，作为判断产程进展的重要标志。胎头下降程度可通过先露部颅骨最低点与坐骨棘的关系来确定。若先露部颅骨最低点在坐骨棘水平时以"0"表示，棘上 1cm 为"−1"，棘下 1cm 为"+1"，依此类推。

23. 解析：儿童贫血的诊断标准：1~4 个月的婴儿 Hb < 90g/L，4~6 个月的婴儿 Hb < 100g/L，6 个月 ~6 岁儿童 Hb < 110g/L，6~14 岁儿童 Hb < 120g/L。

28. 解析：配置好的营养液应在 4℃ 左右的冰箱内存放，并于 24 小时内用完。

29. 解析：腹腔双套管若有阻塞，先离心方向挤压或用注射器回抽，无法疏通时及时告知医生处理。

32. 解析：急性肾小球肾炎发病前通常有上呼吸道感染的病史，而慢性肾炎常无细菌、病毒感染症状。

33. 解析：肝动脉插管后应每日用肝素液或枸橼酸钠液冲洗 1 次，以防堵管。

35. 解析：甲亢患者通常存在心动过速，术前禁止使用阿托品，以免加快心率。

36. 解析：百白破疫苗接种方法为肌内注射，注射部位为上臂外侧三角肌，共接种四次，接种时间为 3、4、5 月龄和 18~24 月龄。第 1、2 剂接种间隔 ≥ 28 天。

37. 解析：癫痫持续状态应首选地西泮（安定）10~20mg 缓慢静脉注射，速度不超过每分钟 2mg。

38. 解析：以往曾建立正常月经，但以后因某种原因月经停止 6 个月以上者，或按自身原来月经周期计算停经 3 个周期以上者称为继发性闭经。

41. 解析：颅前窝骨折最易伤及嗅神经和视神经。

43. 解析：腹股沟斜疝的疝囊颈在腹壁下动脉外侧，腹股沟直疝的疝囊颈在腹壁下动脉的内侧。

44. 解析：正常女性阴道液 pH 为 4.5~5.5，羊水 pH 为 7.0~7.5。胎膜破裂后，阴道 pH 升高，通常采用硝嗪或石蕊试纸测试即可判断胎膜早破。胎膜早破后胎心音多数没有变化的，只有当脐带脱垂导致脐带受压、胎儿缺氧才能引起胎心音变化。如胎儿脐带没有受到压迫，在这种情况下，多数胎心是正常的，只需要定时的监测胎心。

45. 解析：神经根型颈椎病会出现臂丛牵拉试验阳性、压头试验阳性等体征。

46. 解析：肺心病代偿期病人可有不同程度发绀和肺气肿体征。偶有干、湿啰音，心音遥远，$P_2 > A_2$，三尖瓣区闻及收缩期杂音或剑突下心脏搏动增强，提示右心室肥大。部分病人因肺气肿使胸腔内压升高，阻碍腔静脉回流，可有颈静脉充盈。选项 B 颈静脉怒张属于失代偿表现。

48. 解析：停经 2 个月出现阴道少量流血、下腹隐痛，查体：宫口未开，子宫大小与孕周相符，考虑为先兆流产。

50. 解析：肺气肿、Ⅱ型呼吸衰竭禁忌使用镇静药，以免抑制呼吸。

51. 解析：充血性心力衰竭患者服用药物后主诉头痛、头晕、视力模糊，看到的东西都带有黄色，考虑为洋地黄类药物（地高辛）中毒。

53. 解析：放置宫内节育器后有少量不规则出血是宫内节育器与子宫壁接触引起子宫收缩，内膜局部破损所致，无需处理。若出血量多或月经量过多，出血时间长，考虑宫内节育器放置后出血。

55. 解析：1~6 个月小儿体重（kg）=出生时体重（kg）+ 月龄 ×0.7（kg），即 3.2+（4×0.7）=6kg。

56. 解析：结核性脑膜炎早期（前驱期）约 1~2 周，主要症状为性情改变、精神呆滞、喜哭、易怒、睡眠不安、双目凝视等，同时有低热、呕吐、便秘，年长儿诉头痛，婴儿则表现为嗜睡或发育迟滞等。

57. 解析：菌血症一般起病急骤，突然出现寒战、高热，体温达 40℃~41℃，每日波动 0.5℃~1.0℃ 左右，呈稽留热。

58. 解析：患者血清钠浓度为 155mmol/L，考虑为高渗性脱水。中度高渗性脱水口渴明显，皮肤弹性下降、黏膜干燥、眼窝凹陷、尿量减少、尿比重高，水分丧失量约占体重的 4%~6%。

59. 解析：诊断性刮宫术后，嘱病人注意保持外阴清洁、禁止性生活和盆浴 2 周，1 周后来医院复查并了解病理检查结果。

65. 解析：会阴骑跨伤可引起尿道球部损伤。

67. 解析：上述患者全血细胞均下降，但淋巴结无肿大、胸骨无压痛，考虑为再生障碍性贫血。

68. 解析：上述患儿全身皮肤发绀，可见杵状指，喜欢采用蹲姿游戏，考虑为法洛四联征。法洛四联征患儿应多饮水，避免形成血栓。

70.解析：桡骨远端伸直型骨折（Colles 骨折）时，患者局部疼痛、肿胀、压痛、功能障碍，手掌畸形，侧面观"餐叉样"畸形，正面观"枪刺样"畸形。

71.解析：水痘－带状疱疹病毒在体外抵抗力弱，不耐酸和热，对乙醚敏感，不能在痂皮中存活，但在疱疹液中可长期存活。

91.解析：1 型糖尿病为胰岛 β 细胞合成释放胰岛素减少所致，2 型糖尿病胰岛 β 细胞合成释放胰岛素正常甚至增多。

95.解析：急性肾小球肾炎患儿起病 2 周内应卧床休息，待水肿消退、血压降至正常、肉眼血尿消失后可下床轻微活动。

96.解析：对急性肾小球肾炎患儿出现高血压脑病时，应选用硝普钠进行药物治疗。

预测卷（一）

专业实践能力

序号	1	2	3	4	5	6	7	8	9	10
答案	B	D	B	A	E	C	E	C	B	B
序号	11	12	13	14	15	16	17	18	19	20
答案	B	A	C	E	B	C	D	B	A	D
序号	21	22	23	24	25	26	27	28	29	30
答案	D	C	E	A	C	D	A	E	D	E
序号	31	32	33	34	35	36	37	38	39	40
答案	A	C	D	C	B	B	A	C	B	C
序号	41	42	43	44	45	46	47	48	49	50
答案	C	D	C	D	E	C	B	A	B	E
序号	51	52	53	54	55	56	57	58	59	60
答案	E	C	B	A	D	C	A	D	C	A
序号	61	62	63	64	65	66	67	68	69	70
答案	B	B	A	A	A	A	E	E	E	C
序号	71	72	73	74	75	76	77	78	79	80
答案	A	B	B	C	B	D	E	A	E	A
序号	81	82	83	84	85	86	87	88	89	90
答案	C	A	C	D	B	D	D	D	B	B
序号	91	92	93	94	95	96	97	98	99	100
答案	D	D	E	D	B	D	B	C	D	B

1. 解析：心跳骤停初期复苏的主要方法是基础生命支持，即胸外心脏按压、开放气道和人工呼吸。

2. 解析：地西泮常见的不良反应有嗜睡，头昏、乏力等，大剂量可有共济失调、震颤，最严重的不良反应是呼吸抑制。

3. 解析：妊娠7周内需要终止妊娠者，首选药物流产。

5. 解析：前列腺增生患者若合并感染或结石，才会出现尿频、尿急、尿痛等症状。

6. 解析：当患者出现三度房室传导阻滞伴阿－斯综合征时，首选心脏起搏治疗。

8. 解析：胰腺大量坏死时，胰岛B细胞数减少，胰岛素分泌减少，患者会出现高血糖。

9. 解析：铁剂应饭后服用，以减轻铁剂对胃肠道的刺激。

10. 解析：胎膜早破的患者应取头低足高位，以减少羊水的流出，防止脐带脱垂。

12. 解析：子宫狭部下端因黏膜组织由宫腔内膜变为宫颈黏膜，称为组织学内口。

13. 解析：月经期一般为2~8天，月经量约为30~50ml。

14. 解析：化疗药物最严重的不良反应是骨髓抑制，因此在化疗期间应定期监测血常规。

15. 解析：椎管内麻醉后头痛常位于枕部、顶部或颞部。

18. 解析：婴儿6个月开始引入固体食物，并逐渐减少哺乳次数，增加引入食物的量，继续母乳喂养至2岁。

20. 解析：化疗药物外渗，应局部冷敷，以收缩血管，减少药液渗出。

22. 解析：脑震荡的病人会出现逆行性遗忘，对受伤前和受伤时的情形完全不能回忆。

23. 解析：长期应用肾上腺皮质激素治疗系统性红斑狼疮，可引起骨质疏松、严重者发生股骨头坏死，因此应指导患者补钙。

26. 解析：烧伤患者暴露疗法时，控制室温在28℃~32℃，湿度70%左右。

27. 解析：洋地黄中毒最严重的不良反应是心律失常，其中最多见的心律失常是室早二联律。

29. 解析：急性肾功能衰竭患者少尿期或无尿期，体内有大量的水分潴留，因此，应严格限制入量。

30. 解析：在我国引起急性胰腺炎的主要病因是胆石症，因此预防急性胰腺炎最主要的措施是防治胆道疾病。

33. 解析：尿道损伤的患者应定期进行尿道扩张术，以避免引起尿道狭窄。

34. 解析：胎盘部分残留应使用刮匙刮取胎盘组织。

35. 解析：心肌梗死患者活动时，以不引起任何不适为度，心率增加10~20次/分为正常反应。

37. 解析：妇科化疗患者容易出现白细胞减少，患者容易并发感染，因此应严格执行消毒隔离制度，控制家属探视的人数和次数。

38. 解析：妇科腹部手术当天早上，询问患者有无月经来潮，同时测量患者体温，监测患者有无发烧。

40. 解析：慢性阻塞性肺气肿患者长期家庭氧疗的指征：① $PaO_2 < 55mmHg$ 或 $SaO_2 < 88\%$，有或没有高碳酸血症；② $PaO_2 55\sim60mmHg$ 或 $SaO_2 < 89\%$，并有肺动脉高压、心力衰竭所致水肿或红细胞增多症。

42. 解析：类风湿关节炎活动期患者禁忌进行功能锻炼，等病情缓解后再进行功能锻炼。

43. 解析：尿酸结石病人应禁食含嘌呤高的动物内脏。

44. 解析：慢性肝病选用肠外营养时能量由葡萄糖及中、长链脂肪乳剂提供，脂肪占35%~50%热量，氮源由复合氨基酸提供，应增加支链氨基酸比例。

46. 解析：地中海贫血是一种遗传性的疾病，发生原因是珠蛋白链减少缺失，导致血红蛋白结构异常。

51. 解析：十二指肠溃疡患者首选药物治疗，当患者出现幽门梗阻等并发症时才考虑手术治疗。

52. 解析：腹部手术后患者腹胀明显，肠蠕动未恢复，应进行肛管排气，排除肠道内积气。

53. 解析：甲亢危象患者首选丙硫氧嘧啶，可迅速减少甲状腺激素合成，抑制外周组织中 T_4 转换为 T_3。

56. 解析：上述孕妇为34岁，不属于高龄孕产妇的范畴。

57. 解析：上述患者考虑为血栓闭塞性脉管炎，禁忌使用热水袋保暖，以免增加外周组织的氧耗。

58. 解析：下肢骨折石膏固定的患者出现明显肿胀、青紫、活动差，感觉麻木，剧烈疼痛，考虑出现了骨筋膜室综合征。

59. 解析：剖宫产术后第2天协助患者取半卧位，有利于减轻腹部切口的张力及恶露排出。

60. 解析：上述患者患滴虫性阴道炎，应选择酸性溶液冲洗阴道，避免使用碱性的碳酸氢钠溶液。

62. 解析：子痫患者使用硫酸镁解痉时，硫酸镁滴注速度为1g/h，不能超过2g/h。

70. 解析：流行性脑脊髓膜炎脑脊液检查时，早期仅有压力升高，外观正常。若临床上表现为脑膜炎，则脑脊液压力明显升高，外观变浑浊如米汤样或呈脓样，白细胞升高，以中性粒细胞为主，蛋白质含量增高，糖和氯化物明显减少。

预测卷（二）

基础知识

序号	1	2	3	4	5	6	7	8	9	10
答案	D	C	E	A	D	B	E	C	C	B
序号	11	12	13	14	15	16	17	18	19	20
答案	A	E	C	E	C	A	C	A	E	B
序号	21	22	23	24	25	26	27	28	29	30
答案	C	E	C	C	C	A	A	D	C	A
序号	31	32	33	34	35	36	37	38	39	40
答案	B	D	A	B	A	A	D	D	E	B
序号	41	42	43	44	45	46	47	48	49	50
答案	D	D	D	D	B	C	D	E	C	D
序号	51	52	53	54	55	56	57	58	59	60
答案	A	D	C	E	B	B	E	A	E	A
序号	61	62	63	64	65	66	67	68	69	70
答案	C	D	D	C	E	C	B	D	E	D
序号	71	72	73	74	75	76	77	78	79	80
答案	C	D	D	A	B	A	B	B	B	B
序号	81	82	83	84	85	86	87	88	89	90
答案	E	E	B	A	A	E	A	E	E	D
序号	91	92	93	94	95	96	97	98	99	100
答案	C	D	D	A	B	D	B	D	B	A

1. 解析：颅骨牵引时，牵引重量一般为 6~8kg，不超过 15kg。

2. 解析：小儿前囟于 1~1.5 岁时应闭合，前囟晚闭见于佝偻病。

3. 解析：确诊支原体感染最常用的方法是血清学检查。

8. 解析：胎儿可从母体获得 IgG 抗体，这是胎儿出生后头 6 个月较少患感染性疾病的原因。

9. 解析：心脏传导系统是指心壁内有特殊心肌纤维组成的传导系统，包括窦房结、房室结、房室束、前后结间束、左右房室束分支、分布到心室乳头肌和心室壁的许多细支。

14. 解析：肾由 1000 多个肾单位组成，每个肾单位由肾小体和肾小管两部分组成。

25. 解析：心房颤动心电图特点：①P 波消失，代之以 350~600 次 / 分小而不规则的基线波动，间隔不均匀，形态、振幅均变化不定的 f 波；②QRS 波群间隔绝对不规则，心室率每分钟 100~160 次；③QRS 波形态一般正常，伴室内差异性传导或原有束支传导阻滞者 QRS 波群增宽、变形。

26. 解析：蛋白 – 细胞分离即蛋白含量增高而白细胞数正常或轻度增加，是急性感染性多发性神经根炎脑脊液的典型表现。

33. 解析：生理性腹泻多见于 6 个月以下的婴儿，其外观虚胖，常有湿疹，出生后不久即腹泻，每天大便次数多，甚至十几次，每次大便量不一定很多，其中含少量水分，一般没有特殊腥臭味。生理性腹泻的婴儿除大便次数增多外，多无其他症状，食欲好，无呕吐，生长发育不受影响，添加辅食后，大便即逐渐转为正常。

34. 解析：正常情况下，脐带内有 2 条动脉，1 条静脉。

38. 解析：颅内压增高患者床头抬高 15°~30°，可促进颅内静脉血液回流，减轻脑水肿。

41. 解析：急性白血病患者出血最主要的原因是血小板减少。

44. 解析：主韧带固定宫颈位置，保持子宫不致下垂。

48. 解析：氨代谢紊乱引起氨中毒是肝性脑病，特别是门体分流性脑病的重要发病机制。

51. 解析：由于心得安的半衰期不到 8 小时，故最后一次服用须在甲亢术前 1~2 小时。

54. 解析：肺炎消散后肺组织可完全恢复正常而不遗留纤维化或肺气肿。

55. 解析：肺心病患者主要是因为缺氧引起肺动脉收缩，导致肺动脉高压。

56. 解析：十二指肠后壁穿透性溃疡病人可伴有 T11-12 右旁区域牵涉痛。

58. 解析：流行性乙型脑炎由乙脑病毒引起，传染源主要是带病毒的家畜（例如猪、牛等）和家禽，病毒经由蚊媒传播。

64. 解析：经产妇临产后宫缩正常，宫口开大 4cm 应立即送产妇入产房待产。

67. 解析：严重感染的患者出现低氧血症，考虑为急性呼吸窘迫综合征。

68. 解析：急产是指总产程在 3 小时内。由于产程进展快，产道来不及扩张，新生儿可发生颅内出血，不会发生窒息。

69. 解析：凡是引起缺氧的因素均可引起新生儿颅内出血，以早产儿多见。

77. 解析：接种卡介苗后，PPD 试验多为阳性，硬结直径多为 5~9mm，阳性反应持续时间较短，2~3 天即消失。

91~92 题解析：脑出血发病后即刻出现边界清楚的高密度影像；脑梗死后 24 小时内一般无影像学改变，24 小时后梗死区呈低密度影像。

预测卷（二）

相关专业知识

序号	1	2	3	4	5	6	7	8	9	10
答案	A	D	C	B	A	D	C	C	B	D
序号	11	12	13	14	15	16	17	18	19	20
答案	A	C	A	E	D	D	C	E	A	B
序号	21	22	23	24	25	26	27	28	29	30
答案	A	A	A	D	B	E	C	B	C	A
序号	31	32	33	34	35	36	37	38	39	40
答案	E	E	B	D	B	E	C	E	B	E
序号	41	42	43	44	45	46	47	48	49	50
答案	D	B	A	A	D	A	C	E	B	E
序号	51	52	53	54	55	56	57	58	59	60
答案	C	D	D	B	A	D	C	C	B	C
序号	61	62	63	64	65	66	67	68	69	70
答案	A	B	A	C	A	A	D	E	A	A
序号	71	72	73	74	75	76	77	78	79	80
答案	D	C	E	A	B	A	E	B	B	A
序号	81	82	83	84	85	86	87	88	89	90
答案	A	A	C	C	E	C	C	E	C	E
序号	91	92	93	94	95	96	97	98	99	100
答案	A	D	B	A	A	B	B	C	D	A

4. 解析：职能型组织结构的缺点是多头领导，不利于组织统一指挥；职能机构横向联系不够；当环境变化时适应性有一定限度。

9. 解析：目标管理的基本精神是以自我管理为中心。

10. 解析：违规行为是指违反法律法规、道德规范并危害健康的行为，如吸毒、药物滥用、性乱等行为。

11. 解析：《中国护理事业发展规划纲要（2011—2015）》明确要求，三甲医院全院护士总数与实际开放床位比不低于0.8∶1。

35. 解析：五行是指木、火、土、金、水五类物质及其运动变化。其中"五"是指木、火、土、金、水五种构成客观世界的基本物质；"行"是指这五种物质的运动变化。

36. 解析：肾藏先天之精，主生殖，为人体生命之本原，故称肾为"先天之本"。脾为"后天之本""气血生化之源"。

39. 解析：组织设计的要求：①精简：注意避免机构重叠，头重脚轻，人浮于事；②统一：组织内的权利应相对集中，实施"一元化管理"；③高效：应使各部门、各环节、组织成员组合成高效的结构形式。

44. 解析：健康教育处方是指在诊疗过程中，以医嘱的形式对病人的行为和生活方式给予指导。

46. 解析：倾向因素是指产生某种行为的动机、愿望，或是诱发某行为的因素。倾向因素是指人的知识、信念、态度和价值观。

48. 解析：控制的基本方法包括预算控制、质量控制、进度控制和目标控制。

52. 解析：评估形势的内容包括：①市场：社会需求；②社会竞争；③服务对象需求；④组织资源：组织内部优势和劣势。

59. 解析：系统抽样是指在抽样中先将总体各单位按某种顺序排列，并按某种规则确定一个随机起点，然后每隔一定的间隔抽取一个单位，直至抽取 n 个单位形成一个样本。

68. 解析：血液净化是一项专业性很强的专业技术，可不作为全员培训项目。

80. 解析：社会诊断的主要目的是从分析广泛的社会问题入手，了解社会问题与健康问题的关系，重点内容包括社会环境和生活质量。

84. 解析：不充分授权是指管理者对其下属分派职责的同时，赋予其部分权限，护士长让高年资护士自己做决策，制订培训计划，但要求讨论后才可执行，即为不充分授权。

85. 解析：区域管理法是指护理管理者把时间分为整体、阶段和瞬时 3 种情况进行管理。

预测卷（二）

专业知识

序号	1	2	3	4	5	6	7	8	9	10
答案	A	A	C	A	E	B	D	C	C	B
序号	11	12	13	14	15	16	17	18	19	20
答案	D	C	C	A	B	A	D	D	D	E
序号	21	22	23	24	25	26	27	28	29	30
答案	D	D	A	C	B	B	D	C	A	B
序号	31	32	33	34	35	36	37	38	39	40
答案	C	A	B	E	A	C	C	C	C	E
序号	41	42	43	44	45	46	47	48	49	50
答案	D	A	D	E	E	E	B	D	C	E
序号	51	52	53	54	55	56	57	58	59	60
答案	C	C	A	C	D	C	D	C	C	A
序号	61	62	63	64	65	66	67	68	69	70
答案	A	A	B	C	E	C	C	C	A	C
序号	71	72	73	74	75	76	77	78	79	80
答案	B	C	D	C	B	C	C	C	E	B
序号	81	82	83	84	85	86	87	88	89	90
答案	A	E	A	C	B	B	D	C	D	A
序号	91	92	93	94	95	96	97	98	99	100
答案	A	D	A	E	D	A	B	E	D	E

4. 解析：小儿重型腹泻除了消化道症状外，患儿还会出现明显的水、电解质和酸碱平衡紊乱。

9. 解析：化疗药外渗应局部冷敷，以减少液体渗出。

10. 解析：开放性气胸一旦发生，应立即封闭胸壁伤口，防止气体进一步进入胸膜腔。

11. 解析：疱疹性咽峡炎是上呼吸道感染的特殊类型，多是柯萨奇病毒感染引起。

14. 解析：子宫肌瘤小且无症状者不需治疗，随访观察即可，尤其是围绝经期病人，随体内雌激素水平下降，肌瘤可萎缩或消失。

15. 解析：人工负压吸引引产术适用于妊娠6~10周内的孕妇。

22. 解析：甲亢患者心率快，术前避免使用阿托品，以免加快心率。

24. 解析：3~12个月婴儿的体重（kg）＝（月龄+9）/2，即（5+9）/2=7kg。

27.解析：慢性肺心病的患者应慎用镇静剂，以免抑制呼吸。

31.解析：法洛四联症的患儿由于缺氧，红细胞代偿性增多，导致血液黏稠，术前让患儿适当饮水，可稀释血液，避免形成栓塞。

34.解析：癫痫持续状态首选地西泮（安定）10~20mg静脉注射，速度不超过每分钟2mg。

35.解析：出生后5分钟Apgar评分对估计预后很有意义。评分越低，酸中毒和低氧血症越严重，如5分钟的评分数<3分，则新生儿死亡率及日后发生脑部后遗症的机会明显增加。

39.解析：临床上以观察胎先露下降的程度作为判断产程进展的重要标志。

45.解析：过敏性紫癜患儿的肾脏症状常在病程1个月内出现，症状轻重不一。多数患儿出现血尿、蛋白尿及管型，伴高血压和水肿。

46.解析：绝经后雌激素不足使骨质吸收增加，骨质吸收速度快于骨质生成，促使骨质疏松。

47.解析：针刺或实验室意外感染艾滋病病毒者2小时内用齐多夫定（AZT）等治疗，疗程4~6周。

52.解析：洋地黄能选择地直接作用于心脏，治疗剂量时可增强心肌收缩力、减慢心率、抑制心脏传导系统，使心每搏输出量和心排血量增加，改善肺循环及体循环。

56.解析：产后阴道出血，量较多，查体子宫体柔软。根据子宫体软可判断子宫收缩乏力，因此该产妇发生生产后出血的原因是子宫收缩乏力引起。

58.解析：上述患者初步考虑为膀胱癌，可选择B超和膀胱镜进行检查，但考虑到患者合并尿路感染，因此应首选B超。

59.解析：上述患者考虑为CO中毒。一旦发生CO中毒，应立即让患者脱离密闭环境，转移到空气流通的环境中去。

63.解析：枕颌带卧床持续牵引时牵引重量不超过5千克，通常为2~3千克。

65.解析：孕早期口服叶酸，可预防胎儿神经管畸形。

70.解析：上述患者初步考虑为功能失调性子宫出血，为明确诊断，应首选子宫内膜病检。

72.解析：肾盂造瘘拔管后病人应取健侧卧位，防止尿液自瘘口流出影响愈合。该患者右侧肾盂造瘘，因此应取左侧卧位。

91~92题解析：Ⅰ型呼吸衰竭应较高浓度（＞35%）给氧，可迅速缓解低氧血症而不致引起CO_2潴留。Ⅱ型呼吸衰竭患者应低流量、低浓度持续性给氧。

95~96题解析：胶体次枸橼酸铋应于饭前半小时和睡前服用，硫糖铝于饭前1小时和睡前服用。

预测卷（二）

专业实践能力

序号	1	2	3	4	5	6	7	8	9	10
答案	D	A	A	B	D	A	C	B	C	D
序号	11	12	13	14	15	16	17	18	19	20
答案	E	E	B	B	C	B	A	C	D	C
序号	21	22	23	24	25	26	27	28	29	30
答案	B	C	A	C	E	E	D	C	E	C
序号	31	32	33	34	35	36	37	38	39	40
答案	E	D	D	E	A	E	A	D	E	D
序号	41	42	43	44	45	46	47	48	49	50
答案	D	E	B	C	C	C	D	D	A	D
序号	51	52	53	54	55	56	57	58	59	60
答案	A	A	E	D	A	C	B	E	D	B
序号	61	62	63	64	65	66	67	68	69	70
答案	A	C	D	E	D	C	C	C	A	E
序号	71	72	73	74	75	76	77	78	79	80
答案	A	B	C	A	B	A	A	B	C	D
序号	81	82	83	84	85	86	87	88	89	90
答案	E	A	C	A	C	C	E	E	A	D
序号	91	92	93	94	95	96	97	98	99	100
答案	A	B	C	D	A	B	C	A	A	E

1. 解析：地西泮静脉注射时需观察有无呼吸抑制。

3. 解析：格列吡嗪属于磺脲类降糖药，应于饭前半小时服用。

4. 解析：术后早期活动的主要目的包括：有利于增加肺活量，减少肺部并发症；有利于改善全身血循环，促进伤口愈合；有利于防止深静脉血栓形成；有利于胃肠功能和膀胱收缩功能恢复，减少腹胀和尿潴留。

5. 解析：挤压伤时坏死的肌肉组织产生大量肌红蛋白，肌红蛋白进入肾脏，堵塞肾小管损害肾功能，造成急性肾衰竭。

8. 解析：猩红热患儿通常出现针尖样皮疹，患儿高热时禁用酒精擦浴，以免影响透疹。

9. 解析：胆道疾病禁忌使用吗啡，以免引起 Oddi 括约肌痉挛，加重疼痛。

10. 解析：肌内注射吗啡可缓解血栓闭塞性脉管炎病人由于肢体缺血引起的疼痛。

12. 解析：当溃疡病并发幽门梗阻时应卧床休息、禁食，输液以维持水、电解质和酸碱平衡。

13. 解析：术后2~3天开放结肠造瘘口，先用生理盐水棉球洗净造瘘口周围皮肤，涂上氧化锌软膏，以防止大便浸渍皮肤而出现皮炎。

15. 解析：尿酸结石者不宜食用含嘌呤高的食物，如动物内脏。

18. 解析：早产儿病理性黄疸持续时间超过4周。

27. 解析：急性阴道炎、急性宫颈炎、急性或亚急性附件炎是诊断性刮宫术的禁忌证。

28. 解析：硝普钠见光易分解，应现用现配。

33. 解析：乳腺癌患者术后1周左右开始活动肩关节，过早活动容易引起皮瓣移位。

40. 解析：缺铁性贫血患者服用铁剂治疗时，最先升高的是网织红细胞。

41. 解析：骶耻外径是指第5腰椎棘突下至耻骨联合上缘中点距离，正常值为18cm。

44. 解析：妇科腹部手术晨应测量体温，女性病人询问有无月经来潮。

46. 解析：休息是急性肝炎治疗的主要措施，发病后1个月内卧床休息，病情好转后逐渐增加活动量，以病人不感觉疲劳为宜。

48. 解析：齐多夫定有骨髓抑制作用，可引起感染和牙龈出血等。在用药期间要进行定期查血常规。

52. 解析：肺叶切除的患者术后可采取平卧位。

60. 解析：人工流产负压吸引术适用于妊娠6~10周的孕妇，上述患者为妊娠9周，因此应选择负压吸引术。

63. 解析：上述患者考虑为尿路感染，针对尿路感染的患者，护士应指导患者多饮水。

67. 解析：肺心病患者不宜使用镇静剂，以免抑制呼吸。

69. 解析：胎膜早破的产妇应协助其取平卧位、抬高臀部，以减少羊水的漏出，避免脐带脱垂。

71. 解析：对疑为早孕的妇女，每日肌注黄体酮20mg，连用3~5日。如停药后7日仍未出现阴道流血，则早孕可能性大。

74. 解析：上述患者宫口未开，子宫大小与妊周大小相符，符合先兆流产的特点。

75. 解析：异位妊娠患者非手术治疗期间应卧床休息，避免腹内压增高。

83~84题解析：肝动脉栓塞术后，由于肝动脉供血突然减少，可产生栓塞后综合征，即出现腹痛、发热、恶心、呕吐、血清蛋白降低、肝功能异常等。栓塞术后1周常因肝缺血影响肝糖原储存和蛋白质的合成，应根据医嘱补充白蛋白。

85~86题解析：该患者的烧伤面积为（18+27+5）=50%，烧伤创面有水疱、剧痛，提示为浅Ⅱ度烧伤。第一个24h补液总量为（60×50×1.5）+2000=6500ml。

96. 解析：1岁时胸围与头围大致相等，约46cm；2岁时腹围与胸围大约相等，2岁后腹围较胸围小。

预测卷（三）

基础知识

序号	1	2	3	4	5	6	7	8	9	10
答案	D	C	A	B	E	B	E	C	E	B
序号	11	12	13	14	15	16	17	18	19	20
答案	A	C	D	A	D	B	B	B	C	C
序号	21	22	23	24	25	26	27	28	29	30
答案	A	C	D	B	A	C	D	A	A	C
序号	31	32	33	34	35	36	37	38	39	40
答案	E	C	B	D	A	C	C	A	C	E
序号	41	42	43	44	45	46	47	48	49	50
答案	D	E	A	E	B	D	A	E	E	B
序号	51	52	53	54	55	56	57	58	59	60
答案	C	B	D	E	E	C	E	A	E	D
序号	61	62	63	64	65	66	67	68	69	70
答案	B	C	E	B	C	D	D	B	A	D
序号	71	72	73	74	75	76	77	78	79	80
答案	D	A	C	C	E	A	E	C	C	A
序号	81	82	83	84	85	86	87	88	89	90
答案	D	B	A	B	E	E	C	E	D	E
序号	91	92	93	94	95	96	97	98	99	100
答案	A	C	B	A	C	B	C	A	B	D

6.解析：深Ⅱ度烧伤伤及真皮层，可有小水疱、疱壁较厚，基底苍白与潮红相间、创面湿润，痛觉迟钝。

8.解析：乳腺癌细胞可直接侵入血循环而发生远处转移，一般易侵犯肺、骨骼、和肝脏。

12.解析：充血性心力衰竭是瓣膜病首要的并发症，也是病人就诊和致死的主要原因。

19.解析：月经第一次来潮，称为初潮。初潮年龄约在11~16岁，平均为13~14岁。

23.解析：病毒性心肌炎大多数由柯萨奇病毒A、B，ECHO病毒，脊髓灰质炎病毒，流感病毒和HIV病毒引起，其中柯萨奇病毒B感染多见。

29.解析：一期愈合，又称原发愈合，是指伤口组织修复以原来的细胞组织为主，连接处仅有少量纤维组织。伤口边缘整齐、严密、平滑，呈线状。

38. 解析：双顶径：为两顶骨隆突间的距离，是胎头最大横径，B 超测此径可判断胎儿大小。一般妊娠足月儿平均值约为 9.3cm。

39. 解析：化脓性脑膜炎患儿脑脊液压力升高，外观浑浊或呈脓性，白细胞数明显增多达 1000×10^6/L 以上，以中性粒细胞为主；蛋白升高，糖和氯化物下降。

41. 解析：局麻药中毒常由下列因素导致：①药液浓度过高；②用量过大；③药液不慎注入血管；④局部组织血流丰富，吸收过快；⑤患者体质差，对局麻药耐受力差；⑥药液相互影响使毒性增强等。

42. 解析：肱骨髁上骨折压迫肱动脉后造成缺血性肌挛缩而形成"爪形手"。

46. 解析：成年病人中急性粒细胞白血病最多见，儿童则以急性淋巴细胞白血病较多见。

50. 解析：氨的毒性作用是干扰脑细胞的三羧酸循环，使大脑细胞的能量供应不足，以致不能维持正常功能。

52. 解析：宫颈和宫颈管活组织检查是确定宫颈癌最可靠的方法。

54. 解析：新生儿败血症最常见的致病菌是葡萄球菌，其次是大肠杆菌。

58. 解析：镜下脓尿是指每高倍视野白细胞及脓细胞数超过 5 个

61. 解析：会阴有伤口时，禁忌坐浴，以免引起感染。

64. 解析：该患者的基础代谢率为 96+（130-70）-111=45%，因此属于中度甲亢（30%~60%）。

65. 解析：胃溃疡患者疼痛节律性消失，粪便隐血试验阳性考虑为胃溃疡癌变。

预测卷（三）

相关专业知识

序号	1	2	3	4	5	6	7	8	9	10
答案	A	E	E	B	D	C	D	D	A	D
序号	11	12	13	14	15	16	17	18	19	20
答案	C	C	D	D	B	B	C	B	A	B
序号	21	22	23	24	25	26	27	28	29	30
答案	D	D	A	B	B	C	B	D	B	E
序号	31	32	33	34	35	36	37	38	39	40
答案	E	A	B	B	A	C	D	D	B	E
序号	41	42	43	44	45	46	47	48	49	50
答案	D	B	B	B	D	E	A	B	C	C
序号	51	52	53	54	55	56	57	58	59	60
答案	A	A	A	E	E	A	E	D	D	C
序号	61	62	63	64	65	66	67	68	69	70
答案	A	B	D	D	C	D	A	B	C	C
序号	71	72	73	74	75	76	77	78	79	80
答案	B	C	E	D	B	A	B	D	A	C
序号	81	82	83	84	85	86	87	88	89	90
答案	D	B	B	E	A	C	D	D	B	D
序号	91	92	93	94	95	96	97	98	99	100
答案	E	A	C	B	C	A	D	D	A	B

1. 解析：艾滋病主要通过血液、精液、阴道分泌物等传播，因此艾滋病应采用血液、体液隔离。

2. 解析：管理的对象主要包括人、财、物、时间和信息。

5. 解析：劝服是指针对教育对象存在的健康问题，说服其改变错误的健康态度、信念和行为。劝服是最有助于有效交流的技巧。

9. 解析：需高水平消毒内镜，可选用 2% 戊二醛浸泡法，邻苯二甲醛，AED 内窥镜消毒剂等。

11. 解析：根据国家卫计委制定的《医疗机构专业技术人员岗位结构比例原则》，医院高级、中级、初级员工的比例：一级医院为 1:2:8~9；二级医院为 1:3:8；三级医院为 1:3:6。

12. 解析：当讨论出现沉默不语时，主持人通过播放短小录像片、提出开放式问题，或以个别提问、点名等方式打破僵局。

14. 解析：随诊教育是指在诊疗过程中，医护人员根据病情对病人进行口头教育和指导。

16. 解析：小组讨论人数一般以 6~10 人为宜，讨论时间一般控制在 1 小时左右。

17. 解析：护理哲理是组织的最高层次文化，主导、制约着护理文化其他内容的发展方向。

19. 解析：科学管理理论的创始人是泰勒，被公认为"科学管理之父"。

29. 解析：制定计划的首要步骤是评估形势。首先将系统看作整体，通过社会调查获取相关信息资料，进行评估分析。

32. 解析：质量有广义和狭义之分。狭义质量是指产品质量，广义除指产品质量外，还包括过程质量和工作质量。医疗护理服务质量包含技术服务质量和社会服务质量。

38. 解析：戊二醛的灭菌方法是将洗净、干燥的器械和物品放入盛有 2% 的碱性戊二醛有盖容器中，完全浸没，温度 20℃~25℃，灭菌 10 小时。

40. 解析：预防性抗生素的用药时间一般不超过 24 小时。

47. 解析：心与肾的关系主要表现在水火既济、精神互用、君相安位方面。心肾之间的关系是心火下降以温肾水，使肾水不寒；肾水上升以济心火，使心火不亢，心肾这种协调的关系称为"心肾相交"或"水火既济"。

49. 解析：津液的代谢依赖于诸多脏腑组织器官，以脾、肺、肾尤为重要。脾肺肾功能失调，均可影响津液的生成、输布和排泄。

55. 解析：感染病人的标本应经灭菌处理后再丢弃。

57. 解析：流行性出血热主要病原体为汉坦病毒。人群普遍易感，动物感染后一般不发病。出血热具有多宿主性，在我国主要传染源有黑线姬鼠和褐家鼠。出血热经鼠咬或革螨、恙螨、蚤、蚊叮咬传播，也可垂直传播，还可经感染动物的排泄物（尿、粪）、分泌物（唾液）和血污染空气、尘埃、食物和水后再经呼吸道、消化道、伤口接触感染人。

62. 解析：医院感染罹患率是指处于危险人群中新发生医院感染的频率，其分母是暴露在危险因素中的病人数，分子是同一危险因素引起医院感染新发病例数，用于短时间和小范围内感染的暴发流行情况，观察时间是日、周或月。

74. 解析：Ⅳ类环境的消毒方法：需送出病区处理的物品应分类置于黄色污染袋内。

75. 解析：陪伴探视制度属于入院教育范畴，其余均属于病房教育。

87. 解析：选项 D 属于出院指导，不属于住院期间的健康教育。

预测卷（三）

专业知识

序号	1	2	3	4	5	6	7	8	9	10
答案	D	D	B	E	C	B	D	B	E	B
序号	11	12	13	14	15	16	17	18	19	20
答案	A	D	B	B	C	E	C	B	C	A
序号	21	22	23	24	25	26	27	28	29	30
答案	C	A	E	B	C	D	B	E	C	D
序号	31	32	33	34	35	36	37	38	39	40
答案	A	C	A	B	B	C	C	D	A	B
序号	41	42	43	44	45	46	47	48	49	50
答案	E	E	B	C	B	E	D	B	A	E
序号	51	52	53	54	55	56	57	58	59	60
答案	D	D	A	E	C	B	D	A	D	C
序号	61	62	63	64	65	66	67	68	69	70
答案	C	C	B	E	B	E	C	D	E	D
序号	71	72	73	74	75	76	77	78	79	80
答案	D	E	B	C	C	C	D	A	A	B
序号	81	82	83	84	85	86	87	88	89	90
答案	E	E	A	B	E	E	D	D	E	B
序号	91	92	93	94	95	96	97	98	99	100
答案	A	C	D	B	A	B	D	B	D	A

1. 解析：食管癌病人术前 3 日改流质饮食，术前 1 日禁食。

2. 解析：放射性 ^{131} 碘治疗不适用于下列情况：①妊娠期、哺乳期妇女；②巨大的甲状腺肿已产生气管压迫症状；③严重肝、肾疾病患者。

6. 解析：营养不良是因缺乏热能和（或）蛋白质引起的一种营养缺乏症，多见于 3 岁以下婴幼儿。

14. 解析：短效口服避孕药应自月经周期第 5 天起，每晚 1 片，连用 22 天不间断，如漏服于次晨补服 1 片。

18. 解析：阴道假丝酵母菌病应用 2%~4% 碳酸氢钠阴道灌洗阴道。

25. 解析：三度反应表现为溃疡形成或坏死，侵犯至真皮，造成放射性损伤，难以愈合。

28. 解析：铁剂治疗缺铁性贫血时，首先升高的是网织红细胞。

29. 解析：胸腔闭式引流时，胸腔引流管与长玻璃管上端相接。

30. 解析：子宫颈活体组织检查术后保持外阴清洁，避免性生活和盆浴 1 个月，防止感染。

38. 解析：有机磷农药中毒时烟碱样症状主要表现为肌束震颤、肌力减退、肌痉挛、肌麻痹（包括呼吸肌麻痹）等。

40. 解析：急性肾小球肾炎的小儿，水肿消退，血压正常，肉眼血尿消失后，可轻微下床活动或户外散步。

41. 解析：面神经征：以指尖或叩诊锤轻叩颧弓与口角间的面颊部，出现眼睑及口角抽动为阳性。

46. 解析：消化性溃疡的主要症状是上腹部节律性疼痛。

49. 解析：腹泻患者应进食低纤维饮食，以减少胃肠道蠕动。

50. 解析：非浸润性突眼表现为：①眼球向前突出，突眼度一般小于 18mm；②瞬目减少；③上眼睑挛缩，睑裂增宽；④向下看时，上眼睑不能随眼球同时下垂；⑤向上看时，前额皮肤无皱起；⑥双眼视近物时辐辏不良。

54. 解析：产后 24 小时内体温略有升高，但一般不超过 38℃。产后脉搏约 60~70 次 / 分，产后呼吸深而慢，约 14~16 次 / 分。产后胸式呼吸变为胸腹式呼吸。血压一般无变化。

55. 解析：典型化脓性脑膜炎脑脊液表现为：压力增高，外观浑浊甚至呈脓样（似米汤样），白细胞总数显著增多，糖含量常显著降低，蛋白质含量增多。

58. 解析：胃囊内注气约 150~200ml，至囊内压约 50mmHg。食管囊内注气 100ml 至囊内压约 40mmHg。气囊压迫一般以 3~4 天为限，继续出血者可适当延长。气囊充气加压 12~24 小时应放松牵引，放气 15~30 分钟。出血停止后，放松牵引，放出囊内气体，保留管道继续观察 24 小时，未再出血可考虑拔管。

59. 解析：TIA 临床特征：①发病突然；②出现局灶性脑或视网膜功能障碍；③持续时间短，一般 10~15 分钟，多在 1 小时内，最长不超过 24 小时；④多有反复发作病史。⑤恢复完全，不留神经功能缺损体征。

61. 解析：为了最大限度地防止甲型肝炎病毒扩散，我国规定对甲型肝炎患者采取隔离措施，自发病日起隔离 3 周。

62. 解析：在腹外疝中股疝嵌顿者最多见。

63. 解析：肺心病代偿期的体征是发绀和肺气肿。偶有干湿啰音，心音遥远，$P_2 > A_2$，三尖瓣区闻及收缩期杂音或剑突下心脏搏动增强，提示右心室肥大。部分病人胸腔内压升高，腔静脉回流受阻，出现颈静脉充盈。

64. 解析：婴幼儿的气管、支气管较狭窄，软骨柔软，缺乏弹力组织，黏膜血管丰富，纤毛运动较差，易因感染而充血、水肿，分泌物增加，导致呼吸道阻塞。

66. 解析：3 岁时神经细胞基本分化完成，8 岁时接近成人。

73. 解析：尿路结石的患者应大量饮水，每日饮水 3000ml 以上，维持尿量 2000~3000ml，稀释尿液可延缓结石形成并防止结石复发。合并感染时尿量多可促进引流，有利于感染控制。

74. 解析：上述患者考虑为膀胱癌，但患者近日出现尿路感染症状，因此应首选 B 超检查。

预测卷（三）

专业实践能力

序号	1	2	3	4	5	6	7	8	9	10
答案	C	D	A	C	E	A	D	A	B	D
序号	11	12	13	14	15	16	17	18	19	20
答案	B	C	A	C	B	B	E	C	C	C
序号	21	22	23	24	25	26	27	28	29	30
答案	C	A	C	A	C	D	C	C	C	D
序号	31	32	33	34	35	36	37	38	39	40
答案	E	C	B	C	E	D	A	C	D	E
序号	41	42	43	44	45	46	47	48	49	50
答案	C	E	B	B	E	D	D	B	C	A
序号	51	52	53	54	55	56	57	58	59	60
答案	B	B	A	D	B	D	A	E	D	B
序号	61	62	63	64	65	66	67	68	69	70
答案	B	D	D	D	E	E	D	E	D	A
序号	71	72	73	74	75	76	77	78	79	80
答案	A	D	C	D	C	A	E	C	B	E
序号	81	82	83	84	85	86	87	88	89	90
答案	B	B	D	D	B	D	B	E	E	D
序号	91	92	93	94	95	96	97	98	99	100
答案	C	C	D	A	C	E	A	C	D	A

8. 解析：慢性阻塞性肺疾病患者应做缩唇呼吸和腹式呼吸改善呼吸功能。

11. 解析：CO 中毒患者应通过高流量给氧（8~10 L/min）或高压氧舱给氧。

12. 解析：癫痫患者发作时，禁忌强行约束患者肢体，以免引起骨折或肌肉损伤。

13. 解析：产后应早开奶，提倡产后半小时开始母乳喂养。

20. 解析：诊刮应选择在月经临来前或来潮 12 小时内进行，以便判定卵巢功能。

23. 解析：骨科手术术前 3 天每天用肥皂水清洗手术区域，75% 乙醇消毒后无菌巾包扎。

27. 解析：肝硬化伴腹水患者应限制水分和盐的摄入，每日限盐 1~2g，限水 1000ml。

30. 解析：肺炎患者应取患侧卧位，以减轻患者胸廓扩张度，减轻患侧胸痛。

36. 解析：药液外渗时，应局部冷敷，收缩血管，以减轻药物外渗。

42. 解析：慢性纤维空洞型肺结核病程迁延，症状起伏，痰中常有结核菌，为结核病重要的传染源。

45. 解析：被动免疫：对甲型肝炎病人的接触者，可应用人血清丙种球蛋白或胎盘球蛋白肌内注射。时间不宜迟于接触后 7~14 日。

46. 解析：人工授精是指采用非性交的方式将精子递送到女性生殖道中以达到使女子受孕目的的一种辅助生殖技术。

52. 解析：正常明显胎动 1 小时不少于 3~5 次，12 小时明显胎动次数为 30~40 次以上。

55. 解析：急性胰腺炎发作后，腹痛消失，无明显压痛，可进食少量不含脂肪的低蛋白、高碳水化合物流质饮食。病情完全好转后可逐渐进食低脂、低蛋白饮食；病情完全恢复后才能逐渐恢复正常饮食。

56. 解析：7~12 个月大健康婴儿体重为：体重（kg）＝（9+9）/2=9.0kg。

57. 解析：生后第 3 天皮肤出现轻度黄染，其余情况良好，考虑为生理性黄疸。

59. 解析：类风湿性关节炎急性期应卧床休息，缓解期进行功能锻炼。

60. 解析：人工流产综合征的发生与孕妇精神紧张，不能耐受子宫扩张牵拉和高负压有关，受术者出现心动过缓、心律不齐、血压下降、面色苍白、出汗、胸闷甚至昏厥和抽搐。

61. 解析：上述患者有高血压病史，因此应低钠饮食。

63. 解析：急性左心衰时病人应取端坐位，双腿下垂，以减少静脉回心血量，减轻心脏负荷。病人可静脉滴注硝酸甘油以降低心脏前负荷。

66. 解析：肝硬化的患者通常合并食管胃底静脉曲张，术前不宜插胃管，以免导致上消化道大出血。

67. 解析：慢性尿路感染的患者应积极寻找机体的易感因素并加以治疗。

68. 解析：第一日补液量 = 生理需要量 +1/2 累计丧失量，正常人每日生理需要量为 2000~2500ml，因此该患者第一日的补液量为（2000-2500）ml+（5000×1/2）=4500-5000ml。

71. 解析：若不能确定有机磷农药种类，则用清水或盐水洗胃。敌百虫中毒时应选用清水洗胃，忌用碳酸氢钠溶液和肥皂水洗胃。

72. 解析：上述患者考虑为术后发生盆腔脓肿。盆腔脓肿首选非手术治疗。

73. 解析：黄疸患儿出现了意识障碍、肌张力低下，考虑为胆红素脑病。

预测卷（四）

基础知识

序号	1	2	3	4	5	6	7	8	9	10
答案	B	C	C	E	D	A	A	D	E	A
序号	11	12	13	14	15	16	17	18	19	20
答案	D	C	B	A	D	C	D	C	D	B
序号	21	22	23	24	25	26	27	28	29	30
答案	B	D	B	E	C	B	D	C	E	A
序号	31	32	33	34	35	36	37	38	39	40
答案	D	B	B	C	C	D	C	A	E	D
序号	41	42	43	44	45	46	47	48	49	50
答案	B	E	C	C	E	C	C	E	C	B
序号	51	52	53	54	55	56	57	58	59	60
答案	C	B	D	B	C	B	B	C	B	A
序号	61	62	63	64	65	66	67	68	69	70
答案	B	A	D	E	B	A	C	B	A	B
序号	71	72	73	74	75	76	77	78	79	80
答案	D	D	A	D	A	A	D	C	D	E
序号	81	82	83	84	85	86	87	88	89	90
答案	E	C	A	C	B	D	A	D	D	E
序号	91	92	93	94	95	96	97	98	99	100
答案	C	B	A	E	C	B	E	C	C	A

2. 解析：典型肺气肿病人呈桶状胸；呼吸运动减弱，两侧触觉语颤降低，叩诊过清音，肺下界及肝浊音界下移，心浊音界缩小，肺移动度减少，两肺肺泡呼吸音减弱，呼气延长，干湿啰音。

14. 解析：肾前型肾功能衰竭是指各种引起肾血流量减少的疾病，如休克、重度脱水、大出血等。

21. 解析：胃食管反流病主要是由于胃十二指肠内容物反流入食管引起的症状，临场表现为反酸、烧心、反食、嗳气、吞咽困难等，发病原因有很多，主要是由于食管下括约肌松弛导致的抗反流机制减弱。

22. 解析：门静脉高压合并食管胃底静脉曲张静脉破裂大出血，肠道中血液分解产氨吸收引起肝性脑病（肝昏迷）。

23. 解析：壁细胞分泌盐酸和内因子，盐酸维持胃内酸性环境，内因子有助于维生素B_{12}的吸收。壁细胞萎缩时可导致维生素B_{12}缺乏。

24. 解析：经中心静脉补充营养属于肠外营养。

31. 解析：低渗性脱水时血清钠低于 135mmol/L，尿比重低于 1.010。尿钠、氯明显减少。

32. 解析：等渗性脱水时，水和钠成比例丧失，细胞外液渗透压无明显变化。

36. 解析：中心静脉压代表右心房或胸腔段静脉内压力，其变化能反映血容量和心功能。正常值为 0.59~1.18kPa（6~12cmH$_2$O），过低提示血容量不足，过高提示心功能不全。

38. 解析：肝脏可分泌胆汁，但胆汁储存在胆囊。

46. 解析：新生儿肺透明膜病生后 24 小时 X 线有特征表现：①毛玻璃样改变：两肺透光度降低，弥漫性均匀网状颗粒阴影；②支气管充气征；③"白肺"。

47. 解析：小儿肥胖症会出现血清甘油三酯、胆固醇增高，高胰岛素血症；肝脏超声见脂肪肝。

50. 解析：终末血尿，病变通常在后尿道、膀胱颈部或三角区。

54. 解析：烧伤后第一个 24 小时补液总量为（60×50×1.5）+2000=6500ml。

56. 解析：急性心肌梗死患者 24 小时内禁止使用洋地黄类药物。

57. 解析：上消化道出血时，当胃内出血量达到 250~300ml 时，病人即可出现呕血。

58. 解析：日光照射为 SLE 发病的诱因，因此 SLE 患者应避免直接接触日光照射。

67. 解析：房间隔缺损胸部 X 线检查：心脏呈轻中度扩大，以右心房、右心室扩大为主，肺动脉段突出，肺门血管影增粗，可见肺门"舞蹈"征，肺野充血，主动脉影缩小。

68. 解析：患者阴道分泌物为白色稀薄泡沫状，考虑为滴虫阴道炎，确诊可取 0.9% 氯化钠温溶液 1 滴放于玻片上，在阴道侧壁取典型分泌物混于其中，立即在低倍光镜下寻找滴虫。

84. 解析：伤寒根据血培养阳性有确诊意义，外周血白细胞数减少、淋巴细胞比例相对增多，嗜酸性粒细胞减少或消失。肥达反应阳性有辅助诊断意义。

89. 解析：张力性气胸时，患侧胸膜腔压力进行性升高，气管和纵隔向健侧移位。

预测卷（四）

相关专业知识

序号	1	2	3	4	5	6	7	8	9	10
答案	A	C	C	C	C	A	C	B	D	E
序号	11	12	13	14	15	16	17	18	19	20
答案	A	C	B	A	B	A	A	C	D	B
序号	21	22	23	24	25	26	27	28	29	30
答案	C	B	A	E	A	C	A	C	D	C
序号	31	32	33	34	35	36	37	38	39	40
答案	D	B	C	A	C	E	B	B	A	C
序号	41	42	43	44	45	46	47	48	49	50
答案	D	A	B	C	C	C	A	B	B	D
序号	51	52	53	54	55	56	57	58	59	60
答案	E	E	B	B	E	A	B	C	D	B
序号	61	62	63	64	65	66	67	68	69	70
答案	E	C	A	E	B	D	E	B	B	D
序号	71	72	73	74	75	76	77	78	79	80
答案	B	E	A	B	B	C	E	A	B	B
序号	81	82	83	84	85	86	87	88	89	90
答案	C	B	D	E	A	D	A	C	C	E
序号	91	92	93	94	95	96	97	98	99	100
答案	D	A	E	C	B	D	A	B	D	D

3. 解析：目标是在任务的指导下，整个组织要达到的最终的、可测量的具体成果。上述护士计划三年获得本科学历，即属于计划中的目标。

4. 解析：用后的针头及锐器应置于锐器盒内，而不是置于双层黄色的污物袋中。

5. 解析：小组讨论前首先拟定讨论提纲，讨论提纲包括讨论目的、讨论议题、内容及预期目标。

9. 解析：按医院感染管理规范要求，100张病床以上、100~500张病床、500张病床以上的医院，医院感染率应分别低于7%，8%和10%。

10. 解析：选择健康传播途径的原则应遵循：准确性原则、针对性原则、速度快原则和经济性原则。

13. 解析：当出现医院感染散发病例时，主治医生及时向本科室院感监控小组负责人报告，24小时内向医院感染管理科报告。

20. 解析：重要性原则是指优先考虑严重威胁人群健康、对经济社会发展、社区稳定影响较大的健康问题。

26. 解析：科学管理理论的创始人是泰勒，被公认为"科学管理之父"。他首次提出了科学管理的概念，并在1911年出版了《科学管理原理》一书。

31. 解析：健康教育处方是指在诊疗过程中，以医嘱的形式对病人的行为和生活方式给予指导。

33. 解析：留置导尿期间，为预防泌尿系感染，应每天进行膀胱冲洗。

34. 解析：开放式提问所提问题较笼统，可引导对方说出自己的感觉、认识、态度和想法。适用于了解对方真实情况。

45. 解析：人类沟通 =35% 语言沟通 +65% 的非语言沟通。

51. 解析：Ⅲ类环境的空气消毒：这类环境包括儿科病房，妇产科检查室，注射室、换药室、治疗室、供应室清洁区、急诊室、化验室、各类普通病室和房间，这类环境要求空气中的细菌总数≤500CFU/m³。

53. 解析：虚证是指人体的正气不足，脏腑功能衰退所表现的证候，多见于素体虚弱，后天失调，或久病、重病之后。体质多壮实；声高气粗；胸腹按之疼痛，胀满不减；脉象有力属实证，是邪气过盛、脏腑功能亢盛所表现出来的的证候。

54. 解析：对受到细菌芽孢、真菌孢子、分枝杆菌和经血传播病原体（乙型肝炎病毒、丙型肝炎病毒、艾滋病病毒等）污染的物品，选用高水平消毒法或灭菌法。

72. 解析：为防止血液、体液和飞溅物传播，医务人员做有创操作中或近距离接触病人时戴口罩。医务人员接触通过空气传播的呼吸道传染病时应戴医用防护口罩。

75. 解析：对密切接触者应进行医学观察8天，必要时尽早进行药物治疗。

76. 解析：高水平消毒法：可以杀灭各种微生物，对细菌芽孢杀灭达到消毒效果的方法。这类消毒方法应能杀灭一切细菌繁殖体（包括结核分枝杆菌）、病毒、真菌及其孢子和绝大多数细菌芽孢。

预测卷（四）

专业知识

序号	1	2	3	4	5	6	7	8	9	10
答案	A	B	C	B	A	C	E	D	D	D
序号	11	12	13	14	15	16	17	18	19	20
答案	D	A	E	E	E	C	D	E	A	A
序号	21	22	23	24	25	26	27	28	29	30
答案	C	E	E	B	A	B	A	E	C	B
序号	31	32	33	34	35	36	37	38	39	40
答案	A	C	B	D	E	E	B	E	A	D
序号	41	42	43	44	45	46	47	48	49	50
答案	D	E	B	E	C	C	D	A	C	D
序号	51	52	53	54	55	56	57	58	59	60
答案	D	B	A	B	C	C	B	A	B	E
序号	61	62	63	64	65	66	67	68	69	70
答案	C	E	A	A	A	C	E	C	A	E
序号	71	72	73	74	75	76	77	78	79	80
答案	B	D	A	C	A	E	A	C	B	D
序号	81	82	83	84	85	86	87	88	89	90
答案	B	C	B	D	D	D	D	B	C	D
序号	91	92	93	94	95	96	97	98	99	100
答案	D	D	D	D	C	B	E	A	E	D

3. 解析：代谢性酸中毒时，血清 [H^+] 浓度增高，毛细血管扩张，病人颜面潮红，口唇呈樱桃红色。

6. 解析：血栓闭塞性脉管炎的患者禁忌热敷，以免加重局部缺氧。

11. 解析：肝硬化患者应限制盐和水分的摄入，限盐 1~2g/d，限水 1000ml/d。

13. 解析：尿毒症患者避免摄入过量蛋白质，以免加重肾脏负担，患者可进食一些动物性蛋白保证正常的新陈代谢，但应避免植物性蛋白。

25. 解析：SLE 发病的主要诱因为日光照射，因此患者应避免晒太阳。

37. 解析：特发性血小板减少性紫癜患者血小板 20×10^9/L 以下时，应绝对卧床休息，以免导致颅内出血。

38. 解析：2 岁后小儿每年平均增长 2kg。

46. 解析：急性乳腺炎的主要原因是乳汁淤积，因此预防急性乳腺炎的基本措施是排空乳汁，避免乳汁淤积。

50. 解析：肛裂典型的临床表现有疼痛、便秘和出血。

54. 解析：十二指肠溃疡的疼痛特点为饥饿痛，通常于餐后 3~4 小时出现疼痛。

72. 解析：下肢静脉血栓形成的患者禁忌按摩，以免血栓脱落引起肺栓塞。

预测卷（四）

专业实践能力

序号	1	2	3	4	5	6	7	8	9	10
答案	A	B	B	E	D	E	C	E	E	E
序号	11	12	13	14	15	16	17	18	19	20
答案	A	C	A	D	A	C	C	C	D	D
序号	21	22	23	24	25	26	27	28	29	30
答案	C	C	E	A	E	A	D	A	C	B
序号	31	32	33	34	35	36	37	38	39	40
答案	D	B	A	E	A	E	C	D	C	B
序号	41	42	43	44	45	46	47	48	49	50
答案	C	A	C	E	C	C	C	A	B	A
序号	51	52	53	54	55	56	57	58	59	60
答案	D	C	D	D	C	C	C	C	D	C
序号	61	62	63	64	65	66	67	68	69	70
答案	C	B	D	E	E	D	D	D	D	C
序号	71	72	73	74	75	76	77	78	79	80
答案	E	D	E	C	E	C	D	C	C	A
序号	81	82	83	84	85	86	87	88	89	90
答案	C	C	A	C	B	B	D	B	C	E
序号	91	92	93	94	95	96	97	98	99	100
答案	D	C	B	E	D	C	E	D	D	B

6.解析：进入妊娠中期以后，羊水的主要来源是胎儿的尿液，次要来源是胎肺分泌的液体。

7.解析：小儿肺炎鼻导管给氧时氧流量为 0.5~1L/min，氧浓度不超过 40%，缺氧明显者面罩给氧，氧流量 2~4L/min，氧浓度 50%~60%。

9.解析：吸宫术适用于妊娠 6~10 周需终止妊娠者。

10.解析：日光为系统性红斑狼疮的发病诱因，护士应指导患者避免日光浴。

14.解析：主动运动是依靠患者自身力量进行锻炼，是功能锻炼的主要方法，适应于有活动能力的患者。

18.解析：小儿营养性贫血多见于 6 个月 ~2 岁的婴幼儿。

21.解析：妇科腹部手术备皮范围：术前 1 日进行皮肤准备。腹部皮肤备皮范围是上起剑突下缘，下至两大腿上 1/3，左右到腋中线，剃去阴毛。

22. 解析：烧伤创面的焦痂可用 2%~4% 碘酊涂擦，禁用酒精。

23. 解析：母乳喂养应尽早开奶，提倡生后半小时内开奶。

26. 解析：麻疹患儿可能出现的护理问题有①体温过高（与病毒血症有关）。②皮肤完整性受损（与皮疹有关）。③营养失调（与高热消耗增加有关）。④潜在并发症（肺炎、喉炎、脑炎）。

28. 解析：若卵子未受精，排卵后 9~10 天黄体开始萎缩，血管减少，细胞呈脂肪变性，黄色消退，最后细胞被吸收，组织纤维化，外观色白，称为白体。

33. 解析：小儿惊厥抽搐发作时禁忌强行按压肢体，以免引起骨折或肌肉损伤。

42. 解析：对于中、重度营养不良患儿，热能和营养物质的供给，应由低到高，逐渐增加。遵医嘱给予蛋白同化类固醇制剂如苯丙酸诺龙肌注，以促进机体对蛋白质的合成。

43. 解析：门静脉高压症分流术后，为防止脾切除术后静脉血栓形成，术后 2 周内每天或隔天复查 1 次血小板计数，如超过 600×10^9/L 时，考虑抗凝治疗，注意用药前后凝血时间变化。

45. 解析：儿童新鲜尿液离心后沉渣镜检，红细胞 <3 个 /HP，白细胞 <5 个 /HP，偶见透明管型。

46. 解析：一度反应的表现：红斑、有烧灼和刺痒感，继续照射由鲜红渐变为暗红色，以后有脱屑，称为干反应。

50. 解析：部分原发性肝癌病人伴有癌旁综合征，如低血糖、红细胞增多症，高脂血症及高钙血症。

51. 解析：糖尿病理想控制标准为：①空腹血糖 4.4~6.1mmol/L，非空腹血糖 4.4~8.0mmol/L；②血糖化血红蛋白 < 6.5%；③血脂：总胆固醇 < 4.5mmol/L；甘油三酯 < 1.5mmol/L；④血压：< 130/80mmHg；⑤体重指数 BMI（kg/m^2）：男性 < 25；女性 < 24。

55. 解析：肱骨中下段粉碎性骨折常合并桡神经损伤，应注意检查伸腕功能。

63. 解析：7~12 个月小儿的体重（kg）=（9+月龄）/2，9 个月大的小儿的体重应为（9+9）/2=9kg。

65. 解析：在出血点或瘀斑还未破溃之前，不必处理，但要注意保护皮肤的清洁，避免大小便浸泡，需要勤洗勤换衣裤。破溃后，须用龙胆紫涂抹，使皮肤保持干燥。

66. 解析：类风湿关节炎患者急性期应卧床休息，缓解期进行功能锻炼。

71. 解析：胎心音在靠近胎背侧的孕妇腹壁上听得最清楚。枕先露时，胎心音在脐下方右或左侧；臀先露时，胎心音在脐上方右或左侧。此题胎方位为枕左前位，胎心音的听诊部位应该在脐下左侧听的最清楚。

99~100 题解析：颅前窝骨折病人神志清醒者，取半坐位，昏迷者床头抬高30°，患侧卧位。颅中窝、颅后窝骨折病人采取患侧卧位。

预测卷（五）

基础知识

序号	1	2	3	4	5	6	7	8	9	10
答案	A	D	D	B	A	E	A	A	B	C
序号	11	12	13	14	15	16	17	18	19	20
答案	B	B	B	A	D	B	E	E	A	B
序号	21	22	23	24	25	26	27	28	29	30
答案	C	E	A	D	E	B	C	E	D	A
序号	31	32	33	34	35	36	37	38	39	40
答案	B	C	D	E	B	A	C	E	D	D
序号	41	42	43	44	45	46	47	48	49	50
答案	C	D	C	E	C	D	C	C	D	C
序号	51	52	53	54	55	56	57	58	59	60
答案	D	E	D	B	A	A	D	E	D	D
序号	61	62	63	64	65	66	67	68	69	70
答案	B	D	C	E	B	B	C	A	D	E
序号	71	72	73	74	75	76	77	78	79	80
答案	B	E	D	A	C	D	E	E	C	A
序号	81	82	83	84	85	86	87	88	89	90
答案	C	A	D	D	B	C	A	C	D	D
序号	91	92	93	94	95	96	97	98	99	100
答案	E	A	B	E	D	E	C	A	B	C

9.解析：左半结肠管腔细，左半结肠癌的患者易发生肠梗阻。

20.解析：前列腺增生最早出现的症状是尿频、夜尿次数增多，最典型的症状是进行性排尿困难。

26.解析：胃黏膜保护剂应在饭前服用。

32.解析：高渗性脱水时体液丧失以水分为主，钠盐丢失较少，细胞外液渗透压增高。由于细胞内液渗透压较低，细胞内的水分向细胞外液转移，导致细胞内脱水，体液渗透压升高，通过渗透压感受器的反射使血管升压素［抗利尿激素（ADH）］分泌增加，肾小管重吸收水分增加，导致尿少、尿比重增高。

42.解析：乳腺癌主要通过腋窝淋巴结转移，最常见的部位是同侧的腋窝淋巴结。

43.解析：腹股沟疝发生的主要原因是腹壁发育薄弱和腹内压力增高。上述患者排尿困难，可引起腹内压增高，引起疝气的发生。

50. 解析：男性生殖系结核较常见，发病年龄以 20~40 岁青壮年为多见。

60. 解析：小儿生后 10~15 小时动脉导管功能关闭，多数婴儿生后 3 个月左右解剖上完全关闭。

67. 解析：糖尿病微血管病变包括肾脏病变和视网膜病变。糖尿病性肾病变包括毛细血管间肾小球硬化、肾动脉硬化。典型表现为蛋白尿、水肿和高血压。晚期可出现视网膜病变。

74. 解析：正常人体中的液体在各部位的分布相对恒定，它们之间不断进行交换，保持着动态平衡。

75. 解析：宫内节育器放置术后休息 3 天，1 周内避免重体力劳动，2 周内禁止性生活及盆浴。

77. 解析：不孕症患者检查卵巢是否排卵做诊断性刮宫时，应在预测行经前 12 小时或月经来潮初期刮取子宫内膜，而不是在月经后。

82~83 题解析：宫内感染以病毒为主，胎儿在宫内吸入污染羊水引起，或胎膜早破时阴道细菌上行感染，或母孕期受感染，病原体通过胎盘达胎儿肺部引起感染。出生后感染由上呼吸道下行感染肺部或病原体通过血循环引起肺感染。

84~86 题解析：圆韧带维持子宫前倾位。阔韧带维持子宫在盆腔的正中位置。主韧带横行于子宫颈两侧和骨盆侧壁之间，是固定子宫颈正常位置的重要韧带。宫骶韧带将宫颈向后上牵引，间接保持子宫前倾。

87~89 题解析：肺炎支原体肺炎胸部 X 线呈浸润影，呈节段性分布，以肺下野多见，可从肺门附近向外拓展。军团菌肺炎 X 线显示肺炎早期为斑片状浸润阴影，继而肺实变，下叶较多见，单侧或双侧。肺炎克雷伯杆菌肺炎 X 线表现有肺叶突变，可有多发性蜂窝状脓肿。

93~94 题解析：维生素 D 缺乏性佝偻病主要见于 2 岁以下婴幼儿，维生素 D 缺乏性手足搐搦症出现惊厥、手足抽搐或喉痉挛等神经肌肉兴奋性增高症状，多见于 6 个月以下小婴儿。

预测卷（五）

相关专业知识

序号	1	2	3	4	5	6	7	8	9	10
答案	E	E	E	B	B	A	C	A	C	A
序号	11	12	13	14	15	16	17	18	19	20
答案	C	A	C	E	D	E	D	B	E	D
序号	21	22	23	24	25	26	27	28	29	30
答案	C	C	E	D	E	B	B	D	B	D
序号	31	32	33	34	35	36	37	38	39	40
答案	D	B	B	C	C	A	A	E	B	A
序号	41	42	43	44	45	46	47	48	49	50
答案	D	D	E	A	E	D	A	B	B	B
序号	51	52	53	54	55	56	57	58	59	60
答案	B	B	C	D	C	D	A	C	C	D
序号	61	62	63	64	65	66	67	68	69	70
答案	A	E	B	A	E	C	D	D	E	A
序号	71	72	73	74	75	76	77	78	79	80
答案	E	E	B	B	D	D	E	B	B	A
序号	81	82	83	84	85	86	87	88	89	90
答案	C	D	B	A	B	D	C	B	A	C
序号	91	92	93	94	95	96	97	98	99	100
答案	D	E	E	D	E	E	C	D	C	A

2. 解析：通过开展健康教育可提高患者依从性，有助于心理治疗、消除致病因素、密切医患关系、降低医疗成本。

3. 解析：领导的效能包括决策效能、用人效能、办事效能、时间效能和组织的整体效能。

4. 解析：护理哲理是组织的最高层次文化，主导、制约着护理文化其他内容的发展方向，护理价值观是组织文化的核心。

5. 解析：最少层次原则是指在保证组织合理有效运转的前提下，尽量减少管理层次。一般情况下组织越大层次越多，从高层领导到基层领导以2~4个层次为宜。

6. 解析：管理幅度是指一个管理者直接领导下属的人数。高层管理者通常为4~8人，基层管理者通常为8~15人。

14. 解析：直线－参谋型组织结构的缺点：①部门间沟通少，协调工作较多；②容易发生直线领导和职能部门之间的职权冲突；③整个组织适应性差，反应不灵敏。

15. 解析：组织文化的特点包括：文化性、综合性、整合性、自觉性和实践性。

20. 解析：正常菌群对人体无害，其生理作用有营养作用、免疫调节作用、定植抵抗力作用、生物屏障作用，肠道中的双歧杆菌、乳酸菌、肠球菌等可降低胆固醇、血氨、抗衰老。

24. 解析：协调的基本要求：①从根本上解决问题；②及时协调与连续协调相结合；③调动当事人的积极性；④公平合理；⑤互相尊重。

27. 解析：人体的经络系统由经脉（十二正经、十二经别和奇经八脉，是经络系统的主干）、络脉（是经脉的小分支，即十五别络、浮络、孙络）及其连属组织（十二经筋、十二皮部）组成。

38. 解析：随诊教育属于门诊教育。

46. 解析：综合护理的主要优点包括：①病人获得连续的、全面的整体护理，对护理的满意度较高。②护士的责任感、求知感和成就感增加，工作的主动性和独立性加强，工作满意度较高。③加强了与病人、家属及其他医务人员的沟通，合作性增加。④促进小组成员间的有效沟通，提高护理服务质量。⑤辅助护士参与制定护理计划，工作兴趣与满意度增高。

47. 解析：食物"五味"，是指食物具有辛、甘、酸、苦、咸五种味道。五味之外，还有淡味和涩味，但五味是其基本的五种滋味，故仍然称为五味。

51. 解析：计划工作的计划"5W1H"是指：

①Why：为什么干这件事？（目的）；②What：怎么回事？（对象）；③Where：在什么地方执行？（地点）；④When：什么时间执行？什么时间完成？（时间）；⑤Who：由谁执行？（人员）；⑥How：怎样执行？采取哪些有效措施？（方法）。

65. 解析：由美国管理学家莱金提出，他认为应将各阶段目标分为ABC三个等级，A级为最重要且必须完成的目标，B级为较重要很想完成的目标，C级为不太重要可暂时搁置的目标。

68. 解析：病床在100张以下，100~500张、500张床位以上的医院感染发病率应分别低于7%、8%和10%。

71. 解析：当出现医院感染散发病例时，主治医生应及时向本科室院感监控小组负责人报告，24小时内向医院感染管理科报告。

84. 解析：中度危险性医疗物品是指仅接触黏膜而不进入无菌组织内。听诊器仅接触病人皮肤，属于低度危险性医疗物品。

预测卷（五）

专业知识

序号	1	2	3	4	5	6	7	8	9	10
答案	B	C	C	E	A	B	C	D	D	E
序号	11	12	13	14	15	16	17	18	19	20
答案	D	A	C	D	C	A	E	A	A	D
序号	21	22	23	24	25	26	27	28	29	30
答案	E	C	D	D	E	D	E	A	A	C
序号	31	32	33	34	35	36	37	38	39	40
答案	A	D	C	E	B	C	D	E	D	A
序号	41	42	43	44	45	46	47	48	49	50
答案	B	C	D	A	E	B	A	D	A	D
序号	51	52	53	54	55	56	57	58	59	60
答案	A	C	E	E	A	A	B	C	C	D
序号	61	62	63	64	65	66	67	68	69	70
答案	D	B	D	B	D	B	E	E	B	C
序号	71	72	73	74	75	76	77	78	79	80
答案	E	E	B	D	B	E	A	B	E	D
序号	81	82	83	84	85	86	87	88	89	90
答案	D	B	E	D	D	D	B	C	E	D
序号	91	92	93	94	95	96	97	98	99	100
答案	B	E	A	E	D	A	B	C	C	E

4. 解析：食管癌根治术后胃肠道恢复通气后，先进水，无异常不适后进食半量流质。

5. 解析：下肢骨牵引的病人应取头低脚高位。

7. 解析：尿瘘时应让瘘口处在高位，该患者瘘口瘘管开口于阴道壁左侧，因此患者应取右侧卧位。

13. 解析：低钾血症的患者常出现心律不齐、心动过速、心悸、血压下降，严重者出现心室纤颤或心脏停搏。

16. 解析：牛奶、豆制品、巧克力、坚果含钙量高，不宜食用。

18. 解析：患者出现了急性腹痛，腹胀，停止排气排便、呕吐，考虑为肠梗阻，同时患者呕吐物为咖啡色样液体，提示肠壁有血运障碍，因此，考虑为绞窄性肠梗阻。

22. 解析：标本应取较小"水泡"及靠近宫壁的组织。

46.解析：高血压：为原发性醛固酮增多症最早出现、最主要的症状，血压可随病程进展而逐渐升高，也有少数人呈恶性高血压。

47.解析：多源性频发室性期前收缩是室颤的先兆，因此应紧急处理。

62.解析：婴儿期，特别是出生后头 6 个月是小儿发育速度最快的时期。

78.解析：上述情况为肺源性心脏病。肺源性心脏病的主要原则是治肺为主（控制感染），治心为辅。

79.解析：上述情况考虑为洋地黄中毒，因此，应停用洋地黄制剂地高辛。

83.解析：肝硬化的患者由于肝功能不全，凝血因子合成减少，患者有出血倾向。

84.解析：上述患者全血细胞均减少，考虑为再生障碍性贫血，因此首选雄激素治疗。

预测卷（五）

专业实践能力

序号	1	2	3	4	5	6	7	8	9	10
答案	D	D	E	E	E	B	C	B	C	D
序号	11	12	13	14	15	16	17	18	19	20
答案	C	B	A	C	E	D	B	C	B	D
序号	21	22	23	24	25	26	27	28	29	30
答案	C	B	D	D	A	C	B	D	E	A
序号	31	32	33	34	35	36	37	38	39	40
答案	C	B	C	A	D	C	D	A	B	E
序号	41	42	43	44	45	46	47	48	49	50
答案	D	C	D	D	C	B	C	E	C	C
序号	51	52	53	54	55	56	57	58	59	60
答案	E	B	C	D	E	D	C	E	B	B
序号	61	62	63	64	65	66	67	68	69	70
答案	E	E	D	D	A	D	C	E	D	B
序号	71	72	73	74	75	76	77	78	79	80
答案	D	D	D	D	B	A	B	D	C	C
序号	81	82	83	84	85	86	87	88	89	90
答案	E	C	A	D	A	B	D	A	E	E
序号	91	92	93	94	95	96	97	98	99	100
答案	A	A	A	C	E	D	B	A	B	C

1.解析：结核病属Ⅳ型变态反应，初次感染结核杆菌至产生变态反应需4~8周。

3.解析：该患者乳房中央出现波动感，提示发生了脓肿，因此应切开引流。

5.解析：为防止分流术后血管吻合口破裂出血，48小时内平卧位或15°低半卧位。

7.解析：从宫口开大3cm开始至宫口开全为活跃期，进入活跃期后，宫口不再扩张达2h以上，为活跃期停滞。

8.解析：通过监测血压，及时发现休克型肺炎的发生。

12.解析：宫颈和宫颈管活组织检查是诊断宫颈癌的最可靠方法。

16.解析：为了发挥蓝光照射效果，又保护视网膜和外生殖器，光疗时应裸体、戴眼罩和包尿布。

23.解析：妊娠高血压疾病病人发生抽搐应在口腔内放置牙垫，防止舌咬伤。

24.解析：纤维胃镜检查可在直视下观察病变部位、性质，并取黏膜做活组织检查，是目前胃癌最可靠的诊断手段。

25.解析：心绞痛出现的心前区疼痛3~5min可缓解，一般不超过15min。

31.解析：贫血的分度为：轻度：120~90g/L，中度：90~60g/L，重度：60~30g/L，极重度：< 30g/L。

34.解析：开放性气胸的首要处理措施是立即封闭伤口。

35.解析：上述患者考虑为热射病，因此应迅速采取各种降温措施，如物理降温和药物降温。

36.解析：经产妇临产8h，宫口已开，即将进入第二产程，因此需立即入产房准备生产。

38.解析：孕妇于妊娠18~20周时开始自觉胎动。

45.解析：对缺氧伴随CO_2潴留的Ⅱ型呼吸衰竭病人应给予低浓度（25%~29%）、低流量（1~2L/min）持续吸氧，以免缺氧纠正过快引起呼吸中枢抑制。

48.解析：羊水胎粪污染分为3度：Ⅰ度为浅绿色；Ⅱ度为黄绿色，浑浊；Ⅲ度为棕黄色，稠厚。

49.解析：枕先露分娩机制的正常顺序为：衔接、下降、俯屈、内旋转、仰伸、复位、外旋转。

50.解析：T管病人下床活动时引流瓶应低于腰部，T管阻塞时不可加压冲洗，正常胆汁色泽为深绿、较稠厚，T管造影显示通畅要引留几天再拔管。

58.解析：急性心肌梗死发作后应立即进行心电图、血压、呼吸监护，密切观察生命体征变化和心功能变化，防止并发症的发生。

59.解析：心绞痛病人宜少食多餐，不宜过饱，以免加重心肌缺血。

62.解析：为避免交叉感染，应注意隔离病人，减少探视。

63.解析：重度营养不良患儿早晨容易出现低血糖，表现出冷汗、肢冷、脉弱、血压下降等表现。

65.解析：上述患者三次痰菌检验均为阴性说明病人无传染性，不必隔离。

66.解析：滴虫阴道炎常在月经期后复发，治疗后应在每次月经干净后复查1次，连续3个月经周期均为阴性方为治愈。

68.解析：引流管脱出后会形成开放性气胸，因此应立即捏紧皮肤，封闭伤口。

74.解析：佝偻病患儿如过早坐、站或走路，易导致脊柱和下肢变形，形成"O"形腿或"X"形腿。

76.解析：不锈钢金属节育器可放置20年；塑料或硅胶节育器可放置3~5年；带铜节育器可放置3~5年；有铜套时可放置10~15年；带孕酮节育器一般可放置10年。

77.解析：恶性滋养细胞肿瘤阴道转移病人进行第1次阴道填塞后应于24h后取出纱布及更换。

80.解析：胎盘剥离征象：子宫体变硬呈球形，子宫底升高达脐上；阴道突然流出大量血液；剥离的胎盘降至子宫下段，阴道口外露的一段脐带自行延长；用手掌尺侧在产妇耻骨联合上方轻压子宫下段，子宫体上升而外露的脐带不再回缩。

89.解析：水封瓶内玻璃管中水上下柱波动。说明引流通畅。

90.解析：为防止引流管脱落引起气胸，要求先用双钳夹闭引流管，待搬运结束，再打开止血钳。

91.解析：水封瓶不慎破损为防止空气进入胸膜腔形成开放性气胸，将引流管反折捏紧。

92.解析：面部为3%、胸腹部为13%、两前臂为6%、两手为5%，两小腿为13%，双足为7%，合计为47%。

93.解析：第一个24h补液中的晶体和胶体总量约为47×60×1.5=4230，约为4200ml。

94.解析：尿量是观察休克好转最简单、可靠的敏感指标。

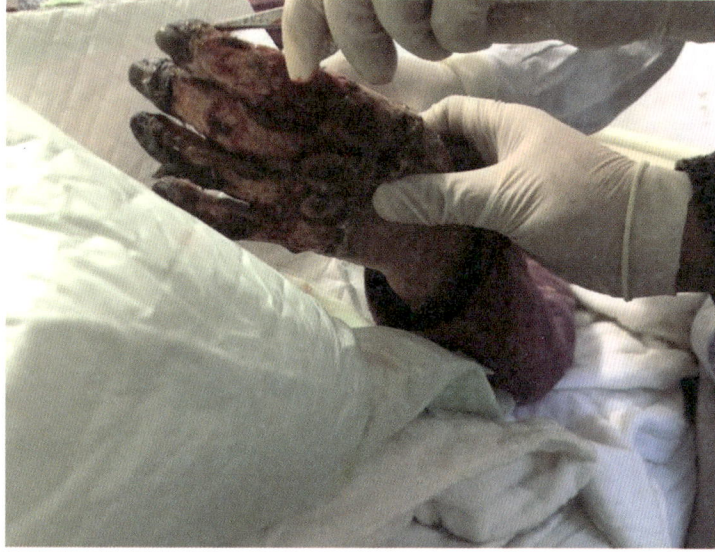

彩图 1 预测卷（三）基础知识第 1 题

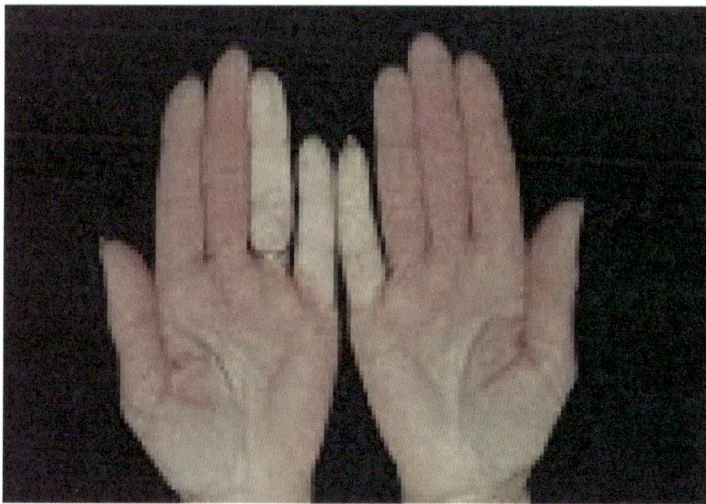

彩图 2 预测卷（四）基础知识第 1 题

全国护士（师）资格考试预测卷系列

2026

主管护师技术资格考试预测卷

预测卷（一）

王　冉　主编

中国健康传媒集团
中国医药科技出版社　·北京

内 容 提 要

本套试卷包含基础知识、相关专业知识、专业知识、专业实践能力各个方面。试卷根据最新考试大纲要求，通过分析历年考试真题，并在研究命题规律的基础上精心编写而成，具有针对性和应试性。可供考生进行模拟自测，梳理对知识点的掌握程度。试卷中题型、题量及题目难易程度与考试真题保持高度一致。本书适合参加主管护师技术资格考试的考生使用。

图书在版编目（CIP）数据

2026主管护师技术资格考试预测卷 / 王冉主编 .
北京：中国医药科技出版社，2025.7. --（全国护士
（师）资格考试预测卷系列）. -- ISBN 978-7-5214-5412
-3

Ⅰ. R47-44

中国国家版本馆 CIP 数据核字第 2025CH9487 号

美术编辑　陈君杞
版式设计　也　在

出版　**中国健康传媒集团** | 中国医药科技出版社
地址　北京市海淀区文慧园北路甲 22 号
邮编　100082
电话　发行：010-62227427　邮购：010-62236938
网址　www.cmstp.com
规格　880×1230mm $^1/_{16}$
印张　14 $^1/_2$
彩插　1
字数　518 千字
版次　2025 年 7 月第 1 版
印次　2025 年 7 月第 1 次印刷
印刷　北京印刷集团有限责任公司
经销　全国各地新华书店
书号　ISBN 978-7-5214-5412-3
定价　49.00 元

获取新书信息、投稿、
为图书纠错，请扫码
联系我们。

编 委 会

主 编 王 冉

编 者（以姓氏笔画为序）

王 冉　　王冬华　　成晓霞　　李红珍

余立平　　沈正军　　张立君　　范湘鸿

罗先武　　罗艳萍　　孟小丽　　郭梦安

喻惠丹　　程明文　　焦平丽　　路 兰

蔡秋霞　　谭初花　　熊永芳　　魏秀丽

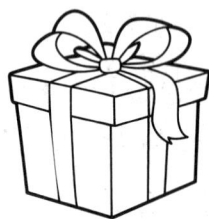

免费赠送数字资源（10月份左右上线）

获取方式见封底

基础知识

一、以下每一道考题下面有 A、B、C、D、E 五个备选答案，请从中选择一个最佳答案，并在答题卡上将相应题号的相应字母所属的方框涂黑。

1. 肠结核最常见的好发部位是
A. 回盲部
B. 升结肠
C. 横结肠
D. 降结肠
E. 乙状结肠

2. 外科手术后预防血栓性静脉炎的措施，<u>不正确</u>的是
A. 避免使用下肢静脉输液
B. 术后鼓励患者早期活动
C. 勿在一条静脉反复注射高渗液体
D. 卧床期间多做下肢肌肉运动
E. 出现血栓性静脉炎后应局部按摩

3. 防止子宫下垂最主要的韧带是
A. 宫骶韧带
B. 子宫圆韧带
C. 子宫阔韧带
D. 子宫主韧带
E. 腹股沟韧带

4. 患者女，39 岁。双侧眼球突出 4 个月，易激动，诊断为重度甲亢，其基础代谢率测量值最可能在
A. +60% 以上
B. +30% ～ +40%
C. +10% ～ +20%
D. +40% ～ +60%
E. +20% ～ +30%

5. 肾小球疾病的发生机制主要为
A. 感染性炎症疾病
B. 细胞免疫异常
C. 与体液免疫无关
D. 非免疫性、非炎症性疾病
E. 免疫反应引起的炎症反应

6. 细菌引发细菌性肝脓肿的最主要的入侵途径是
A. 直接入侵
B. 淋巴系统

C. 门静脉系统
D. 肝动脉
E. 胆道系统

7. 维生素 D 缺乏性手足搐搦症的直接原因是
A. 甲状旁腺功能异常
B. 血清钙离子降低
C. 日光照射不足
D. 生长发育快
E. 早产

8. 水痘的传染期是
A. 自出疹前 1~2 天至皮疹全部干燥结痂为止
B. 前驱期至出疹期为止
C. 潜伏期至皮疹全部干燥结痂为止
D. 潜伏期至出疹期为止
E. 发热至出疹期为止

9. 房间隔缺损的 X 线表现为
A. "靴形"心脏
B. 右房、左室增大
C. 右房、右室增大
D. 左房、右室增大
E. 左房、左室增大

10. 血液中直接调节胰岛素分泌的重要因素是
A. 血酮体浓度
B. 胃肠道激素
C. 肾上腺素
D. 血糖浓度
E. 胰高血糖素

11. 引起风湿病皮肤损害最常见的原因是
A. 药物反应
B. 过敏反应
C. 机械性损伤
D. 血管炎性反应
E. 感染

12. 腹外疝的临床类型<u>不包括</u>
A. 易复性疝
B. 难复性疝
C. 嵌顿性疝
D. 绞窄性疝

E. 可变性疝

13. 猩红热的皮疹出现于
A. 发热前
B. 发热同时出疹
C. 发热后 24 小时内
D. 发热后 24~48 小时
E. 发热后 48~72 小时

14. 中度低渗性脱水是指血清钠低于
A. 140mmol/L
B. 135mmol/L
C. 125mmol/L
D. 120mmol/L
E. 130mmol/L

15. 妇科腹部手术前，留置导尿管的主要目的是
A. 保持会阴部清洁干燥
B. 收集无菌尿标本做细菌培养
C. 避免术后尿路感染
D. 避免余尿
E. 避免术中误伤膀胱

16. 慢性肾功能不全患者发生贫血的最主要原因是
A. 代谢产物潴留
B. 肾脏产生促红细胞生成素减少
C. 铁及叶酸缺乏
D. 毒素使红细胞寿命缩短
E. 透析时造成血液流失

17. 鉴别胃炎类型最可靠的方法是
A. 典型的症状和体征
B. 幽门螺杆菌检查
C. X 线钡餐检查
D. 胃镜检查
E. B 超检查

18. 某慢性阻塞性肺疾病患者，剧烈咳嗽后突然出现呼吸困难，临床高度怀疑为"气胸"。为明确诊断，首选的检查方法是
A. X 线胸片
B. 胸部 CT
C. 支气管镜检查
D. 血气分析
E. 支气管碘油造影

19. 大面积烧伤患者在伤后易发生低血容量性休克的时间为伤后
A. 8h
B. 12h
C. 24h
D. 48h
E. 72h

20. 我国与原发性肝癌发病关系最密切的疾病是
A. 胆道感染
B. 肝炎后肝硬化
C. 血吸虫性肝硬化
D. 酒精性肝硬化
E. 肝脏良性肿瘤

21. 腰椎管狭窄症的后天发病因素中，最常见的是
A. 妊娠
B. 损伤
C. 椎管退行性变
D. 腰棘韧带炎
E. 先天性脊髓椎管狭窄

22. 急性化脓性腹膜炎发生严重休克的重要原因为
A. 急性呼吸衰竭
B. 中毒性心肌炎
C. 大量毒素被吸收
D. 血容量减少
E. 外周血管扩张

23. 预防伤寒最关键的环节是
A. 控制传染源
B. 切断传播途径
C. 提高人群免疫力
D. 做好传染病调查
E. 增加饮食营养

24. 成年女性缺铁性贫血常见的原因是
A. 铁摄入量不足
B. 铁吸收不良
C. 月经过多
D. 钩虫病
E. 痔疮出血

25. 下列不属于膀胱刺激征的是
A. 尿频
B. 尿急
C. 尿痛

D. 多尿

E. 下腹坠痛

26. 胰腺 B 细胞分泌

A. 胰高血糖素

B. 胰岛素

C. 胰液

D. 胰淀粉酶

E. 生长激素

27. 中心静脉压低于 5cmH_2O，提示

A. 心功能不全

B. 血容量不足

C. 右房压力增高

D. 右室压力增高

E. 肺水肿

28. 吸气时每分钟进入肺泡进行气体交换的气量，称为

A. 潮气量

B. 肺泡通气量

C. 最大通气量

D. 每分通气量

E. 功能余气量

29. 硬脑膜外血肿患者典型的意识改变是

A. 嗜睡

B. 健忘

C. 昏迷不超过 30 分钟

D. 有中间清醒期

E. 持续性深昏迷

30. 心脏病患者可以妊娠的情况是

A. 心功能 I 级

B. 心力衰竭史

C. 肺动脉高压史

D. 围生期心肌病遗留心脏肥大

E. 稍微活动后有胸闷气短者

31. 肺癌中恶性度最高的是

A. 鳞状上皮细胞癌

B. 小细胞未分化癌

C. 大细胞未分化癌

D. 腺癌

E. 细支气管肺泡癌

32. 不属于传染病的特征是

A. 病原体

B. 传染性

C. 流行性

D. 免疫性

E. 自限性

33. 引起心脏骤停的最常见的病因是

A. 先天性心脏病

B. 风湿性心脏病

C. 冠心病

D. 心肌炎

E. 心肌病

34. 年长儿链球菌感染后可诱发的疾病是

A. 肝炎

B. 脑膜炎

C. 肺脓肿

D. 急性肾小球肾炎

E. 急性泌尿系感染

35. 护理伦理从本质上来看，属于

A. 社会公德

B. 职业道德

C. 家庭道德

D. 个人私德

E. 传统通道

36. 目前我国产妇最常见的死亡原因是

A. 产褥感染

B. 产后出血

C. 羊水栓塞

D. 子宫破裂

E. 妊娠合并心脏病

37. 能够通过胎盘的免疫球蛋白是

A. IgM

B. IgA

C. IgG

D. IgD

E. IgE

38. 急性 DIC 高凝期需要及时应用的药物是

A. 阿司匹林

B. 肝素

C. 抗纤溶药

D. 凝血因子

E. 止血敏

39. 慢性肺源性心脏病的发病机制主要是

A. 肺泡毛细血管急性损伤
B. 肺弥散功能障碍
C. 支气管阻塞
D. 支气管肺组织感染
E. 肺动脉高压形成

40. 囟门是指
A. 两块颅骨之间的缝隙
B. 菱形的颅骨
C. 重叠的颅骨
D. 颅缝汇合处的缝隙
E. 胎儿的颅骨之一

41. 流行性乙型脑炎的主要传播媒介是
A. 鼠
B. 猪
C. 狗
D. 蚊
E. 血吸虫

42. 胆绞痛发作时，不能使用的药物是
A. 哌替啶
B. 阿托品
C. 吗啡
D. 抗生素
E. 维生素 K

43. 小儿发生惊厥时应首先采取的护理措施是
A. 送入抢救室
B. 解松衣扣，平卧，头偏向一侧
C. 给予物理降温
D. 准备急救用物
E. 将纱布放在患儿手心或腋下

44. 中度一氧化碳中毒，血液中 COHb 的浓度为
A. 10%~20%
B. 20%~30%
C. 30%~40%
D. 40%~50%
E. 50% 以上

45. 原始心脏于胚胎第几周开始起循环作用
A. 第 2 周
B. 第 3 周
C. 第 4 周
D. 第 5 周
E. 第 6 周

46. 食管癌术后吻合口处于充血水肿期，需禁食
A. 1~2 日
B. 3~4 日
C. 5~6 日
D. 7~10 日
E. 11~12 日

47. 艾滋病病毒主要侵犯的细胞是
A. B 淋巴细胞
B. T 淋巴细胞
C. 单核细胞
D. 中性粒细胞
E. 巨噬细胞

48. 判断肺结核患者需要呼吸道隔离的指征是
A. PPD 阳性
B. 痰抗酸杆菌检查阳性
C. 肺部浸润性病灶
D. 血沉显著增快
E. 淋巴活检见干酪样坏死物

49. 乳管 Cooper 韧带的作用是
A. 分泌乳汁
B. 分泌激素
C. 支持、固定乳房
D. 防止乳头凹陷
E. 维持乳房生理功能

50. 垂体产生的性功能调节激素是
A. 促性腺激素释放激素
B. 生乳素抑制激素
C. 促卵泡素
D. 生长激素
E. 雄激素

51. 导致心脏骤停最常见的心律失常是
A. 房性早搏
B. 室性早搏
C. 心房颤动
D. 心室颤动
E. 室上性心动过速

52. 局部麻醉药物中毒的原因不包括
A. 一次性用药超过最大安全剂量
B. 麻醉药直接注入血管
C. 局部组织血流丰富
D. 过敏体质
E. 药物浓度过高

53.停用抗甲状腺药物的指征是
A.突发甲状腺危象
B.突眼加剧
C.严重胃肠道反应
D.急性粒细胞缺乏
E.甲状腺肿大加剧

54.颅内压增高的"三主征"是
A.偏瘫、偏盲、抽搐
B.头痛、呕吐、视神经乳头水肿
C.头痛、抽搐、偏瘫
D.偏瘫、偏盲、偏身感觉障碍
E.头痛、呕吐、偏瘫

55.闭合性颅盖骨骨折的诊断主要依靠
A.头皮肿胀有波动
B.出现神经压迫体征
C.触诊局部有凹陷感
D.X线摄片
E.触有骨摩擦音

56.肺炎链球菌肺炎患者炎症消散后的病理变化是
A.常导致肺气肿
B.肺组织无损害
C.常遗留纤维瘢痕
D.常有肺组织坏死和溃疡
E.肺组织不完全恢复正常

57.患者男，62岁。患胃溃疡多年，今年来上腹痛发作频繁，无规律，体重减轻，营养不良，胃钡餐见有龛影。最应该进行的检查是
A.胃镜细胞学检查
B.胃酸测定
C.粪便隐血测定
D.腹部B超
E.ERCP

58.患者女，45岁。发热、咳嗽、胸痛、呼吸急促、怀疑急性脓胸。最有确诊意义的是
A.胸痛
B.肋间隙饱满
C.胸腔穿刺抽出脓液
D.呼吸音减弱
E.X线胸片可见大片阴影

59.某已婚妇女，27岁。停经8周，为诊断该妇女是否早孕，最常检测的激素是

A.雌激素
B.孕激素
C.雄激素
D.人胎盘生乳素
E.HCG

60.患者男，71岁。慢性阻塞性肺气肿15年，高血压病史10年，因呼吸困难加重，不能平卧就诊。查体：右侧胸廓饱满，叩诊呈鼓音，呼吸音减弱，其呼吸困难最可能的原因是
A.自发性气胸
B.心肌梗死
C.肺栓塞
D.急性左心衰竭
E.肺部感染导致呼吸衰竭

61.患儿女，5个月，受凉后第2天出现咳嗽，体温38.5℃，呼吸急促，有憋喘现象，精神萎靡，食欲下降，查体：呼吸50次/分，脉搏120次/分，鼻翼扇动，口唇微发绀，三凹征（+），双肺下部可闻及中等量细湿啰音，目前该患儿最主要的护理问题是
A.体温过高
B.活动无耐力
C.心输出量减少
D.有感染的危险
E.气体交换受损

62.患者男，35岁，下腹外伤3小时，出现下腹隐痛伴排尿困难，试插尿管可以顺利进入膀胱，注入200ml生理盐水后抽出不足100ml，应首先考虑为
A.前尿道断裂
B.后尿道断裂
C.输尿管损伤
D.膀胱颈损伤
E.膀胱破裂

63.患儿男，10岁，体质差，易感冒，突发高热5天，体温39℃~40℃，伴寒战、头痛，食欲差。左大腿下段肿胀，活动关节时疼痛较轻，局部皮温高，深部压痛。实验室检查：末梢血白细胞$18×10^9$/L，最能帮助诊断的检查为
A.结核菌素试验
B.肌肉活检
C.X线摄片
D.局部分层穿刺
E.膝关节穿刺

64.患者男，47岁，有嗜酒史，近1年来常感腹胀，食欲减退。前日起，神志恍惚，情绪低落，吐字不清，嗜睡。昨晚进入昏迷状态，该患者最有可能发生了

    A.酒精中毒

    B.肝性脑病

    C.功能性肾衰竭

    D.糖尿病性昏迷

    E.高血压脑病

65.新生儿，出生15天，出生后母乳喂养，首先应添加的物质是

    A.米汤

    B.菜汤

    C.鱼肝油

    D.水果汁

    E.蛋黄

66.初孕妇，28岁，妊娠34周，既往体健，下肢浮肿及血压升高2周，拟诊断为妊娠期高血压收入院治疗，下列辅助检查项目中，有助于判断其临床分类最重要的检查是

    A.红细胞压积

    B.24小时尿蛋白定量

    C.眼底检查

    D.血小板计数

    E.肝肾功能检查

67.患者女，26岁。去某医院做彩超检查，护士站里一位护士告诉该患者做彩超前需要饮用大量的水，并且解释了饮水的量和原因，在等待检查的过程中，该患者有尿意难忍，遂向护士反映，护士查看了该患者的状态，向医生反映，同时与前面的患者沟通过后，将该患者的序号向前调动，让其提前检查。检查结束之后，护士主动告知该患者洗手间的位置。分析上诉案例，下列选项从医学伦理视角错误的是

    A.护士履行了维护病人的健康，减轻病人痛苦的义务

    B.护士履行了解释说明的义务，向患者解释了做法和原因

    C.护士的行为，融洽了医患关系

    D.护士违背了自主公正原则，侵犯了其他患者的合法权益

    E.护士实施有效沟通，对患者进行了人文关怀

68.患者女，28岁。2个月前出现右下腹间歇性疼痛，进餐后加重，排便后缓解。排便规律改变，便秘与腹泻交替。X线胃肠钡餐造影：肠黏膜皱襞粗乱、增厚、有溃疡形成。结核菌素试验强阳性。该患者最有可能的诊断是

    A.溃疡性结肠炎

    B.克罗恩病

    C.肠结核

    D.结肠癌

    E.伤寒

69.患者女，29岁。足月产后4天出现高热、寒战，下腹压痛，恶露增多有臭味，子宫复旧差。实验室检查示血白细胞增多。该患者最可能的诊断是

    A.上呼吸道感染

    B.子宫肌炎

    C.泌尿系感染

    D.宫颈炎

    E.外阴炎

70.患儿男，10个月，因惊厥、手足抽搐，诊断为维生素D缺乏性手足搐搦症。引起该病发作症状的直接原因为

    A.维生素A缺乏

    B.维生素D缺乏

    C.血清总钙降低

    D.血清钙离子降低

    E.维生素E缺乏

71.某孕妇，28岁。孕39周，因宫缩痛由门诊收入产房。查体：宫缩规律，宫口扩张1cm，胎心148次/分。目前该孕妇的情况是

    A.未进入产程

    B.进入第一产程

    C.进入第二产程

    D.进入第三产程

    E.进入第四产程

72.患者男，46岁。反复中上腹疼痛1年余。近日症状加重，疼痛呈烧灼感，进食后疼痛缓解，并伴有反酸、嗳气、食欲减退等。纤维胃镜检查：十二指肠球部黏膜潮红水肿，球腔变形变小，前壁近大弯处有一椭圆形溃疡，边缘光滑，表面覆盖厚白苔，周围黏膜明显水肿。导致该病发生并起关键作用的因素是

    A.胃酸

    B.胃蛋白酶

    C.粗糙饮食

    D.幽门螺杆菌感染

    E.非甾体类抗炎药

73. 患者男，47 岁。间断喘息发作 5 年，无明显规律，发作周期无不适，两天后，因气喘 4 小时入院。查体：T 37.2℃，端坐呼吸，口唇发绀，双肺呼吸音低，呼气相显著延长，未闻及哮鸣音，血常规：WBC 9.3×10^9/L，中性粒细胞：0.85。该患者最可能的诊断是

　　A. 慢性支气管炎

　　B. 支气管哮喘

　　C. 心源性哮喘

　　D. 过敏性肺炎

　　E. 肺栓塞

74. 某新生儿出生体重 2800g，身长 50cm，面色红润，哭声响亮，一般情况好，现母乳喂养，该新生儿的开乳时间是

　　A. 出生后即可

　　B. 出生 6 小时后

　　C. 出生 12 小时后

　　D. 出生 24 小时后

　　E. 出生 3 天后

75. 患者女，24 岁，平时月经规律，无性生活史，体检时发现盆腔有一巨大包块，该患者拟于明日手术。关于术前准备的描述，不正确的是

　　A. 术前 8h 禁食，4h 禁饮

　　B. 术前一天备皮

　　C. 术前测量生命体征

　　D. 术前晚普通灌肠

　　E. 术前 3 天每天用 1∶5000 高锰酸钾行阴道擦洗

76. 患儿女，1 岁。近 3 天出现发热，呕吐，抽搐，精神萎靡，目光凝滞。查体：体温 39.5℃，前囟饱满，双侧瞳孔对光反射不对称。实验室检查：脑脊液外观浑浊，白细胞 30×10^9/L，应首先考虑的诊断是

　　A. 脑脓肿

　　B. 脑水肿

　　C. 化脓性脑膜炎

　　D. 病毒性脑膜炎

　　E. 脑性瘫痪

77. 患者男，27 岁。间歇性跛行 1 个月，疑为血栓闭塞性脉管炎，为检查患者动脉搏动情况，可采取的检查是

　　A. X 线

　　B. CT

　　C. 静脉造影

　　D. 动脉造影

　　E. 多普勒超声波检查

78. 患者男，34 岁，行肾部分切除术后，关于患者术后卧床时间的天数，正确的是

　　A. 1~3 天

　　B. 3~5 天

　　C. 5~7 天

　　D. 7~14 天

　　E. 14~21 天

79. 患者女，51 岁。近 2 年用力屏气时，子宫颈脱出阴道外口，但子宫体未脱出，应诊断为

　　A. 子宫脱垂Ⅰ度轻型

　　B. 子宫脱垂Ⅰ度重型

　　C. 子宫脱垂Ⅱ度轻型

　　D. 子宫脱垂Ⅱ度重型

　　E. 子宫脱垂Ⅲ度

80. 类风湿关节炎诊断中不正确的是

　　A. 晨僵每天持续最少 2h，病程最少 6 周

　　B. 关节疼痛及肿胀

　　C. 类风湿因子阳性

　　D. 有皮下结节

　　E. 手部关节 X 线摄片改变

81. 某医院内科病房，治疗护士误将甲床的青霉素注射给乙床，而将乙床病人的庆大霉素注射给甲床病人。当她发现后内心十分矛盾和紧张，想把此事隐瞒下去。该护士的行为违反了医疗机构从业人员护士行为规范的

　　A. 不断更新知识，提高专业技术能力和综合素质

　　B. 严格落实各项规章制度，正确执行临床护理实践和技术规范

　　C. 对待工作严谨、慎独、对执业行为负责

　　D. 严格执行医嘱，发现医嘱违反法律、规章或者临床诊疗技术规范，应及时向医师沟通或按规定报告

　　E. 按照要求及时准确、完整规范书写病历，认真管理

82. 护士去给患者测量血压时，发现患者睡着了，此时正确的做法是

　　A. 继续完成操作

　　B. 叫醒患者，告知患者后测量血压

　　C. 检查病历，判断可否等患者醒后再测

　　D. 不测，按当时情况估计血压值记录

　　E. 等患者醒后再测量

83. 患者男，39 岁。诊断为慢性肾炎，可诱发其肾功能恶化的因素不包括
   A. 感染
   B. 劳累
   C. 血压增高
   D. 肾毒性药物
   E. 偶发室性早搏

84. 患者女，26 岁。宫内妊娠 40^{+2}w，婴儿出生后 1 分钟 Apgar 评分为 5 分，轻度窒息，医生与护士协调配合，立即按照 ABCDE 程序进行新生儿窒息复苏，复苏措施不包括
   A. 清理呼吸道
   B. 进行正压人工呼吸
   C. 氧气吸入
   D. 复苏成功立即协助母乳喂养
   E. 做好母亲的情感支持

85. 患者男，27 岁，外伤致右手示指切断，行断指再植手术，护士在术后多长时间内要密切注意血管并发症
   A. 3 天内
   B. 3~4 天
   C. 5~7 天
   D. 8~10 天
   E. 11~14 天

86. 患者男，48 岁。以门静脉高压、脾肿大、脾功能亢进收入院。WBC 1.7×10^9/L，Hb 65g/L。胃镜检查显示：胃溃疡及食管下段静脉曲张，CT 示肝硬化、脾大、少量腹腔积液，门静脉左支显示欠佳，栓塞不排除。该患者可能的并发症是
   A. 感染
   B. 门静脉栓塞
   C. 消化道出血
   D. 肝性脑病
   E. 肝肾综合征

87. 某健康小儿，体重 10kg，身长 75cm，身长中点在肚脐以上，头围 46cm，门牙 6 颗，其可能的年龄为
   A. 6 个月
   B. 8 个月
   C. 12 个月
   D. 18 个月
   E. 24 个月

88. 患者男，23 岁。因咽部干痛、声音嘶哑 1 天就诊，查体：咽部充血明显，下颌淋巴结肿大有触痛。根据患者的临床情况，其血常规检查最可能表现为白细胞总数正常，分类中
   A. 中性粒细胞增多
   B. 淋巴细胞增多
   C. 嗜酸性粒细胞增多
   D. 单核细胞增多
   E. 巨噬细胞增多

二、以下提供若干组考题，每组考题共同使用在考题前列出的 A、B、C、D、E 五个备选答案。请从中选择一个与考题关系最密切的答案，并在答题卡上将相应题号的相应字母所属的方框涂黑。每个备选答案可能被选择一次，多次或不被选择。

（89~90 题共用备选答案）
   A. 缺铁性贫血
   B. 地中海贫血
   C. 巨幼细胞贫血
   D. 遗传性球形红细胞增多症
   E. 红细胞葡萄糖 -6- 磷酸脱氢酶缺乏症

89. 血象显示红细胞较小，染色体浅，中央核染区扩大的是

90. 血象显示红细胞大小不等，大者为多，中央核染区不明显见于

（91~92 题共用备选答案）
   A. B 期
   B. D 期
   C. A 期
   D. C1 期
   E. C2 期

91. 大肠癌癌肿穿透肠壁，无淋巴结转移者病理分期属于

92. 大肠癌已有淋巴结广泛转移，或有肝、肺远处转移者的病理分期属于

（93~94 共用备选答案）
   A. 心房颤动
   B. 夜间阵发性呼吸困难
   C. 劳力性呼吸困难
   D. 左心衰竭
   E. 右心衰竭

93. 主动脉狭窄首发症状常为

94. 主动脉瓣关闭不全的主要并发症是

（95~96 题共用备选答案）

A. 2% 甲紫涂抹

B. 热敷

C. 薄荷淀粉涂抹

D. 硼酸软膏涂抹

E. 碘酒涂抹

95. 放射治疗后患者皮肤出现湿性反应的是

96. 放射治疗后患者皮肤出现干性反应的是

（97~98 题共用备选答案）

A. 空气栓塞

B. 肠源性感染

C. 高血糖

D. 低血糖

E. 低血钾

97. 长期施行全胃肠外营养时，可发生的并发症是

98. 突然停止输入高浓度葡萄糖时，出现的并发症是

（99~100 题共用备选答案）

A. 左心室前负荷加重

B. 右心室后负荷加重

C. 左心室后负荷加重

D. 右心室前负荷加重

E. 左右心室前负荷加重

99. 原发性高血压时

100. 主动脉瓣关闭不全时

相关专业知识

一、以下每一道考题下面有 A、B、C、D、E 五个备选答案。请从中选择一个最佳答案，并在答题卡上将相应题号的相应字母所属的方框涂黑。

1. 管理的二重性是指
A. 管理的科学性和艺术性
B. 管理的自然属性和社会属性
C. 管理的普遍性和目的性
D. 管理的特殊性和个性
E. 管理的广泛性和独特性

2. 护士长让已经康复的病友来到病房做现身说法，体现了教育中患者的什么心理
A. 求真
B. 求近
C. 求新
D. 求快
E. 求远

3. 以下结核病中，传染性最强的是
A. 骨结核
B. 肾结核
C. 肠结核
D. 结核性脑膜炎
E. 开放性肺结核

4. 为预防老年人发生医院感染，错误的措施是
A. 保持室内环境清洁
B. 加强老年人的生活护理
C. 保持病人的口腔和会阴卫生
D. 使用小剂量抗生素预防感染
E. 严格执行陪伴探视制度

5. 不属于本能行为的是
A. 躲避行为
B. 睡眠行为
C. 性行为
D. 守法行为
E. 摄食行为

6. 造成三度原位菌群失调最常见的原因
A. 气管插管
B. 中心静脉置管
C. 导尿管

D. 环境污染
E. 大量使用广谱抗生素

7. 对手术器械进行消毒灭菌时首选
A. 等离子体灭菌
B. 压力蒸汽灭菌
C. 电离辐射灭菌
D. 2% 戊二醛浸泡灭菌
E. 紫外线照射消毒

8. 可引起艾滋病传播的行为是
A. 同桌进餐
B. 近距离交谈
C. 拥抱和握手
D. 共用注射器
E. 共同乘车

9. 进入人体组织或无菌器官的医疗用品必须
A. 清洁
B. 高水平消毒
C. 灭菌
D. 中水平消毒
E. 低水平消毒

10. 紫外线用于空气消毒时，其有效强度低于多少时应立即更换
A. $90\mu W/cm^2$
B. $80\mu W/cm^2$
C. $70\mu W/cm^2$
D. $60\mu W/cm^2$
E. $50\mu W/cm^2$

11. 行为诊断的主要目的是
A. 了解社会问题与健康问题的相关性
B. 确定目标人群的主要健康问题以及引起健康问题的行为因素和环境因素
C. 为确定干预的环境目标奠定基础
D. 确定影响健康行为的因素
E. 组织评估及资源评估

12. 不属于抗感染药物作用机制的是
A. 抑制细菌核酸的合成
B. 干扰细菌细胞壁的合成
C. 细菌缺乏药物的靶位点

D. 影响细菌蛋白质的合成

E. 损伤细菌的细胞膜

13. 在交谈过程中，最佳的否定性反馈技巧是

A. 直接指出存在的问题或错误言行

B. 肯定正确的言行，回避错误言行或问题

C. 先直接指出存在问题或错误言行，再肯定正确的方面

D. 先肯定正确的方面，再直接指出存在问题或错误言行

E. 先肯定正确的方面，再以建议的方式指出存在问题或错误言行

14. 对无明确潜伏期的感染，入院多少小时后发生的感染属于医院感染

A. 24 小时

B. 36 小时

C. 48 小时

D. 72 小时

E. 96 小时

15. 不属于 ICU 管理原则的是

A. 定期进行空气和环境的消毒

B. 对患者实施必要的保护性医疗措施

C. 限定探视时间和探视人数

D. 提倡介入性监护方法

E. 严格执行消毒隔离措施

16. 从组织的整体出发，全面考虑、统筹规划。体现了计划工作的

A. 弹性原则

B. 考核原则

C. 重点原则

D. 系统原则

E. 创新原则

17. 针刺伤不易引起下面哪种感染

A. 梅毒

B. 艾滋病

C. 丙型肝炎

D. 乙型肝炎

E. 流行性出血热

18. 管理的职能不包括

A. 计划职能

B. 组织职能

C. 人力资源职能

D. 领导职能

E. 经济职能

19. 各部门、员工的期望与要求同组织总体期望与要求相一致，这是组织工作中的

A. 集权与分权相结合的原则

B. 责权一致原则

C. 目标统一原则

D. 有效管理幅度原则

E. 分工协作原则

20. 组织有形要素中最主要的是

A. 人力

B. 物力

C. 财力

D. 信息

E. 时间

21. 以下人群中，发生医院感染危险性相对最低的人群是

A. 长期住院病人

B. 新生儿

C. 择期手术的病人

D. 免疫功能低下的病人

E. 卧床病人

22. "条条大道通罗马"，说明达成目标有多种途径，这句话对于沟通的启示是

A. 创造良好的沟通环境

B. 充分利用反馈机制

C. 使用恰当的沟通方式

D. 强化沟通能力

E. 学会有效聆听

23. 预防手术部位感染，使用预防性抗菌药物的最佳时间是

A. 入住外科病房

B. 术前 3 天

C. 术前 1 天

D. 术前 30~60min

E. 术后 1 周内

24. 进行化学消毒时，正确的防护措施是

A. 降低消毒液配制浓度

B. 缩短化学消毒时间

C. 注意环境通风及戴手套

D. 严禁加盖，以利于消毒液挥发

E. 减少单次消毒物品量

25. 人际关系学说的提出者是
A. 麦格雷戈
B. 韦伯
C. 库尔特·卢因
D. 法约尔
E. 梅奥

26. 选择紫外线消毒时，每立方米（m³）空间安装紫外线灯的瓦数应
A. ≥ 1.0W
B. ≥ 1.5W
C. ≥ 2.0W
D. ≥ 2.5W
E. ≥ 3.0W

27. 为了深入了解某居民的吸毒史，社区护士可采取
A. 封闭式提问
B. 开放式提问
C. 偏向式提问
D. 探究式提问
E. 诱导式提问

28. 不属于护理工作组织方式的是
A. 小组护理
B. 责任制护理
C. 循证护理
D. 功能制护理
E. 个案护理

29. 阴阳的相互转化是
A. 必然的
B. 有条件的
C. 绝对的
D. 量变的
E. 偶然的

30. 以下可以达到灭菌水平的化学消毒剂是
A. 含氯制剂
B. 环氧乙烷
C. 复方氯己定
D. 碘酊
E. 碘伏

31. 护理质量管理标准化的表现形式不包括
A. 系列化
B. 统一化
C. 规格化
D. 同质化
E. 规范化

32. PDCA 中的 D 的含义是
A. deal 分配
B. do 执行
C. damage 损害
D. data 数据
E. daily 每天

33. 门诊教育的主要内容是有关
A. 患者病因的教育
B. 医院环境的教育
C. 常见病防治的教育
D. 医院生活制度的教育
E. 患者治疗原则的教育

34. 关于隔离技术的叙述，不正确的是
A. 同一类传染病患者可住同一房间，床距应保持 1m 以上
B. 空气传播疾病的患者应使用有负压装置的隔离病房
C. 护理有切口感染的患者时需戴手套
D. HIV 感染患者出院后，病房的所有被服应焚烧处理
E. 传染病患者的血压计、听诊器应与其他患者分开使用

35. 决定人类本能行为的主要因素是人的
A. 生物性
B. 成长性
C. 学习性
D. 社会性
E. 适应性

36. 主要经粪 – 口途径传播的肝炎病毒为
A. 甲型肝炎病毒、丙型肝炎病毒
B. 甲型肝炎病毒、戊型肝炎病毒
C. 乙型肝炎病毒、丙型肝炎病毒
D. 乙型肝炎病毒、戊型肝炎病毒
E. 甲型肝炎病毒、乙型肝炎病毒

37. 目标管理的特点不包括
A. 强调整体性管理
B. 强调管理者和被管理者共同参与
C. 强调自我管理
D. 强调自我评价
E. 强调下级服从上级

38.医院儿科 10 日内共收住患儿 40 例，其中新生儿病房 10 例，有 2 例发生轮状病毒感染，则新生儿轮状病毒感染的罹患率为
A. 5%
B. 10%
C. 15%
D. 20%
E. 25%

39.以社会关系为基础，不受组织的监督，自由选择沟通渠道的沟通方式为
A. 垂直沟通
B. 非正式沟通
C. 横向沟通
D. 正式沟通
E. 全通道式沟通

40.医院感染监测中，查阅病历的重点对象不包括
A. 细菌及真菌培养阳性的病人
B. 长期使用免疫抑制剂的病人
C. 接受过手术或侵入性操作的病人
D. 恶性肿瘤和长期卧床的病人
E. 女性和少数民族病人

41.办公室只有一台计算机，甲乙二人都想在同一天使用，经过协商，甲在上午用，乙在下午用。这种解决冲突的方法是
A. 强制
B. 合作
C. 回避
D. 迁就
E. 妥协

42.不符合人际传播特点的是
A. 全身心的传播
B. 以个体信息为主
C. 含情感信息传播
D. 具有及时反馈性
E. 具有自我总结性

43.不属于人际传播的非语言传播技巧的是
A. 动态体语
B. 肯定性语言
C. 时空语
D. 同类语言
E. 仪表形象

44.组织沟通的作用不包括
A. 联系
B. 激励
C. 创新
D. 控制
E. 反馈

45.关于组织有效沟通原则的叙述，错误的是
A. 信息明确原则
B. 及时性原则
C. 书面沟通原则
D. 组织结构完整性原则
E. 重视交谈与倾听技巧的原则

46.B-D 试验用于常规监测的时间是
A. 每日开始灭菌前
B. 每日灭菌结束后
C. 新安装的灭菌器
D. 灭菌器维修后
E. 每日下班前

47.人体内的正常菌群大部分是
A. 需氧菌
B. 厌氧菌
C. 寄生菌
D. 杆菌
E. 球菌

48.在管理决策的过程中，护理管理者所应用的最简单、在日常管理中也最为常用的方法是
A. 集体决策法
B. 头脑风暴法
C. 德尔菲法
D. 个人判断法
E. 电子会议法

49.有效控制系统的特征不包括
A. 目的性
B. 及时性
C. 客观性
D. 预防性
E. 真实性

50.按照规定，拥有 1000 张病床医院的医院感染发病率应低于
A. 7%
B. 8%
C. 9%

D. 10%

E. 15%

51. 领导生命周期理论中，领导行为进行逐步推移的程序是

A. 低工作与高关系→低工作与低关系→高工作与低关系→高工作与高关系

B. 低工作与高关系→高工作与低关系→低工作与低关系→高工作与高关系

C. 高工作与低关系→高工作与高关系→低工作与高关系→低工作与低关系

D. 高工作与低关系→低工作与高关系→高工作与高关系→低工作与低关系

E. 高工作与低关系→低工作与低关系→高工作与高关系→低工作与高关系

52. 下列物品消毒灭菌效果合格的是

A. 化学消毒剂的细菌含量为 150CFU/ml

B. 使用中紫外线灯管的照射强度为 $80\mu W/cm^2$

C. 消毒后的喉镜细菌菌落数为 30CFU/件

D. 透析器入口液的细菌菌落总数为 500CFU/ml

E. 透析器出口液的细菌菌落总数为 2500CFU/ml

53. 冲突双方都必须以放弃部分利益为前提，在一定程度上满足对方部分需要的冲突解决方式是

A. 合作

B. 回避

C. 妥协

D. 迁就

E. 退让

54. 根据健康教育诊断，不属于高可变性行为的是

A. 社会不赞成的行为

B. 正处在发展时期的行为

C. 与文化传统不相关的行为

D. 与生活方式及风俗习惯不密切的行为

E. 既往无成功改变实例的行为

55. 关于非正式组织的叙述，正确的是

A. 具有明确的分工

B. 有明确的组织目标

C. 能够促进组织的变革

D. 具有正式的组织结构和职务关系

E. 组织成员感情相投的基础上成立的

56. 下列属于人员管理基本原则的是

A. 以人为本原则

B. 责权一致原则

C. 经济效能原则

D. 用人之长原则

E. 合理结构原则

57. 健康教育学相关基础理论学科不包括

A. 行为科学理论

B. 传播学理论

C. 预防医学理论

D. 教育学理论

E. 伦理学理论

58. 促进健康行为的特点不包括

A. 有利性

B. 和谐性

C. 一致性

D. 规律性

E. 灵活性

59. 目标管理的基本精神是

A. 员工参与管理

B. 强调有效地反馈

C. 以自我管理为中心

D. 重视成果

E. 强调自我评价

60. 护士在工作中感到要不断学习才能适应和胜任护理工作，自我要求继续学习成长，在不影响临床工作的前提下宜选择的学习方式是

A. 脱产学习

B. 半脱产学习

C. 进修学习

D. 自学或临床培训

E. 参加学习班

61. 进行肌内注射时，关于皮肤消毒的叙述，错误的是

A. 消毒方法以注射或穿刺部位为中心，由内向外逐步涂擦

B. 用无菌棉签浸润含有效碘 5000mg/L 消毒液消毒 1 遍

C. 进针时手不可接触消毒部位皮肤

D. 无菌棉签应边消毒边旋转

E. 无菌棉签蘸有消毒液后前段必须保持向下

62. 护士的绩效考核由所在护理单元护士长进行，护理单元护士长的考核由科护士长进行，这种方式属于绩效考核的

A. 自我评价

B. 同行评价

C. 下属评价

D. 直接领导评价

E. 360 度评价

63. 医院感染中，泌尿道感染的主要致病病原体是

A. 表皮葡萄球菌

B. 不动杆菌

C. 大肠埃希菌

D. 支原体

E. 衣原体

64. 某病区护士长决定对全天的工作日程列出清单。根据 ABC 时间管理法，优先要完成的是

A. 书写工作手册

B. 参与病人抢救

C. 检查护士文件书写质量

D. 制定年轻护士培训计划

E. 召开病人座谈会

65. 护士要为甲、乙两位患者更换引流袋，其操作过程正确的是

A. 洗手 – 戴手套 – 换甲病人引流袋 – 换乙病人引流袋 – 摘手套 – 洗手

B. 洗手 – 戴手套 – 换甲病人引流袋 – 洗手 – 换乙病人引流袋 – 摘手套 – 洗手

C. 洗手 – 戴手套 – 换甲病人引流袋 – 换手套 – 换乙病人引流袋 – 摘手套 – 洗手

D. 洗手 – 戴手套 – 换甲病人引流袋 – 摘手套 – 洗手 – 戴手套 – 换乙病人引流袋 – 摘手套 – 洗手

E. 洗手 – 戴手套 – 换甲病人引流袋 – 摘手套 – 洗手 – 换乙病人引流袋 – 洗手

66. 患者男，38 岁，入院后血液检查梅毒抗体阳性，该患者病房的环境物品消毒措施中，最合理的是

A. 床头柜等物体表面用 500mg/L 含氯消毒剂擦拭

B. 床头柜等物体表面用 1000mg/L 含氯消毒剂擦拭

C. 床头柜等物体表面用 2000mg/L 含氯消毒剂擦拭

D. 马桶用 2000mg/L 含氯消毒剂擦拭

E. 被服采用高压灭菌或焚烧处理

67. 患者男，78 岁。患慢性支气管炎 30 年，有吸烟史 35 年，每天抽烟两包，护士拟对其进行戒烟

相关的健康教育，首先

A. 评估教育需求

B. 确定教育目标

C. 制定教育计划

D. 实施教育计划

E. 评价教育效果

68. 患者男，57 岁。因发现血糖升高 5 年，波动 2 天，收住入院，护士对其进行入院健康教育，内容不包括

A. 医院制度

B. 医护人员

C. 饮食控制

D. 医院环境

E. 定期复查

69. 某护士护理一位炭疽患者，关于治疗后产生的废弃物和有机垃圾的处理方法，正确的是

A. 深埋 2 米以下

B. 置双层黑色密封塑料袋内

C. 用浓度为 4000mg/L 有效含氯消毒剂处理后弃之

D. 环氧乙烷熏蒸后弃之

E. 焚烧处理

70. 某护士在下班回家的路上正巧碰到一突发心脏骤停的患者倒在路旁，立即上前为患者进行心肺复苏，从而挽回了患者的生命，护士长在科室早会上对其给予口头表扬。此时护士长行使的权力属于

A. 决策权

B. 指挥权

C. 用人权

D. 经济权

E. 奖惩权

71. 患者男，47 岁，头晕、头痛 1 周，以"高血压"收入院。测血压 180/100mmHg，责任护士对患者及其家属进行高血压饮食、药物治疗的健康宣教，健康教育类型属于

A. 入院健康教育

B. 病房健康教育

C. 出院健康教育

D. 随诊健康教育

E. 门诊健康教育

72. 为改变一个人的吸烟行为，使其戒烟，首先使吸烟者了解吸烟的危害和戒烟的益处，掌握如何戒烟的方法，从而使戒烟者形成吸烟危害健康的信

念，产生自觉、自愿戒烟的积极态度，最终产生戒烟的行为，此过程称为

A.健康信念模式

B.知信行模式

C.自然发展模式

D.社会心理模式

E.有效性认识模式

73.乳腺癌患者自发成立联谊会，定期开展交流活动，该传播活动的类型属于

A.人际传播

B.群体传播

C.大众传播

D.组织传播

E.自我传播

74.居民男，62岁。身高1.75米，体重88千克。已确诊患高血压病和糖尿病，该居民平素喜爱高热量、高蛋白和高脂肪的"三高"食物。在社区健康促进活动中，护士希望按照健康信念模式帮助该居民采取健康的饮食行为。按照健康信念模式，护士帮助该居民首先

A.了解高血压和糖尿病的遗传因素

B.认识到"三高"饮食危害健康的严重性

C.树立预防疾病、采取健康饮食行为的态度

D.了解采取健康饮食行为将得到的益处

E.戒除"三高"饮食，建立健康饮食行为的信念

75.护士在孕妇学校为孕妇们进行产前教育。围绕"我怎么知道自己临产？"进行讨论，该护士运用群体传播的方式进行健康教育，其最大的优点是

A.讨论主题明确

B.分成小组讨论

C.选择好时间

D.选择好地点

E.排列好座位

76.某行人过马路时突然有一辆车驶过来，该行人立即退回以躲避车辆。属于人类行为的哪一种适应形式

A.反射

B.自我控制

C.调试

D.应对

E.应激

77.患者气管切开行呼吸机支持，预防呼吸机相关性肺炎（VAP）的护理措施<u>不包括</u>

A.做好气道护理

B.呼吸机的湿化器使用无菌水

C.防止冷凝水倒流

D.预防性使用广谱抗生素

E.呼吸机管道视情况定期更换

78.男，19岁，大二学生。同宿舍同学感染肺结核使其感到害怕，并在日常生活中保持充足睡眠和适量的体育锻炼，他的这种行为属于

A.避开有害危险行为

B.日常健康行为

C.戒除不良嗜好行为

D.预警行为

E.违规行为

79.考虑到很多老年人听力不好，在演讲时使用扩音器是遵循了健康传播的哪项原则

A.准确性原则

B.针对性原则

C.速度快原则

D.经济性原则

E.指导性原则

80.患者男，39岁，因肾绞痛急诊在某医院肌注哌替啶50mg后疼痛缓解。2天后自觉注射部位疼痛，4天后就诊，查体：局部压痛，皮肤发红、皮温增高，有波动感，穿刺抽出少许黄色脓液，应考虑为

A.注射部位感染，属于医院感染

B.注射部位感染，不属于医院感染

C.无菌性化脓，属于医院感染

D.无菌性化脓，不属于医院感染

E.自身感染

81.患者男，60岁，慢性高血压20余年，接受健康教育过程中，不符合受者的心理特点的是

A.求真

B.求新

C.求多

D.求短

E.求近

82.新年伊始，急诊科护士长制定新一年护理管理目标，她拿出护理部的护理工作管理目标认真阅读，并根据护理部的要求制定了急诊科的工作计划和目标，这种做法遵循的原则是

A.管理层次的原则

B.有效管理幅度的原则

C. 责权一致的原则

D. 精干高效的原则

E. 任务与目标一致的原则

83. 某医院心脏外科接到院里收治某地区先心病患者的重大救治任务，该科室护士长将护士甲和护士乙这两名年资高和经验丰富的护士组织起来，让她们制订出了详细的护理计划，通过护理部的认可后将此次任务的主要护理工作交于她俩。该护士长的授权方式属于

A. 弹性授权

B. 引导授权

C. 不充分授权

D. 制约授权

E. 逐渐授权

84. 某科室实施围生期保健健康教育计划半年后，95% 的孕妇能说出产前检查的好处；100% 的孕妇相信她们能够用母乳喂养自己的孩子；100% 的产妇能够掌握母乳喂养的技巧，这实现了健康教育规划目标中的

A. 总体目标

B. 教育目标

C. 行为目标

D. 健康目标

E. 知识目标

二、以下提供若干组考题，每组考题共同使用在考题前列出的 A、B、C、D、E 五个备选答案，请从中选择一个与考题关系密切的答案，并在答题卡上将相应题号相应字母所属的方框涂黑，每个备选答案可能被选择一次、多次或不被选择。

（85~86 题共用备选答案）

A. 源于组织外部可能的威胁或不利影响

B. 源于组织外部可能存在的机遇

C. 评估组织内部劣势

D. 评估组织内部优势

E. 整个组织的资源

85. 评估组织资源时可进行 SWOT 分析，其中 O 是指

86. 评估组织资源时可进行 SWOT 分析，其中 S 是指

（87~89 题共用备选答案）

A. 口头传播

B. 文字传播

C. 影像传播

D. 电子媒介传播

E. 形象传播

87. 社区为痛风患者举办"痛风的护理"主题讲座属于

88. 在橱窗中陈列食物金字塔模型提倡健康饮食属于

89. 护士给病人发放健康教育手册属于

（90~91 题共用备选答案）

A. 3 天

B. 5 天

C. 7~10 天

D. 14 天

E. 4~8 周

90. 败血症抗菌药物一般用至体温正常、病情好转后

91. 心内膜炎抗菌药物一般用至体温正常、病情好转后

（92~93 题共用备选答案）

A. 棉布口罩

B. 单层口罩

C. 外科口罩

D. 医用防护口罩

E. 防护面罩

92. 经飞沫传播疾病的隔离预防，要求进入室内的工作人员至少应佩戴

93. 经空气传播疾病的隔离预防，要求进入室内的工作人员至少应佩戴

（94~96 题共用备选答案）

A. 全面质量管理

B. PDCA 管理

C. QUACERS 管理

D. 分层次管理

E. 标准化管理

94. 上述管理模式中，被称为戴明循环的是

95. ISO 9001 质量管理体系属于

96. 预防医疗事故最有效的管理方法是

（97~98 题共用备选答案）
A. 形成评价
B. 过程评价
C. 效应评价
D. 结局评价
E. 总结评价

97. 评价计划设计阶段进行目标人群选择、策略确定、方法设计是

98. 对目标人群因健康教育项目所导致的相关行为及其影响因素的变化进行的评价是

（99~100 题共用备选答案）
A. 仪器设备完好率
B. 运行病历合格率
C. 静脉输液操作合格率
D. 一人一针一管执行率
E. 出院病人满意率

99. 属于基础质量评价指标的是

100. 属于终末质量评价指标的是

专业知识

一、以下每一道考题下面有 A、B、C、D、E 五个备选答案，请从中选择一个最佳答案，并在答题卡上将相应字母所属的方框涂黑。

1. 白血病病人口腔护理的主要目的是
A. 去除氨味
B. 擦去血痂
C. 增进食欲
D. 预防感染
E. 病人舒适

2. 对咯血患者的病情观察，应特别注意的是
A. 咯血量多少
B. 咯血速度快慢
C. 咯血时的血压变化
D. 体温高低
E. 有无窒息现象

3. 与病人手术切口感染无关的因素是
A. 切口局部的坏死组织
B. 营养状况
C. 年龄大小
D. 手术时间的长短
E. 从事脑力劳动者

4. 婴儿腹泻轻型与重型的主要区别是
A. 有无发热、呕吐
B. 体温是否达到 39℃以上
C. 每天大便的次数
D. 大便的性状
E. 有无水、电解质紊乱

5. 胃肠减压期间需口服药物时，应
A. 由胃管注入后接通胃肠减压
B. 经口服入
C. 经胃管注入后夹管 30 分钟
D. 暂不服药
E. 拔除胃管后口服

6. 肺炎患儿发生心衰时，下列措施不妥的是
A. 快速静脉补液
B 静脉注射西地兰
C. 静脉滴注利尿剂
D. 立即给予镇静剂
E. 立即给予吸氧

7. 上消化道出血量超过多少，可出现周围循环衰竭
A. 1000ml
B. 500ml
C. 400ml
D. 250ml
E. 100ml

8. 子宫内膜异位囊肿破裂时刺激腹膜，最早出现的临床表现是
A. 呕血
B. 恶心、呕吐
C. 便血
D. 剧烈腹痛
E. 腹肌紧张

9. 治疗慢性原发免疫性血小板减少症首选的措施是
A. 使用糖皮质激素
B. 行脾脏切除手术
C. 应用细胞毒类免疫抑制剂
D. 应用大剂量丙种球蛋白
E. 应用长春新碱

10. 少尿是指成人 24 小时尿量少于
A. 100ml
B. 200m
C. 300ml
D. 400ml
E. 500ml

11. 确诊肾结核的主要依据是
A. 尿液中反复查出结核杆菌
B. 膀胱镜见到充血水肿
C. 有肾外结核病灶
D. 腹部平片可见肾区有不透光阴影
E. 尿液中查出脓细胞

12. 食管癌首选的治疗方法是
A. 手术治疗
B. 化疗
C. 放疗

D. 中医中药

E. 免疫治疗

13. 乳腺癌的早期表现是

A. 无痛性乳房肿块

B. 酒窝征

C. 橘皮样变

D. 卫星结节

E. 皮肤溃疡

14. 根据肌瘤与子宫肌层的关系，子宫肌瘤可分为

A. 宫体部肌瘤与宫颈部肌瘤

B. 有蒂肌瘤与无蒂肌瘤

C. 宫颈部、阔韧带肌瘤

D. 宫体部、阔韧带肌瘤

E. 黏膜下、浆膜下、肌壁间肌瘤

15. 急性肾小球肾炎的水肿首先出现在

A. 面部

B. 下肢

C. 全身

D. 眼睑

E. 腹部

16. 血栓闭塞性脉管炎早期最主要的临床表现是

A. 小腿和足部酸痛

B. 游走性静脉炎

C. 患肢萎缩

D. 静息痛

E. 间歇性跛行

17. 原发性肝癌最常见的早期表现是

A. 肝区持续性疼痛

B. 肝脏进行性肿大

C. 进行性黄疸

D. 腹水

E. 上消化道出血

18. 急性化脓性腹膜炎的临床表现不包括

A. 腹痛

B. 恶心、呕吐

C. 呃逆

D. 腹肌紧张

E. 腹式呼吸运动减弱

19. 临床上病人右上腹痛伴有黄疸、寒战、发热，常提示

A. 胆总管结石

B. 胆囊积水

C. 高胆固醇血症

D. 病毒性肝炎

E. 急性胰腺炎

20. 胎头下降程度通过肛门检查或阴道检查，做标志的径线是

A. 坐骨结节平面

B. 坐骨棘水平

C. 骶骨岬

D. 坐骨切迹

E. 坐骨结节水平

21. 外阴炎患者局部治疗使用高锰酸钾溶液坐浴，适宜的水温为

A. 20℃左右

B. 30℃左右

C. 40℃左右

D. 50℃左右

E. 60℃左右

22. 最符合典型心绞痛发作的表现是

A. 休息时发生心前区不适

B. 心尖部一过性刺痛

C. 劳累时诱发胸骨后疼痛，休息可缓解

D. 胸骨后紧缩感持续1小时

E. 上腹部疼痛，口含硝酸甘油30分钟缓解

23. 6个月~6岁小儿贫血的诊断标准是

A. Hb < 110g/L

B. Hb115~120g/L

C. Hb120~125g/L

D. Hb125~130g/L

E. Hb130~135g/L

24. 肾病综合征最常见的并发症是

A. 感染

B. 急性肾衰竭

C. 高血压

D. 低血容量性休克

E. 血栓形成

25. 急性病毒性肝炎一般不会出现的表现是

A. 疲乏

B. 腹胀

C. 黄疸

D. 肝脾大

E. 腹水

26. 属于脑血管疾病二级预防的是
A. 积极控制血压
B. 发病后积极治疗，降低复发的危险
C. 对高危病人早期诊断、早期治疗
D. 治疗先天性动脉瘤
E. 积极治疗动脉粥样硬化

27. 胃溃疡疼痛的节律表现为
A. 空腹痛
B. 夜间痛
C. 进餐时疼痛
D. 餐后 3~4h 疼痛
E. 餐后半小时疼痛

28. 有关肠内营养，错误的护理是
A. 营养液控制在 38℃
B. 初始滴速 20ml/h
C. 初起量不大于 500ml/d
D. 营养液在 2℃ ~4℃ 冰箱内存放
E. 配制好营养液可保存 1 周

29. 急性胰腺炎患者采用腹腔双套管灌洗时的注意事项，错误的是
A. 冲洗液常用生理盐水加抗菌药物
B. 冲洗时，维持滴速 20~30 滴 / 分
C. 管腔堵塞时，用 50ml 生理盐水缓慢冲洗
D. 管腔经冲洗无法疏通时，更换内套管
E. 冲洗时应维持一定压力的负压

30. 成年人术前禁食时间为
A. 4~6h
B. 6~8h
C. 8~12h
D. 12~14h
E. 14~16h

31. 产后出血是指胎儿娩出后 24 小时内，阴道出血量超过
A. 400ml
B. 500ml
C. 700ml
D. 800ml
E. 1000ml

32. 关于慢性肾炎的临床表现，错误的叙述是
A 蛋白尿
B. 均有细菌、病毒感染症状
C. 水肿
D. 血压升高
E. 贫血

33. 肝动脉插管化疗使用的冲洗液为
A 生理盐水
B. 注射用水
C. 无菌蒸馏水
D. 5% 葡萄糖
E. 50U/ml 肝素液

34. 病人能够被唤醒，醒后能进行简单的交流和配合检查，刺激停止后又入睡。该病人的意识状态是
A. 昏睡
B. 朦胧
C. 嗜睡
D. 浅昏迷
E. 深昏迷

35. 甲亢患者术前禁止使用的药物是
A. 安定
B. 阿托品
C. 东莨菪碱
D. 苯巴比妥钠
E. 止血敏

36. 关于百白破疫苗接种的叙述，正确的是
A. 接种位置为上臂三角肌
B. 接种途径为皮内注射
C. 出生后 24 小时内接种
D. 接种次数为 2 次
E. 第 1、2 剂接种间隔 3 个月

37. 癫痫持续状态的首选用药是
A. 50% 苯妥英钠，缓慢静脉注射
B. 异戊巴比妥钠，缓慢静脉注射
C. 副醛，缓慢静脉注射
D. 10% 水合氯醛，保留灌肠
E. 安定，缓慢静脉注射

38. 继发性闭经是指按自身原月经周期计算停经
A. 5 个周期以上者
B. 4 个周期以上者
C. 3 个周期以上者
D. 2 个周期以上者
E. 1 个周期以上者

39. 烧伤创面脓毒症一般发生在深度烧伤后

A. 48h

B. 3~5 天

C. 1~2 周

D. 2~3 周

E. 3~5 周

40. 关于婴幼儿气管、支气管解剖特点，**错误的**叙述是

A. 软骨柔软

B. 纤毛运动差

C. 管腔相对狭窄

D. 缺乏弹力组织

E. 黏膜血管缺乏

41. 颅前窝骨折最易伤及

A. 展神经

B. 嗅神经

C. 面神经

D. 听神经

E. 滑车神经

42. 属于肾结石症状的是

A. 疼痛，放射至大腿外侧

B. 高血压

C. 膀胱刺激症状

D. 贫血

E. 与活动有关的血尿

43. 手术中发现疝囊颈在腹壁下动脉的内侧称为

A. 脐疝

B. 腹股沟斜疝

C. 腹股沟直疝

D. 股疝

E. 白线疝

44. 关于胎膜早破的临床表现，错误的叙述是

A. 可用 pH 试纸检测是否发生胎膜早破

B. 胎膜早破后，胎心音会发生改变

C. 容易伴发脐带脱垂

D. 容易诱发感染

E. 容易诱发早产

45. 神经根型颈椎病多见的体征是

A. Thomas 征（＋）

B. 臂丛牵拉试验（＋）

C. 拾物试验（＋）

D. 直腿抬高试验（＋）

E. "4" 字试验（＋）

46. 属于肺心病代偿期病人的体征是

A. 肺动脉瓣区第二心音亢进

B. 颈静脉怒张

C. 腹水

D. 心脏叩诊浊音界向右扩大

E. 二尖瓣区舒张期杂音

47. 患者男，62 岁。独居，生有煤炉，邻居发现其神志不清，面色潮红，口唇呈樱桃红色，大汗，应考虑患者出现了

A. 有机磷农药中毒

B. 一氧化碳中毒

C. 安眠药过量

D. 乐果中毒

E. 低血糖昏迷

48. 某孕妇，32 岁，停经 2 个月，阴道少量流血 5 天，下腹隐痛。妇科检查：阴道少量血迹，宫口未开，子宫孕 2 个月大小，两侧附件阴性。尿妊娠试验阳性。最可能的诊断是

A. 先兆流产

B. 不全流产

C. 完全流产

D. 难免流产

E. 习惯性流产

49. 患者女，59 岁，咳嗽 2 个月，痰中偶带血丝，胸部 X 线平片示右上肺不张，最恰当的检查程序是

A. 放射性核素检查→痰细胞学检查

B. 痰细胞学检查→开胸探查

C. 痰细胞学检查→ CT →纤维支气管镜检查

D. 胸腔穿刺肺组织活检→ CT →纤维支气管镜检查

E. 纵隔检查→锁骨上斜角脂肪垫活检

50. 患者男，67 岁。以肺气肿、Ⅱ 型呼吸衰竭收入院。入院后的第 1 天晚上，因咳嗽、痰多、呼吸困难，并对医院环境不适应而不能入睡，护理措施错误的是

A. 保证患者良好的睡眠环境

B. 给予镇咳和镇静药

C. 适当减少患者白天睡眠时间

D. 采取有效措施促进排痰

E. 给予患者持续低流量吸氧

51. 患者女，64 岁。充血性心力衰竭，服用药物后主诉头痛、头晕、视物模糊，看到的东西都带

有黄色，其可能服用了

    A. 氢氯噻嗪

    B. 卡托普利

    C. 二硝酸异山梨醇酯

    D. 地高辛

    E. 贝那普利

52. 患者男，38 岁。发热、咳嗽 3 天，体温 39℃，X 线胸片示右上肺大片阴影，痰涂片见较多革兰阳性成对或短链状球菌。首选的治疗药物是

    A. 丁胺卡那霉素

    B. 红霉素

    C. 氯霉素

    D. 青霉素

    E. 链霉素

53. 患者女，32 岁，阴道自然分娩 4 个月后行宫内节育器放置术。半年后月经仍然过多，经期延长，间或月经周期内点滴出血。此时考虑

    A. 出血

    B. 感染

    C. 节育器嵌顿

    D. 节育器异位

    E. 子宫穿孔

54. 患者女，41 岁，近半年阴道分泌物增多，呈白色黏液状，伴腰骶部疼痛，下坠感。妇科检查：宫颈糜烂占宫颈面积 1/3，子宫及双侧附件未见异常，下一步最应该采取的检查是

    A. 阴道镜

    B. 宫腔镜

    C. 腹腔镜

    D. 宫颈刮片检查

    E. 诊断性宫颈锥切术

55. 4 个月健康女婴，出生体重为 3.2kg。目前粗略估计其可能的体重是

    A. 6kg

    B. 8kg

    C. 10kg

    D. 12kg

    E. 14kg

56. 患儿，男，3 岁，因结核性脑膜炎入院治疗，患儿精神呆滞、睡眠不安，双目凝视、喜哭，该患儿目前处于

    A. 脑膜刺激征期

    B. 昏迷期

    C. 前驱期

    D. 中期

    E. 晚期

57. 患者女，32 岁，大面积烧伤后突然出现寒战、高热，体温 40℃ ~41℃，每日波动在 0.5℃ ~ 1.0℃左右，血细菌培养阳性，首先应考虑的是

    A. 败血症

    B. 菌血症

    C. 急性蜂窝织炎

    D. 脓毒血症

    E. 破伤风

58. 患者女，35 岁，因高热 2 日未能进食，自诉口渴、口干、尿少色黄。查体：口唇、舌干燥，皮肤弹性差，眼窝凹陷。实验室检查：尿比重 1.028，血清钠浓度为 155mmol/L，该患者最可能出现了

    A. 等渗性脱水

    B. 轻度低渗性脱水

    C. 中度低渗性脱水

    D. 轻度高渗性脱水

    E. 中度高渗性脱水

59. 患者女，46 岁，近 4 个月月经推迟不规则，B 超：子宫前位 7.5cm×7.4cm×6.6cm，内膜厚度 1.8cm，回声不均匀，高度怀疑子宫内膜病变，行诊断性刮宫处理，对患者采取的护理措施，错误的是

    A. 刮取物及时送病理科

    B. 保持外阴清洁

    C. 1 周内禁止性生活及盆浴

    D. 遵照医嘱服用抗生素

    E. 指导患者按时复诊

60. 某产妇，27 岁，顺利分娩一男婴，产后第 10 天，宫底耻骨联合上二指，切口愈合很好，恶露量多，并伴有臭味，体温 38℃，下腹部轻微压痛，目前护理措施不正确的是

    A. 卧床休息取半坐卧位

    B. 进高蛋白、高热量、高维生素、易消化饮食，多饮水

    C. 遵医嘱予抗感染治疗

    D. 做好个人卫生指导

    E. 母婴分离

61. 获得性免疫缺陷综合征（AIDS）的发展过程不包括

    A. 急性感染期

    B. 无症状感染期

C. 持续性全身淋巴结肿大综合征

D. 艾滋病期

E. 慢性感染期

62. 患者男，67岁。跌倒后致右股骨颈骨折，现给予持续皮牵引处理，为防止牵引过度的护理措施是

A. 床尾抬高15~20cm

B. 注意皮肤护理

C. 预防感染

D. 维持有效血液循环

E. 定时测定肢体长度

63. 患者男，56岁，因多汗，口角流涎，尿失禁1小时被家人送入医院，查体：双侧瞳孔1mm，肺部可闻及湿啰音，HR82次/分、律齐，BP126/70mmHg，伴全身肌肉抽搐。考虑为

A. 有机磷农药中毒

B. 一氧化碳中毒

C. 肌肉痉挛

D. 蛛网膜下隙出血

E. 安眠药中毒

64. 患者男，56岁，主诉上腹部疼痛4小时。因4小时前饮酒后突发中上腹剧烈疼痛，向后背部放射，伴频繁恶心呕吐，呕吐物为胃内容物和胆汁，经治疗5天后腹痛持续存在，T 39.6℃，该患者最可能发生

A. 肠梗阻

B. 弥漫性腹膜炎

C. 败血症

D. 急性水肿型胰腺炎

E. 急性出血坏死型胰腺炎

65. 患者男，15岁，翻越座椅不慎失足，会阴部骑跨在木质椅背上，自诉伤后会阴部剧痛，约20分钟后尿道外口滴血，不能自行排尿，首先考虑其出现损伤的部位是

A. 阴茎尿道部

B. 尿道球部

C. 尿道膜部

D. 尿道前列腺部

E. 膜上尿道

66. 患者女，36岁，被确诊为乳腺癌。患者步入"讨价还价"阶段，遍访名医，寻求偏方，祈求生命的延长，此时，幻想在某种程度上帮助患者重新树立起战胜疾病的信心。这属于患者心理反应的

A. 震惊否认期

B. 愤怒期

C. 磋商期

D. 抑郁期

E. 接受期

67. 患者女，20岁，发热，鼻衄，皮肤紫癜2周。查体：体温39℃，面色苍白，舌尖可见血疱，浅表淋巴结不肿大，双下肢可见瘀斑，胸骨压痛阴性，心率100次/分，实验室检查：红细胞1.8×10^{12}/L，血红蛋白50g/L，白细胞1.9×10^9/L。分类：中性粒细胞0.22，淋巴细胞0.77，嗜碱性粒细胞0.01，血小板20×10^9/L，网织红细胞0.001，首先考虑的疾病是

A. 淋巴瘤

B. 脾功能亢进

C. 多发性骨髓瘤

D. 再生障碍性贫血

E. 慢性粒细胞白血病急性变

68. 患儿女，1岁。全身皮肤发绀，可见杵状指，喜欢采用蹲姿游戏。错误的护理措施是

A 避免患儿哭闹

B. 避免患儿剧烈运动

C. 避免患儿多饮水

D. 避免患儿便秘

E. 避免强行拉起蹲踞患儿

69. 患者女，25岁。孕38周，孕期未按时产检，现要求入院待产，测血压为158/100mmHg。无头痛、头晕等自觉症状，脚踝部轻度水肿，关于其病情的描述，不正确的是

A. 初步判断为妊娠高血压综合征

B. 患者应行尿蛋白定量协助诊断

C. 出现头痛、呕吐等症状提示病情加重

D. 硫酸镁治疗时膝腱反射消失，应用10%葡萄糖酸钙

E. 宜考虑结束妊娠

70. 患儿男，6岁。滑旱冰时摔倒，手掌着地。提示患儿出现Colles骨折的情况是

A. 猿手畸形

B. 垂腕畸形

C. 爪形手畸形

D. 枪刺刀畸形

E. 肘内翻畸形

71. 关于水痘的叙述，不正确的是

A. 由水痘 – 带状疱疹病毒引起

B. 感染后一般可获得持久免疫，但再次发病可表现为带状疱疹

C. 水痘 – 带状疱疹病毒对外界抵抗力强，耐高温

D. 同时存在斑疹、丘疹、疱疹和结痂各类皮疹

E. 自出疹前 1~2 天至皮疹干燥结痂止，均具有传染性

72. 患儿女，14 岁，畏寒、发热伴咽痛 1 周，继而出现膝、腕、踝关节疼痛。查体：咽红，心肺（－），膝关节红肿，压痛明显。实验室检查：ESR 48mm/h，抗 O 1250U/ml，最可能的诊断为

A. 风湿性关节炎

B. 坏死性血管炎

C. 系统性红斑狼疮

D. 反应性关节炎

E. 强直性脊柱炎

二、以下提供若干组考题，每组考题共同使用在考题前列出的 A、B、C、D、E 五个备选答案，请从中选择一个与考题关系最密切的答案，并在答题卡上将相应题号的相应字母所属的方框涂黑，每个备选答案可能被选择一次、多次或不被选择。

（73~75 题共用备选答案）

A. 胎方位

B. 胎先露

C. 胎产式

D. 内旋转

E. 外旋转

73. 胎儿身体纵轴与母体身体纵轴之间的关系称为

74. 最先进入骨盆入口的胎儿部分称为

75. 胎儿先露部的指示点与母体骨盆的关系称为

（76~77 题共用备选答案）

A. 子宫颈及部分宫体已脱出阴道口外

B. 子宫颈距处女膜缘小于 4cm，但未达处女膜缘

C. 子宫颈已脱出阴道口外，但宫体仍在阴道内

D. 子宫颈及宫体全部脱出于阴道口外

E. 子宫颈已达处女膜缘，但未超过该缘

76. Ⅲ度子宫脱垂指的是

77. Ⅰ度轻型子宫脱垂指的是

（78~79 题共用备选答案）

A. 便血量多而鲜红

B. 便血量少而疼痛

C. 便血污秽而腥臭

D 便血量多而色黑

E. 便污血而疼痛

78. 肛裂时

79. 内痔时

（80~81 题共用备选答案）

A. 子宫穿孔

B. 吸宫不全

C. 漏吸

D. 感染

E. 人工流产综合征

80. 人工流产后阴道持续或间断出血 10 天以上，子宫略大为

81. 人流钳刮术中，受术者突感小腹剧烈疼痛为

（82~83 题共用备选答案）

A. 同步直流电复律

B. 非同步直流电复律

C. 体外反搏术

D. 临时或埋藏心脏起搏器

E. 服用奎尼丁、胺碘酮

82. 心房颤动最有效的治疗方法是

83. 心室颤动首选的治疗方法是

（84~85 题共用备选答案）

A. 闭合性气胸

B. 开放性气胸

C. 张力性气胸

D. 血胸

E. 脓胸

84. 胸部外伤后，患者感胸闷、气短、胸痛，X 线示部分肺萎缩，可能是

85. 胸部外伤后，患者出现极度呼吸困难，有广泛皮下气肿，X 线示胸膜腔大量积气，可能是

（86~87 题共用备选）

A. 肝臭

B. 蜘蛛痣

C. 顽固性腹水

D. 扑翼样震颤

E. 皮肤色素沉着

86. 肝功能减退雌激素比例失衡会出现

87. 肝功能减退肾上腺皮质功能减退会出现

三、以下提供若干个案例，每个案例有若干个考题。请根据提供的信息，在每题的 A、B、C、D、E 五个备选答案中选择一个最佳答案，并在答题卡上按照题号，将所选答案对应字母的方框涂黑。

（88~89 题共用题干）

某足月新生儿，生后 12 天。因黄疸来院就诊，该新生儿出生体重 3.2kg，生后单纯母乳喂养，一般状态良好。

88. 家属询问新生儿出现黄疸的原因，护士正确的解释是

A. 新生儿红细胞寿命较长

B. 新生儿结合胆红素较多

C. 新生儿旁路胆红素来源多

D. 新生儿肠道正常菌群丰富

E. 新生儿肝脏产生结合胆红素的能力较强

89. 该新生儿 2 周后黄疸未消退，诊断为母乳性黄疸，经停吸母乳后黄疸明显缓解，家属询问母乳性黄疸消退时间，护士正确的回答是

A. 10~14 天

B. 2~3 周

C. 3~4 周

D. 1~3 个月

E. 4~6 个月

（90~91 题共用题干）

患者男，23 岁。多饮、多尿、消瘦 2 个月，空腹血糖 15mmol/L。

90. 午饭前患者诉头晕、乏力、心慌、躁动不安，应立即检查的项目是

A. 尿糖

B. 电解质

C. 头颅 CT

D. 尿酮体

E. 血糖

91. 鉴别 1 型和 2 型糖尿病最有意义的指标是

A. 胰岛 β 细胞分泌功能

B. 血糖的高低

C. 是否肥胖

D. 年龄大小

E. 胰岛细胞抗体

（92~93 题共用题干）

某新生儿，生后 8 天，近 4 天反应差，不哭，吃奶少，体温 35℃，全身皮肤黄染明显，脐部有脓性分泌物，血常规：白细胞 22×10^9/L，中性 68%。

92. 该新生儿最可能的诊断是

A. 新生儿溶血症

B. 新生儿硬肿症

C. 新生儿败血症

D. 新生儿肝炎

E. 新生儿脐炎

93. 当患儿出现惊厥、尖叫、前囟饱满时，其可能合并了

A. 化脓性脑膜炎

B. 核黄疸

C. 肝性脑病

D. 中毒性脑病

E. 颅内出血

（94~96 题共用题干）

患儿男，7 岁。因急性肾小球肾炎入院。入院后每日尿量 500~700ml，肉眼血尿，全身非凹陷性水肿。

94. 患儿突然出现头昏、眼花、视物不清，可能并发了

A. 急性肾功能衰竭

B. 颅内感染

C. 电解质紊乱

D. 急性循环充血

E. 高血压脑病

95. 对该患儿的护理措施，正确的是

A. 卧床休息至少 2 周

B. 卧床休息至少 4 周

C. 床旁轻微活动

D. 可参加体育运动

E. 活动不受限

96. 此时应首选的处理措施是

A. 控制血压

B. 控制感染

C. 补液

D. 利尿

E. 透析

（97~100题共用题干）

患儿男，8个月，因夜间睡眠不安、多汗、易激惹就诊，查体可见方颅、肋膈沟，手镯征、足镯征。

97. 该患儿最可能的诊断是

A. 营养不良

B. 骨软化病

C. 佝偻病初期

D. 佝偻病激期

E. 佝偻病后遗症期

98. 该患儿口服维生素 D 治疗的剂量和疗程为

A. 500~1000IU/d，用 1 个月

B. 1000~2000IU/d，用 1 个月

C. 2000~4000IU/d，用 1 个月

D. 5000~6000IU/d，用 3 个月

E. 10000~20000IU/d，用 1 个月

99. 该患儿在口服维生素 D 时，以下用法错误的是

A. 1 个月后改为预防量

B. 选用单纯的维生素 D 制剂

C. 口服维生素 D 前后加服钙剂

D. 维生素 D 加入奶瓶中与牛奶同服

E. 维生素 D 滴剂直接滴在患儿的口内

100. 该患儿首优的护理诊断是

A. 营养不足

B. 成长发育改变

C. 有感染的危险

D. 有受伤的危险

E. 潜在并发症：低钙惊厥

专业实践能力

一、以下每一道考题下面有 A、B、C、D、E 五个备选答案，请从中选择一个最佳答案，并在答题卡上将相应题号的相应字母所属的方框涂黑。

1. 心跳骤停初期复苏的方法是
A. 补充血容量
B. 人工呼吸和心脏按压
C. 应用复苏药物
D. 保护脑细胞
E. 电除颤

2. 给予癫痫持续状态患者静脉注射地西泮时，应重点观察的是
A. 有无胃肠道反应
B. 血压降低情况
C. 眼球震颤
D. 呼吸抑制
E. 共济失调

3. 患者女，25 岁。已婚未育，现妊娠 7 周，要求终止妊娠。最常用且较安全的方法是
A. 人工流产钳刮术
B. 药物流产
C. 静脉滴注催产素引产
D. 水囊引产
E. 利凡诺引产

4. 破伤风患者清洗伤口时使用的冲洗溶液是
A. 3% 过氧化氢溶液
B. 1% 碳酸氢钠溶液
C. 10% 水合氯醛溶液
D. 1% 有效氯溶液
E. 10% 过氧乙酸溶液

5. 良性前列腺增生的临床表现不包括
A. 进行性排尿困难
B. 夜尿次数增多
C. 无痛血尿
D. 尿潴留
E. 尿急

6. 三度房室传导阻滞伴阿-斯综合征的治疗方法是
A. 阿托品

B. 异丙肾上腺素
C. 安装人工心脏起搏器
D. 麻黄素
E. 电复律

7. 休克病人应采取的体位是
A. 半坐卧位
B. 侧卧位
C. 头低足高位
D. 头高足低位
E. 中凹卧位

8. 急性出血坏死型胰腺炎的主要表现不包括
A. 腹痛
B. 腹胀
C. 低血糖
D. 腹膜炎
E. 休克

9. 指导缺铁性贫血患者服用铁剂治疗时，错误的内容是
A. 从小剂量开始
B. 在餐前服药
C. 避免与牛奶同服
D. 告知患者服药后会有黑便
E. 血红蛋白恢复正常后仍需用药

10. 胎膜早破，胎先露尚未衔接者，护理措施中错误的是
A. 绝对卧床休息
B. 头高足低位
C. 监测胎心
D. 指导孕妇自测胎动
E. 观察羊水情况

11. 法洛四联症 X 线检查可见
A. 肺动脉段突出
B. 心影呈靴形
C. 肺门血管影增粗
D. 肺纹理增多
E. 透光度减弱

12. 子宫峡部下界为
A. 组织学内口

B. 组织学外口

C. 解剖学内口

D. 解剖学外口

E. 移行带区

13. 正常情况下，一次月经的平均出血量大约为

A. 10ml

B. 20ml

C. 50ml

D. 80ml

E. 100ml

14. 肿瘤病人化疗期间，最主要的观察项目是

A. 脱发程度

B. 进食情况

C. 肠道功能

D. 皮肤损害

E. 血常规

15. 与椎管内麻醉后头痛的特点不相符的是

A. 可发生在穿刺后 6~12 小时

B. 疼痛常位于额部

C. 大多数病人在 4 天内症状消失

D. 抬头时头痛加重

E. 常发生在病人术后第一次起床活动时

16. 护士观察到原发性肝癌患者突然出现剧烈腹痛，弥漫全腹，腹肌紧张，应首先考虑其最可能发生了

A. 上消化道出血

B. 继发肠道感染

C. 癌结节破裂出血

D. 癌肿转移

E. 胃肠穿孔

17. 关于小儿注射疫苗的叙述，正确的是

A. 注射所有疫苗常规使用碘酊及乙醇消毒皮肤

B. 注射疫苗最好在饭前进行

C. 安瓿内剩余药可用无菌纱布覆盖保存 4 小时

D. 注射活疫苗时只用乙醇消毒皮肤

E. 小儿低热不影响注射疫苗

18. 小儿断奶方法正确的是

A. 断奶应果断，一次完成

B. 断奶最迟不晚于 2 岁

C. 一般在生后 10~12 个月断奶

D. 断奶最好在夏季进行

E. 10 个月后逐渐添加辅食

19. 食管癌进展期主要的临床表现是

A. 进行性吞咽困难

B. 进行性消瘦

C. 进食后呕吐

D. 进食后胸骨后疼痛

E. 进食后呛咳

20. 静脉注射去甲柔红霉素时药液外渗，不正确的处理措施是

A. 尽量回抽局部渗液

B. 局部用利多卡因封闭

C. 25% 硫酸镁湿敷

D. 局部热敷

E. 抬高患肢

21. 脑梗死进行溶栓治疗的过程中，最常见的严重不良反应是

A. 急性肾衰竭

B. 肝损害

C. 心力衰竭

D. 广泛出血

E. 脑水肿

22. 下列不属于脑震荡病人的临床表现的是

A. 伤后立即出现短暂的意识丧失

B. 一般持续时间不超过 30 分钟

C. 意识恢复后，对受伤时的情况记忆清楚

D. 清醒后常有头痛、头晕、情绪不稳定等症状

E. 神经系统检查无明显阳性体征

23. 长期应用肾上腺皮质激素治疗系统性红斑狼疮需要补钙，其目的是防止

A. 高血压

B. 精神兴奋

C. 肾脏损伤

D. 继发感染

E. 股骨头坏死

24. 不属于 21- 三体综合征患儿的护理措施的是

A. 限制活动

B. 加强生活照顾

C. 培养自理能力

D. 保持皮肤清洁干燥

E. 定期随访遗传咨询

25. 经皮肝穿刺胆管造影前注射维生素 K 的主要目的是

A. 防止胆绞痛

B. 防止胆汁漏

C. 预防出血

D. 预防感染

E. 预防腹膜炎

26. 暴露疗法要求室温

A. 16℃ ~20℃

B. 20℃ ~24℃

C. 24℃ ~28℃

D. 28℃ ~32℃

E. 32℃ ~36℃

27. 洋地黄类药物中毒最重要的临床表现是

A. 室早二联律

B. 出现奔马律

C. 黄视、绿视

D. 恶心、呕吐

E. 头痛、倦怠

28. 护士给心衰患者发放地高辛之前，应先数心率，若心率低于多少时应暂停给药

A. 100 次 / 分

B. 90 次 / 分

C. 80 次 / 分

D. 70 次 / 分

E. 60 次 / 分

29. 急性肾功能衰竭患者，少尿期或无尿期最关键的治疗措施是

A. 注意补钾

B. 纠正碱中毒

C. 补充血容量

D. 严格限制入量

E. 增加胶体渗透压

30. 预防急性胰腺炎有重要意义的措施是

A. 注意饮食卫生

B. 经常应用抗生素

C. 经常服用消化酶类药物

D. 控制糖尿病

E. 防治胆道疾病

31. 动脉粥样硬化病人饮食中无需限制的是

A. 蛋白质饮食

B. 胆固醇饮食

C. 高糖饮食

D. 脂肪饮食

E. 高钠饮食

32. 关于骨牵引的护理，错误的叙述是

A. 床尾或床头抬高 15~30cm

B. 牵引针不可左右移动

C. 及时去除牵引针的血痂

D. 维持肢体在整复或固定的位置

E. 鼓励患者功能锻炼

33. 尿道损伤后，预防尿道狭窄的有效措施是

A. 用大号导尿管

B. 延迟拔尿管时间

C. 拔尿管后嘱病人多饮水

D. 拔尿管后定期行尿道扩张术

E. 拔尿管后指导病人行肛门括约肌舒缩练习

34. 产后出血的护理措施不包括

A. 宫缩乏力性出血者，立即按摩子宫

B. 失血过多，遵医嘱补充血容量

C. 胎盘部分残留，需徒手剥离取出

D. 产后出血高危者，做好输血输液准备

E. 软产道损伤造成的出血，及时做好缝合准备

35. 心肌梗死病人活动时，心率增加次数的安全范围为

A. < 10 次 / 分

B. 10~20 次 / 分

C. 20~30 次 / 分

D. 30~40 次 / 分

E. > 40 次 / 分

36. 异位妊娠破裂多见于

A. 宫颈妊娠

B. 输卵管峡部妊娠

C. 输卵管壶腹部妊娠

D. 输卵管伞部妊娠

E. 输卵管间质部妊娠

37. 关于妇科化疗患者的护理措施，不正确的叙述是

A. 鼓励家属探视，以加强患者的社会支持

B. 建议患者采用软毛牙刷刷牙，并用盐水漱口

C. 鼓励患者多咀嚼，以促进唾液的分泌

D. 发现药液外渗时，应立即停止用药

E. 密切监护患者有无出血倾向

38. 妇科腹部手术病人的术前护理措施，不正确的是

A. 术前教会患者有效咳嗽

B. 术前应彻底清洁脐部

C. 术前晚应询问患者有无月经来潮

D. 术前 1 天进行阴道冲洗以清洁阴道

E. 术前常规在宫颈及阴道穹隆涂甲紫

39. 对高渗性缺水病人进行输液治疗时，应首先输入

　　A. 等渗盐溶液

　　B. 5% 葡萄糖溶液

　　C. 平衡液

　　D. 右旋糖酐溶液

　　E. 林格液

40. 以下慢性阻塞性肺气肿患者恢复期，长期家庭氧疗的指征中<u>不包括</u>

　　A. $PaO_2$52mmHg，$PaCO_2$54mmHg

　　B. $PaO_2$52mmHg，$PaCO_2$40mmHg

　　C. $SaO_2$90%，$PaCO_2$40mmHg

　　D. $PaO_2$58mmHg，有肺动脉高压

　　E. $PaO_2$58mmHg，有心力衰竭、水肿

41. 关于结肠癌术前肠道准备的叙述，正确的是

　　A. 术前 3 天禁食

　　B. 术前 3 天每晚肥皂水灌肠

　　C. 术前 3 天口服肠道抗菌药

　　D. 术前 3 日晚清洁灌肠

　　E. 术前 1 天口服硫酸镁

42. 类风湿关节炎活动期患者的护理措施，<u>错误</u>的是

　　A. 卧床休息期间注意保持关节功能位

　　B. 活动期发热或关节肿胀明显时卧床休息

　　C. 可短时间制动

　　D. 可进行治疗性锻炼

　　E. 病情缓解时进行功能锻炼

43. 尿酸结石病人应禁食的是

　　A. 牛奶

　　B. 芦笋

　　C. 动物内脏

　　D. 豆制品

　　E. 菠菜

44. 对于肝功能不全的患者，选择肠外营养液时，宜含有的物质是

　　A. 双肽

　　B. 精氨酸

　　C. 谷氨酸

　　D. 支链氨基酸

E. 芳香族氨基酸

45. 乳癌根治术后，预防皮下积液的主要措施是

　　A. 半坐卧位

　　B. 患肢制动

　　C. 胸带加压包扎

　　D. 切口用沙袋压迫

　　E. 皮瓣下置管引流

46. 地中海贫血的主要病因是

　　A. 红细胞丢失过多

　　B. 红细胞酶缺乏

　　C. 血红蛋白合成或结构异常

　　D. 体内存在破坏红细胞的抗体

　　E. 脾功能亢进

47. 患者男，18 岁。患 1 型糖尿病多年，近日因血糖控制不理想，胰岛素用量每餐增加 2U。患者自诉注射胰岛素后 4~5 小时，有心慌、出汗、软弱无力感。此时，该者最可能出现了

　　A. 过敏反应

　　B. 低血糖反应

　　C. 自主神经功能紊乱

　　D. 心律失常

　　E. 虚脱

48. 患者女，32，婚后 5 年未孕，采用辅助生殖技术助孕。当注射绒毛膜促性腺激素 8 天后，出现腹部胀痛，呼吸受限。B 超：腹水，卵巢直径16cm，最可能的诊断是

　　A. 卵巢过度刺激综合征

　　B. 输卵管癌

　　C. 子宫癌

　　D. 卵巢癌

　　E. 肝硬化

49. 患者男，28 岁，因受凉后突起畏寒、发热39.2℃，左侧胸痛伴咳嗽，咳少量铁锈色痰，胸部 X 线摄片示左下肺野大片阴影。最可能的诊断是

　　A. 结核性胸膜炎

　　B. 肺炎球菌肺炎

　　C. 金黄色葡萄球菌肺炎

　　D. 原发性支气管肺癌

　　E. 急性吸入性肺脓肿

50. 患者男，48 岁，搬重物时突感腰部疼痛伴右下肢放射性疼痛 3 小时来诊，查体：腰部曲度变直，左小腿外侧皮肤痛觉减退，双下肢肌力无异常，

双膝、踝反射（++），右腿直腿抬高试验 40°（+），X 线片无明显异常，处理措施错误的是

    A. 绝对卧床休息 3 周，3 周后戴腰围下床活动

    B. 理疗，推拿、按摩缓解痉挛和疼痛

    C. 必要时行牵引治疗

    D. 3 个月内不做弯腰动作

    E. 立即手术治疗

51. 患者女，40 岁，近日诊断患有十二指肠溃疡。对该患者的治疗原则不包括

    A. 消除病因

    B. 控制症状

    C. 促进愈合

    D. 预防复发

    E. 尽早手术根治

52. 患者男，54 岁。外伤性肠穿孔修补术后第 2 天，腹胀明显，肠蠕动未恢复，目前最重要的处理措施是

    A. 半坐卧位

    B. 禁食、输液

    C. 肛管排气

    D. 胃肠减压

    E. 针刺穴位

53. 患者女，28 岁。甲状腺功能亢进症病史 1 年，因感染出现意识模糊，查体：T 39.2℃，P 180 次／分，诊断为甲状腺危象入院，首选的治疗药物是

    A. 甲巯咪唑

    B. 丙硫氧嘧啶

    C. 卡比马唑

    D. 普萘洛尔

    E. 放射性 ^{131} 碘

54. 患者男，27 岁。因胸部被刀刺伤 2 小时，创口与胸腔相通，出现极度呼吸困难，首选的急救措施是

    A. 迅速封闭伤口

    B. 立即置放胸腔闭式引流

    C. 立即输血补液

    D. 立即手术治疗

    E. 大剂量应用抗生素

55. 患儿男，出生后 7 天。因皮肤黄染 5 天入院。查体：患儿精神状态佳，颜面及巩膜黄染，胎便为墨绿色，小便正常。实验室检查：血胆红素 230μmol/L。患儿的初步诊断是

    A. 新生儿缺血缺氧性脑病

    B. 新生儿颅内出血

    C. 新生儿败血症

    D. 生理性黄疸

    E. 病理性黄疸

56. 女，34 岁。停经 40 天，末次月经为 2018 年 2 月 12 日。查体：T 36.5℃，P 80 次／分，R 20 次／分，BP 120/90mmHg，SpO$_2$98%，腹部超声可见胎囊，尿妊娠试验阳性。下列叙述不正确的是

    A. 可能的诊断是早期妊娠

    B. 预产期是 2018 年 11 月 19 日

    C. 属于高龄产妇，应定期复查

    D. 现在应避免性生活

    E. 现在可采用舒适卧位

57. 患者男，39 岁。吸烟 10 年。行走中左下肢间断疼痛 1 个月余。查体：左足趾色泽苍白，温度稍低，足背动脉搏动减弱，针对此患者，护理措施不恰当的是

    A. 置热水袋于足底保暖

    B. 下肢保暖

    C. 遵医嘱给予镇痛药物

    D. 每日数次 Buerger 运动

    E. 戒烟

58. 患者男，25 岁，右胫腓骨骨折，行石膏固定，10 小时后右足趾明显肿胀、青紫、活动差，感觉麻木，剧烈疼痛，去除石膏，见右脚肿胀明显，皮温高，有水疱，此时应警惕患者出现了

    A. 腓总神经损伤

    B. 胫动脉损伤

    C. 骨折断端移位

    D. 骨筋膜室综合征

    E. 石膏综合征

59. 某高龄初产妇，孕期骨盆测量正常范围，已行剖宫产术，胎儿 3800g。术后护理不正确的是

    A. 指导产妇咳嗽、翻身时轻按腹部两侧

    B. 切口疼痛必要时给止痛剂

    C. 术后第 3 天取半坐卧位

    D. 肛门未排气避免进食糖、牛奶等

    E. 腹部系腹带

60. 患者女，30 岁，外阴瘙痒，白带增多，实验室检查：白带找到滴虫，不应选用的冲洗液是

    A. 2%~4% 碳酸氢钠溶液

    B. 1% 乳酸溶液

    C. 0.1% 苯扎溴铵溶液

D. 1∶5000 高锰酸钾溶液

E. 0.5% 醋酸溶液

61. 患者男，36 岁，患者诉 6 天前畏寒、发热、乏力、厌油、恶心、呕吐前来就诊。查体：巩膜、皮肤黄染，触诊肝脏肿大、质软、有轻压痛及叩击痛。实验室检查血清胆红素、转氨酶升高，尿胆红素阳性。最可能的诊断是

A. 甲型肝炎

B. 急性黄疸型肝炎

C. 急性无黄疸型肝炎

D. 重型肝炎

E. 丙型肝炎

62. 某孕妇，35 岁，妊娠 36 周，排便时，突然全身抽搐，持续约 1 分钟，家人立即将其送往医院。查体：血压 170/108mmHg，下肢水肿（++），胎头先露，胎心率 150 次 / 分，有不规律宫缩。错误的处理措施是

A. 遵医嘱应用硫酸镁治疗

B. 静脉滴注硫酸镁，速度以 4g/h 为宜

C. 应在孕妇清醒后 12~24 小时内引产

D. 应安置在宽敞、安静的病房

E. 抽搐时应给予头低侧卧位

63. 患者男，60 岁，大便后突发右手无力，讲话不清，约 1h 后昏迷。查体：浅昏迷，瞳孔等大，血压 220/108mmHg，右侧肢体瘫痪，肌张力低，腱反射未引出，右侧巴氏征阳性。最可能的诊断是

A. 脑出血

B. 脑栓塞

C. 脑血栓形成

D. 脑梗死

E. 蛛网膜下隙出血

64. 患者女，35 岁。因乏力、腰部疼痛、水肿就诊。尿液检查：蛋白（++），红细胞 5~10/HP，白细胞 2~3/HP，颗粒管型 0~2/HP，查体时最可能发现水肿的部位是

A. 眼睑和颜面

B. 足背和踝部

C. 臀部和阴部

D. 手背和腕部

E. 胸壁和腹壁

65. 患者男，26 岁，因发热伴尿频、尿急、尿痛 3 天入院。查体：T 38.6℃，P 90 次 / 分，R 20 次 / 分，BP 126/75mmHg。双下肢无水肿。最可能的

诊断是

A. 急性肾盂肾炎

B. 急性肾小球肾炎

C. 慢性肾小球肾炎

D. 肾病综合征

E. 肾衰竭

66. 初产妇，29 岁，宫口扩张 6cm，胎心率 136 次 / 分，护理措施中正确的是

A. 左侧卧位

B. 绝对卧床休息

C. 温肥皂水灌肠

D. 每 4~6 小时排尿 1 次

E. 每 30 分钟检查 1 次宫颈扩张和胎头下降情况

67. 患者女，48 岁，患者反复发作上腹部疼痛 5 年，突发急性腹痛 5 小时，体温 37.9℃，急性病面容，上腹部剧烈疼痛，恶心，呕吐，呕吐物为胃内容物，查体有腹膜刺激征，呈板状腹。立位腹平片可见膈下游离气体。该患者最可能发生了

A. 阑尾炎

B. 胆汁性腹膜炎

C. 盆腔脓肿

D. 胆囊炎

E. 十二指肠穿孔

68. 患者女，27 岁，因车祸致腹部开放性损伤，伴部分肠管脱出，最佳的处理方法是

A. 敞开伤口，急诊手术

B 用消毒棉垫加压包扎

C. 尽快将肠管回纳

D. 用凡士林纱布覆盖，腹带包扎

E. 用等渗盐水无菌纱布覆盖并妥善保护

69. 患者女，26 岁。平时月经规则，现停经 2 个月，有恶心、呕吐。昨日阴道流血量多于月经量，轻微腹痛。妇检：宫颈口扩张，有血液不断自宫颈口内流出，子宫小于停经月份，质软，活动，有压痛，附件未见异常。尿妊娠试验（±），应采取的护理措施是

A. 加强保胎措施和心理护理

B. 按先兆流产护理

C. 嘱患者继续观察出血情况

D. 按完全流产护理

E. 按不全流产护理

70. 患者男，56 岁。家属代诉 2 天前患者出现低热、咽痛、咳嗽、全身不适。昨天突发寒战、高热，

体温40℃，诉头痛、精神萎靡、关节疼痛、食欲不振，呕吐。今天头痛加剧、喷射状呕吐、烦躁不安、畏光、颈后部及全身疼痛。查体：脑膜刺激征阳性，实验室检查：血常规提示白细胞计数显著增高。脑脊液检查压力明显升高，外观呈米汤样，蛋白含量增高，糖和氯化物明显减少。最可能的诊断是

    A. 化脓性脑膜炎

    B. 流行性乙型脑炎

    C. 流行性脑脊髓膜炎

    D. 结核性脑膜炎

    E. 中枢神经系统感染

二、以下提供若干组考题，每组考题共同使用在考题前列出的A、B、C、D、E五个备选答案。请从中选择一个与考题关系最密切的答案，并在答题卡上将相应题号的相应字母所属的方框涂黑。每个备选答案可能被选择一次，多次或不被选择。

（71~72题共用备选答案）

    A. 呕大量鲜红色血液

    B. 柏油样大便

    C. 大便隐血试验持续阳性

    D. 黏液脓血便

    E. 长期反复解鲜红色血便

71. 食管静脉曲张破裂大出血最常见的症状是

72. 十二指肠球部溃疡并活动性出血最常见的症状是

（73~74题共用备选答案）

    A. 3kg

    B. 4kg

    C. 6kg

    D. 7kg

    E. 9kg

73. 正常1个月小儿平均体重应为

74. 正常3个月小儿平均体重应为

（75~76题共用备选答案）

    A. 咯血

    B. 肺性脑病

    C. 心律失常

    D. 自发性气胸

    E. 感染性休克

75. 慢性阻塞性肺气肿呼吸衰竭患者主要的潜在并发症是

76. 支气管哮喘患者主要的潜在并发症是

（77~78题共用备选答案）

    A. 高热惊厥

    B. 低血糖

    C. 化脓性脑膜炎

    D. 癫痫

    E. 手足搐搦症

77. 患儿男，6个月，因发热、咳嗽1天，惊厥3次入院，查体：体温37.8℃，咽部充血，颅骨软化、前囟平坦。该患儿惊厥的原因可能是

78. 患儿男，8个月，急性上呼吸道感染发热，体温39.8℃，突然出现双眼凝视，意识丧失，全身抽搐。该患儿惊厥的原因可能是

（79~81题共用备选答案）

    A. 16周末

    B. 20周末

    C. 24周末

    D. 28周末

    E. 32周末

79. 宫底高度在脐与剑突之间，妊娠周数应是

80. 宫底高度在脐耻之间，妊娠周数应是

81. 宫底高度在脐上1横指，妊娠周数应是

（82~83题共用备选答案）

    A. 阵发性绞痛

    B. 持续性钝痛

    C. 刀割样锐痛

    D. 钻顶样剧痛

    E. 持续性痛阵发性加剧

82. 空腔脏器梗阻疼痛性质为

83. 溃疡病穿孔疼痛性质为

三、以下提供若干个案例，每个案例有若干个考题。请根据提供的信息，在每题的A、B、C、D、E五个备选答案中选择一个最佳答案，并在答题卡上按照题号，将所选答案对应字母的方框涂黑。

（84~86题共用题干）

患儿男，7个月。腹泻2天，每天10余次黄色稀水便，体重6kg，精神萎靡，皮肤弹性极差，前囟及眼窝明显凹陷，肢冷，血压偏低，口渴不明显，尿量极少，实验室检查：血清钠125 mmol/L。

84.患儿脱水的性质和程度为

A.中度等渗性脱水

B.中度低渗性脱水

C.重度等渗性脱水

D.重度低渗性脱水

E.重度高渗性脱水

85.该患儿第1天补液首选的液体种类及量应是

A.2/3张含钠液 120~150ml/kg

B.2：1等张含钠液 20ml/kg

C.2：1等张含钠液 180ml/kg

D.2/3张含钠液 20ml/kg

E.1/2张含钠液 120~150ml/kg

86.护理措施错误的是

A.记录排便次数、量及性状

B.记录24小时出入液量

C.记录第1次排尿时间

D.补液速度为每小时 5~8ml/kg

E.观察尿量及脱水是否纠正

（87~88题共用题干）

患者女，28岁。已婚未孕，阴道分泌物多，呈灰白色。宫颈刮片巴氏分级Ⅲ级，阴道镜检查有阳性发现。

87.下列处理措施错误的是

A.进行阴道镜检查前先治疗炎症

B.妊娠期慎做阴道镜检查，以免诱发流产、早产

C.阴道镜检查时间一般在月经干净后3~7日内

D.月经前1周可做阴道镜检查

E.所取标本应标记送检

88.为明确诊断，首选的处理方法是

A.宫颈活体组织检查

B.宫腔镜检查

C.诊断性刮宫术

D.宫颈锥切术

E.后穹隆穿刺术

（89~91题共用题干）

患儿男，5岁。全身重度凹陷性水肿2周，水肿随体位变化，以颜面、下肢及阴囊最为明显，近2天来24小时尿量在100ml左右，水肿加重，两眼不能睁开，呼吸困难，喜平卧位，查体：两肺中下野呼吸音减弱，叩诊呈浊音，语颤消失，腹水征（＋），实验室检查：尿蛋白（＋＋＋＋）。

89.该患儿目前最严重的情况是

A.肾病综合征并发肺炎

B.肾病综合征合并胸腔积液、腹腔积液

C.肾病综合征并发心力衰竭

D.肾病综合征并发腹膜炎

E.单纯性肾病综合征

90.在饮食护理中，摄入蛋白量应控制在

A.1g/kg

B.2g/kg

C.3g/kg

D.4g/kg

E.5g/kg

91.目前首优的护理问题是

A.焦虑

B.营养失调

C.活动无耐力

D.体液过多

E.有皮肤完整性受损的危险

（92~93共用题干）

患者男，60岁。因发热、咳嗽、咳痰伴喘息加重3天入院，患者有吸烟史35年，慢性咳嗽、咳痰13年，伴有呼吸困难和喘息，近年来明显加剧。3天前受凉后咳嗽、咳痰加重，胸闷，气急，不能入睡。查体：体温38℃，脉搏108次/分，呼吸26次/分，血压125/85mmHg，呼吸时间延长伴哮鸣音。患者口唇发绀，桶状胸，叩诊呈过清音，听诊两肺中下部闻及湿啰音及哮鸣音。

92.最可能的诊断是

A.支气管扩张

B.支气管哮喘

C.肺结核

D.慢性阻塞性肺疾病

E.肺炎

93.针对患者目前存在的问题，下列措施恰当的是

A.给予患者口服降温药物，迅速降温

B.晚上休息时不要吸氧，防止氧中毒

C.关闭门窗，防止患者再次受凉

D.高流量吸氧，每天大于15小时，以减轻患者缺氧症状

E.使用有效抗生素，控制感染

（94~95题共用题干）

患儿男，5岁。因发热，流涕、咳嗽、眼部不适2日来院就诊。查体：T 39.5℃；结膜充血，畏光流泪，眼睑水肿；口腔内有散在白色小斑点，周围有红晕，临床诊断为麻疹。

94. 该患儿目前首优的护理问题是

A. 皮肤黏膜的改变

B. 有感染的危险

C. 营养不足

D. 体温过高

E. 疼痛

95. 如无特殊并发症，对该患儿需要呼吸道隔离至出疹后

A. 3天

B. 5天

C. 7天

D. 10天

E. 21天

（96~98题共用题干）

患者男，50岁。误服少量敌百虫后，出现恶心、呕吐、腹痛、腹泻、大汗、胸闷、咳嗽、流涎。查体：T 37 ℃，P 60次 / 分，R 30次 / 分，BP 100/70mmHg；双瞳孔直径均为2mm。

96. 首选的治疗药物是

A. 碘解磷定

B. 双复磷

C. 肾上腺素

D. 阿托品

E. 呼吸兴奋剂

97. 不宜采用的洗胃液是

A. 1 : 5000 高锰酸钾

B. 2% 碳酸氢钠

C. 生理盐水

D. 林格液

E. 清水

98. 首选的检查项目是

A. 血常规

B. 尿中有机磷代谢产物测定

C. 全血胆碱酯酶活力测定

D. 血电解质测定

E. 心电图

（99~100题共用题干）

患儿女，5岁。因消瘦，乏力1月余，伴低热来诊。查体：右侧颈部淋巴结肿大，双肺呼吸音粗，未闻及啰音，肝肋下2cm，结核菌素试验：红，硬结直径20mm，胸片：右中上肺见双极影。

99. 首选的护理诊断是

A. 活动无耐力

B. 潜在并发症：抗结核药物副作用

C. 继发感染

D. 营养失调

E. 知识缺乏

100. 最可能的诊断是

A. 颈部淋巴结炎

B. 肺结核中的原发综合征

C. 粟粒型肺结核

D. 支气管肺炎

E. 支气管淋巴结结核

全国护士（师）资格考试预测卷系列

2026

主管护师技术资格考试预测卷

预测卷（二）

王　冉　主编

中国健康传媒集团
中国医药科技出版社 ·北京

编委会

主编　王　舟

编者（以姓氏笔画为序）

王　舟　王冬华　成晓霞　李红珍

余立平　沈正军　张立君　范湘鸿

罗先武　罗艳萍　孟小丽　郭梦安

喻惠丹　程明文　焦平丽　路　兰

蔡秋霞　谭初花　熊永芳　魏秀丽

基础知识

一、以下每一道考题下面有 A、B、C、D、E 五个备选答案，请从中选择一个最佳答案，并在答题卡上将相应题号的相应字母所属的方框涂黑。

1. 行如图所示的治疗时，牵引重量一般不超过

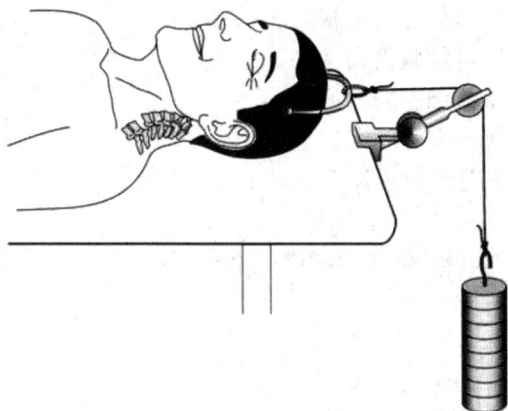

  A. 5kg
  B. 8kg
  C. 10kg
  D. 15kg
  E. 20kg

2. 小儿前囟闭合的时间为出生后
  A. 6~8 周
  B. 3~4 个月
  C. 1~1.5 岁
  D. 2 岁
  E. 2~2.5 岁

3. 确诊支原体肺炎最常用的检测方法是
  A. CT
  B. 胸片
  C. 血常规
  D. 血沉
  E. 血清学检查

4. 护理人员在未取得执业证书期间可以独立做的临床护理工作是
  A. 与患者沟通，观察病情
  B. 静脉穿刺
  C. 肌内注射
  D. 过敏试验
  E. 给患者服药

5. 腹外疝最重要的发病因素是
  A. 慢性咳嗽
  B. 长期便秘
  C. 排尿困难
  D. 腹壁有薄弱点或缺损
  E. 重体力劳动

6. 慢性肾功能不全患者发生贫血的最主要原因是
  A. 代谢产物抑制骨髓造血
  B. 肾脏产生促红细胞生成素减少
  C. 铁及叶酸缺乏
  D. 毒素使细胞寿命缩短
  E. 透析时造成血液丢失

7. 慢性呼吸系统疾病发生急性呼吸衰竭最常见的诱因是
  A. 营养不良
  B. 电解质紊乱
  C. 剧烈活动
  D. 吸烟
  E. 呼吸道感染

8. 能通过胎盘的免疫球蛋白是
  A. IgM
  B. IgA
  C. IgG
  D. IgD
  E. IgE

9. 不属于心脏传导系统的是
  A. 窦房结
  B. 房室结
  C. 冠状窦
  D. 希氏束
  E. 结间束

10. 最常见的缺铁性贫血的原因是
  A. 生长发育快
  B. 慢性失血
  C. 摄入量不足
  D. 内因子缺乏
  E. 维生素 B_{12} 缺乏

11. 某慢性阻塞性肺疾病患者，剧烈咳嗽后突然

出现呼吸困难，临床高度怀疑"气胸"。为明确诊断，首选的检查方法是

  A. X 线胸片

  B. 胸部 CT

  C. 支气管镜检查

  D. 血气分析

  E. 支气管碘油造影

12. 应给予低流量持续吸氧的疾病是

  A. 风心病二尖瓣狭窄合并急性肺水肿

  B. 自发性气胸

  C. 休克型肺炎

  D. 急性上呼吸道感染

  E. 慢性支气管炎、肺气肿并发呼吸衰竭

13. 护理道德监督的方式<u>不包括</u>

  A. 舆论监督

  B. 制度监督

  C. 传统习俗

  D. 社会监督

  E. 自我监督

14. 肾脏结构和功能的基本单位是指

  A. 肾小球和肾小管

  B. 肾小体和肾小球

  C. 肾小管和肾小囊

  D. 肾小球和肾小囊

  E. 肾小管和肾小体

15. 引起心脏骤停最常见的病因是

  A. 先天性心脏病

  B. 风湿性心脏病

  C. 冠心病

  D. 心肌炎

  E. 心肌病

16. 断肢再植属于

  A. 自体移植

  B. 同种移植

  C. 异质移植

  D. 结构移植

  E. 异体移植

17. 关于急性肾小球肾炎的叙述，正确的是

  A. 由细菌引起的感染性疾病

  B. 病变主要累及肾小管

  C. 血尿、水肿、高血压是主要症状

  D. 常见的致病菌是葡萄球菌

  E. 尿频、尿痛、尿急是主要症状

18. 我国导致二尖瓣狭窄最常见的病因是

  A. 风湿热

  B. 结缔组织病

  C. 先天畸形

  D. 急性心肌梗死

  E. 左心衰竭

19. 小儿营养性缺铁性贫血最常见的原因是

  A. 红细胞结构缺陷

  B. 红细胞丢失过多

  C. 红细胞酶缺乏

  D. 自身免疫因素

  E. 造血物质缺乏

20. 麻疹的主要传播途径是

  A. 血液传播

  B. 呼吸道传播

  C. 消化道传播

  D. 皮肤接触传播

  E. 间接传播

21. 引起急性上呼吸道感染主要的病原体是

  A. 真菌

  B. 寄生虫

  C. 病毒

  D. 支原体

  E. 细菌

22. 判断 COPD 气流受限的主要客观检查指标是

  A. 痰细菌学检查

  B. 血常规

  C. 动脉血气分析

  D. 影像学检查

  E. 肺功能检查

23. 引起支气管扩张最常见的病因是

  A. 机体免疫功能失调

  B. 遗传因素

  C. 支气管－肺部组织感染和阻塞

  D. 支气管外部纤维的牵拉

  E. 支气管先天性发育缺陷

24. 心力衰竭中最能反映左心功能的检查是

  A. 超声心动图

  B. 有创血压监测

  C. 漂浮导管

D. PICC

E. 中心静脉导管

25.患者男，45岁。行ECG检查示：P波消失，代之以400次/分的f波，QRS波形态正常，QRS波群间隔绝对不规则，心室率通常在每分钟110次，根据心电图可判断该患者为

A.房扑

B.室扑

C.房颤

D.室上速

E.室速

26.急性感染性多发性神经根神经炎脑脊液的典型表现是

A.蛋白高，细胞数正常

B.蛋白正常，细胞数高

C.蛋白高，细胞数低

D.蛋白及细胞数均高

E.蛋白低，细胞数增高

27.血栓闭塞性脉管炎最常见的病变部位在

A.下肢中小动静脉

B.上肢中小动静脉

C.髂-股深静脉

D.上腔静脉

E.下腔静脉

28.判断有机磷中毒程度的有效指标是

A.血液中有机磷测定

B.胃内容物的气味

C.尿中有机磷的代谢产物

D.全血胆碱酯酶的活力

E.全血乙酰胆碱含量

29.引起再生障碍性贫血最常见的药物是

A.阿司匹林

B.柔红霉素

C.氯霉素

D.保泰松

E.环磷酰胺

30.妊娠高血压综合征最基本的病理变化是

A.全身小动脉痉挛

B.颅内出血

C.水钠潴留

D.胎盘退行性病变

E.弥散性血管内凝血

31.对早期食管癌，简单易行的确诊方法是

A.胸部X线检查

B.带网气囊食管脱落细胞检查

C.食管镜检查

D.CT检查

E.B超检查

32.乳腺癌淋巴结转移最常见的部位是

A.胸骨旁淋巴结

B.锁骨上淋巴结

C.锁骨下淋巴结

D.患侧腋下淋巴结

E.健侧腋下淋巴结

33.生理性腹泻多见于

A.6个月以内婴儿

B.1岁以内婴儿

C.2~3岁幼儿

D.4~6岁儿童

E.7~10岁儿童

34.正常情况下，脐带内脐动脉的条数是

A.一条

B.二条

C.三条

D.四条

E.五条

35.化脓性骨髓炎最常见的致病菌是

A.金黄色葡萄球菌

B.流感嗜血杆菌

C.白色葡萄球菌

D.产气荚膜杆菌

E.肺炎球菌

36.人体最重要的神经内分泌器官是

A.下丘脑

B.垂体

C.甲状腺

D.肾上腺

E.性腺

37.护士执业注册后才能独立从事护理工作，每次注册的有效期限为

A.注册后2年内有效

B.注册后3年内有效

C.注册后4年内有效

D.注册后5年内有效

E. 注册后 6 年内有效

D. 阔韧带

E. 圆韧带

38. 颅内压增高患者宜采取的体位是

A. 侧卧位

B. 俯卧位

C. 平卧位

D. 床头抬高 15°~30°

E. 床尾抬高 15°~30°

45. 幽门梗阻病人持续呕吐可造成

A. 低氯低钾性酸中毒

B. 低氯低钾性碱中毒

C. 低氯高钠性碱中毒

D. 低钾性酸中毒

E. 低氯高钾性碱中毒

39. 细胞外液的主要阴离子是

A. Pr^-、HPO_4^{2-}、HCO_3^-

B. Pr^-、SO_4^{2-}、HCO_3^- C. HPO_4^{2-}、HCO_3^-、SO_4^{2-}

D. Pr^-、CL^-、SO_4^{2-}

E. CL^-、HCO_3^-、Pr^-

46. 加重慢性肾小球肾炎患者肾功能损害的因素不包括

A. 使用氨基糖苷类抗生素

B. 血压控制不佳

C. 持续低蛋白饮食

D. 感染

E. 劳累

40. 原发性肝癌肝外血行转移最常见的部位是

A. 脑

B. 肺

C. 肾

D. 盆腔

E. 骨

47. 正常妊娠孕妇在整个妊娠期体重平均增加约

A. 5.5kg

B. 8.5kg

C. 10.5kg

D. 12.5kg

E. 15.5kg

41. 急性白血病出血的主要原因是

A. 弥散性血管内凝血

B. 白血病细胞浸润

C. 白细胞减少

D. 血小板减少

E. 红细胞减少

48. 门体分流性脑病最重要的发病机制是

A. 锰的毒性学说

B. GABA/BZ 复合体学说

C. 氨基酸代谢不平衡学说

D. 假性神经递质学说

E. 氨中毒学说

42. 月经周期 33 天的妇女，其排卵期约在月经周期的

A. 第 13 天

B. 第 15 天

C. 第 17 天

D. 第 19 天

E. 第 21 天

49. 心脏骤停早期最常见的心电图改变类型是

A. 房性早搏

B. 房颤

C. 室颤

D. 室性心动过速

E. 室性早搏

43. 丹毒是指

A. 多发性毛囊炎

B. 急性淋巴结炎

C. 急性蜂窝织炎

D. 急性网状淋巴管炎

E. 急性管状淋巴管炎

50. 对诊断肠结核最有价值的检查是

A. 结核菌素试验

B. 血沉增快

C. X 线钡剂造影

D. 纤维结肠镜检查

E. X 线钡剂灌肠

44. 固定子宫颈以维持子宫正常位置的韧带是

A. 宫骶韧带

B. 骶结节韧带

C. 主韧带

51. 甲亢病人服用心得安做术前准备时，最后一次服药应在术前

A. 1~2 小时
B. 3~4 小时
C. 5~6 小时
D. 7~8 小时
E. 9~10 小时

52. 腹水性质为漏出液的疾病是
A. 自发性腹膜炎
B. 细菌性腹膜炎
C. 结核性腹膜炎
D. 肝硬化
E. 胰腺炎

53. 急性腹膜炎治疗过程中，最常见的残余脓肿是
A. 膈下脓肿
B. 肾周脓肿
C. 盆腔脓肿
D. 髂窝脓肿
E. 脾周脓肿

54. 肺炎链球菌肺炎炎症消散后的病理变化是
A. 常导致肺气肿
B. 肺组织无损害
C. 常遗留纤维瘢痕
D. 常有肺组织坏死和溃疡
E. 肺组织完全恢复正常

55. 肺心病中肺动脉高压形成的最重要因素是
A. 肺部反复感染
B. 缺氧
C. 高碳酸血症
D. 呼吸性酸中毒
E. 右心衰竭

56. 急腹症患者 T_{11-12} 右旁区域牵涉痛多见于
A. 胆石症
B. 十二指肠穿透性溃疡
C. 急性胰腺炎
D. 输尿管结石
E. 肾结石

57. 重度 CO 中毒患者血液 HbCO 的浓度可高于
A. 10%
B. 20%
C. 30%
D. 40%
E. 50%

58. 流行性乙型脑炎最主要的传染源是
A. 猪
B. 蚊虫
C. 跳蚤
D. 隐性感染者
E. 患者

59. 鉴别急性心肌梗死和心绞痛最有意义的心电图改变是
A. ST 段压低
B. ST 段抬高
C. T 波倒置
D. T 波高尖
E. 病理性 Q 波

60. SLE 标准筛选试验是
A. 抗核抗体检查
B. 抗双链 DNA 检查
C. 抗 Sm 抗体检查
D. 抗内因子抗体检查
E. 抗壁细胞抗体检查

61. 多器官功能衰竭最先受累的器官是
A. 心
B. 肝
C. 肺
D. 肾
E. 胰腺

62. 热烧伤的病理改变主要取决于
A. 热源类型及受热时间
B. 热源温度及受伤部位
C. 受热时间及受伤面积
D. 热源温度及受热时间
E. 热源温度及受伤面积

63. 患者女，32 岁。顺产后 1 年自诉外阴"肿物"脱出，行动不便，腰骶酸痛。首先应考虑的诊断是
A. 外阴癌
B. 外阴创伤
C. 前庭大腺囊肿
D. 子宫脱垂
E. 尿瘘

64. 患者女，33 岁。经产妇，孕 3 产 2，无难产史，孕 39 周。4 小时前开始规律宫缩，查体：宫缩持续 45~50 秒，间隙 3 分钟，胎心率 140 次 / 分，头先露，宫口开大 4cm，羊膜囊鼓，骨盆正常。此

时最佳处理方法是

    A.急诊室留观

    B.立即住院待产

    C.急送产房消毒接生

    D.待破膜后住院

    E.灌肠促进产程

65.患者女，36岁。因胸闷、气短前来就诊。查体：患者面颊与口唇轻度发绀；心前区可扪到收缩期抬举性搏动，心尖区扪到舒张期震颤，心尖区可听到第一心音亢进和舒张中期隆隆样杂音。该患者最可能的诊断是

    A.二尖瓣关闭不全

    B.二尖瓣狭窄伴肺动脉高压

    C.二尖瓣狭窄

    D.三尖瓣狭窄

    E.二尖瓣狭窄伴右心室肥大

66.新生儿肺透明膜病的病理基础是

    A.窒息

    B.胎盘老化

    C.缺乏肺泡表面活性物质

    D.肺发育不良

    E.缺乏棕色物质

67.患者女，45岁。因严重感染入院。查体：T39.5℃，P90次/分，BP116/80mmHg。血气分析：$PaO_2$55mmHg、$PaCO_2$30mmHg。首先考虑的是

    A.ARF

    B.ARDS

    C.DIC

    D.AHF

    E.MODS

68.引起新生儿窒息的因素不包括

    A.胎粪吸入

    B.早产儿

    C.脐带绕颈

    D.急产

    E.母亲患糖尿病

69.引起早产儿发生新生儿颅内出血的主要原因是

    A.脑血管畸形

    B.机械通气不当

    C.过快输入高渗液体

    D.产伤

    E.缺氧

70.患者男，50岁。出现阵发性腹痛伴频繁呕吐，呕吐物为胃内容物、胆汁，肠鸣音亢进。患者3个月前做过胃穿孔修补术，诊断为急性肠梗阻。首先考虑出现上述症状的原因是

    A.肠道蛔虫

    B.肠道肿瘤

    C.肠扭转

    D.肠粘连

    E.肠套叠

71.患者男，56岁。行全胃切除术后第3天，肛门排气，肠蠕动正常，拟行肠内营养。为防止营养液堵塞，喂养管应

    A.输注营养液前后各冲管1次即可

    B.输注营养液时每2小时冲管1次

    C.输注营养液时每4小时冲管1次

    D.输注营养液时每6小时冲管1次

    E.输注营养液时每8小时冲管1次

72.患者男，47岁。反复发作喘息、气急、胸闷或咳嗽，近两天受凉后上述症状加重，为进一步诊治收入院，查体：胸部呈过度充气征象；双肺可闻及广泛的哮鸣音，呼气音延长，实验室检查：痰涂片可见嗜酸性粒细胞增多。该患者最可能的诊断是

    A.急性上呼吸道感染

    B.急性气管－支气管炎

    C.支气管扩张症

    D.支气管哮喘

    E.自发性气胸

73.患者女，45岁。已有数年怕热、多汗，心率110次/分，食量大，逐渐消瘦，检查发现FT_3及FT_4增高。昨日突然体温达40℃，心率150次/分，恶心、呕吐、腹泻，大汗持续而昏睡，确诊为甲状腺功能亢进症伴甲状腺危象。其原因是

    A.甲状腺素大量破坏

    B.机体消耗大量甲状腺素

    C.腺垂体功能亢进

    D.大量甲状腺素释放入血

    E.下丘脑功能亢进

74.患者男，50岁。因饱餐后突发上腹痛，伴恶心，呕吐4小时住院，经检查后被诊断为急性水肿型胰腺炎。下列处理措施错误的是

    A.禁食、胃肠减压

    B.手术引流胰周渗出液

    C.补充液体

    D.解痉、止痛

E. 应用抗菌药

75. 患者男，30 岁。因车祸撞伤腰部，肾膜下血肿。该患者属于
A. 肾挫伤
B. 肾部分裂伤
C. 肾全层损伤
D. 肾横断伤
E. 肾蒂损伤

76. 患者男，19 岁。因头昏、乏力、面色苍白 1 年，牙龈出血伴皮肤出血点 1 个月入院。实验室检查：Hb60g/L，WBC3.2×10⁹/L，血小板 30×10⁹/L，骨髓涂片确诊为慢性再生障碍性贫血。对该患者进行骨髓活检，典型的病理改变是
A. 造血细胞减少，非造血细胞增多
B. 骨髓增生低下，可见局灶性增生
C. 骨髓大部分被脂肪组织所代替
D. 骨髓基质水肿
E. 骨髓纤维组织增生

77. 患者女，28 岁。曾接种过卡介苗。若患者未感染结核菌，护士观察其结核菌素试验的结果，硬结直径应为
A. 小于 5mm
B. 5~9mm，2~3 天后消失
C. 5~9mm，1 周后留有色素
D. 10~19mm，1 周后留有色素
E. 大于 20mm

78. 子宫颈癌普查常用的检查方法是
A. 女性激素测定
B. 诊断性刮宫
C. 宫颈活组织检查
D. 宫颈脱落细胞学检查
E. 阴道镜检查

79. 患者男，52 岁。反复腰腿痛及间歇性跛行 10 余年，伴左侧大腿外侧放射性疼痛，行走时加重，平卧时减轻。查体：弯腰及腰椎过伸试验阳性。该患者最可能的诊断是
A. 腰椎间盘突出
B. 腰椎管狭窄
C. 腰椎结核
D. 腰椎肿瘤
E. 马尾肿瘤

80. 某新生儿，男，胎龄 39 周。全身皮肤青紫，

呼吸不规则，心率 100 次 / 分，四肢稍屈，对外界刺激有反应。该新生儿的情况属于
A. 正常
B. 轻度窒息
C. 中度窒息
D. 重度窒息
E. 苍白窒息

81. 患者女，52 岁，因子宫内膜癌行全子宫、双附件切除术及盆腔淋巴结清扫术。术后 48 小时拔除尿管后自行排尿，第 3 天起阴道有尿液流出，同时仍可自行排尿，临床诊断为尿瘘，为明确瘘孔。不需要做的辅助检查是
A. 肾显像
B. 排泄性尿路造影
C. 输尿管镜检查
D. 靛胭脂试验
E. 宫腔镜检查

二、以下提供若干组考题，每组考题共同使用在考题前列出的 A、B、C、D、E 五个备选答案。请从中选择一个与考题关系最密切的答案，并在答题卡上将相应题号的相应字母所属的方框涂黑，每个备选答案可能被选择一次、多次或不被选择。

（82~84 题共用备选答案）
A. 生后 2~3 天
B. 生后 2 个月
C. 生后 3 个月
D. 生后 6 个月
E. 生后 8 个月

82. 麻疹减毒活疫苗开始接种的时间是

83. 脊髓灰质炎疫苗开始接种的时间是

84. 卡介苗开始接种的时间是

（85~86 题共用备选答案）
A. B 超
B. CT
C. MRI
D. 肝血管造影
E. 肝组织活检

85. 目前肝癌筛查的首选方法是

86. 确诊肝癌最可靠的方法是

（87~88题共用备选答案）

A. 产后10天

B. 产后3周

C. 产后3~4周

D. 产后4~6周

E. 产后6周

87. 子宫降至盆腔，在腹部摸不到宫底的时间为

88. 正常产褥期的时间为

（89~90题共用备选答案）

A. PaO_2为75mmHg，$PaCO_2$为45mmHg

B. PaO_2为70mmHg，$PaCO_2$为40mmHg

C. PaO_2为65mmHg，$PaCO_2$为40mmHg

D. PaO_2为55mmHg，$PaCO_2$为55mmHg

E. PaO_2为50mmHg，$PaCO_2$为45mmHg

89. 符合Ⅰ型呼吸衰竭的动脉血气结果是

90. 符合Ⅱ型呼吸衰竭的动脉血气结果是

（91~92题共用备选答案）

A. 发病后即可见脑室扩大

B. 发病后即可见低密度影

C 发病后即可见高密度影

D. 发病24~48小时后见低密度影

E. 发病24~48小时后见高密度影

91. 脑出血后，最早显示的典型CT图像和时间是

92. 脑梗死后，最早显示的典型CT图像和时间是

（93~94题共用备选答案）

A. 全脓胸

B. 局限性脓胸

C. 包裹性脓胸

D. 脓气胸

E. 多房脓胸

93. 脓胸病人脓腔内有气体，出现液平面称为

94. 脓胸病人脓液布满全胸膜腔称为

（95~96题共用备选答案）

A. 病原体被清除

B. 隐性感染

C. 显性感染

D. 病原携带状态

E. 潜伏性感染

95. 病原进入人体后，仅引起机体特异性免疫应答，发生轻微病理变化，不产生任何临床症状，但通过免疫学检查被发现属于

96. 病原体进入人体后，在人体内生长繁殖并不断排出体外，成为重要的传染源，而人体不出现任何症状属于

（97~98题共用备选答案）

A. 肺

B. 骨

C. 脑

D. 肝

E. 胃

97. 前列腺癌血行转移的部位最常见于

98. 大肠癌血行转移的部位最常见于

（99~100题共用备选答案）

A. 抗Sm抗体

B. 抗双链DNA抗体

C. 抗核抗体

D. 抗"O"抗体

E. CH_{50}（总补体）

99. 与SLE活动有关的抗体是

100. SLE的标志性抗体是

相关专业知识

一、以下每一道考题下面有 A、B、C、D、E 五个备选答案。请从中选择一个最佳答案，并在答题卡上将相应题号的相应字母所属的方框涂黑。

1. 体现上下级关系是直线关系，即命令与服从关系的组织结构是
   A. 直线型组织结构
   B. 职能型组织结构
   C. 参谋型组织结构
   D. 分部制组织结构
   E. 无边界组织结构

2. 下列不属于组织的基本结构是
   A. 组织目标
   B. 任务
   C. 职权
   D. 人际关系
   E. 责任

3. 组织中主管人员监督管辖其直接下属的人数越适当，就能够保证组织的有效运行，这是组织工作中的哪项原则
   A. 目标统一原则
   B. 责权一致原则
   C. 有效管理宽度原则
   D. 分工协作原则
   E. 最少层次原则

4. 容易导致多头领导，不利于组织的集中领导和统一指挥的组织结构是
   A. 直线型组织结构
   B. 职能型组织结构
   C. 直线职能型组织结构
   D. 事业部制组织结构
   E. 分部制组织结构

5. 组织有形要素中最主要的是
   A. 人力
   B. 物力
   C. 财力
   D. 信息
   E. 时间

6. 属于沟通的接受者原因导致沟通障碍的是

A. 表达模糊
B. 言行不当
C. 目的不明
D. 过度加工
E. 口齿不清

7. 如图所示，图片中漏掉的洗手部位是

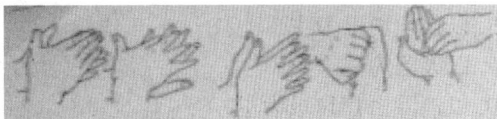

A. 手背
B. 指尖
C. 拇指
D. 指间
E. 掌心

8. 下列属于高度危险性医用物品的是
   A. 压舌板
   B. 痰盂、便器和餐具
   C. 活体组织检查钳
   D. 胃肠道内镜和喉镜
   E. 呼吸机和麻醉机管道

9. 目标管理的基本精神是
   A. 以考核为中心
   B. 以自我管理为中心
   C. 以任务为中心
   D. 以发展为中心
   E. 以质量为中心

10. 吸毒行为属于
   A. 日常危害健康行为
   B. 致病性行为模式
   C. 不良疾病行为
   D. 违规行为
   E. 不良嗜好行为

11. 2011 年原卫生部发布的《中国护理事业发展规划发展纲要（2011-2015）》明确要求，三甲综合医院护士总数与实际开放床位不低于
   A. 0.8∶1
   B. 0.7∶1
   C. 0.6∶1
   D. 0.5∶1

E. 0.4 : 1

12. 不适宜血液病病区采用的空气净化方法是
A. 紫外线灯照射消毒
B. 化学消毒
C. 自然通风
D. 空气消毒器
E. 集中空调通风系统

13. 医院一般环境的处理原则是
A. 以清洁为主
B. 以化学消毒为主
C. 以灭菌为主
D. 以消除医疗垃圾为主
E. 以清除传染源为主

14. 人文地理、教育环境属于影响行为的
A. 遗传因素
B. 基础因素
C. 卫生服务因素
D. 自然环境因素
E. 社会性因素

15. 甲型肝炎患者使用过的餐（饮）具的消毒方法是煮沸消毒
A. 10 分钟
B. 15 分钟
C. 20 分钟
D. 30 分钟
E. 60 分钟

16. 管理的首要职能是
A. 组织
B. 领导
C. 人力资源管理
D. 计划
E. 控制

17. 对戊二醛的效果监测为
A. 每日 1 次
B. 隔日 1 次
C. 每周 1 次
D. 两周 1 次
E. 每月 1 次隔日监测

18. 炭疽杆菌在泥土中能生存的时间为
A. 2 周
B. 2 个月

C. 2 年
D. 5 年
E. 10 年以上

19. 引起医院感染的病原微生物主要是
A. 条件致病菌
B. 致病菌
C. 自然界的一切微生物
D. 空气中的微生物
E. 环境中的微生物

20. 除呼吸道传播外，结核病常见的传播途径还有
A. 泌尿道传播
B. 消化道传播
C. 皮肤接触传播
D. 性传播
E. 血液传播

21. 一骨折病人入院时无肺部感染临床表现，4 天后出现肺部感染症状和体征，该病人是
A. 医院感染
B. 非医院感染
C. 正常现象
D. 合并症
E. 难以确定

22. 二重感染属于
A. 原位菌群失调
B. 易位菌群失调
C. 移位菌群失调
D. 一度菌群失调
E. 二度菌群失调

23. 移位菌群失调最主要的原因是
A. 不适当使用抗生素
B. 外科手术
C. 插管或介入治疗
D. 免疫功能下降
E. 细菌结构变化

24. 外科手术、插管等诊疗措施引起的移位菌群失调属于
A. 外源性菌群失调
B. 内源性菌群失调
C. 横向移位菌群失调
D. 纵向移位菌群失调
E. 原位菌群失调

25.细菌在人体定植，除有适宜的环境、相当的细菌数量以外还应具备的条件是
A.移位途径
B.细菌具有黏附力
C.适宜的pH
D.生物屏障
E.细菌易位

26.我国护理组织的最高行政职能机构是
A.国务院
B.各省省政府
C.中国护理学会
D.国家人社部
E.国家卫生健康委员会

27.两个人员协同工作发挥的作用可以达到1+1＞2的效果，体现了
A.人的主观能动性
B.人力资源的可塑性
C.人力资源的组合性
D.人力资源的流动性
E.人力资源闲置过程中的消耗性

28.护理人员的培训首先要从组织的发展战略出发，保证培训能够促进组织战略目标的实现，体现了护士培训的
A.按需施教，学用一致的原则
B.与组织战略发展相结合的原则
C.长期性与急用性相结合的原则
D.重点培训和全员培训相结合的原则
E.综合素质与专业素质培训相结合的原则

29.口腔中的唾液链球菌能产生过氧化氢，杀死白喉杆菌与脑膜炎球菌，这属于人体正常菌群生理作用的
A.营养作用
B.免疫调节作用
C.定植抵抗力作用
D.生物屏障作用
E.化学作用

30.戊型肝炎病毒的传播途径是
A.粪－口传播
B.接触传播
C.蚊叮咬传播
D.体液传播
E.呼吸道传播

31.下列属于污染区的是
A.医务人员值班室
B.医护人员办公室
C.治疗室
D.医生更衣室
E.患者入院接待处

32.关于合理使用抗菌药物的叙述，错误的是
A.严格掌握抗菌药物使用的适应证和禁忌证
B.预防和减少抗菌药物的副作用
C.根据抗菌药敏试验结果及药物代谢动力学特征严格选择药物和给药途径
D.采用适宜的药物、剂量、疗程和给药方法，避免耐药株产生
E.对于感染高风险的人群可及早给予抗菌药物，预防感染发生

33.计划职能中最为关键的职能是
A.计划制定职能
B.决策职能
C.预测职能
D.修订职能
E.控制职能

34.冬天给小区的老人讲解冬季保健知识属于
A.学校健康教育
B.职业人群健康教育
C.医院健康教育
D.社区健康教育
E.易感人群健康教育

35.中医五行中，"五"是指
A.金、木、水、火、气
B.金、木、水、火、土
C.金、木、水、气、土
D.金、木、气、火、土
E.金、气、水、火、土

36.中医理论中，称为"先天之本"的五脏之一是
A.肝
B.肺
C.脾
D.胰
E.肾

37.不属于艾滋病传播途径的是
A.同性性接触

B. 异性性接触

C. 同桌进餐

D. 输血

E. 分娩

38. 不属于医院感染的高危人群的是

A. 老年病人

B. 早产儿和新生儿

C. 免疫抑制剂使用者

D. ICU 住院病人

E. 孕产期妇女

39. 组织内的权利相对集中，实施一元化管理，符合组织设计的

A. 精简要求

B. 统一要求

C. 协作要求

D. 高效要求

E. 分工要求

40. 不属于护理质量评价定性分析法的是

A. 分层法

B. 调查表法

C. 直方图法

D. 因果分析图

E. 头脑风暴法

41. 护理人员数量与结构设置的主要依据是

A. 合理结构原则

B. 最大优化组合原则

C. 提升经济效能原则

D. 满足病人护理需要原则

E. 动态调整原则

42. 预防 ICU 病人医院感染最切实的措施是

A. 提高从业人员素质

B. 尽量减少使用介入性监护方法

C. 关注医疗设备的使用

D. 给予必要的保护性医疗措施

E. 提高病人和工作人员的安全措施

43. 健康传播具有明确的目的性，表现为

A. 以健康为中心

B. 以生活方式为中心

C. 以社区为中心

D. 以患者为中心

E. 以疾病为中心

44. 健康教育处方的形式属于

A. 医嘱

B. 咨询

C. 口头教育

D. 书信

E. 发放宣传资料

45. "原正常菌群大部分被抑制，只有少数菌种占决定性优势"，这种菌群失调属于

A. 原位失调

B. 一度失调

C. 二度失调

D. 三度失调

E. 四度失调

46. 按照格林模式，"价值观"属于影响健康教育诊断的

A. 倾向因素

B. 促成因素

C. 强化因素

D. 遗传因素

E. 学习因素

47. 消毒灭菌的原则不包括

A. 重复使用的器械、物品，应先清洁再进行消毒或灭菌

B. 当受到患者的血液、体液等污染时，先去除污染物，再清洁与消毒

C. 环境与物体表面，应先消毒再清洁

D. 耐热、耐湿的手术器械首选压力蒸汽灭菌

E. 疑似或确诊有病毒感染的病人应选用一次性诊疗器械、器具和物品

48. 关于控制的叙述，错误的是

A. 监视各项活动以保证它们按计划进行，并纠正各种重要偏差的过程

B. 控制的重要性包括在执行组织计划中的保障作用和在管理职能中的关键作用

C. 控制的类型包括前馈控制、同期控制和反馈控制

D 控制的基本过程包括建立标准、衡量绩效和纠正偏差

E. 控制的基本方法包括预算控制、质量控制、进度控制和数据控制

49. 健康信念模式解释健康相关行为所运用的方法是

A. 医学基础

B.社会心理

C.临床医学

D.医学管理

E.卫生管理

50.健康教育的最终目的是

A.传播健康信息

B.帮助个人和群体掌握卫生保健知识

C.改善教育对象的健康相关行为

D.减轻影响健康的危险因素

E.预防疾病、促进健康，提高生活质量

51.以下属于不良疾病行为的是

A.吸烟

B.酗酒

C.讳疾忌医

D.暴饮暴食

E.缺乏锻炼

52.计划工作中，评估形势的主要内容包括

A.社会关系、社会经济、社会竞争、服务对象的需求

B.社会需求、社会竞争、组织资源、社会经济的需求

C.社会竞争、社会关系、社会需求、服务对象的需求

D.社会需求、社会竞争、组织资源、服务对象的需求

E.社会需求、社会关系、社会竞争、组织资源的需求

53."3年内，社区16~26岁青少年吸烟率降低25%"，这属于健康教育的

A.计划目的

B.健康目标

C.行为目标

D.计划目标

E.教育目标

54.通过阅读患者的病历、分析病史及其健康影响因素来评估患者健康需求的方法是

A.直接评估法

B.间接评估法

C.病历评估法

D.非语言评估法

E.语言评估法

55.管理学家莱金提出的ABC时间管理法中，最

重要且必须完成的目标属于

A.A级

B.B级

C.C级

D.D级

E.E级

56.正式沟通的优点是

A.方法灵活

B.约束力小

C.不需要借助非正式沟通以弥补不足

D.效果较好

E.速度较慢

57.通过影响下属达到实现组织和集体目标的行为过程，其目的是使下属心甘情愿地为组织目标而努力，指的是

A.管理

B.协调

C.领导

D.组织

E.计划

58.静脉导管留置时间过长易发生感染，一般导管留置时间不宜超过

A.1天

B.2天

C.3天

D.7天

E.14天

59."先将总体的观察单位按一定的顺序分成若干部分，再按照一定的顺序，每间隔一定数量的单位抽取一个单位进入样本"。此种抽样方法属于

A.随机抽样

B.系统抽样

C.分层抽样

D.整群抽样

E.方便抽样

60.在医院感染中，属内源性感染的是

A.病原体来源于护士污染的手

B.病原体来源于消毒不合格的医疗用品

C.病原体来源于自身口腔

D.病原体来源于探视者

E.病原体来源于其他病人

61.医院感染暴发中流行病学处理的基本步骤，

前三步是

　　A.证实流行或暴发→查找感染源→查找引起感染的因素

　　B.证实流行或暴发→组织落实有效的控制措施→写出调查报告

　　C.查找感染源→证实流行或暴发→查找引起感染的因素

　　D.查找引起感染的因素→证实流行或暴发→查找感染源

　　E.查找感染源→查找引起感染的因素→证实流行或暴发

62.关于抗菌药物的作用机制，错误的叙述是

　　A.干扰细胞壁的合成

　　B.抑制细菌芽孢生成

　　C.抑制细菌核酸合成

　　D.影响细菌蛋白质的合成

　　E.损伤细胞膜

63.在婴幼儿保健方面，妈妈们更愿意相信医务人员的指导，而不是街头小报的指导，这体现了受者的

　　A.求真心理

　　B.求近心理

　　C.求短心理

　　D.求新心理

　　E.求情厌教

64.梅毒的病原体是

　　A.奈瑟菌

　　B.钩端螺旋体

　　C.苍白螺旋体

　　D.汉坦病毒

　　E.人乳头瘤病毒

65.某24岁产妇，护士通过与其交谈，了解到年轻母亲缺乏婴儿喂养的知识和技能，这是健康教育程序的

　　A.评估需求阶段

　　B.确定目标阶段

　　C.制定计划阶段

　　D.实施计划阶段

　　E.评价效果阶段

66.某护士误将甲床患者的青霉素输给乙床患者，造成乙床患者因青霉素过敏死亡，该事件属于

　　A.一级医疗事故

　　B.二级医疗事故

　　C.三级医疗事故

　　D.四级医疗事故

　　E.护理缺陷

67.某护士在给一位 HBsAg 阳性的患者抽血时不慎被针头刺伤手指，当时按照"针刺伤处理指南"处理了伤口。为预防感染，最应该给该护士注射的药物是

　　A.破伤风抗毒素

　　B.抗病毒血清

　　C.广谱抗生素

　　D.免疫球蛋白

　　E.白蛋白

68.护理部制定护士年度培训时拟对全员护士加强常用抢救技术培训，下列哪项技术可不作为需全员培训的项目

　　A.吸氧

　　B.吸痰

　　C.止血包扎法

　　D.骨折固定

　　E.血液净化

69.护士告诉某新入院患者到放射科去做检查，但是忘了给申请单，也未告诉患者在哪里做检查，导致患者在门诊耽误很长时间。该护士的行为属于沟通障碍中的

　　A.目的不明，导致信息内容的不准确

　　B.表达模糊，导致信息传递错误

　　C.选择失误，导致信息误解的可能性增大

　　D.言行不当，导致信息理解错误

　　E.过度加工，导致信息模糊或失真

70.某医院护理部为制定该院的 5 年护理发展规划，采用SWOT法对该院的外部条件和内部条件进行了全面分析，这个步骤是制定计划中的

　　A.分析评估

　　B.确定目标

　　C.比较方案

　　D.拟定备选方案

　　E.制定辅助计划

71.发现医院感染散发病例时，报告医院感染管理科的时间是

　　A.2 小时内

　　B.6 小时内

　　C.12 小时内

　　D.24 小时内

E. 48 小时内

72. 烧伤病房空气卫生学标准是
A. ≤ 10cfu/m³
B. ≤ 100cfu/m³
C. ≤ 200cfu/m³
D. ≤ 500cfu/m³
E. ≤ 20cfu/m³

73. 某一社区护士正在进行以高血压预防为主题的讨论会，在组织讨论过程中，护士做法不恰当的是
A. 对每位参与者表示欢迎
B. 请每位参与者自我介绍
C. 对发言者给予肯定性反馈
D. 提出可引发争论的开放式问题以打破僵局
E. 因某发言者健谈而形成"一言堂"时，出于礼貌，不予打断

74. 高血压病人学习电动测压计时，常采用
A. 无意模仿
B. 有意模仿
C. 强迫模仿
D. 主动交往
E. 被动交往

75. 系统的功能大于各个个体的功效之和，这反映了系统特性的
A. 整体性
B. 相关性
C. 层次性
D. 目的性
E. 环境适应

76. 某医院 ICU 护士长到病房检查危重病人的护理时，发现病人的卧位不正确，给予指出，并纠正之。该护士长的行为属于
A. 预先控制
B. 过程控制
C. 反馈控制
D. 全面控制
E. 局部控制

77. 患者甲，60 岁。刚刚被确诊为冠心病，护士请同样患有冠心病的患者乙给患者甲讲述自我管理心得，此行为是利用了下列哪一项心理特点
A. 求真
B. 求新

C. 求短
D. 求快
E. 求近

78. 患者男，35 岁。因糖尿病、高血压住院治疗。不属于病房教育内容的是
A. 高血压病的病因
B. 陪伴探视制度
C. 糖尿病的饮食要求
D. 高血压病的治疗原则
E. 糖尿病并发症的防治措施

79. 护理部主任在安排医院新护士岗位培训时，直接向某病区护士下发培训任务。该护理部主任违背的沟通原则是
A. 信息明确
B. 组织结构完整性
C. 及时性
D. 非正式沟通策略
E. 重视交谈与倾听技巧

80. 根据格林模式，"生活质量"属于健康教育诊断中的
A. 社会诊断
B. 行为诊断
C. 流行病学诊断
D. 环境诊断
E. 教育诊断

81. 对胃镜检查中使用的活检钳进行灭菌处理，首选的方法是
A. 压力蒸汽灭菌
B. 环氧乙烷灭菌
C. 过氧化氢低温等离子体灭菌
D. 甲醛蒸汽灭菌
E. 喷雾消毒法

82. 患者男，78 岁。5 个月前曾行左髋关节置换术，现出现左髋关节疼痛。查体：T 38.3℃，局部有压痛，从深部切口处穿刺抽出 10ml 脓性液体。细菌培养显示阳性。该病例考虑为
A. 深部手术切口感染，属医院感染
B. 关节腔隙感染，属医院感染
C. 深部手术切口感染，不属于医院感染
D. 关节腔隙感染，不属医院感染
E. 切口感染，属医院感染

83. 某居民，女，58 岁。高血压病患者，喜好

高盐饮食。社区护士按照健康相关行为改变理论的"知信行模式"对其进行健康教育。按照"知信行模式","信"在此案例中是指
    A.提高该居民对社区护士的信任
    B.该居民能达到低盐饮食行为的信度
    C.该居民形成高盐饮食危害健康的信念
    D.该居民建立低盐饮食促进健康的效度
    E.社区护士向该居民提供低盐饮食有益健康的信息

84.某护士长到心胸外科做护士长3个月，她善于揣摩护士的感觉和需要，鼓励护士自己做决策并承担责任，将新护士培训交给高年资护士去做，让高年资护士制定出培训计划，讨论后执行。该护士长的这种做法是
    A.目标侵权法
    B.充分授权法
    C.不充分授权法
    D.弹性授权法
    E.引导授权法

二、以下提供若干组考题，每组考题共同使用在考题前列出的A、B、C、D、E五个备选答案，请从中选择一个与考题关系最密切的答案，并在答题卡上将相应题号的相应字母所属的方框涂黑。每个备选答案可能被选择一次、多次或不被选择。

（85~86题共用备选答案）
    A.ABC时间管理法
    B.四象限时间管理法
    C.记录统计法
    D.拟定时间进度表
    E.区域管理法

85.管理者可以把时间分为整体、阶段和瞬时三种情况来进行管理，称为

86.管理者通过记录和总结每天时间消耗状况，分析时间浪费的原因，采取适当的措施节约时间，称为

（87~88题共用备选答案）
    A.声调
    B.语言
    C.眼神
    D.节奏
    E.服饰

87.无声的动姿指

88.无声的静姿指

（89~91题共用备选答案）
    A.人际传播
    B.人内传播
    C.大众传播
    D.群众传播
    E.组织传播

89.借助职业性传播机构的传播类型是

90.与公共关系学的形成有关的是

91.共享信息最基本的传播方式是

（92~94题共用备选答案）
    A.传单
    B.模型
    C.幻灯
    D.咨询
    E.广播

92.属于口头健康传播途径的是

93.属于形象健康传播途径的是

94.属于文字健康传播途径的是

（95~96题共用备选答案）
    A.传播过程具有复合性
    B.是双向的直接选择
    C.受传者行为的可塑性
    D.降低医疗成本
    E.能及时反馈

95.属于健康传播特点的是

96.属于群体传播特点的是

（97~98题共用备选答案）
    A.形成评价
    B.过程评价
    C.效应评价
    D.结局评价
    E.总结评价

97.通过查阅档案资料、目标人群调查和现场观察法等方法完成的健康教育评价属于

98.对目标人群因健康教育项目导致的相关行为及其影响因素的变化进行评价，属于健康教育评价中的

（99~100题共用备选答案）
A.准确性原则
B.速度性原则
C.经济性原则
D.针对性原则
E.科学性原则

99.强调针对具体受者、具体情况选择传播途径，遵循的原则是

100.强调保证信息能准确地传递给受者，选择传播途径遵循的原则是

专业知识

一、以下每一道考题下面有 A、B、C、D、E 五个备选答案，请从中选择一个最佳答案，并在答题卡上将相应题号的相应字母所属的方框涂黑。

1. 小儿时期结核病中最常见的类型是
A. 原发型肺结核
B. 结核性胸膜炎
C. 支气管淋巴结结核
D. 急性粟粒型肺结核
E. 结核性脑膜炎

2. 胚胎期造血最早出现在
A. 卵黄囊
B. 肝
C. 脾
D. 淋巴结
E. 胸腺

3. 人体最大的实质性器官是
A. 脑
B. 肺
C. 肝
D. 肾
E. 脾

4. 小儿重型腹泻与轻型腹泻最大的区别是前者
A. 有明显的电解质紊乱
B. 每天大便超过 10 次
C. 大便腥臭、有黏液
D. 蛋花汤样大便
E. 多由肠道外感染引起

5. 不完全性肠梗阻的症状不包括
A. 恶心
B. 呕吐
C. 腹痛
D. 腹胀
E. 停止排便、排气

6. 没有外阴瘙痒症状的疾病是
A. 外阴炎
B. 前庭大腺炎
C. 滴虫阴道炎
D. 念珠菌阴道炎

E. 老年性阴道炎

7. 少尿是指成人 24 小时尿量少于
A. 100ml
B. 200ml
C. 300ml
D. 400ml
E. 500ml

8. 滴虫阴道炎的治愈标准是
A. 白带悬滴法 1 次检查滴虫转阴性
B. 临床症状消失
C. 连续 3 次月经期后检查滴虫阴性
D. 连续 3 次月经期前检查滴虫阴性
E. 全身及局部用药 3 个疗程可治愈

9. 化疗药物不慎溢出血管外，错误的处理措施是
A. 停止注药或者输液
B. 皮下注入解毒药
C. 热敷 24 小时
D. 局部涂氢化可的松
E. 保留针头回抽药液

10. 开放性气胸的现场急救措施是
A. 立即清创
B. 迅速封闭伤口
C. 立即给予抗生素抗感染
D. 吸氧
E. 注射破伤风抗毒素

11. 疱疹性咽峡炎的病原体是
A. 腺病毒
B. 鼻病毒
C. 流感病毒
D. 柯萨奇 A 组病毒
E. 呼吸道合胞病毒

12. 巡回护士和器械护士的共同职责是
A. 热情接待病人并仔细核对
B. 术前洗手穿无菌手术衣
C. 术前、关腹前清点器械
D. 术中正确传递器械
E. 术毕协助医生包扎伤口

13. 中度营养不良病人血清白蛋白含量是

A. < 20g/L

B. 20~25g/L

C. 21~27g/L

D. 28~34g/L

E. ≥ 35g/L

14. 患者女，52岁。普查时发现子宫增大约6周孕大小，被诊断为子宫肌瘤，无自觉症状。目前最佳的处理措施是

A. 定期复查

B. 雄激素治疗

C. 肌瘤切除术

D. 子宫全切术

E. 子宫次全切术

15. 人工负压吸引引产术适用于

A. 孕7周内

B. 孕10周内

C. 孕11周内

D. 孕13周内

E. 孕14周内

16. 引起妊娠期急性肾盂肾炎的最常见致病菌是

A. 大肠埃希菌

B. 肺炎球菌

C. 变形杆菌

D. 葡萄球菌

E. 产气杆菌

17. 肺结核全程督导治疗最重要的目的是

A. 减少药物的用量

B. 及时发现药物的毒副作用

C. 减少对家人的传染性

D. 提高规则治疗及完成全程用药率

E. 能及时调整治疗方案

18. 类风湿关节炎最突出的临床表现是

A. 游走性大关节疼痛

B. 固定性大关节疼痛

C. 关节肿胀

D. 晨僵

E. 关节畸形

19. 行开颅手术后病人出现脑脊液漏，正确的处理方法是

A. 头低位

B. 用无菌棉球阻塞鼻孔

C. 用无菌生理盐水冲洗

D. 避免用力咳嗽、打喷嚏

E. 用氯霉素眼药水滴鼻

20. 治疗心室扑动最有效的措施是

A. 溴苄胺

B. 心脏按压

C. 心腔内注射肾上腺素

D. 静脉注射利多卡因

E. 非同步电击复律

21. 对肺结核患者进行病情观察时，提示病情较重，应加强护理的症状是

A. 低热盗汗，颧部潮红

B. 软弱疲乏，精神不振

C. 食欲减退，体重减轻

D. 高热不退，呼吸急促

E. 胸闷不适，咳嗽咳痰

22. 关于甲亢术前药物护理的叙述，错误的是

A. 服用碘剂注意稀释，以防损伤口腔及消化道黏膜

B. 复方碘化钾溶液的用法是每日3次，第1日每次3滴，第2日每次4滴，依次逐日每次增加1滴至每次16滴止，至手术

C. 用普萘洛尔做准备时，最后一次服药应在术前1~2小时

D. 术前用鲁米那及阿托品

E. 用药期间严密观察药物准备的反应与效果

23. 食管癌手术后极为严重的并发症是

A. 吻合口瘘

B. 出血

C. 感染

D. 胸膜粘连

E. 乳糜胸

24. 婴儿出生时体重为3.5kg，生后5个月体重应是

A. 5kg

B. 6kg

C. 7kg

D. 8kg

E. 9kg

25. 门静脉高压急性大出血病人使用三腔管压迫止血时，食管气囊注气量为

A. 50~90ml

B. 100~150ml

C. 160~200ml

D. 210~250ml

E. 260~300ml

26. 左心衰最早出现的症状是

A. 咳嗽、咳痰、咯血

B. 劳力性呼吸困难

C. 端坐呼吸

D. 夜间阵发性会吸困难

E. 心源性哮喘

27. 慢性肺心病急性加重期患者应慎用

A. 抗生素

B. 祛痰剂

C. 平喘药

D. 镇静剂

E. 呼吸兴奋剂

28. 多见于女性的腹外疝是

A. 腹股沟斜疝

B. 腹股沟直疝

C. 股疝

D. 脐疝

E. 切口疝

29. 某孕妇，孕 34 周。患重度妊高症，需静脉滴注硫酸镁。用药期间，患者呼吸不应少于

A. 16 次 / 分

B. 18 次 / 分

C. 20 次 / 分

D. 22 次 / 分

E. 24 次 / 分

30. 墨菲征阳性是指按压墨菲点时，病人

A. 因疼痛出现呼吸抑制的现象

B. 深呼吸时因疼痛而屏气的现象

C. 因疼痛而出现休克的现象

D. 深呼吸时疼痛致血压升高的现象

E. 因疼痛而出现战栗的现象

31. 患儿女，6 岁。发绀，活动耐力差，喜蹲踞，超声心动图示法洛四联症，拟行手术治疗。护士在术前让患儿适当饮水的目的是

A. 减轻发绀

B. 改善低氧血症

C. 预防血栓栓塞

D. 保护心功能

E. 维持水电解质平衡

32. 治疗过敏性紫癜应优先考虑的是

A. 查找过敏原并避免再次接触

B. 应用抗过敏药物

C. 联合应用抗生素

D. 应用大剂量糖皮质激素

E. 应用大剂量维生素 C

33. 关于慢性肾炎的临床表现，错误的叙述是

A. 蛋白尿

B. 均有细菌、病毒感染症状

C. 水肿

D. 血压升高

E. 贫血

34. 癫痫持续状态的首选用药是

A. 50% 苯妥英钠，缓慢静脉注射

B. 异戊巴比妥钠，缓慢静脉注射

C. 副醛，缓慢静脉注射

D. 10% 水合氯醛，保留灌肠

E. 安定，缓慢静脉注射

35. 死亡率及日后发生脑部后遗症机会明显增加的新生儿出生后 5 分钟 Apgar 评分是

A. < 3 分

B. < 4 分

C. < 5 分

D. < 6 分

E. < 7 分

36. 慢性呼吸衰竭患者必须给予氧疗的指征为动脉血氧分压低于

A. 45mmHg

B. 50mmHg

C. 55mmHg

D. 60mmHg

E. 65mmHg

37. 治疗消化性溃疡的药物中可引起黑便的是

A. 西咪替丁

B. 氢氧化铝凝胶

C. 枸橼酸钾

D. 甲硝唑

E. 阿莫西林

38. 关于胎膜早破的治疗原则，正确的叙述是

A. 卧床休息，抬高床头

B.胎膜破裂后 48 小时给予抗生素预防感染

C.若妊娠超过 37 周，在破膜 12 小时后应终止妊娠

D.定时做阴道检查或肛诊，了解有无脐带脱垂

E.破膜发生在妊娠 35 周以前，可给予静脉滴注维生素 C 促进胎肺成熟

39.判断产程进展快慢最重要的标志是

A.子宫收缩强度

B.宫口扩张程度

C.胎先露下降程度

D.胎膜破裂情况

E.骨盆腔的大小

40.关于晚期产后出血，正确的叙述是

A.多发生在产后 6~8 周

B.指产后 2~24 小时内的出血

C.多发生在产后 5~7 天

D.横切口剖宫产术后一般不会发生

E.产后 24 小时后产褥期内的阴道大量出血

41.乳房自我检查最好在月经周期的

A.1~2 天

B.3~4 天

C.5~6 天

D.7~10 天

E.11~12 天

42.甲状腺功能亢进症多伴有

A.弥漫性甲状腺肿大，双侧对称

B.弥漫性甲状腺肿大，双侧不对称

C.局限性甲状腺肿大

D.甲状腺肿大伴大小不等的多个结节

E.浸润性突眼

43.糖皮质激素治疗肾病综合征的目的主要是

A.水肿消退

B.减轻血尿

C.血液黏稠度恢复

D.减轻蛋白尿

E.血浆白蛋白恢复正常

44.水痘的传染期是

A.潜伏期至结痂

B.前驱期至出疹

C.发热至痂脱落为止

D.出疹期至痂脱落为止

E.自出疹前 1 天至皮疹全部结痂

45.小儿肾型过敏性紫癜出现血尿的时间一般多在紫癜发生后

A.1~2 天

B.1 周

C.2 周

D.3 周

E.1 个月

46.关于围绝经期综合征的临床表现，不正确的叙述是

A.月经可表现为频发或稀发

B.少数妇女可出现突然闭经

C.围绝经期妇女容易发生无排卵型功血

D.绝经后妇女雄激素水平低下，血中胆固醇水平容易升高

E.绝经后，骨质生成速度快于骨质吸收速度，容易发生骨质疏松

47.针刺意外感染艾滋病病毒者用 AZT 预防性治疗的疗程为

A.1~2 天

B.4~6 周

C.8~10 周

D.12~14 周

E.16~18 周

48.流行性腮腺炎最常见的并发症是

A.肺炎

B.睾丸炎

C.胰腺炎

D.脑膜脑炎

E.皮肤感染

49.短暂性脑缺血发作的持续时间一般为

A.5 分钟

B.10 分钟

C.10~15 分钟

D.2 小时

E.24 小时

50.血栓闭塞性脉管炎中，以下哪项不是局部缺血期的表现

A.肢端发凉、怕冷

B.小腿酸痛

C.间歇性跛行

D.肢端感觉麻木

E.足背动脉搏动消失

51. 以下属于组织缺铁表现的是
A. 面色苍白
B. 发育迟缓
C. 口角炎
D. 心悸
E. 疲乏无力

52. 洋地黄不具有的药理作用是
A. 增强心肌收缩力
B. 减慢心率
C. 增加心肌供血，扩张冠状血管
D. 减慢房室传导
E. 加重房室传导阻滞

53. 关于产褥期正常的恶露，正确的叙述是
A. 血性恶露量多，色鲜红，含大量血液
B. 浆液性恶露持续 3 周左右
C. 白色恶露含少量的白细胞
D. 正常恶露有臭味
E. 白色恶露持续 10 天左右

54. 8 个月小儿，因维生素 D 缺乏性手足搐搦症引发的惊厥急诊入院，当惊厥控制后，给予氯化钙溶液口服，其氯化钙溶液的浓度应是
A. 3%
B. 5%
C. 10%
D. 25%
E. 50%

55. 患者男，58 岁。急诊以急性广泛前壁心肌梗死入院，经急诊介入治疗后，疼痛明显缓解，收入 CCU 病房继续监测。次日晨发现患者血压 78/52mmHg，并伴面色苍白、皮肤湿冷、大汗、烦躁不安等症状，脉搏 132 次 / 分，尿量明显减少。目前考虑该患者发生了
A. 低血压
B. 心力衰竭
C. 心律失常
D. 心源性休克
E. 心脏破裂

56. 某产妇，34 岁。妊娠足月来临产，总产程 22 小时，胎儿胎盘娩出后，出现间歇性阴道出血，量较多，检查子宫体柔软。该产妇的目前情况可能是
A. 软产道损伤
B. 胎盘剥离不全

C. 子宫收缩乏力
D. 凝血功能障碍
E. 子宫破裂

57. 某妇女，27 岁。身体健康，已育有一个 10 个月龄的孩子。最适合该妇女的避孕方法是
A. 口服避孕药
B. 安全期避孕
C. 使用阴茎套
D. 放置节育环
E. 阴道隔膜

58. 患者女，56 岁。间歇性出现肉眼血尿 1 个月，抗生素治疗无效，近日出现尿频、尿急和尿痛。首选的检查手段是
A. 膀胱镜检查
B. X 线检查
C. B 型超声检查
D. CT 检查
E. MRI 检查

59. 患者女，65 岁。冬季晨起家人发现其呼之不应、推之不动、脉快、多汗、皮肤黏膜呈樱桃红色。其治疗原则中，最首要的是
A. 降低脑代谢
B. 治疗脑水肿
C. 立即脱离此环境
D. 纠正缺氧
E. 促进脑细胞功能恢复

60. 患者男，15 岁。10 天前患上呼吸道感染，口服抗生素、感冒胶囊等治疗。1 天前出现晨起眼睑水肿，查镜下血尿，尿蛋白（++），有管型。最可能的诊断是
A. 急性肾小球肾炎
B. 慢性肾小球肾炎
C. 慢性肾盂肾炎
D. 输尿管结石
E. 肾结核

61. 患者女，58 岁。全胃切除术后第 3 天，遵医嘱给予肠内营养液 500ml 输入，在输注 20ml 后，自诉腹胀明显，稍有腹痛。查体：无腹部紧张及反跳痛。对该患者的护理措施，错误的是
A. 停止输入，丢弃剩余肠内营养液
B. 遵医嘱给予开塞露塞肛
C. 鼓励患者下床活动
D. 检查肠内营养液的输注速度及温度

E. 顺时针按摩或热敷下腹部

62. 患者男，49 岁。既往身体健康，近半个月来肝区疼痛，纳差，来医院就诊。查体：肋下二横指可触及肝脏下缘，有压痛。实验室检查：甲胎蛋白定量＞800μg/L，谷丙转氨酶持续升高。最可能的诊断是

A. 原发性肝癌

B. 肝硬化代偿期

C. 肝硬化失代偿期

D. 肝性脑病昏迷期

E. 原发性肝癌并发结节破裂出血

63. 患者女，43 岁。以"起床后眩晕、呕吐 1 小时"为主诉就诊，诊断为椎动脉型颈椎病。遵医嘱予卧床休息，持续枕颌带牵引。其牵引重量不应超过

A. 1kg

B. 5kg

C. 7kg

D. 10kg

E. 15kg

64. 患者男，65 岁。进行性吞咽困难 2 个月，病理检查报告示食管鳞状细胞癌。行食管癌根治术后第 4 天出现胸闷、呼吸困难，血白细胞 14×10^9/L。该患者最可能发生了

A. 坠积性肺炎

B. 肺不张

C. 吻合口瘘

D. 乳糜胸

E. 急性肺水肿

65. 已婚妇女，35 岁，其表妹为先天愚型。该妇女准备怀孕，前来咨询孕前准备和孕中注意事项。错误的宣教内容是

A. 需做染色体核型检查

B. 孕期避免病毒感染

C. 孕期避免接触放射线

D. 孕中期筛查相关血清标志物

E. 孕早期口服叶酸，预防胎儿患先天愚型

66. 新生儿，出生时胸骨左缘第 2 肋间可闻及收缩期杂音，出生后 24 小时内杂音消失，应考虑该新生儿患

A. 房间隔缺损

B. 室间隔缺损

C. 动脉导管功能上关闭

D. 肺动脉狭窄

E. 法洛四联症

67. 患者女，35 岁，上消化道大出血。入院查体：T38.2℃，P120 次 / 分，BP70/40mmHg，Na^+125mmol/L，K^+2.8mmol/L，动脉血气分析 pH7.30。正确的治疗方法是

A. 纠正酸中毒

B. 止血、使用升压药

C. 止血、扩充血容量

D. 补钾

E. 补钠

68. 患者女，50 岁。因腹痛、呕吐、腹泻 3 天入院。查体见患者神情淡漠，眼球凹陷，皮肤弹性降低，血压 90/55mmHg，尿量减少，尿比重高。该患者最可能发生了

A. 低渗性脱水

B. 高渗性脱水

C. 等渗性脱水

D. 水中毒

E. 急性脱水

69. 患者男，45 岁。硬脑膜外麻醉下手术。术中注药后患者迅速出现呼吸困难、血压下降、意识模糊，则应考虑该患者出现了

A. 全脊髓麻醉

B. 局麻药毒性反应

C. 脊神经损伤

D. 硬膜外血肿

E. 呼吸抑制

70. 患者女，29 岁。结婚 3 年未孕。近 2 年月经量明显减少，周期正常，伴下腹坠痛，曾有咳嗽史。妇科检查：子宫正常大小，活动略差，双附件未及包块。为明确诊断，首选的检查是

A. 腹腔镜检查

B. 血沉检查

C. 子宫内膜检查

D. 痰培养

E. 胸部 X 线片

71. 患者女，52 岁。自诉有风湿性心脏病病史，心慌入院。心电图提示 P 波消失，代之以间距、振幅不等的畸形波，频率360 次 / 分,QRS 波形态正常，心律绝对不规则。该患者的心电图诊断是

A. 心房扑动

B. 心房颤动

C. 房室交界性心动过速

D. 室上性心动过速

E. 室性心动过速

72. 患者男，40岁。行右肾切开取石、肾盂造瘘术后2周，恢复良好。遵医嘱拔出肾盂造瘘管后，该患者应采取的体位是

A. 平卧位

B. 半卧位

C. 左侧卧位

D. 右侧卧位

E. 头低足高位

73. 患者女，35岁。因右附件肿物拟入院手术，入院后1小时突感下腹剧痛，检查：右侧肿物隐约可及，大小边界不清，后穹隆穿刺抽出10ml深咖啡色黏稠液体。最可能的诊断是

A. 卵巢肿瘤扭转

B. 输卵管妊娠破裂

C. 浆膜下子宫肌瘤蒂扭转

D. 卵巢子宫内膜移位囊肿破裂

E. 卵巢黄体破裂

74. 患者女，49岁。近3年来四肢乏力，行走不稳，如踩棉花感，呈慌张步态，双手持物欠灵活。入院查体：颈部活动受限，前屈15°，后伸10°，侧屈左5°，右5°，C_{3-4}及C_{4-5}棘间及双侧小关节压痛，压头试验阳性，双手握力减弱，双上肢霍夫曼征及踝阵挛阳性。该患者的颈椎病类型是

A. 神经根型

B. 脊髓型

C. 交感神经型

D. 椎动脉型

E. 食管型

75. 患者女，65岁，自诉阴道脱出一物3年。妇科检查：宫颈已脱出阴道外，宫体仍在阴道内，双附件无异常，诊断为子宫脱垂。其程度为

A. Ⅲ度

B. Ⅱ度重型

C. Ⅱ度轻型

D. Ⅰ度重型

E. Ⅰ度轻型

76. 患者女，18岁。因反复发热半月余入院。查体：T39.8℃，P100次/分，R25次/分；精神萎靡，呈中度贫血貌；未见皮下出血点，伴有全身淋巴结肿大，胸骨下端明显压痛；心肺（−），肝脾均

肋下2cm，无压痛。实验室检查：WBC110×10⁹/L，Hb65g/L，血小板70×10⁹/L；外周血中可见到原始及幼淋细胞。该患者最可能的诊断是

A. 急性粒细胞白血病

B. 急性淋巴细胞白血病

C. 急性非淋巴细胞白血病

D. 慢性粒细胞白血病

E. 慢性淋巴细胞白血病

77. 患儿男，10岁。诊断为原发肾病综合征，已治疗1年，长期忌盐饮食。近3天来，患儿感乏力，反复呕吐，食欲差，精神萎靡，血压下降。除病因治疗外，首先应考虑给予

A. 补钙

B. 补镁

C. 补钠

D. 补铁

E. 补液体

78. 24岁孕妇，孕36周。四步触诊：子宫底部触到圆而硬的胎儿部分，母体腹部右前方触及胎儿四肢。最可能的胎方位是

A. 骶左前

B. 骶右前

C. 骶左后

D. 枕右前

E. 枕左前

二、以下提供若干个案例，每个案例有若干个考题。请根据提供的信息，在每题的A、B、C、D、E五个备选答案中选择一个最佳答案，并在答题卡上按照题号，将所选答案对应字母的方框涂黑。

（79~80题共用题干）

患者女，37岁。已婚，2年来感下腹隐痛不适。12小时前突起转移性右下腹痛，伴恶心、呕吐、发热，查体：右下腹压痛明显，有反跳痛、肌紧张。实验室检查：WBC17×10⁹/L，中性粒细胞88%；尿常规无异常。

79. 最可能的诊断是

A. 急性盆腔炎

B. 急性附件炎

C. 泌尿系统感染

D. 胃十二指肠穿孔并发腹膜炎

E. 急性阑尾炎并发腹膜炎

80. 为该患者行急诊手术。术后4天，患者诉下腹坠胀不适，大便次数增多，里急后重，排尿困难。

应考虑

A.泌尿系统感染

B.盆腔脓肿

C.肠袢间脓肿

D.盆腔炎

E.直肠癌

（81~83题共用题干）

患者，男，51岁。2天前摔伤右肘部，查体：右肘关节肿胀，压痛明显，活动受限，内上髁处有骨擦感。

81.最有诊断意义的检查是

A.X线摄片检查

B.CT检查

C.B超检查

D.神经肌电图检查

E.核素扫描

82.最容易出现的并发症是

A.正中神经损伤

B.尺神经损伤

C.桡神经损伤

D.缺血性肌挛缩

E.肱动脉损伤

83.最恰当的处理是

A.手法复位＋石膏固定

B.手法复位＋胶布外固定

C.切开复位内固定

D.持续皮牵引

E.持续骨牵引

（84~86题共用题干）

患者，女，47岁。胆囊结石5年，昨日晚餐后突感上腹部疼痛，阵发性加剧，肩背部有放射痛，腰部有青紫色改变。血清、尿淀粉酶明显升高，诊断为急性胰腺炎

84.患者疼痛原因不包括

A.胰腺包囊肿胀

B.胰胆管梗阻和痉挛

C.细菌感染

D.腹腔内化学性物质刺激

E.腹腔神经丛受压

85.患者皮下出血的原因是

A.受到外伤伤害，皮肤受损，皮下毛细血管破裂出血

B.外溢的胰液沿组织间隙到达皮下，溶解皮下脂肪使毛细血管破裂出血

C.因疼痛不敢翻身，皮下长期受压所致出血

D.病情严重，引起DIC

E.肝功能受损，凝血机制障碍所致出血

86.正确的出院指导是

A.进少渣饮食

B.戒酒、忌暴饮暴食

C.避免体力活动

D.定期驱蛔虫

E.高热量、高蛋白、高脂肪饮食

（87~90题共用题干）

患儿，男，8个月。因夜间睡眠不安、多汗、易激惹就诊。查体可见方颅、肋膈沟，手镯征、足镯征。

87.该患儿最可能的诊断是

A.营养不良

B.骨软化病

C.佝偻病初期

D.佝偻病激期

E.佝偻病后遗症期

88.该患儿口服维生素D治疗的剂量和疗程为

A.500~1000 IU/d，用1个月

B.1000~2000 IU/d，用1个月

C.2000~4000 IU/d，用1个月

D.5000~6000 IU/d，用3个月

E.10000~20000 IU/d，用1个月

89.该患儿在口服维生素D时，以下用法错误的是

A.1个月后改为预防量

B.选用单纯的维生素D制剂

C.口服维生素D前后加服钙剂

D.维生素D加入奶瓶中与牛奶同服

E.维生素D滴剂直接滴在患儿的口内

90.该患儿首优的护理诊断是

A.营养不良

B.成长发育改变

C.有感染的危险

D.有受伤的危险

E.潜在并发症：低钙惊厥

三、以下提供若干组考题，每组考题共同使用在考题前列出的A、B、C、D、E五个备选答案。请从中选择一个与考题关系最密切的答案，并在答题卡上将相应题号的相应字母所属的方框涂黑。每个备选答案可能被选择一次、多次或不被选择。

（91~92题共用备选答案）

A.低流量持续给氧

B.低流量间歇给氧

C.中流量间歇给氧

D.较高浓度给氧

E.面罩加压给氧

91.Ⅱ型呼吸衰竭采用

92.Ⅰ型呼吸衰竭采用

（93~94题共用备选答案）

A.便意频繁，里急后重，黏液血便

B.便后痔块脱垂

C.肛周疼痛

D.肛门瘙痒

E.排便时无痛性出血

93.直肠癌的临床表现是

94.内痔的早期临床表现是

（95~96题共用备选答案）

A.餐前1小时服用

B.餐中服用

C.餐后即刻服用

D.餐前半小时服用

E.餐后半小时服用

95.胶体次枸橼酸铋的服用方法是

96.硫糖铝的服用方法是

（97~98题共用备选答案）

A.肝臭

B.蜘蛛痣

C.顽固性腹水

D.扑翼样震颤

E.皮肤色素沉着

97.肝功能减退雌激素比例失衡会出现

98.肝功能减退肾上腺皮质功能减退会出现

（99~100题共用备选答案）

A.血友病

B.生理性贫血

C.急性白血病

D.营养性缺铁性贫血

E.原发免疫性血小板减少症

99.婴儿男，8个月。米糊喂养，未添加其他辅食。实验室检查：红细胞呈小细胞低色素，血清铁低，血清总铁结合力高。最可能的诊断是

100.患儿男，3岁。1周前有上呼吸道感染史，今晨发现皮肤有出血点和紫癜，四肢较多。血常规检查血小板 $40 \times 10^9/L$。最可能的诊断是

专业实践能力

一、以下每一道考题下面有 **A、B、C、D、E** 五个备选答案，请从中选择一个最佳答案，并在答题卡将相应题号的相应字母所属的方框涂黑。

1. 给予癫痫持续状态患者静脉注射地西泮时，应重点观察的是
    A. 有无胃肠道反应
    B. 血压降低情况
    C. 眼球震颤
    D. 呼吸抑制
    E. 共济失调

2. 脑血栓形成患者溶栓的最佳时机是
    A. 6 小时内
    B. 8 小时内
    C. 10 小时内
    D. 12 小时内
    E. 24 小时内

3. 格列吡嗪的服药时间是
    A. 餐前半小时
    B. 进餐时或餐后
    C. 第一口饭同时嚼服
    D. 空腹
    E. 餐后半小时

4. 术后早期活动的主要目的是防止
    A. 心力衰竭
    B. 肺部并发症
    C. 切口裂开
    D. 压疮发生
    E. 伤口感染

5. 容易引起急性肾功能衰竭的外伤是
    A. 挫伤
    B. 冲击伤
    C. 切割伤
    D. 挤压伤
    E. 腹部穿透伤

6. 食管癌进展期主要的临床表现是
    A. 进行性吞咽困难
    B. 进行性消瘦
    C. 进食后呕吐
    D. 进食后胸骨后疼痛
    E. 进食后呛咳

7. 成年人呼吸心跳骤停，单人心肺复苏，心脏按压与人工呼吸之比是
    A. 7 : 1
    B. 10 : 1
    C. 30 : 2
    D. 15 : 2
    E. 5 : 1

8. 关于猩红热患儿的护理措施，<u>错误</u>的叙述是
    A. 急性期患儿绝对卧床休息
    B. 高热时可予以酒精擦浴
    C. 提供充足水分
    D. 及早使用青霉素 G
    E. 复方硼砂溶液漱口

9. 胆石症的病人出现胆绞痛<u>禁用</u>
    A. 阿托品
    B. 哌替啶
    C. 吗啡
    D. 654-2
    E. 安腹痛

10. 改善血栓闭塞性脉管炎病人肢体血液循环的措施<u>不包括</u>
    A. 禁忌吸烟
    B. 肢体保暖
    C. 勃格运动
    D. 肌内注射吗啡
    E. 使用扩血管药物

11. 休克病人应采取的体位是
    A. 半卧位
    B. 侧卧位
    C. 头低足高位
    D. 头高足低位
    E. 中凹位

12. 幽门梗阻病人术前护理<u>不正确</u>的是
    A. 补液纠正水电解质紊乱
    B. 持续胃肠减压
    C. 禁食

D. 术前每晚温盐水洗胃

E. 进高蛋白、高热量饮食，提高对手术的耐受性

13. 关于人工肛门的护理措施，**不妥**的是

A. 取左侧卧位

B. 术后1天开放造瘘口

C. 保护造瘘口周围皮肤

D. 造瘘口覆盖凡士林纱布

E. 教会病人使用人工肛门袋

14. 关于月经的叙述，正确的是

A. 初潮时多是有排卵性月经

B. 两次月经第1日的间隔时间为一个月经周期

C. 月经周期的长短主要取决于分泌期的长短

D. 正常月经失血量不少于80ml

E. 月经血是凝固的

15. 尿酸结石病人应禁食的是

A. 牛奶

B. 芦笋

C. 动物内脏

D. 豆制品

E. 菠菜

16. 尿道损伤愈合后最常见的并发症是

A. 尿道痉挛

B. 尿道狭窄

C. 尿道出血

D. 尿路结石

E. 尿外渗

17. 某破伤风患者频发全身肌肉抽搐，呼吸困难，发绀。此时最重要的护理措施是

A. 解除肌肉痉挛

B. 应用破伤风抗毒素

C. 及时处理伤口

D. 避免损伤

E 预防感染

18. 关于病理性黄疸的叙述，**错误**的是

A. 黄疸在生后24小时内出现

B. 黄疸程度重

C. 早产儿黄疸持续时间超过2周

D. 黄疸退而复现

E. 血清结合胆红素 > 1.5mg/dl

19. 外阴阴道假丝酵母菌病患者常用的阴道冲洗液是

A. 0.5% 醋酸

B. 1% 乳酸

C. 生理盐水

D. 2%~4% 碳酸氢钠溶液

E. 1∶5000 高锰酸钾溶液

20. 母乳中钙磷比例是

A. 1∶2

B. 1∶3

C. 2∶1

D. 2∶2

E. 3∶1

21. 消化性溃疡最主要的临床表现是

A. 消化道出血

B. 上腹部疼痛

C. 营养不良

D. 嗳气、反酸

E. 缺铁性贫血

22. 血管扩张剂治疗心力衰竭，发生频率最高的不良反应是

A. 心率加快

B. 低血钾、低血钠

C. 血压降低

D. 呼吸抑制

E. 心率减慢

23. 前列腺增生的早期表现是

A. 尿频

B. 尿痛

C. 血尿

D. 尿流中断

E. 排尿困难

24. 行肿瘤放射治疗的患者，当口腔出现假膜时，应选用的漱口水是

A. 呋喃西林溶液

B. 生理盐水

C. 双氧水

D. 纯净水

E. 温开水

25. 腰椎间盘突出症的主要症状是

A. 腰痛

B. 腰和臀部痛

C. 腰和大腿前方痛

D. 坐骨神经痛

E. 腰痛伴坐骨神经痛

26. 百日咳、白喉、破伤风混合疫苗，初次免疫时需要注射的次数是

A. 注射 1 次

B. 每周 1 次，共注射 2 次

C. 每周 1 次，共注射 3 次

D. 每月 1 次，共注射 2 次

E. 每月 1 次，共注射 3 次

27. 诊断性刮宫的适应证不包括

A. 不孕症

B. 阴道排液

C. 子宫性闭经

D. 急性宫颈炎

E. 子宫异常出血

28. 下列用于急性肺水肿治疗的药物中，使用时宜现用现配的是

A. 硝酸甘油

B. 硝普钠

C. 酚妥拉明

D. 氨茶碱

E. 呋塞米

29. 牵引复位时用于

A. 跟骨压缩骨折

B. 颅骨裂缝骨折

C. 锁骨青枝骨折

D. 股骨干斜形骨折

E. 骨盆粉碎性骨折

30. 2.5 岁儿童的正常心率是

A. 120~130 次 / 分

B. 110~130 次 / 分

C. 100~120 次 / 分

D. 80~100 次 / 分

E. 70~90 次 / 分

31. 肺炎患儿发生严重腹胀、肠鸣音消失是因为

A. 低钾血症

B. 低钠血症

C. 坏死性小肠炎

D. 消化功能紊乱

E. 中毒性肠麻痹

32. 护士告知消化性溃疡患者，降低消化性溃疡复发的关键是

A. 注意劳逸结合

B. 合理安排饮食

C. 避免精神紧张

D. 根除幽门螺杆菌

E. 定期复查

33. 乳房癌的术后护理措施，错误的是

A. 在健侧上肢测血压

B. 患侧上肢垫枕抬高 10°~15°

C. 患侧肢体肘关节屈曲

D. 术后 24 小时内指导患者活动肩关节

E. 患侧肢体肿胀者可戴弹力袖

34. 慢性肾盂肾炎患者进行药物治疗时，宣教的重点是

A. 经常更换药物，避免产生耐药性

B. 尿检无脓细胞即可停药，减少药物对肾脏的损害

C. 尿培养阴性即可停药

D. 症状消失即可停药

E. 正规应用抗生素，坚持完成疗程

35. 高渗性脱水患者补液时宜选用的药物是

A. 5% 葡萄糖溶液

B. 3%~5% 氯化钠溶液

C. 等渗盐水

D. 10% 氯化钾

E. 10% 碳酸氢钠

36. 月经来潮后，子宫内膜再生来自于

A. 肌层

B. 功能层

C. 致密层

D. 海绵层

E. 基底层

37. 有机磷农药中毒的患者，主要护理问题一般不包括

A. 体液过多

B. 气体交换受损

C. 意识障碍

D. 知识缺乏

E. 有自伤的危险

38. 青紫型先天性心脏病患儿缺氧发作时，应采取的体位是

A. 半卧位

B. 端坐位

C. 仰卧位

D. 膝胸卧位

E. 头低足高位

39. 水痘出疹期的临床表现是

A. 发热2天后出现皮疹

B. 一般愈后留有瘢痕

C. 皮疹呈离心性分布

D. 皮疹一般在3~5天内同时出齐

E. 多种形态的皮疹可同时存在

40. 缺铁性贫血患者用铁剂治疗早期，判断疗效应主要观察的是

A. 口唇及面色

B. 血红蛋白量

C. 红细胞计数

D. 网织红细胞数

E. 血清总铁结合力

41. 测量第5腰椎棘突下至耻骨联合上缘中点的距离是

A. 对角径

B. 髂棘间径

C. 髂嵴间径

D. 骶耻外径

E. 出口横径

42. 绒毛膜癌患者化疗的护理措施，错误的是

A. 仔细观察尿量

B. 准确测量体重

C. 合理选择血管

D. 防止药物外渗

E. 绝对卧床休息

43. 重度妊高症病人易发生

A. 早产

B. 胎盘剥离

C. 羊水过多

D. 子宫破裂

E. 肝功能障碍

44. 妇科腹部手术病人的术前护理措施，不正确的是

A. 术前教会患者有效咳嗽

B. 术前应彻底清洁脐部

C. 术前晚应询问患者有无月经来潮

D. 术前1天进行阴道冲洗以清洁阴道

E. 术前常规在宫颈及阴道穹窿涂甲紫

45. 为早期发现肺炎患者是否发生感染性休克，应特别注意观察的是

A. 体温变化

B. 心率变化

C. 血压变化

D. 肺部体征变化

E. 血常规变化

46. 急性肝炎病人要注意休息，原则上在发病后应卧床休息的时间为

A. 10天

B. 15天

C. 1个月

D. 2个月

E. 3个月

47. 类风湿关节炎活动期患者的护理措施，错误的是

A. 卧床休息期间注意保持关节功能位

B. 活动期发热或关节肿胀明显时卧床休息

C. 可短时间制动

D. 可进行治疗性锻炼

E. 病情缓解时进行功能锻炼

48. 艾滋病患者服用齐多夫定时，应定期检查

A. 肝功能

B. 肾功能

C. 血清蛋白

D. 血常规

E. 血压

49. 指导肺气肿患者腹式呼吸锻炼，不正确的方法是

A. 吸与呼时间比为2:1或3:1

B. 呼气时腹部内陷，尽量将气呼出

C. 取站位，吸气时尽量挺腹，胸部不动

D. 用鼻吸气，用口呼气，要求深吸缓呼，不可用力

E. 每日锻炼2次，每次10~20min，每分钟呼吸保持在7~8次

50. 可减轻肺炎病人胸痛的体位是

A. 半坐位

B. 仰卧位

C. 俯卧位

D. 患侧卧位

E.健侧卧位

51.可引起足下垂的损伤是
A.腓总神经损伤
B.胫神经损伤
C.坐骨神经损伤
D.股神经损伤
E.跟腱断裂

52.肺癌病人右上肺叶切除术后第1天最适宜的体位是
A.平卧位
B.左侧卧位
C.右侧卧位
D.头低足高位
E.半卧位

53.引起侵袭性肠炎的致病菌不包括
A.志贺菌
B.空肠弯曲菌
C.鼠伤寒沙门菌
D.侵袭性大肠埃希菌
E.产毒性大肠埃希菌

54.对于肝功能不全的患者，选择肠外营养液时，宜含有的物质是
A.双肽
B.精氨酸
C.谷氨酸
D.支链氨基酸
E.芳香族氨基酸

55.消化性溃疡患者宜少量多餐的意义是
A.中和胃酸
B.减少胃液分泌
C.防止饥饿不适感
D.促进胃窦部扩张
E.增加胃的饥饿性蠕动

56.护理急性心肌梗死患者日常生活非常重要的内容是
A.注意休息
B.调配饮食
C.预防便秘
D.间断吸氧
E.环境安静

57.患者男，18岁。从墙上掉下，后枕部着地，有意识障碍约15分钟并有呕吐、清醒后有逆行性遗忘。最可能的诊断是
A.脑挫伤
B.脑震荡
C.脑干损伤
D.颅内血肿
E.脑水肿

58.关于阴道解剖的叙述，正确的是
A.阴道腔上窄下宽
B.前穹窿顶端为腹腔最低处
C.位于膀胱和尿道之间
D.开口于阴道前庭前半部
E.阴道后穹窿顶端为子宫直肠陷凹

59.患者男，71岁。因情绪激动，饭后感咽部及下颌有紧缩性发闷，并放射至颈部，自含硝酸甘油后逐渐缓解。应考虑为
A.脑供血不足
B.颈椎病
C.咽喉炎
D.心绞痛
E.心功能不全

60.患者女，28岁。停经9周，尿HCG阳性，准备终止妊娠。最适宜的处理措施是
A.人工流产钳刮术
B.人工流产负压吸引术
C.药物引产
D.水囊引产
E.利凡诺引产

61.患者女，57岁。肝硬化病史5年，近1周出现腹胀，尿量减少。查体：神志清，精神尚好，心肺（－），腹部饱满，移动性浊音阳性，双下肢水肿，该患者目前最主要的护理诊断为
A.体液过多
B.潜在并发症
C.焦虑
D.活动无耐力
E.有感染的危险

62.患儿男，4岁。颌下包块3天来就诊，查体：体温正常，神志清，咽充血，双侧颌下包块，不活动，表面不红，轻度压痛，1周前有流行性腮腺炎接触史。最可能的诊断是
A.恶性淋巴瘤
B.颌下淋巴结炎

C. 流行性腮腺炎

D. 化脓性颌下腺炎

E. 传染性单核细胞增多症

63. 患者女，37 岁。因尿频、尿急、尿痛、发热入院。T38.9℃，实验室检查：尿红细胞 5~10 个 /HP，白细胞满视野。护士健康教育内容<u>不妥</u>的是

A. 避免劳累、感冒

B. 保持会阴部清洁

C. 不穿紧身裤

D. 不宜多饮水

E. 少憋尿

64. 患儿男，3 岁。既往有 3 次热性惊厥史，2 小时前出现发热，在家中突然惊厥发作。发作时，家长应采取的措施是

A. 保暖

B. 口服退热药

C. 冰袋物理降温

D. 口服苯巴比妥

E. 松解衣领，头偏向一侧

65. 初产妇，孕 37 周。检查发现明显下肢静脉曲张。应采取的措施是

A. 多进行长时间行走

B. 多进行打球等活动

C. 以仰卧位休息为主

D. 避免两腿交叉或盘坐

E. 经常穿紧身衣裤

66. 患儿男，6 个月。眼距宽，眼裂小，鼻根低平，舌大外伸，流涎，身体矮小，关节可过度屈伸，有通贯手。其母 35 岁，近亲结婚，患儿系 2 胎 1 产。最可能的诊断是

A. 糖原累积病

B. 猫叫综合征

C. 唐氏综合征

D. 苯丙酮尿症

E. 肝豆状核变性

67. 患者女，63 岁。因上呼吸道感染，慢性肺源性心脏病入院。入院时存在缺氧伴二氧化碳潴留。<u>不恰当</u>的治疗措施是

A. 控制钠盐的摄入

B. 控制呼吸道感染

C. 出现烦躁时给予镇静剂

D. 持续低浓度低流量吸氧

E. 高热量、高蛋白、高维生素饮食

68. 蛛网膜下隙出血患者需要绝对卧床休息的时间为

A. 1~2 周

B. 2~3 周

C. 4~6 周

D. 8~10 周

E. 3 个月

69. 某产妇，孕 37 周。以胎膜早破收住院，助产护士给予平卧位，抬高臀部，目的主要是为了

A. 防止脐带脱垂

B. 预防早产

C. 预防感染

D. 预防产后出血

E. 减少羊水继续流出

70. 患儿女，4 岁。低热 3 周，乏力，盗汗，精神萎靡，阵发性干咳，用青霉素治疗无效，今来就诊，出生时已接种卡介苗。行 X 线检查肺部示"哑铃状"阴影。最可能的诊断是

A. 支气管肺炎

B. 支原体肺炎

C. 腺病毒性肺炎

D. 粟粒型肺结核

E. 原发型肺结核

71. 患者女，27 岁。已婚，平素月经周期是 29 天，停经 33 天自测尿妊娠试验为阴性。之后每日肌注黄体酮 20mg，连用 5 天，停药 7 日后仍未出现阴道流血。最有可能的诊断是

A. 早孕

B. 月经不调

C. 原发性闭经

D. 垂体性闭经

E. 卵巢性闭经

72. 患者女，50 岁。饱餐后突感右上腹剧痛 2 小时，迅速蔓延全腹，呕吐 2 次，为胃内容物。溃疡病史 10 年。查体：T37.8℃，P124 次 / 分，R26 次 / 分，BP105/70mmHg，被动体位，腹式呼吸消失，腹肌紧张，全腹明显压痛、反跳痛；移动性浊音阳性，肝浊音界缩小。腹透示膈下有少量游离气体。<u>错误</u>的处理措施是

A. 禁食、胃肠减压

B. 腹痛消失后进流质饮食，少量多餐

C. 应用抗生素

D. 做好紧急手术准备

E. 输液、纠正水、电解质失衡

73. 某产妇，孕 1 产 1，足月分娩一女婴，胎盘
30 分钟未娩出。检查：子宫下段有一狭窄环，使胎
盘嵌顿于宫腔内。正确的处理方法是

A. 立即按摩子宫

B. 注射宫缩剂

C. 配合麻醉师，麻醉后手取胎盘

D. 徒手取胎盘

E. 刮匙刮取胎盘

74. 患者女，26 岁。停经 55 天后出现少量阴道
流血，妇科检查：宫口未开，阴道内有少量鲜红色
血液。超声检查提示子宫符合 8 周孕大小，可见胎
心搏动。患者曾于 2 年前自然流产 1 次。正确的诊
断是

A. 先兆流产

B. 难免流产

C. 不全流产

D. 稽留流产

E. 习惯性流产

75. 患者女，24 岁。停经 40 天，血清 HCG
1500IU/L，B 超示左侧卵巢有一个 1cm×2cm 大小的
肿块，入院诊断为异位妊娠。经过与主治医生沟通，
决定接受非手术治疗。不正确的护理措施是

A. 如果阴道出血量少于月经量可给予继续观察

B. 可以适当活动

C. 严密观察一般生命体征，对患者主诉仅供
参考

D. 协助正确提取血液标本，以监测治疗效果

E. 饮食以清淡饮食为主，以患者的喜好为准

76. V 型宫内节育器（V 型环）带铜后的作用

A. 提高避孕效果

B. 减少出血

C. 降低脱落率

D. 防止宫内节育器嵌顿

E. 防止感染

77. 患儿，女，2 岁。体重 10kg。因先天性心脏
病导致心衰入院治疗。为其输液时，每小时输入的
液量应小于

A. 50ml

B. 60ml

C. 70ml

D. 80ml

E. 90ml

78. 某孕妇，妊娠 38 周。已临产，宫口开大

2cm 入院。在待产室活动时突然胎膜破裂，此时最
佳的处理方法是

A. 应用抗生素预防感染

B. 立即卧床听胎心

C. 应用催产素加强宫缩

D. 给予灌肠剂刺激宫缩

E. 继续室内活动，以加速产程进展

79. 某患者心电图主要表现为 P-R 间期进行性
延长，直至 QRS 波群脱落，该患者最可能的心律失
常是

A. 房性早搏

B. 一度房室传导阻滞

C. 二度 I 型房室传导阻滞

D. 二度 II 型房室传导阻滞

E. 三度房室传导阻滞

80. 患儿，女，8 岁。患急性淋巴细胞白血病 1
年余，已用激素和抗肿瘤药物治疗。1 天前出现发热，
体温高达 40℃，全身皮肤可见较多皮疹，伴有瘙痒。
诊断为水痘。以下护理措施不当的是

A. 物理降温

B. 采取保护性隔离

C. 涂炉甘石洗剂止痒

D. 立即注射水痘疫苗

E. 给予特异性高效价免疫血清

二、以下提供若干案例，每组案例有若干个考
题，请根据提供的信息，在每题的 A、B、C、D、E
五个备选答案中选择一个最佳答案，并在答题卡上按
照题号，将所选答案对应字母的方框涂黑。

（81~82 题共用题干）

患者男，37 岁。腹部外伤 5 小时，腹痛、恶心、
呕吐、腹胀。查体：腹部有压痛、反跳痛，腹肌紧
张。腹腔穿刺抽出物浑浊，有臭味。

81. 若患者出现心率 143 次 / 分，血压 69/43mmHg，
应考虑患者出现了

A. 失血性休克

B. 创伤性休克

C. 神经源性休克

D. 心源性休克

E. 感染中毒性休克

82. 错误的护理措施是

A. 取半卧位

B. 禁食

C. 遵医嘱补液

D. 胃肠减压

E. 合理应用抗生素

（83~84题共用题干）

患者男，50岁。肝癌，做肝动脉栓塞化疗。术后出现腹痛、发热、恶心、呕吐。检查发现转氨酶升高，血清白蛋白降低。

83. 应考虑发生了

A. 伴癌综合征

B. 肝癌结节破裂

C. 栓塞后综合征

D. 肝癌转移

E. 肝动脉破裂

84. 患者术后1周，应特别注意补充的是

A. 白蛋白

B. 维生素

C. 电解质

D. 脂肪乳

E. 水分

（85~86题共用题干）

患者男，25岁。体重60kg，双上肢、躯干部及双侧臀部被沸水烫伤，创面可见大水疱，疱壁薄，部分水疱破裂，基底潮红，疼痛剧烈，水肿明显。

85. 第一个24h补液总量应为

A. 4500ml

B. 5000ml

C. 6500ml

D. 8000ml

E. 9500ml

86. 估计该患者的烧伤总面积及烧伤程度为

A. 40% Ⅰ度

B. 39% 浅Ⅱ度

C. 50% 浅Ⅱ度

D. 40 深Ⅱ度

E. 50% 深Ⅱ度

（87~89题共用题干）

患者男，31岁。咳嗽、咳痰、咯血6天伴低热3天。今晨突然大咯血就诊。X线胸片示右上肺炎性病变，伴空洞形成。入院后给患者做结核菌素试验。

87. 判断结核菌素试验（PPD）结果的时间应在皮试后

A. 20~30分钟

B. 2~4小时

C. 12~24小时

D. 24~48小时

E. 48~72小时

88. PPD结果硬结直径为23mm，结果判断为

A. 弱阴性

B. 阴性

C. 弱阳性

D. 阳性

E. 强阳性

89. 如临床诊断为肺结核，应采取的最主要隔离措施是

A. 呼吸道隔离

B. 接触隔离

C. 血清隔离

D. 严密隔离

E. 消化道隔离

90. 对其痰液最简易的灭菌方法是

A. 烈日下暴晒2小时

B. 70% 乙醇浸泡2分钟

C. 紫外线照射20分钟

D. 用卫生纸包好焚烧

E. 煮沸1分钟

三、以下提供若干组考题，每组考题共同使用在考题前列出的A、B、C、D、E五个备选答案。请从中选择一个与考题关系最密切的答案，并在答题卡上将相应题号的相应字母所属的方框涂黑，每个备选答案可能被选择一次、多次或不被选择

（91~92题共用备选答案）

A. 呕大量鲜红色血液

B. 柏油样大便

C. 大便隐血试验持续阳性

D. 黏液脓血便

E. 长期反复解鲜红色血便

91. 食管静脉曲张破裂大出血最常见的症状是

92. 十二指肠球部溃疡并活动性出血最常见的症状是

（93~94题共用备选答案）

A. 阵发性疼痛

B. 间歇性疼痛

C. 持续性疼痛

D. 转移性疼痛

E.疼痛明显

93.急性腹膜炎的腹痛特点是

94.急性阑尾炎的腹痛特点是

（95~96题共用备选答案）
A.1岁
B.2岁
C.4岁
D.6岁
E.8岁

95.小儿头围和胸围相等的年龄是

96.小儿腹围和胸围大约相等的年龄是

（97~98题共用备选答案）
A.400~800 IU/d
B.1000~2000 IU/d
C.2000~4000 IU/d
D.10 000~20 000 IU/d

E.20 000~30 000 IU/d

97.佝偻病活动期维生素 D 口服用量为

98.佝偻病恢复期维生素 D 用量范围为

（99~100题共用备选答案）
A.持续低流量给氧
B.以循序渐进的原则进行吸氧
C.高流量持续给氧
D.休息时不需给氧
E.24 小时持续低流量吸氧 15 小时以上

99.患者，男，56 岁。诊断为慢性肺源性心脏病，气短明显，活动后会加重。血气分析结果示 PaO₂ 53 mmHg，PaCO₂ 61 mmHg。其氧疗原则是

100.患者，女，69 岁。诊断为慢性阻塞性肺疾病，经治疗后，病情好转予以出院。出院时，血气分析结果示 PaO₂ 52 mmHg，PaCO₂ 55 mmHg。护理人员在进行健康指导时，哪项符合长期家庭氧疗原则

全国护士（师）资格考试预测卷系列

2026

主管护师技术资格考试预测卷

预测卷（三）

王　冉　主编

中国健康传媒集团
中国医药科技出版社　·北京

编委会

基础知识

一、以下每一道考题下面有 A、B、C、D、E 五个备选答案。请从中选择一个最佳答案，并在答题卡上将相应题号的相应字母所属的方框涂黑。

1. 如图所示，按照三度四分法，该患者的烧伤深度为（见彩图 1）

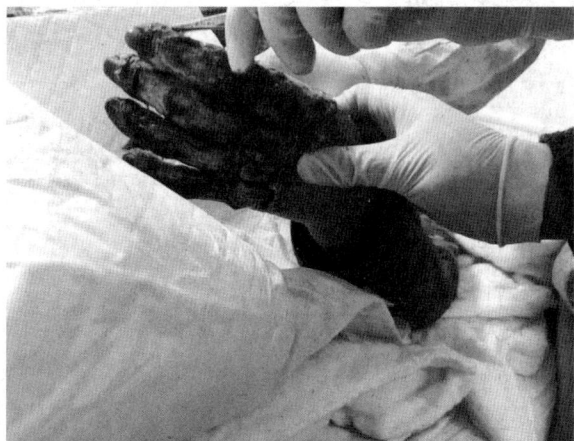

A. Ⅰ度
B. 浅Ⅱ度
C. 深Ⅱ度
D. Ⅲ度
E. Ⅳ度

2. 妊娠期高血压疾病基本的病理生理变化是
A. 肾小管重吸收增加
B. 血中尿酸增加
C. 全身小动脉痉挛
D. 谷丙转氨酶增高
E. 低血容量

3. 与乳腺纤维腺瘤发病最密切相关的因素是
A. 雌激素作用活跃
B. 乳腺组织增生
C. 月经不规律
D. 有家族史
E. 月经初潮过早

4. 胎方位是指
A. 最先进入骨盆入口的胎儿部分
B. 胎儿先露部的指示点与母体骨盆的关系
C. 胎儿纵轴与母体纵轴的关系
D. 胎儿身体各部位的关系
E. 胎儿面部与母体横轴的关系

5. 下列不属于门静脉与腔静脉之间交通支的是
A. 食管下段、胃底交通支
B. 直肠下端、肛管交通支
C. 前腹壁交通支
D. 腹膜后交通支
E. 胃冠状静脉交通支

6. 深Ⅱ度烧伤的损伤深度为
A. 表皮层
B. 真皮层
C. 真皮浅层
D. 皮肤全层
E. 皮下组织

7. 蛛网膜下隙出血最常见的病因是
A. 血液病
B. 脑动脉炎
C. 脑动静脉畸形
D. 高血压性动脉硬化
E. 先天性动脉瘤破裂

8. 乳癌经血液转移最常见的部位是
A. 心、肝、脑
B. 骨、肾、肺
C. 肺、骨、肝
D. 肺、肾、骨
E. 肝、肾、肺

9. 早期诊断食管癌最简单有效的方法是
A. 支气管镜检查
B. 颈淋巴结活检
C. 食管镜检查
D. 钡剂检查
E. 食管拉网脱落细胞学检查

10. 骨折晚期并发症最常见的是
A. 脂肪栓塞
B. 关节僵硬
C. 血管损伤
D. 神经损伤
E. 骨筋膜室综合征

11. 支气管哮喘的基础病变是
A. 气道高反应性慢性炎症

B. 气道不反应性慢性炎症

C. 气道低反应性慢性炎症

D. 气道不反应性急性炎症

E. 气道低反应性急性炎症

12. 导致二尖瓣狭窄病人死亡的最常见原因是

A. 呼吸道感染

B. 心律失常

C. 充血性心力衰竭

D. 感染性心内膜炎

E. 心脏骤停

13. 出生后人体的主要造血器官是

A. 脾脏

B. 肝脏

C. 淋巴结

D. 骨髓

E. 血细胞

14. 导致肾病综合征复发和疗效不佳的主要原因是

A. 感染

B. 心力衰竭

C. 肾功能不全

D. 低血容量性休克

E. 下肢静脉血栓

15. 关于乳腺癌的发病特点，正确的是

A. 与遗传因素无关

B. 月经初潮越晚，发病率越高

C. 不孕者发病机会减少

D. 雌酮及雌二醇与乳腺癌的发病有直接关系

E. 绝经后发病率下降

16. 重症胰腺炎的病因，正确的是

A. 以细菌感染为主，和胆道疾病无关

B. 某些感染性疾病也可诱发

C. 一般不会由药物诱发

D. 可能与低脂血症有关

E. 可能与低钙血症有关

17. 肺癌中预后最差的是

A. 鳞癌

B. 小细胞癌

C. 大细胞癌

D. 腺癌

E. 中央型肺癌

18. 引起心脏骤停最常见的病因是

A. 药物中毒

B. 冠心病

C. 电解质紊乱

D. 手术意外

E. 麻醉意外

19. 月经初潮年龄一般是

A. 8~9 岁

B. 10~12 岁

C. 13~14 岁

D. 16~18 岁

E. 19~20 岁

20. HIV 的主要传播途径是

A. 血源传播

B. 母婴传播

C. 性传播

D. 人工授精传播

E. 器官移植传播

21. 社区最常见的获得性肺炎是

A. 肺炎球菌肺炎

B. 支原体肺炎

C. 衣原体肺炎

D. 军团菌肺炎

E. 革兰阴性杆菌肺炎

22. 左心衰竭的主要病理生理变化是

A. 体循环淤血

B. 毛细血管内压力增高

C. 肺循环淤血

D. 肺泡张力降低，弹性减退

E. 门静脉高压

23. 引起病毒性心肌炎最常见的病毒是

A. 腺病毒

B. 流感病毒

C. 合胞病毒

D. 柯萨奇病毒 B 组

E. 单纯疱疹病毒

24. 小儿的能量需要与成人最主要的不同之处是

A. 基础代谢所需要的能量

B. 生长发育所需的能量

C. 食物特殊动力作用所需的能量

D. 活动所需的能量

E. 排泄物中的能量损失

25. 慢性呼吸衰竭纠正缺氧和二氧化碳潴留的先决条件是
 A. 建立通畅的气道
 B. 氧疗
 C. 使用呼吸兴奋剂
 D. 纠正代谢性酸中毒
 E. 保护脑细胞功能

26. 产生连枷胸的原因是
 A. 胸骨骨折
 B. 胸廓内陷
 C. 多根肋骨多处骨折
 D. 单根肋骨单处骨折
 E. 单根肋骨多处骨折

27. 开放性气胸产生纵隔摆动的主要原因是
 A. 伤侧肺萎缩
 B. 健侧肺膨胀不全
 C. 纵隔移向健侧
 D. 吸气与呼气时两侧胸膜腔内的压力改变
 E. 伤侧胸膜腔内压力超过大气压

28. 属于急性盆腔炎临床表现的是
 A. 白带增多
 B. 月经不调
 C. 血性白带
 D. 后穹窿穿刺抽出脓液
 E. 性交后出血

29. 伤口修复以原来的细胞组织为主，连接处仅有少量纤维组织，边缘整齐。愈合类型为
 A. 一期愈合
 B. 二期愈合
 C. 三期愈合
 D. 延期愈合
 E. 瘢痕愈合

30. 在腹腔脓肿中，盆腔脓肿症状常较轻，其原因是
 A. 盆腔处于腹腔的位置较低
 B. 盆腔腹膜的面积较小
 C. 盆腔腹膜的吸收功能较差
 D. 盆腔腹膜的保护功能较强
 E. 盆腔脓肿较其他脓肿小

31. 确诊恶性肿瘤，最重要的检查是
 A. 免疫学检查
 B. 粪便检查

 C. B 超检查
 D. CT 检查
 E. 病理学检查

32. 小儿单纯性肥胖的病因不包括
 A. 遗传因素
 B. 活动过少
 C. 疾病影响
 D. 精神因素
 E. 热量摄入过多

33. 颅内压正常值为
 A. 20~50cmH$_2$O
 B. 70~200cmH$_2$O
 C. 210~300cmH$_2$O
 D. 310~360cmH$_2$O
 E. 320~460cmH$_2$O

34. 面部危险三角区的部位是
 A. 双眼、鼻及口唇
 B. 双脸颊及鼻梁部
 C. 前额及鼻部
 D. 上唇和鼻部
 E. 面颊及鼻部

35. 基础代谢率的正常值波动范围是
 A. ±10%
 B. ±15%
 C. ±20%
 D. ±30%
 E. ±40%

36. 腹股沟斜疝患者用力排便时疝块增大，有明显疼痛，用手挤疝块不能回纳，其类型属于
 A. 易复性疝
 B. 难复性疝
 C. 嵌顿性疝
 D. 绞窄性疝
 E. 滑动性疝

37. 肾小球滤过膜受损导致通透性增加时可发生
 A. 多尿
 B. 少尿
 C. 蛋白尿
 D. 血尿
 E. 无尿

38. 胎头的最大横径是

A. 双顶径

B. 双颞径

C. 枕颏径

D. 枕额径

E. 枕下前囟径

39. 化脓性脑膜炎患儿脑脊液外观表现特点为

A. 清晰透明

B. 毛玻璃样

C. 呈脓性浑浊

D. 呈血性浑浊

E. 静置 24 小时有网状薄膜形成

40. 肾小球疾病的发生机制主要为

A. 感染性炎症疾病

B. 细胞免疫异常

C. 与体液免疫无关

D. 非免疫性非炎症性疾病

E. 免疫反应引起的炎症反应

41. 局部麻醉药物中毒的原因不包括

A. 一次用药超过最大安全剂量

B. 麻醉药直接注入血管

C. 局部组织血流丰富

D. 过敏体质

E. 药物浓度过高

42. 肱骨髁上骨折造成"爪形手"的原因是

A. 损伤桡神经

B. 损伤正中神经

C. 损伤正中静脉

D. 损伤尺神经

E. 骨折伤及肱动脉

43. 判断甲状腺功能亢进症病情程度的主要指标是

A. 脉率增快和脉压增大的程度

B. 体重减轻程度

C. 突眼的程度

D. 甲状腺肿大程度

E. 食欲亢进程度

44. 重症肺炎最常见的酸碱平衡紊乱是

A. 呼吸性酸中毒

B. 呼吸性碱中毒

C. 代谢性碱中毒

D. 代谢性酸中毒

E. 混合性酸中毒

45. 慢性阻塞性肺气肿引起的呼吸困难属于

A. 吸气性

B. 呼气性

C. 呼气延长

D. 混合性

E. 夜间阵发性

46. 我国成人急性白血病最常见的细胞类型是

A. 急性单核细胞白血病

B. 急性非淋巴细胞白血病

C. 急性粒-单核细胞白血病

D. 急性粒细胞白血病

E. 急性淋巴细胞白血病

47. 胃癌的主要转移途径是

A. 淋巴转移

B. 直接蔓延

C. 胃内转移

D. 种植转移

E. 血行转移

48. 成人缺铁性贫血最常见的病因是

A. 铁摄入不足

B. 铁丢失过多

C. 慢性胃炎

D. 慢性感染

E. 慢性失血

49. 皮质醇增多症病人皮肤菲薄的原因主要是

A. 糖异生增强，致皮肤营养障碍

B. 脂肪代谢障碍

C. 蛋白质合成障碍

D. 蛋白质吸收障碍

E. 蛋白质分解消耗亢进

50. 肝性脑病的发病机制中氨中毒的主要机制是

A. 干扰脑的血液循环

B. 干扰脑的能量代谢

C. 抑制神经递质

D. 兴奋神经递质

E. 抑制神经传导

51. 患儿男，1 岁。发热 1 天，体温 39.5℃，咳嗽，在门诊就医过程中突发惊厥、抽搐，此时应首选的处理措施是

A. 苯巴比妥肌内注射

B. 地西泮肌内注射

C. 地西泮静脉注射

D. 氯丙嗪肌内注射

E. 维生素 D 肌内注射

52. 患者女性，52 岁，自诉阴道不规则出血，妇科检查有接触性出血，怀疑宫颈癌，为进一步确诊最可靠的诊断方法是

A. 宫颈碘试验

B. 宫颈管和宫颈活体组织检查

C. 阴道镜检查

D. 宫颈细胞学检查

E. 宫腔镜检查

53. 患者，男性，66 岁，有乙型肝炎病毒感染史，近 2 个月来感肝区疼痛，食欲缺乏，昨晚出现低血糖症状，今来院就诊，查体肝大。为明确诊断，该病人首选的检查是

A. 细菌学检查

B. 血氨浓度

C. 血生化检查

D. AFP 检测

E. CT

54. 引起新生儿败血症最常见的致病菌是

A. 革兰阴性杆菌

B. 表皮葡萄球菌

C. 铜绿假单胞菌

D. 大肠埃希菌

E. 葡萄球菌

55. 患者，男性，29 岁，胸外伤后呼吸困难，发绀，脉率增快。以下提示为张力性气胸的是

A. 局部叩诊呈鼓音

B. X 线示纵隔移位

C. X 线示胸腔有大量积气

D. 伤口处发出"嘶"声

E. 胸膜腔穿刺有高压气体冲出

56. 患者，女，67 岁。1 型糖尿病病史 8 年，为预防酮症酸中毒，及时发现酮症有效的检查是

A. 空腹血糖测定

B. 尿糖测定

C. 血、尿酮体测定

D. 糖化血红蛋白测定

E. 葡萄糖耐量试验

57. 患者，女，45 岁。突发上腹部疼痛，来院就诊。询问患者有胆道结石病史。查体：全腹明显压痛、反跳痛、腹肌紧张。腰部两侧出现灰紫色瘀斑。患者面色苍白，四肢湿冷，血压下降。医生诊断为：急性出血坏死型胰腺炎。该患者的休克类型属于

A. 中毒性休克

B. 感染性休克

C. 过敏性休克

D. 神经源性休克

E. 低血容量性休克

58. 脓尿是指每高倍视野含有脓细胞不少于

A. 5 个

B. 6 个

C. 7 个

D. 8 个

E. 10 个

59. 肺结核患者大咯血出现窒息时，首要的抢救措施是

A. 手术止血

B. 使用尼可刹米（可拉明）

C. 高压氧治疗

D. 机械通气

E. 清除呼吸道内积血

60. 关于宫颈中度糜烂描述正确的是

A. 糜烂面占宫颈表面的 2/3 以上

B. 糜烂面形成乳头状突起

C. 糜烂面平坦

D. 糜烂面占宫颈表面的 1/3~2/3

E. 糜烂面凹凸不平，呈颗粒状

61. 初产妇，32 岁，足月顺产，阴道分娩，会阴 I 度裂伤，产后两天裂伤缝合处水肿明显。会阴护理措施中错误的是

A. 取伤口对侧卧位

B. 1：5000 高锰酸钾溶液坐浴，2 次 /d

C. 50% 硫酸镁湿敷伤口

D. 放置消毒会阴垫

E. 1：2000 苯扎溴铵溶液冲洗会阴

62. 下列哪项不符合无排卵性功血的临床表现

A. 经量时多时少

B. 经期长短不一

C. 月经周期正常

D. 月经周期无一定规律性

E. 多发生于青春期或更年期

63. 某急性再生障碍性贫血患者，突然出现头痛、头晕、视力模糊、呕吐，考虑为颅内出血。护

士首先应给予患者

    A. 鼻饲流质饮食

    B. 保持口腔清洁

    C. 头低足高位

    D. 低流量吸氧

    E. 头部置冰袋

64. 患者，女，36 岁，诊断为甲亢。清晨测得 P 96 次 / 分，BP 130/70 mmHg。计算其基础代谢率，考虑该患者为

    A. 轻度甲亢

    B. 中度甲亢

    C. 重度甲亢

    D. 正常范围偏高

    E. 正常

65. 患者男，56 岁，胃溃疡病史 20 年，常于餐后出现上腹部疼痛，服氢氧化铝可缓解。近 1 年来疼痛规律消失，且服氢氧化铝也难缓解，伴消瘦。入院后查大便隐血阳性，最可能的诊断是

    A. 食管静脉曲张破裂出血

    B. 慢性胃炎出血

    C. 胃癌出血

    D. 胃十二指肠溃疡出血

    E. 胃溃疡伴溃疡出血

66. 患者女性，25 岁，用力排便后出现肛门剧痛，无便血。检查见肛管皮下暗紫色肿块，有触痛。首先考虑的是

    A. 直肠息肉

    B. 肛裂

    C. 肛旁皮下脓肿

    D. 血栓性外痔

    E. 嵌顿性内痔

67. 患者女性，46 岁。患胆总管结石合并胆管炎，非手术治疗期间出现下列哪种情况应立即做好急诊手术准备

    A. 白细胞计数增高

    B. 体温升高，脉速

    C. 胆囊肿大，有压痛

    D. 低血压，意识不清

    E. 黄疸进行性加深

68. 患者女性，24 岁，孕 39^{+3} 周，初产妇，规律宫缩 8 小时，宫口开大 9cm，针对该患者的护理，错误的是

    A. 做好心理护理

    B. 胎头未入盆，宫缩不紧可在室内活动

    C. 应观察 T、P、R、BP

    D. 指导产妇每隔 2~4h 自解小便 1 次

    E. 鼓励产妇少量多次进食

69. 关于胎产式的描述，错误的是

    A. 在足月分娩过程中，横产式可转换为纵产式

    B. 胎产式是胎儿身体纵轴与母体身体纵轴交叉称斜产式

    C. 胎产式是胎儿身体纵轴与母体身体纵轴垂直称横产式

    D. 胎产式是胎儿身体纵轴与母体身体纵轴平行称纵产式

    E. 胎产式是胎儿身体纵轴与母体身体纵轴的关系

70. 胎儿窘迫的评估指标不包括

    A. 胎儿头皮血气分析指标

    B. 羊水颜色

    C. 胎心率

    D. 孕妇血压

    E. 胎动

71. 早产发生的原因不包括

    A. 胎儿畸形

    B. 子宫畸形

    C. 宫颈内口松弛

    D. 骨盆狭窄

    E. 胎膜早破

72. 产后出血是指胎儿娩出后 24 小时内出血量超过

    A. 500ml

    B. 400ml

    C. 300ml

    D. 200ml

    E. 100ml

73. 符合假丝酵母菌生物学特征的是

    A. 对干燥、日光、紫外线及化学制剂等抵抗力弱

    B. 多数通过间接传播

    C. 是条件致病菌

    D. 最适宜生长环境的 pH 需在 7.5 以上

    E. 能耐受 40℃持续 1 小时

74. 化疗药物的作用机制为

    A. 促进蛋白质的合成

B. 促进纺锤丝的形成

C. 干扰转录，抑制信使 RNA（mRNA）的合成

D. 促进核糖核酸（RNA）的复制

E. 促进去氧核酸（DNA）的合成

75. 子宫内膜异位症最常见的被侵犯部位是

A. 输卵管

B. 子宫直肠凹陷

C. 阔韧带

D. 直肠

E. 卵巢

76. 子宫脱垂的主要病因是

A. 分娩损伤

B. 便秘或长期咳嗽等致腹压增加

C. 长期站立工作

D. 盆底组织先天发育不良

E. 营养不良

77. 筛查宫颈癌的首选检查是

A. 阴道镜检查

B. 宫颈活检

C. 女性激素测定

D. 阴道脱落细胞涂片

E. 宫颈刮片

78. 患者女，28 岁。停经 70 日，阴道不规则流血 10 日，妇科检查：子宫如孕 4 个月大小，质软，双侧附件区域触及拳头大囊性肿物，活动良好，最重要的辅助检查方法是

A. 超声多普勒听胎心

B. 尿 β-hCG 测定

C. 盆腔 B 超

D. 盆腔 CT

E. 盆腔 X 线

二、以下提供若干个案例，每个案例有若干个考题。请根据提供的信息，在每题的 A、B、C、D、E 五个备选答案中选择一个最佳答案，并在答题卡上按照题号，将所选答案对应字母的方框涂黑。

（79~82 题共用题干）

患者女性，68 岁，跌倒后感觉左髋部疼痛，不能站立及行走。体检发现，左髋部肿胀，皮下淤血，压痛（+），纵向叩痛（+）。患肢屈曲、外旋、短缩。

79. 首先考虑的诊断是

A. 骨盆骨折

B. 髋臼骨折

C. 股骨颈骨折

D. 股骨干骨折

E. 胫骨骨折

80. 首先应做的检查是

A. X 线检查

B. CT 检查

C. MRI 检查

D. B 超检查

E. 肌电图检查

81. 初步的治疗措施是

A. 石膏固定

B. 小夹板固定

C. 胫骨结节牵引

D. 小腿皮肤牵引

E. 切口复位内固定

82. 可能出现的并发症为

A. 瘫痪

B. 股骨头缺血坏死

C. 骨折不愈合

D. 创伤性关节炎

E. 骨筋膜室综合征

（83~85 题共用题干）

患者男性，50 岁。常年在外地工作，嗜好腌制食物。因工作压力大，每日吸烟约 20 支。近半年常感头晕、头痛、眼花。去医院体检：BP170/120mmHg，医生诊断为高血压。

83. 高血压发病与下列哪个因素无关

A. 运动量大

B. 年龄与性别

C. 心理因素

D. 长期吸烟

E. 高盐饮食

84. 下列饮食中与高血压发生有关的是

A. 低钾

B. 高钠

C. 高磷

D. 高钙

E. 高钾

85. 医生告知患者需终身治疗，其中长期服用噻嗪类利尿药降压易发生的副作用是

A. 低镁血症

B. 低磷血症

C. 低钙血症

D. 低血糖

E. 低钾血症

（86~88 题共用题干）

足月新生儿，女，臀位产，生后 24 小时突发惊厥，烦躁不安。体检：体温 37℃，前囟饱满，双眼凝视，肌张力高，四肢抽搐，心率 140 次 / 分，肺部体征阴性，血常规正常。

86. 该患儿最可能发生

A. 新生儿破伤风

B. 新生儿败血症

C. 新生儿化脓性脑膜炎

D. 新生儿手足搐搦症

E. 新生儿颅内出血

87. 该患儿最可能的发病原因是

A. 维生素 D 缺乏

B. 凝血因子不足

C. 产伤

D. 感染

E. 寒冷损伤

88. 下列护理措施中错误的是

A. 密切观察患儿病情

B. 使用留置针，减少反复穿刺

C. 护理操作集中进行

D. 绝对静卧，抬高头部

E. 使用头皮静脉穿刺输液

三、以下提供若干组考题，每组考题共同使用在考题前列出的 A、B、C、D、E 五个备选答案。请从中选择一个与考题关系最密切的答案，并在答题卡上将相应题号的相应字母所属的方框涂黑。每个备选答案可能被选择一次、多次或不被选择。

（89~93 题共用备选答案）

A. 2~2.5 岁

B. 12 个月

C. 8~10 个月

D. 5~7 个月

E. 6~8 周

89. 小儿心脏卵圆孔解剖关闭的年龄是

90. 小儿后囟闭合的年龄是

91. 乳牙出齐的年龄一般在

92. 生理性胃食管反流消失的年龄是

93. 小儿头围与胸围两者几乎相等的年龄是

（94~96 题共用备选答案）

A. 16 周

B. 20 周

C. 28 周

D. 36 周

E. 40 周

94. 可确定性别，部分孕妇能早期感到胎动的是

95. 出生后如果加强护理可能存活的最早时间是

96. 最早可在腹部用听诊器听到胎心音的是

（97~98 题共用备选答案）

A. 口服避孕药

B. 避孕套

C. 宫内节育器

D. 外用避孕药

E. 皮下埋植

97. 新婚期妇女不宜选择的避孕方法

98. 哺乳期妇女不宜选择的避孕方法

（99~100 题共用备选答案）

A. 腹膜炎

B. 驱虫不当

C. 婴幼儿肠功能紊乱

D. 饱食后剧烈运动

E. 腹部手术后

99. 可导致蛔虫肠梗阻的是

100. 可导致绞窄性肠梗阻的是

相关专业知识

一、以下每一道考题下面有 A、B、C、D、E 五个备选答案。请从中选择一个最佳答案，并在答题卡上将相应题号的相应字母所属的方框涂黑。

1. 采用血液、体液隔离的疾病是
A. 艾滋病
B. 甲型肝炎
C. 肠炭疽
D. 麻疹
E. 腮腺炎

2. 在管理学中，管理的对象<u>不包括</u>
A. 人
B. 财
C. 物
D. 时间
E. 空间

3. 医用物品灭菌效果监测合格率必须达到
A. 60%
B. 70%
C. 80%
D. 90%
E. 100%

4. PDCA 中的 D 的含义是
A. deal 分配
B. do 执行
C. damage 损害
D. data 数据
E. daily 每天

5. 说服教育对象转变不正确的健康态度、信念和行为习惯，属于
A. 咨询
B. 交谈
C. 教育
D. 劝服
E. 指导

6. 0~3 岁婴儿的行为发展处于
A. 自由发展阶段
B. 自主发展阶段
C. 被动发展阶段
D. 主动发展阶段
E. 巩固发展阶段

7. 防止手术部位感染最有效的对策是
A. 更换敷料前洗手
B. 选用吸附力很强的伤口辅料
C. 缩短病人在监护室的滞留时间
D. 严格无菌操作
E. 保持室内空气清洁

8. 健康教育中行为诊断的任务<u>不包括</u>
A. 区别引起疾病的行为与非行为因素
B. 区别引起健康问题的行为与非行为因素
C. 区别重要行为与相对不重要行为
D. 区别高可行性行为与低可行性行为
E. 区别高可变性行为与低可变性行为

9. 关于物品选择消毒、灭菌方法的叙述，<u>错误</u>的是
A. 内镜需采用中水平消毒方法
B. 对受到真菌污染的物品选用中水平以上的消毒方法
C. 腹腔镜可选择环氧乙烷消毒、灭菌
D. 表面光滑的物品表面可选择紫外线消毒
E. 器械浸泡灭菌，应选择对金属基本无腐蚀性的消毒剂

10. <u>不能</u>达到灭菌效果的方法是
A. 电离辐射
B. 甲醛
C. 微波
D. 氯己定
E. 热力

11. 根据《医疗机构专业技术人员岗位结构比例原则》，三级医院高级、中级、初级员工的比例应为
A. 1 : 2 : 8
B. 1 : 3 : 8
C. 1 : 3 : 6
D. 1 : 3 : 4
E. 1 : 4 : 8

12. 当小组讨论出现沉默不语时，主持人可通过播放短小录像片，提出可引发争论的开放性问题、

或个别提问、点名等方式以
 A. 建立融洽关系
 B. 鼓励发言
 C. 打破僵局
 D. 控制局面
 E. 结束讨论

13. 主要经血液传播的肝炎病毒为
 A. HAV、HBV、HCV
 B. HAV、HBV、HDV
 C. HCV、HEV
 D. HBV、HCV、HDV
 E. HAV、HBV

14. 在诊疗过程中，护士根据病人病情，对病人进行口头教育。此教育属于
 A. 住院教育
 B. 候诊教育
 C. 咨询教育
 D. 随诊教育
 E. 健康教育处方

15. 健康教育要求因人而异、因势利导，以适应行为特点的
 A. 可塑性
 B. 差异性
 C. 目的性
 D. 自发性
 E. 偶然性

16. 为确保效果，小组讨论的人数、时间最好分别为
 A. 3~5 人，0.5h 左右
 B. 6~10 人，1h 左右
 C. 6~10 人，1.5h 左右
 D. 11~15 人，1h 左右
 E. 11~15 人，1.5h 左右

17. 护理组织中最高层次的文化是
 A. 护理环境
 B. 护理专业形象
 C. 护理哲理
 D. 护理道德规范
 E. 护理制度

18. 预防下呼吸道感染不正确的护理措施是
 A. 指导病人多进行深呼吸及有效的咳嗽
 B. 指导病人多卧床休息，以保持体力

 C. 适时开窗，保持室内空气新鲜
 D. 协助病人定时翻身拍背
 E. 使用胸部物理治疗技术

19. 科学管理理论的创始人是
 A. 泰勒
 B. 法约尔
 C. 韦波
 D. 梅奥
 E. 麦格雷戈

20. 人力资源管理的内容不包括
 A. 人员的选拔
 B. 人员的联系
 C. 人员的培训
 D. 人员的聘用
 E. 人员的考评

21. 某医院护理部主任召集几名护士长谈话，了解护理新举措在病房的实施情况，下列不妥的是
 A. 做好谈话计划，确立谈话主题
 B. 激发下级的谈话愿望
 C. 真诚、及时地赞美下属
 D. 掌握发问技巧，多提诱导性问题
 E. 善于启发下属讲真情实话

22. 关于管理职能的叙述，正确的是
 A. 评估、计划、指导、领导、控制
 B. 计划、指导、人员管理、领导、控制
 C. 评估、计划、组织、领导、控制
 D. 计划、组织、人员管理、领导、控制
 E. 计划、组织、人员管理、领导、评价

23. 健康教育宣传单的传播途径属于
 A. 文字传播
 B. 口头传播
 C. 书面传播
 D. 印刷传播
 E. 形象传播

24. 人体内的正常菌群大部分是
 A. 需氧菌
 B. 厌氧菌
 C. 寄生菌
 D. 杆菌
 E. 球菌

25. 管理者通过分析影响因素及个体优化组合后

达到理想的整体效益，体现协调的原则是

    A. 原则性与灵活性相结合原则

    B. 利益一致原则

    C. 整体优化原则

    D. 勤于沟通原则

    E. 目标导向原则

26. 健康教育与卫生宣教的根本区别在于健康教育更注重

    A. 知识灌输与信息传播

    B. 知识和行为双方面的改变

    C. 对教育效果的及时评价

    D. 生活和工作环境的改善

    E. 有计划的、系统的教育

27. 制定计划要留有一定调节余地，以预防及减少不确定因素的影响，这是计划工作的

    A. 系统性原则

    B. 重点原则

    C. 创新原则

    D. 弹性原则

    E. 可考核性原则

28. 建立标准时，应明确标准的类型、标准的水平，是否具备实行标准的条件等，体现了制定标准的

    A. 预防为主原则

    B. 标准明确原则

    C. 统一化原则

    D. 用数据说话原则

    E. 所属人员参与原则

29. 为落实优质护理服务，护理部拟制定实施计划。首先着手的步骤是

    A. 选定方案

    B. 确定目标

    C. 分析形势

    D. 计划预算

    E. 评估资源

30. 在抗感染药物使用过程中，不属于护士的职责是

    A. 严格按照医嘱执行

    B. 观察患者用药后的反应

    C. 做好各种标本的留取和送检工作

    D. 注意药物配伍禁忌和配制要求

    E. 严格掌握药物使用适应证

31. 有效控制的特征不包括

    A. 明确的目的性

    B. 信息的准确性

    C. 反馈的及时性

    D. 标准合理性

    E. 追求卓越性

32. 狭义的质量指的是

    A. 产品质量

    B. 过程质量

    C. 工作质量

    D. 个别质量

    E. 总体质量

33. ABC 时间管理的第一个步骤是

    A. 工作目标分类

    B. 列出工作目标

    C. 排列工作先后顺序

    D. 根据目标分配时间

    E. 记录时间利用情况

34. 控制医院感染最简单、直接而有效的方法是

    A. 消灭感染源

    B. 利用消毒、隔离技术来阻断传播途径

    C. 改善宿主状况

    D. 保护易感宿主

    E. 合理应用抗生素以减少耐药菌的产生

35. 耐甲氧西林金黄色葡萄球菌的感染途径主要是

    A. 污染的手导致人与人之间的传播

    B. 病房的清扫工具

    C. 一次性医疗用品

    D. 探视人员从外界带给病人

    E. 空气传播

36. 属于高效消毒剂的是

    A. 季铵盐类

    B. 碘伏

    C. 过氧化氢

    D. 乙醇

    E. 洗必泰

37. 健康信息的特点不包括

    A. 易懂

    B. 科学性

    C. 针对性

    D. 前瞻性

E.指导性

38.使用戊二醛溶液灭菌的常用灭菌浓度和浸泡时间是

A.1%，5 小时

B.2%，5 小时

C.1%，10 小时

D.2%，10 小时

E.0.5%，24 小时

39.不属于医院感染的是

A.无明确潜伏期，入院 48 小时后发生的感染

B.皮肤黏膜开放性伤口，虽无炎症表现，但存在细菌定植

C.医务人员在医院工作时获得的感染

D.新生儿经母体产道时获得的感染

E.由于诊疗措施激活的潜在性感染

40.关于抗菌药物的管理，错误的是

A.实行分级管理

B.合理使用抗感染药物

C.有针对性地选择一种抗生素治疗感染，避免无指征的联合用药

D.病因未明的严重感染可联合使用抗生素

E.预防性抗生素的应用应为 72 小时

41.某医院护理部实行目标管理，目标之一是"使护理人员基础技能考核达标率达 96%"，在管理过程中第二阶段的工作是

A.提出年度计划

B.建立"护理技术操作考核及评定小组"

C.制定各病区及个人达标措施

D.护理人员自我检查、自我控制及自我管理

E.反馈进展情况，根据考核结果进行奖惩

42.关于医院健康教育的意义，不正确的是

A.心理治疗

B.增加医院知名度

C.消除致病因素

D.减低医疗成本

E.密切医患关系

43.一般情况下，任职 10 年的护士长的影响力较刚上任的护士长要大，是因为

A.传统因素

B.资历因素

C.职位因素

D.品格因素

E.感情因素

44.管理者将完成任务所必需的组织资源交给下属，并准许自行决定行动方案的授权方式属于

A.目标授权法

B.充分授权法

C.制约授权法

D.弹性授权法

E.逐渐授权法

45.医院Ⅱ类区域的空气卫生学标准为未检出金黄色葡萄球菌和溶血性链球菌，细菌总数

A. ≤ 5CFU/m³

B. ≤ 10CFU/m³

C. ≤ 100CFU/m³

D. ≤ 200CFU/m³

E. ≤ 500CFU/m³

46.不属于医院感染的高危人群是

A.老年病人

B.早产儿和新生儿

C.免疫抑制剂使用者

D.ICU 住院病人

E.孕产期妇女

47."水火既济"是指

A.心肾关系

B.心脾关系

C.肝肾关系

D.肝胆关系

E.肝脾关系

48.在计划的步骤中，"发展可选方案"之后的步骤是

A.选定方案

B.比较各种方案

C.提出替代方案

D.编制预算

E.制定辅助计划

49.下列与津液代谢关系最为密切的脏是

A.心、肝、脾

B.肝、脾、肾

C.脾、肺、肾

D.心、脾、肾

E.肺、肝、肾

50.医院感染目标监测的最佳方法是

A. 医院实验室细菌培养阳性病例回顾

B. 临床医师填报的病例

C. 专职人员到病室前瞻性调查

D. 病室监控护士报告病例

E. 到病案室从出院病历中查阅病例

51. 在团体决策中，为了克服障碍，鼓励一切有创见的思想，禁止任何批评，从而产生创造性方案的一种简单方法，称为

A. 头脑风暴法

B. 名义集体决策法

C. 德尔菲法

D. 专家意见法

E. 电子会议法

52. 减少偶然因素对评价效果的影响，可采用

A. 重复测量

B. 随机抽样

C. 随机配对

D. 检验测量工具

E. 培训测量人员

53. 由于自然灾害导致对健康教育目标人群的评价效果出现偏倚。此偏倚因素为

A. 时间因素

B. 观察因素

C. 回归因素

D. 选择因素

E. 测试因素

54. 组织文化区别于组织其他内容的根本点，也是最明显、最重要的特征之一的是组织文化

A. 实践性

B. 自觉性

C. 整合性

D. 综合性

E. 文化性

55. 关于感染病人隔离室内物品的处理，错误的是

A. 体温计专人使用，用后须经高水平消毒才能用于其他病人

B. 同病原菌感染者可公用血压计和听诊器

C. 病历不可接触污染物品

D. 病历不应带进隔离室

E. 标本应经消毒处理后再丢弃

56. 编设护理人员数量与结构的主要依据是

A. 病人的护理需要

B. 医院的类型

C. 医院的等级

D. 医院的规模

E. 科室设置

57. 下列关于流行性出血热的叙述，正确的是

A. 主要病原体为柯萨奇病毒

B. 人类和鼠类感染后易发病

C. 具有单一宿主性

D. 不可垂直传播

E. 可通过食入被感染动物排泄物污染的食物感染

58. 沟通的要素不包括

A. 信息来源

B. 信息编码

C. 信息解码

D. 信息贮存

E. 反馈

59. 梅毒的病原体为

A. 钩端螺旋体

B. 奋森螺旋体

C. 雅司螺旋体

D. 苍白螺旋体

E. 品他螺旋体

60. 根据"知信行模式"，信念是行为产生和改变的

A. 基础

B. 目标

C. 动力

D. 后果

E. 原因

61. 医院感染暴发中流行病学处理的基本步骤，前三步是

A. 证实流行或暴发—查找感染源—查找引起感染的因素

B. 证实流行或暴发—组织落实有效的控制措施—写出调查报告

C. 查找感染源—证实流行或暴发—查找引起感染的因素

D. 查找引起感染的因素—证实流行或暴发—查找感染源

E. 查找感染源—查找引起感染的因素—证实流行或暴发

62. 在较短时间内能反映医院感染的基本情况是
　　A. 医院感染发生率
　　B. 医院感染罹患率
　　C. 部位感染发生率
　　D. 医院感染患病率
　　E. 医院感染实查率

63. 呼吸道隔离的主要原则<u>不包括</u>
　　A. 同一病菌感染者可同住一室
　　B. 接近病人需戴口罩
　　C. 接触病人污染的物品要洗手
　　D. 必须穿隔离衣、戴手套
　　E. 有病人在时房间应保持关闭

64. 主持会议应把握的要点<u>不包括</u>
　　A. 紧扣议题
　　B. 激发思维
　　C. 引导合作
　　D. 维持秩序
　　E. 恪守时间

65. 激励机制的核心是
　　A. 洞察需要
　　B. 明确动机
　　C. 满足需要
　　D. 及时反馈
　　E. 适当约束

66. 某医院为了调查护理质量，请出院患者进行评价，这种评价方式是
　　A. 同级评价
　　B. 上级评价
　　C. 下级评价
　　D. 服务对象评价
　　E. 随机抽样评价

67. 口头传播指
　　A. 咨询
　　B. 传单
　　C. 模型
　　D. 报刊
　　E. 幻灯

68. 患者男，70岁。因脑卒中住重症监护病房。为做好 ICU 医院感染的预防工作，工作人员应遵循的原则<u>不包括</u>
　　A. 提高患者抵抗力
　　B. 选用广谱抗生素
　　C. 采用保护性医疗措施
　　D. 选择非介入性监护方法
　　E. 减少介入性血流动力学监护的使用频率

69. 某肿瘤科护士准备给患者做经外周穿刺中心静脉置管术（PICC），护士在操作前需戴
　　A. 3 层纱布口罩
　　B. 6 层纱布口罩
　　C. 外科口罩
　　D. 防护面罩
　　E. 医用防护口罩

70. 患者男，44岁，商人。诊断为"原发性肝癌"，有 20 年的饮酒史。患者该行为的特点是
　　A. 有利性
　　B. 适宜性
　　C. 危害性
　　D. 违法性
　　E. 偶然性

71. 关于肌内注射时皮肤消毒的叙述，<u>错误的是</u>
　　A. 消毒方法以注射或穿刺部位为中心，由内向外逐步涂擦
　　B. 肌内注射用无菌棉签浸润含有效碘 5000mg/L消毒 1 遍
　　C. 进针时手不可接触消毒部位皮肤
　　D. 无菌棉签应边消毒边旋转
　　E. 无菌棉签蘸有消毒液后前端必须保持向下

72. 患者女，60岁。因胃癌住院，术后使用头孢噻肟钠和甲硝唑预防感染。第 5 天出现发热 39℃，腹痛、腹泻、大便培养大量白色念珠菌生长。最可能的诊断是
　　A. 急性菌痢
　　B. 急性肠炎
　　C. 二重感染
　　D. 败血症
　　E. 菌群移位

73. 医院护理部为提高全院护理服务质量，准备采用目标管理的方法提高护理人员的护理技术操作水平，关于目标的描述，最有效的是
　　A. 提高全体护理人员的护理技术操作水平
　　B. 提高全体护理人员的护理技术操作合格率
　　C. 一年内提高全体护理人员的护理技术操作合格率
　　D. 全体护理人员的护理技术操作合格率达 90%以上

E.一年内使全体护理人员的护理技术操作合格率达 90% 以上

74.某护士正在整理患者换下的衣服，应该将居住在 IV 类环境患者的衣服放入哪种颜色的包装袋中
A.白色
B.黑色
C.无色
D.黄色
E.红色

75.患者，男，35岁。因糖尿病、高血压住院治疗。不属于病房教育内容的是
A.高血压病的病因
B.陪伴探视制度
C.糖尿病的饮食要求
D.高血压病治疗原则
E.糖尿病并发症的防治措施

76.护士给某肺癌患者讲述手术前戒烟的目的和重要性，指导患者术前戒烟。其采用的健康教育模式是
A.知信行模式
B.健康信念模式
C.行为转变模式
D.健康促进模式
E.自我调节模式

77.某医院各科室护士自发组成志愿者服务队，定期对社会人群进行健康宣教，普及疾病防治知识。该组织分型是
A.正式组织
B.非正式组织
C.虚拟组织
D.学习型组织
E.公益性组织

78.护士在工作中感到，要不断学习才能适应和胜任护理工作，自我要求学习成长，在不影响临床工作的前提下宜选择的学习方式是
A.脱产学习
B.半脱产学习
C.进修学习
D.自学或在临床实践中培训
E.加强考核训练

79.护士误将甲床的青霉素输给乙床，造成乙床患者因青霉素过敏死亡，该事件属于

A.一级医疗事故
B.二级医疗事故
C.三级医疗事故
D.四级医疗事故
E.护理缺陷

80.患者，男，20岁，长期吸烟、酗酒，且有吸毒行为和性乱交行为。其危害健康行为的类型属于
A.日常危害健康行为与不良疾病行为
B.致病性行为模式与不良疾病行为
C.日常危害健康行为与违规行为
D.致病性行为模式与违规行为
E.不良疾病行为与违规行为

81.护士在给一位 HBsAg 阳性的患者抽血时不慎被针头刺伤手指。当时按照"针刺伤处理指南"处理了伤口。为预防感染，最应该给该护士注射的药物是
A.破伤风抗毒素
B.抗病毒血清
C.广谱抗生素
D.免疫球蛋白
E.白蛋白

82.护士护理细菌性痢疾患者后，对双手采取卫生手消毒，其目的是
A.去除污垢和碎屑
B.减少暂住菌
C.杀灭暂住菌
D.减少常住菌
E.消除常住菌

83.某糖尿病患者参加朋友聚餐时，注意避免进食过多高糖食物，该行为属于哪种适应方式
A.条件反射
B.自我控制
C.调试
D.顺应
E.应激

84.乳腺外科病房护士编制了一套乳腺癌根治术后功能训练康复操。在健康传播的过程中，以下不能作为该康复操的特点是
A.科学性
B.针对性
C.指导性
D.通用性
E.随意性

85. 患者男，50岁，因冠心病入院，当护士对其进行健康教育、劝其戒烟时，其否认吸烟对健康会产生影响，表示不想戒烟。影响该患者行为的因素是
    A. 倾向因素
    B. 促成因素
    C. 强化因素
    D. 环境因素
    E. 学习因素

86. 两护士经常因为工作上的小事闹到护士长那里，护士长劝导双方大事讲原则，小事讲风格，求同存异。这种处理冲突的方法是
    A. 协商
    B. 妥协
    C. 第三方仲裁
    D. 拖延
    E. 和平共处

87. 患者女，46岁。因直肠癌行直肠癌切除、结肠造口术，其住院期间的健康教育内容<u>不包括</u>
    A. 直肠癌的病因及发病机制
    B. 直肠癌的主要临床表现
    C. 直肠癌的治疗原则及方法
    D. 直肠癌术后复查要求
    E. 直肠癌术后常见的并发症

88. 患者男，42岁。十二指肠溃疡病患者。护士在讨论制定针对其健康教育与干预计划时，有护士提出消除病因、定时服药、学习溃疡病知识、饮食调节等是否可以作为优先项目。在确定优先项目时应遵循的原则是
    A. 有针对性和重要性原则
    B. 针对性和结果性原则
    C. 时效性和准确性原则
    D. 重要性和有效性原则
    E. 三"W"和两个"H"

89. 患者男，65岁。患股骨头坏死，择期行人造股骨头置换术，最恰当的做法是
    A. 将万古霉素做为常规预防用药
    B. 术前12h给予一次足量抗生素
    C. 手术时间超过4h可再次给予抗生素
    D. 维持抗生素血药浓度至手术切口关闭
    E. 手术前后均不必给予抗生素

90. 患者男，23岁。突发高热、反复腹泻、呕吐1天，诊断为霍乱入院。护士给患者的排泄物消毒时最好选用的消毒剂是
    A. 戊二醛
    B. 过氧乙酸
    C. 过氧化氢
    D. 含氯消毒剂
    E. 乙醇

二、以下提供若干组考题，每组考题共同使用在考题前列出的A、B、C、D、E五个备选答案。请从中选择一个与考题最密切的答案，并在答题卡上将相应题号的相应字母所属的方框涂黑。每个备选答案可能被选择一次、多次或不被选择。

（91~93题共用备选答案）
    A. 传者
    B. 受传者
    C. 信息
    D. 讯息
    E. 传播效果

91. 受传者在知识、情感、态度、行为等方面的变化是

92. 传播行为的引发者称为

93. 人类社会传播的一切内容是

（94~95题共用备选答案）
    A. 形成评价
    B. 过程评价
    C. 效应评价
    D. 结局评价
    E. 总结评价

94. 调查社区居民心脑血管健康教育干预活动覆盖率属于

95. 调查社区居民艾滋病防治疾病相关知识知晓率属于

（96~97题共用备选答案）
    A. 封闭式提问
    B. 开放式提问
    C. 探索式提问
    D. 偏向式提问
    E. 复合式提问

96. "您多大年纪了?"属于

97. "你今天感觉好多了吗？"属于

（98~100题共用备选答案）
A. 信息来源
B. 编码
C. 传递信息
D. 解码
E. 反馈

98. 信息接受者将通道中加载的信息翻译成自己能够理解的形式，是

99. 发出信息的人是

100. 信息发送者将信息译成接受者能够理解的一系列符号，如语言、文字等，称为

专业知识

一、以下每一道考题下面有 **A、B、C、D、E** 五个备选答案。请从中选择一个最佳答案，并在答题卡上将相应题号的相应字母所属的方框涂黑。

1.关于食管癌术前患者的健康教育，错误的是
A.戒烟
B.避免感冒
C.鼓励病人深呼吸
D.术前 1 周进食流质，术前 3 日禁食
E.术前 1 日晚给予生理盐水经胃管洗胃

2.不适宜采取放射性碘治疗的病人是
A.年龄 30 岁以上的弥漫性甲亢病人
B.抗甲状腺药物治疗无效或复发病人
C.有心肾疾病不适宜手术病人
D.孕妇及哺乳期甲亢病人
E.高功能性甲状腺腺瘤病人

3.滴虫阴道炎的典型白带表现为
A.稠厚豆渣样
B.稀薄泡沫状
C.浓稠干酪样
D.脓血性
E.洗肉水样

4.关于排卵性功血的治疗，错误的是
A.刮宫
B.纠正贫血
C.预防感染
D.支持疗法
E.全子宫切除

5.烧伤深度的估计，最常采用
A.二度三分法
B.三度法
C.三度四分法
D.四度法
E.六度法

6.营养不良发病的年龄多见于
A.2 岁以下
B.3 岁以下
C.4 岁以下
D.5 岁以下

E.6 岁以下

7.对糖尿病患者进行强化胰岛素治疗时，常见的不良反应是
A.心血管意外
B.高血糖
C.酮症
D.低血糖
E.糖尿病足

8.婴幼儿可出现前囟饱满的疾病是
A.佝偻病
B.脑积水
C.小头畸形
D.新生儿腹泻
E.先天性甲状腺功能减退症

9.预防子宫脱垂最主要的措施是
A.积极开展计划生育
B.加强营养，增强体质
C.防治慢性气管炎及便秘
D.对老年人适当补充雌激素
E.科学接生，加强产褥期的保健

10.早产儿，日龄 1 天。有窒息史，烦躁不安，出现高声尖叫，首先考虑的诊断是
A.化脓性脑膜炎
B.颅内出血
C.破伤风
D.败血症
E.肺炎

11.休克诊断指标中不包括
A.脉率＜80 次 / 分
B.收缩压＜70mmHg
C.尿量＜30ml/h
D.神志淡漠或烦躁
E.皮肤苍白、湿冷

12.类风湿关节炎突出的临床表现是
A.游走性大关节疼痛
B.固定性大关节疼痛
C.关节肿胀
D.晨僵

E. 关节畸形

13. 孕妇在妊娠晚期合并急性病毒性肝炎应给予重视和积极治疗，主要因为
A. 容易合并妊高症及发展为子痫
B. 容易发展为重度肝炎，孕产妇死亡率增高
C. 容易发生糖代谢障碍，影响胎儿发育
D. 容易发生早产，胎儿不易成活
E. 容易发生宫缩无力，产程延长

14. 服用第一片短效口服避孕药片的时间是
A. 月经来潮第 3 日
B. 月经来潮第 5 日
C. 月经来潮第 7 日
D. 月经来潮前第 5 日
E. 月经干净后第 5 日

15. 帕金森病患者步态多为
A. 醉汉步态
B. 跨阈步态
C. 慌张步态
D. 剪式步态
E. 跛行步态

16. 支气管肺炎与支气管炎的主要区别是
A. 发热
B. 咳痰
C. 咳嗽
D. 呼吸音粗糙
E. 固定的中、细湿啰音

17. 以下<u>不属于</u>口服避孕药副反应的是
A. 闭经
B. 色素沉着
C. 骨质疏松
D. 突破性出血
E. 体重增加

18. <u>不宜用酸性溶液进行阴道灌洗的是</u>
A. 滴虫阴道炎
B. 阴道假丝酵母菌病
C. 老年性阴道炎
D. 慢性宫颈炎
E. 细菌性阴道病

19. 初产妇已临产，处于第一产程潜伏期，给予灌肠。其目的<u>不包括</u>
A. 刺激宫缩

B. 清洁肠道
C. 准备剖宫产
D. 有利于胎先露下降
E. 避免分娩时粪便污染消毒区

20. 治疗破伤风的中心环节是
A. 控制痉挛
B. 伤口处理
C. 气管切开
D. 大量使用抗毒素
E. 纠正水、电解质紊乱

21. 胎盘早剥的典型临床表现是
A. 无痛性反复阴道出血
B. 轻型胎盘早剥以内出血为主
C. 重型胎盘早剥主要症状为突发持续性腹痛
D. 轻型胎盘早剥剥离面积不超过胎盘的 1/5
E. 重型胎盘早剥贫血程度与外出血量相符

22. 强有力的抑制胃酸分泌的药物是
A. 奥美拉唑
B. 西咪替丁
C. 硫糖铝
D. 阿托品
E. 雷尼替丁

23. 高钾血症时，静脉注射 10% 葡萄糖酸钙的作用是
A. 降低血钾
B. 纠正酸中毒
C. 使细胞外钾离子向细胞内转移
D. 降低神经肌肉的应激性
E. 对抗钾离子对心肌的抑制作用

24. CO 中毒频繁抽搐者，首选的药物是
A. 吗啡
B. 地西泮
C. 鲁米那
D. 水合氯醛
E. 异戊巴比妥钠

25. 放疗区域出现皮肤三度反应，表现为
A. 红斑
B. 水肿
C. 溃疡
D. 水疱
E. 脱屑

26. 属于新生儿生理性黄疸特点的是
   A. 生后24小时内出现
   B. 生后2~3天最明显
   C. 足月儿血清胆红素 > 12mg/dl
   D. 患儿一般情况良好
   E. 足月儿黄疸持续时间不超过1周

27. 关于流行性腮腺炎腮腺肿的特点，正确的是
   A. 双侧同时肿大
   B. 肿大以耳垂为中心
   C. 为化脓性肿大
   D. 局部皮肤发亮，表面发红发热
   E. 持续10天左右逐渐消退

28. 缺铁性贫血铁剂治疗有效，最早的变化指标是
   A. 血红蛋白浓度增高
   B. 红细胞数增加
   C. 血清铁水平升高
   D. 红细胞体积增大
   E. 网织红细胞增加

29. 关于胸腔闭式引流装置，错误的是
   A. 长玻璃管插入液面下3cm
   B. 短玻璃管下端以穿出瓶塞为度
   C. 胸腔引流管与短玻璃管上端相接
   D. 水封瓶低于胸腔出口60cm
   E. 水封瓶内放入定量的无菌盐水

30. 宫颈活检术后应避免性生活和盆浴的时间至少为
   A. 1周
   B. 2周
   C. 3周
   D. 4周
   E. 5周

31. 治疗小儿原发性肺结核的首选药物是
   A. 异烟肼
   B. 链霉素
   C. 利福平
   D. 乙胺丁醇
   E. 对氨基水杨酸钠

32. 关于产后会阴部护理，正确的是
   A. 会阴切口缝线应5~7天拆线
   B. 会阴擦洗原则为由上至下，由外向内
   C. 会阴水肿者，用50%硫酸镁湿热敷
   D. 产后即用红外线照射
   E. 嘱产妇向会阴伤口侧卧位

33. 充血性心力衰竭主要临床诊断依据不包括
   A. 安静时心率增快
   B. 呼吸困难
   C. 肝大达肋下3cm以上
   D. 心音明显低钝
   E. 尿少伴下肢水肿

34. 关于慢性盆腔炎的叙述，正确的是
   A. 输卵管卵巢脓肿不能演变成囊肿
   B. 输卵管伞端及峡部粘连闭锁可形成输卵管积水
   C. 输卵管积脓不能演变为输卵管积水
   D. 慢性盆腔炎不能形成"冰冻骨盆"
   E. 输卵管积水时管壁厚呈结节状

35. 手术中，术者的手套污染后应
   A. 用碘酒消毒
   B. 更换无菌手套
   C. 加戴一只无菌手套
   D. 用75%的酒精消毒
   E. 重新刷手后再戴无菌手套

36. 血栓闭塞性脉管炎局部缺血期的症状是
   A. 下肢溃疡
   B. 指端坏死
   C. 间歇性跛行
   D. 静息痛
   E. 足背动脉搏动消失

37. 治疗消化性溃疡的药物中可引起黑便的是
   A. 西咪替丁
   B. 氢氧化铝凝胶
   C. 枸橼酸铋钾
   D. 甲硝唑
   E. 阿莫西林

38. 有机磷中毒患者出现烟碱样症状时，主要特征性表现是
   A. 流涎
   B. 腹泻
   C. 支气管痉挛
   D. 肌纤维颤动
   E. 瞳孔扩大

39. 引起晚期产后出血最常见的原因是

A. 胎盘胎膜残留

B. 蜕膜组织残留

C. 胎盘附着面感染

D. 剖宫产术后切口裂开

E. 产后滋养细胞肿瘤

40. 患儿男，6 岁。以急性肾炎收入院，目前水肿消退，血压正常，肉眼血尿消失，此时护士可以告诉患儿

A. 绝对卧床

B. 在室内做轻微活动

C. 恢复上学，但要避免体育活动

D. 恢复正常活动

E. 可以剧烈运动

41. 以指尖或叩诊锤轻击患儿颧弓与口角间的面颊可引起眼睑和口角抽动，该阳性体征是

A. 巴氏征

B. 克氏征

C. 陶瑟征

D. 腓反射

E. 面神经征

42. 水痘的传染期是

A. 潜伏期至结痂

B. 前驱期至出疹

C. 发热至痂脱落为止

D. 出疹期至痂脱落为止

E. 自出疹前 1 天至皮疹全部结痂

43. 肺癌病人出现声音嘶哑，声带麻痹，应首先考虑

A. 肿瘤侵及声带

B. 肿瘤压迫喉返神经

C. 肿瘤侵及喉上神经

D. 有纵隔淋巴结转移

E. 肿瘤压迫大支气管

44. 原发性肾病的分类包括

A. 单纯性肾病、先天性肾病

B. 继发性肾病、先天性肾病

C. 单纯性肾病、肾炎性肾病

D. 急性肾病、先天性肾病

E. 单纯性肾病、继发性肾病

45. 小量血胸指出血量

A. < 0.3L

B. < 0.5L

C. < 0.6L

D. < 0.8L

E. < 1L

46. 消化性溃疡的主要症状是

A. 厌食、消化不良

B. 恶心、呕吐

C. 反酸、嗳气

D. 呕血、黑便

E. 上腹疼痛

47. 下列哪种白血病最易出现全身广泛出血

A. 急性淋巴细胞白血病

B. 急性巨核细胞白血病

C. 急性单核细胞白血病

D. 急性早幼粒细胞白血病

E. 中枢神经系统白血病

48. 婴儿期的预防接种正确的是

A. 2~3 个月接种卡介苗

B. 2 个月开始口服脊髓灰质炎疫苗

C. 4~5 个月注射麻疹疫苗

D. 8~10 个月注射百、白、破疫苗

E. 1 岁注射乙肝疫苗

49. 对腹泻病人的护理措施，下列不妥的是

A. 给予高热量高纤维饮食

B. 给低脂少渣、易消化的饮食

C. 适当增加饮水量和食盐摄入

D. 注意腹部保暖，可用热水袋热敷

E. 每日用温水清洗肛门，用凡士林保护皮肤

50. 甲亢病人非浸润性突眼表现为

A. 畏光流泪

B. 伴角膜炎

C. 视物模糊

D. 眼部刺痛

E. 睑裂增宽

51. 胸腔闭式引流排液管一般置于

A. 2~3 肋间

B. 3~4 肋间

C. 5~6 肋间

D. 6~8 肋间

E. 8~10 肋间

52. 糖皮质激素治疗肾病综合征的目的主要是

A. 水肿消退

B. 减轻血尿

C. 血黏度恢复

D. 减轻蛋白尿

E. 血浆白蛋白恢复正常

53. 再生障碍性贫血治疗有效时首先表现为

A. 网织红细胞上升

B. 红细胞上升

C. 血红蛋白上升

D. 白细胞上升

E. 血小板上升

54. 正常产妇在产后第 1 天的生命体征变化是

A. 体温上升、脉搏略快、呼吸浅快、血压上升

B. 体温下降、脉搏略快、呼吸浅快、血压上升

C. 体温正常、脉搏略慢、呼吸深慢、血压下降

D. 体温下降、脉搏略慢、呼吸浅快、血压平稳

E. 体温上升、脉搏略慢、呼吸深慢、血压平稳

55. 与化脓性脑膜炎脑脊液不相符的特点是

A. 压力增高

B. 外观呈脓性

C. 蛋白质含量降低

D. 白细胞明显增多

E. 糖和氯化物下降

56. 神经根型颈椎病多见的体征是

A. Thomas 征试验（＋）

B. 臂丛牵拉试验（＋）

C. 拾物试验（＋）

D. 直腿抬高试验（＋）

E. "4" 字试验（＋）

57. 乳房自我检查最好在月经周期的

A. 1~2 天

B. 3~4 天

C. 5~6 天

D. 7~10 天

E. 11~12 天

58. 上消化道出血患者使用三腔二囊管时，护理措施正确的是

A. 胃气囊保持压力约 50mmHg

B. 食管气囊保持压力约 50mmHg

C. 气囊压迫需 4 日以上

D. 出血停止后可立即拔管

E. 食管气囊放气 15min/24h，同时放松牵引

59. 不符合 TIA 的临床特征是

A. 发病突然

B. 持续时间短暂

C. 反复发作

D. 无局灶性症状

E. 恢复完全

60. 慢性呼吸衰竭患者必须给予氧疗的指征为，动脉血氧分压低于

A. 45mmHg

B. 50mmHg

C. 55mmHg

D. 60mmHg

E. 65mmHg

61. 甲型肝炎病人自发病日起应隔离几周

A. 1 周

B. 2 周

C. 3 周

D. 4 周

E. 5 周

62. 最易发生嵌顿的腹外疝是

A. 腹股沟斜疝

B. 腹股沟直疝

C. 股疝

D. 脐疝

E. 切口疝

63. 属于肺心病代偿期病人的体征是

A. 肺动脉瓣区第二心音亢进

B. 颈静脉怒张

C. 腹水

D. 心脏叩诊浊音界向右扩大

E. 二尖瓣区舒张期杂音

64. 关于婴幼儿气管、支气管的解剖特点，错误的是

A. 软骨柔软

B. 纤毛运动差

C. 管腔相对狭窄

D. 缺乏弹力组织

E. 黏膜血管缺乏

65. 急性下壁心肌梗死最常出现的心律失常是

A. 房性期前收缩

B. 室性期前收缩

C. 心房扑动

D. 心房颤动

E. 房室传导阻滞

66. 神经细胞分化程度接近于成人的小儿年龄是

A. 4 岁

B. 5 岁

C. 6 岁

D. 7 岁

E. 8 岁

67. 骨盆直肠间隙脓肿的特点是

A. 肛周红、肿、热、痛明显

B. 属于慢性化脓性感染

C. 全身感染中毒症状明显

D. 病变发展可形成低位肛瘘

E. 最常见直肠肛管周围脓肿

68. 患儿，男，18 个月。自幼皮肤青紫，有昏厥史，今晨起频繁抽搐，神志不清，两肺可闻及干啰音，P150 次 / 分，可考虑为

A. 支气管肺炎伴心衰

B. 代谢性酸中毒

C. 化脓性脑膜炎

D. 法洛四联症缺氧发作

E. 乙型脑炎

69. 患者女，32 岁。出现乏力、胸闷、头昏 1 个月，近 1 周曾晕厥 2 次，心电图示：三度房室传导阻滞，心室率 40 次 / 分。最安全可靠的治疗是使用

A. 糖皮质激素

B. 异丙肾上腺素

C. 阿托品

D. 麻黄碱

E. 人工心脏起搏器

70. 患者男，40 岁。突感剧烈头痛，呕吐。查体：神志清，血压为 18.67/12kPa（140/90 mmHg），脑膜刺激征阳性，脑脊液呈均匀血性。首先考虑的是

A. 高血压性脑出血

B. 脑栓塞

C. 动脉硬化性脑栓塞

D. 蛛网膜下隙出血

E. 短暂性脑缺血发作

71. 患者男，56 岁。2 年前右肩关节脱位，经复位后未作固定，此后反复出现数次脱位。患者关节脱位的类型是

A. 创伤性脱位

B. 先天性脱位

C. 病理性脱位

D. 习惯性脱位

E. 开放性脱位

72. 患者女，50 岁。有高血压病史 10 年，近 3 年来症状加重。查体：BP24.0/14.7kPa（180/110mmHg），出现尿蛋白（+），肾功能正常，胸片显示左心室增大。该患者属于

A 急进性高血压

B. 肾性高血压

C. 高血压病 1 级

D. 高血压病 2 级

E. 高血压病 3 级

73. 患者男，68 岁，膀胱结石。有膀胱刺激症状，有时有血尿，近期合并感染，出现脓尿，拟进行耻骨上膀胱切开取石手术。术前护理措施不妥的是

A. 遵医嘱给予抗感染治疗

B. 嘱患者每日饮水 1000~1500ml，以稀释尿液

C. 嘱患者排尿突然中断时要变换体位排尿

D. 观察尿液的颜色及透明度改变

E. 加强心理护理，消除患者紧张

74. 患者女，56 岁。间歇性出现肉眼血尿 1 个月，抗生素治疗无效，近日出现尿频、尿急和尿痛。首选的检查手段是

A. 膀胱镜检查

B. X 线检查

C. 超声检查

D. CT 检查

E. MRI 检查

75. 患儿，男，8 个月。诊断："婴儿腹泻"，经补液酸中毒纠正后，出现手足抽搐。最可能原因是

A. 低钠血症

B. 低钾血症

C. 低钙血症

D. 低血糖症

E. 代谢性酸中毒

76. 患者女，38 岁。妊娠 21 周，主诉：头痛、眼花、恶心、呕吐。查体：血压 180/120mmHg，水肿（++），尿蛋白（++）。最可能的诊断是

A. 妊娠合并原发性高血压

B. 妊娠合并慢性肾炎

C. 先兆子痫

D.轻度妊娠高血压综合征

E.妊娠合并肾病综合征

77.患儿女，4岁。精神运动发育明显落后，只会说简单话，两眼外眦上斜，内眦赘皮，鼻梁低平，舌伸出口外，通贯手。最可能的原因是

A.脑性瘫痪

B.先天性甲状腺功能减退

C.大脑发育不全

D.21-三体综合征

E.生长激素缺乏症

二、以下提供若干个案例，每个案例有若干个考题。请根据提供的信息，在每题的A、B、C、D、E五个备选答案中选择一个最佳答案。并在答题卡上按照题号，将所选答案对应字母的方框涂黑。

（78~79题共用题干）

患者女，28岁。水肿1周。血压172/95mmHg。尿液检查蛋白（+++），红细胞5~10/HP，白细胞2~3/HP，颗粒管型0~2/HP。经检查确诊为慢性肾小球肾炎。

78.健康教育内容不正确的是

A.给予低盐、高蛋白、高维生素饮食

B.充分认识降压治疗可以保护肾功能

C.保持外阴清洁，禁止盆浴

D.避免感染、劳累及应用肾毒性药物

E.应用血小板解聚药时观察有无出血倾向，监测出凝血时间

79.患者最先出现水肿的部位是

A.眼睑和颜面

B.足背和踝部

C.胸腔和腹壁

D.臀部和会阴部

E.全身水肿

（80~81题共用题干）

患者女，26岁。早晨突然起床，感到有下腹持续性疼痛，伴恶心呕吐。到医院就诊，妇科检查：右侧附件肿块压痛明显。

80.此时患者最可能出现的情况是

A.卵巢肿瘤破裂

B.卵巢肿瘤蒂扭转

C.卵巢肿瘤恶变

D.卵巢肿瘤感染

E.急性盆腔炎

81.该患者正确的处理方法是

A.静脉应用抗生素

B.继续观察

C.应用止痛药物

D.立即进行右侧附件切除术

E.立即行肿瘤摘除术

（82~83题共用题干）

患者女，33岁。分娩后3个月，哺乳时发现左侧乳腺外上象限有一3cm×2cm大小包块，压之不痛，不易推动，质地较硬。

82.患者最可能的诊断为

A.急性乳腺炎

B.乳房囊性增生

C.乳房纤维腺瘤

D.乳管内乳头状瘤

E.乳腺癌

83.该患者目前治疗方案为

A.手术治疗

B.化疗

C.放疗

D.内分泌治疗

E.生物治疗

（84~85题共用题干）

患者因咽部发痒，吞咽时有疼痛感，但无流涕、咳嗽。体查：咽部明显充血，水肿，但表面未见点状渗出物。

84.依据患者的临床表现，最可能的诊断是

A.普通感冒

B.病毒性咽炎

C.细菌性咽炎

D.病毒性喉炎

E.支气管炎

85.对该患者的处理措施不恰当的是

A.增加休息

B.适当隔离

C.多饮水

D.清淡饮食

E.抗生素治疗

（86~87题共用题干）

患者男，48岁。3年来反复乏力、厌食、脾大，HBsAg（+）、HBeAg（+），ALT反复波动。10天前感冒后出现发热、乏力、恶心、呕吐及腹胀黄疸。查体：T 38℃，皮肤、黏膜黄染及瘀斑。腹部移动

性浊音阳性。ALT 680 U/L，血总胆红素 320 μmol/L。凝血酶原时间 25s。

86. 最可能的诊断是
A. 急性重型肝炎
B. 亚急性重型肝炎
C. 慢性重型肝炎
D. 慢性活动性肝炎
E. 肝硬化腹水

87. **不恰当**的治疗是
A. 卧床休息，清淡饮食
B. 支持治疗
C. 保肝治疗
D. 应用干扰素抗病毒治疗
E. 防治并发症

三、以下提供若干组考题，每组考题共同使用在考题前列出的 A、B、C、D、E 五个备选答案。请从中选择一个与考题关系最密切的答案，并在答题卡上将相应题号的相应字母所属的方框涂黑。每个备选答案可能被选择一次、多次或不被选择。

（88~90 题共用备选答案）
A. 疼痛—进食—疼痛
B. 疼痛—进食—缓解
C. 进食—疼痛—疼痛
D. 进食—疼痛—缓解
E. 疼痛无一定规律

88. 胃溃疡的疼痛规律为

89. 胃癌的疼痛规律为

90. 十二指肠球部溃疡的疼痛规律为

（91~92 题共用备选答案）
A. 脾破裂
B. 十二指肠破裂
C. 胆囊穿孔
D. 膀胱破裂
E. 肾破裂

91. 最易引起失血性休克的是

92. 腹膜刺激征最重的是

（93~94 题共用备选答案）
A. 全程血尿
B. 初期血尿
C. 终末血尿
D. 肉眼血尿
E. 血红蛋白尿

93. 患者肾挫伤后多见

94. 患者前尿道损伤后多见

（95~96 题共用备选答案）
A. 等长肌肉收缩锻炼
B. 等张肌肉收缩锻炼
C. 等动肌肉收缩锻炼
D. 等速肌肉收缩锻炼
E. 等距肌肉收缩锻炼

95. 伤肢固定时肌肉活动的形式为

96. 用控制装置使关节接近于正常活动的模式为

（97~98 题共用备选答案）
A. P–R 间期固定不变，< 0.20s，无 QRS 波群脱落
B. P–R 间期固定不变，可正常或延长，有 P 波与 QRS 波群脱落
C. P 波与 QRS 波群之间没有关系
D. P–R 间期 > 0.20s，无 QRS 波群脱落
E. P–R 间期逐渐延长直至 QRS 波群脱落

97. 一度房室传导阻滞心电图提示

98. 二度 Ⅱ 型房室传导阻滞心电图提示

（99~100 题共用备选答案）
A. 经口进食
B. 胃内喂养
C. 空肠喂养
D. 周围静脉营养
E. 中心静脉营养

99. 对营养液渗透压要求比较严格的是

100. 最符合生理营养的方法是

专业实践能力

一、以下每一道考题下面有 A.B.C.D.E 五个备选答案。请从中选择一个最佳答案，并在答题卡上将相应题号的相应字母所属的方框涂黑。

1. 患儿男，12 岁，患腮腺炎后较严重的并发症是
   A. 颈淋巴结炎
   B. 舌下腺炎
   C. 脑膜炎
   D. 睾丸炎
   E. 咽炎

2. 直肠癌行结肠造口术病人，出院后预防便秘的措施是
   A. 吃豆类食品
   B. 喝牛奶
   C. 服泻药
   D. 多食粗纤维水果、蔬菜
   E. 增加结肠灌洗次数

3. 卡介苗初种次数是
   A. 生后 2~3 天注射 1 次
   B. 每周 1 次，注射 2 次
   C. 每周 1 次，注射 3 次
   D. 每月 1 次，注射 2 次
   E. 每月 1 次，注射 3 次

4. 甲亢病人在甲状腺大部分切除术后出现呼吸困难的常见原因是
   A. 一侧喉返神经损伤
   B. 双侧喉上神经内支损伤
   C. 伤口内出血或喉头水肿
   D. 双侧喉上神经外支损伤
   E. 甲状腺危象

5. 十二指肠球部溃疡最重要的治疗是
   A. 少量多餐
   B. 卧床休息
   C. 使用保护胃黏膜药
   D. 及早行胃大部切除术
   E. 抑制胃酸分泌并清除幽门螺杆菌

6. 心绞痛发作时疼痛一般持续
   A. 3~5 分钟
   B. 15~20 分钟
   C. 25~30 分钟
   D. 35~40 分钟
   E. 20~25 分钟

7. 急性肾功能衰竭无尿期的护理，正确的是
   A. 尿量增加时快速补液
   B. 多进食优质蛋白
   C. 多吃橘子补充钾离子
   D. 严格限制静脉补液量
   E. 输入库存血纠正贫血

8. 慢性阻塞性肺疾病呼吸功能锻炼正确的方法是
   A. 缩唇呼吸
   B. 潮式呼吸
   C. 间停呼吸
   D. 端坐呼吸
   E. 叹气呼吸

9. 术后早期活动的主要目的是防止
   A. 心力衰竭
   B. 肺部并发症
   C. 切口裂开
   D. 压疮发生
   E. 伤口感染

10. 引起成人缺铁性贫血的主要原因是
    A. 铁摄入不足
    B. 铁需要量增加
    C. 铁吸收不良
    D. 慢性失血
    E. 骨髓对铁的利用功能降低

11. CO 中毒患者首选的给氧方式是
    A. 间断吸氧
    B. 高压氧舱
    C. 小剂量吸氧
    D. 高浓度吸氧
    E. 持续低流量吸氧

12. 有关癫痫发作时的护理措施，不正确的是
    A. 专人守护，观察记录全过程
    B. 立即解开患者衣领、衣扣和腰带

C.使用约束带捆扎患者肢体，以防坠落

D.使患者头偏向一侧，及时清理呼吸道分泌物

E.禁止口腔测温，应测腋下或肛温

13.关于母乳喂养的护理，错误的是

A.生后 2 小时开奶

B.按需哺乳，母婴同室

C.两侧乳房先后交替哺乳

D.喂奶完毕，轻拍婴儿背部

E.喂奶后婴儿以右侧卧位为佳

14.预防全麻术后肺不张的措施中，错误的是

A.术前禁烟 2~3 周

B.术后有效镇痛

C.术后给予镇咳药

D.术前进行呼吸功能锻炼

E.雾化吸入

15.急性肾炎潜伏期一般为

A.3 天

B.1~3 周

C.4~5 周

D.6~7 周

E.2~3 个月

16.乳腺癌术后病人出院指导最重要的是

A.加强营养

B.5 年内避免妊娠

C.经常自查

D.参加锻炼

E.继续功能锻炼

17.患儿男，6 个月。冬季出生。人工喂养，平时睡眠不安、多汗。今日晒太阳后突然出现全身抽搐 5~6 次，每次 1 分钟左右，抽搐停止后精神食欲正常，体温 37.8℃。应首先考虑的疾病是

A.癫痫

B.低血糖

C.高热惊厥

D.婴儿抽动症

E.维生素 D 缺乏性手足搐搦症

18.预防乙型肝炎最有效的措施为

A.隔离患者

B.加强医疗器械消毒和血液管理

C.注射乙肝疫苗

D.搞好粪便管理及水源保护

E.消灭蚊、蝇

19.麻疹具有早期诊断价值的临床表现是

A.中度发热

B.结膜充血

C.柯氏斑

D.上呼吸道感染

E.充血性斑丘疹

20.因不孕症进行诊刮应选择月经来潮前 12 小时，其目的是

A.防止术后感染

B.减少术后出血

C.判断有无排卵

D.防止子宫穿孔

E.减轻腹部疼痛

21.产后出血的护理措施不包括

A.宫缩乏力性出血者，立即按摩子宫

B.失血过多，遵医嘱补充血容量

C.胎盘部分残留，需徒手剥离取出

D.产后出血高危者，做好输血输液准备

E.软产道损伤造成的出血，及时做好缝合准备

22.T 管引流试夹管的指征不包括的是

A.术后 10 日

B.患者主诉轻微腹胀

C.体温 36.8℃

D.引流出的胆汁量约 200ml

E.引流出的胆汁呈黄色、清亮

23.骨科病人术前护理的重点是

A.灌肠

B.禁食水

C.皮肤准备

D.心理准备

E.功能锻炼

24.输尿管切口取石术前拍摄腹平片进行结石定位的时间是

A.术前 1 小时

B.术前 2 小时

C.术前 3 小时

D.术前 1 天

E.术前 2 天

25.治疗下肢急性蜂窝织炎应首选

A.红霉素

B.四环素

C.青霉素

D. 氨苄青霉素

E. 庆大霉素

26. 测量第 5 腰椎棘突下至耻骨联合上缘中点的距离是

A. 对角径

B. 髂棘间径

C. 髂嵴间径

D. 骶耻外径

E. 出口横径

27. 肝硬化伴腹水患者每日进水量应限制在

A. 2000ml

B. 1500ml

C. 1000ml

D. 500ml

E. 300ml

28. 在人体内缺钾时，洋地黄类药物的毒性反应易引起患者心搏骤停，其最多见的类型是

A. 心房纤颤

B. 心房扑动

C. 心室颤动

D. 心室静止

E. 心电机械分离

29. 通常情况下，胸腔闭式引流瓶内水柱波动的范围是

A. < 1cm

B. 2~3cm

C. 4~6cm

D. 7~8cm

E. > 8cm

30. 肺炎患者减轻胸痛的最常用体位是

A. 坐位

B. 仰卧位

C. 俯卧位

D. 患侧卧位

E. 健侧卧位

31. 肺炎患儿发生严重腹胀、肠鸣音消失是因为

A. 低钾血症

B. 低钠血症

C. 坏死性小肠炎

D. 消化功能紊乱

E. 中毒性肠麻痹

32. 心功能Ⅲ级的患儿，其休息活动计划为

A. 活动如正常儿童

B. 增加休息时间，在室内做轻微活动

C. 限制活动，增加卧床时间

D. 应绝对卧床休息

E. 绝对卧床休息并吸氧

33. 异位妊娠破裂多见于

A. 宫颈妊娠

B. 输卵管峡部妊娠

C. 输卵管壶腹部妊娠

D. 输卵管伞端妊娠

E. 输卵管间质部妊娠

34. 诊断早期肺源性心脏病的依据是

A. 颈静脉充盈

B. 慢性肺病史

C. 肺动脉高压

D. 肺气肿体征

E. 肺部湿啰音

35. 脑血栓形成病人的最佳氧疗措施是

A. 低流量给氧

B. 中流量给氧

C. 高流量给氧

D. 100% 纯氧给氧

E. 高压氧舱给氧

36. 静脉注射去甲柔红霉素时药液外渗，处理措施不正确的是

A. 尽量回抽局部渗液

B. 局部用利多卡因封闭

C. 25% 硫酸镁湿敷

D. 局部热敷

E. 抬高患肢

37. 不属于 21 —三体综合征患儿的护理措施是

A. 限制活动

B. 加强生活照顾

C. 培养自理能力

D. 保持皮肤清洁干燥

E. 定期随访遗传咨询

38. 闭合性骨折固定后最常见的并发症是

A. 血管损伤

B. 神经损伤

C. 关节僵硬

D. 骨化性肌炎

E.缺血性肌挛缩

39.艾滋病患者服用齐多夫定时，应定期检查
A.肝功能
B.肾功能
C.血脂
D.血常规
E.血压

40.关于水痘的临床特点，正确的是
A.潜伏期较短，仅1~2天
B.前驱期较长，平均14天
C.皮疹常在热退后出现
D.水痘一般愈后留有瘢痕
E.为自限性疾病

41.小儿结核性脑膜炎早期的主要表现是
A.颅神经损害
B.头痛、呕吐
C.性情改变
D.脑膜刺激征
E.抽搐昏迷

42.对社会人群危害最大，后果严重的肺结核类型是
A.原发性肺结核
B.急性粟粒型肺结核
C.亚急性及慢性血行播散型肺结核
D.浸润型肺结核
E.慢性纤维空洞型肺结核

43.安装人工心脏起搏器的病人沙袋压迫伤口的时间是
A.2~4小时
B.4~6小时
C.6~12小时
D.12~24小时
E.24~72小时

44.胺碘酮治疗心律失常导致的最严重的不良反应是
A.转氨酶升高
B.肺纤维化
C.负性肌力作用
D.恶心、呕吐
E.角膜色素沉着

45.与甲型病毒性肝炎病人接触后，被动免疫的

时间最长不应超过接触后
A.6天
B.8天
C.10天
D.12天
E.14天

46.人工授精是指
A.将洗涤后的精子和卵子注入阴道
B.将洗涤后的精子注入阴道
C.将精液直接注入阴道
D.将早期胚泡移入阴道
E.将早期胚泡移入宫腔

47.腹部手术4天后，病人体温再次升高，伤口疼痛，首先要考虑
A.肺部感染
B.腹腔脓肿
C.盆腔脓肿
D.切口感染
E.肠粘连

48.女婴，胎龄36周。体重2000g，生后5天出现反应差，哭声低，皮肤发凉，查体：T35℃、P120次/分、第一心音低钝、小腿皮肤暗红、按之如硬橡皮状。最可能的诊断是
A.新生儿败血症
B.新生儿硬肿症
C.新生儿破伤风
D.新生儿窒息
E.新生儿颅内出血

49.患者女，58岁。确诊为2型糖尿病，因口服降糖药疗效不佳而给予胰岛素治疗。早餐前注射胰岛素后进行户外运动，40分钟后突发头晕、心悸、大汗，随后跌倒，昏迷。该患者发生上述情况最可能的原因是
A.酮症酸中毒
B.高渗性非酮症昏迷
C.低血糖
D.癫痫发作
E.胰岛素过敏性休克

50.某产妇，妊娠39周分娩，宫口开大4cm时在活动过程中突然破膜，应立即采取的措施是
A.听胎音
B.行肛门检查
C.观察羊水性状

D. 卧床

E. 记录破膜时间

51. 患者女，48 岁。诊断为多发性子宫肌瘤，合并重度贫血。最佳治疗方法为

A. 雄激素治疗

B. 子宫次全切

C. 子宫全切

D. 子宫及双附件切除

E. 子宫全切及盆腔淋巴结清扫

52. 孕妇，28 岁，G1P0，常规产前检查时，护士教其监护胎动，并告知胎动正常值。其正确的胎动次数为

A. 每小时 1~2 次

B. 每小时 3~5 次

C. 每小时 10 次

D. 每 12 小时 3~5 次

E. 每 12 小时少于 10 次

53. 患者女，30 岁。十二指肠球部溃疡病史 5 年。突感上腹部剧痛 2 小时，继之满腹疼痛、大汗淋漓、出冷汗、四肢冰冷。查体：BP10/6kpa（74/45mmHg），P120 次 / 分，全腹压痛及反跳痛，临床疑有溃疡穿孔可能。此时护士应首先采取的措施为

A. 开放静脉补充血容量

B. 抗生素静滴

C. 制酸药静滴

D. 继续保守治疗

E. 尽快手术治疗

54. 患者女，78 岁。因急性心肌梗死收入院，心电监护中发现患者出现心室颤动。值班护士应即刻采取的首要措施是

A. 心内注射利多卡因

B. 静脉注射肾上腺素

C. 气管插管

D. 非同步电除颤

E. 静脉注射阿托品

55. 患者男，33 岁。因饮酒后出现恶心、呕吐，伴腹部持续性绞痛 6 小时就诊。疑为急性胰腺炎。经治疗后腹痛、呕吐消失，恢复进食时，护士应指导患者进食

A. 无渣半流饮食

B. 低脂低蛋白流质饮食

C. 高脂高蛋白流质饮食

D. 高脂低蛋白流质饮食

E. 低脂高蛋白流质饮食

56. 9 个月健康婴儿的体重应为

A. 6.25kg

B. 7.25kg

C. 8.25kg

D. 9.0kg

E. 10.25kg

57. 足月正常女婴，生后第 3 天皮肤出现轻度黄染，一般情况良好，吸奶好，血清胆红素 170μmol/L（10mg/dl），该女婴可能是

A. 生理性黄疸

B. 新生儿溶血症

C. 先天性胆道闭锁

D. 新生儿肝炎

E. 新生儿败血症

58. 未孕妇女，32 岁。妇科检查阴道正常。关于其解剖的叙述，正确的是

A. 阴道腔上窄下宽

B. 前穹隆顶端为腹腔最低处

C. 位于膀胱和尿道之间

D. 开口于阴道前庭前半部

E. 阴道后穹隆顶端为子宫直肠陷凹

59. 患者男，42 岁。双手掌关节、腕关节、膝关节对称性肿痛半年，加重伴晨僵 1 个月。手指及腕关节的 X 线片示骨质疏松，诊断为类风湿关节炎。急性期护理措施错误的是

A. 卧床休息

B. 可短时间制动

C. 保持关节处于功能位

D. 加强关节活动，进行功能锻炼

E. 可以用温水浴或热水浸泡僵硬的关节

60. 患者女，32 岁。行负压吸宫术时出现面色苍白、大汗淋漓，P 50 次 / 分，测血压 80/50mmHg。最可能的并发症是

A. 子宫穿孔内出血

B. 人工流产综合征

C. 空气栓塞

D. 羊水栓塞

E. 痛性休克

61. 患者男，67 岁。诊断为短暂性脑缺血发作，有糖尿病、高血压病史。护士对其进行健康宣教，错误的是

A. 头部转动时不能太快、太猛

B. 进食低脂、高钠、高蛋白饮食

C. 多吃水果、蔬菜

D. 即使没有症状，也不能独自开车

E. 积极控制糖尿病、高血压

62. 初孕妇，孕 37 周。检查发现明显下肢静脉曲张，应采取的措施是

A. 多进行长时间行走

B. 多进行打球等活动

C. 以仰卧位休息为主

D. 避免两腿交叉或盘坐

E. 经常穿紧身衣裤

63. 患者男，58 岁。高血压患者，夜间突然惊醒。被迫坐起，烦躁不安、咳嗽、气急、咳粉红色泡沫样痰，采取以下措施不妥的是

A. 静脉注射吗啡 3mg

B. 酒精湿滑面罩加压给氧

C. 半坐位，双腿下垂

D. 硝酸甘油片 0.3mg

E. 静脉注射呋塞米 20mg

64. 28 岁女性，两次月经分别为 2006 年 8 月 16~22 日，2006 年 9 月 13~16 日，其月经周期为

A. 25 天

B. 26 天

C. 27 天

D. 28 天

E. 29 天

65. 患者男，46 岁。饱餐后出现上腹痛、腹胀，腹痛向腰背部放射，弯腰可减轻腹痛。查体：腹部膨隆，脐周皮肤出现青紫，上腹压痛、反跳痛，腹肌紧张，肠鸣音消失。血压 120/80mmHg，脉搏 88 次 / 分，呼吸 18 次 / 分，经检查诊断为急性胰腺炎。不宜应用的药物是

A. 奥曲肽

B. 抗感染药

C. H$_2$ 受体拮抗剂

D. 质子泵阻滞剂

E. 抗胆碱能药物

66. 患者男，52 岁。肝硬化致门静脉高压症，现拟行门体分流手术。不正确的术前护理措施是

A. 予高热量、高蛋白、丰富维生素饮食

B. 术前卧床休息

C. 术前 3 日口服肠道杀菌剂

D. 术前晚清洁灌肠

E. 术日晨常规放置胃管

67. 患者女，42 岁，反复尿频、尿急、尿痛 8 年，清洁中段尿培养菌落数 > 100000 个 /ml，经系统抗炎治疗效果不明显。最有价值的诊治措施是

A. 久病体弱应大力给予支持治疗，以提高抗病能力

B. 可能与休息不充分有关，应卧床休息

C. 中西医结合治疗以加强疗效

D. 寻找并去除导致发病的易感因素

E. 可能合并肾结核，应同时进行试验性抗结核治疗

68. 患者女，40 岁。因呕吐、腹泻严重脱水，累计丧失量 5000ml，则第一日的补液量为

A. 2000~2500ml

B. 2500~3000ml

C. 3000~3500ml

D. 3500~4000ml

E. 4500~5000ml

69. 患者女，56 岁。颅前窝骨折伴耳漏，患者出现头痛、呕吐、厌食，反应迟钝，脉搏细弱，血压偏低，可能出现了

A. 颅内感染

B. 颅内压增高

C. 颅内出血

D. 颅内低压综合征

E. 脑疝

70. 患者男，28 岁，因车祸致右侧胸部损伤 3 小时，查血压 100/70mmHg，呼吸困难、发绀，右胸明显压痛，可扪及骨擦音，右肺呼吸音低，叩诊鼓音。最重要的处理是

A. 胸腔闭式引流

B. 气管插管辅助呼吸

C. 输液输血

D. 胸部包扎固定

E. 及早剖胸探查

71. 患者男，28 岁。因误服有机磷农药入院。查体：昏迷，瞳孔缩小、面肌颤动、呼吸有大蒜味。不合理的护理措施是

A. 用肥皂水或 2%~5% 碳酸氢钠溶液进行洗胃

B. 遵医嘱给予阿托品

C. 垫高肩部

D. 持续吸氧

E. 清洗皮肤、口腔等

72. 患者女，36 岁。因十二指肠溃疡穿孔行胃大部切除术，术后第 5 天起体温升高，呈弛张热，下腹坠胀，里急后重，有黏液样稀便。错误的护理措施是

A. 温水坐浴

B. 温盐水保留灌肠

C. 保持胃肠减压通畅

D. 做好术前准备

E. 避免腹部按压

73. 新生儿女，出生 7 天。生后第 4 天发现面部皮肤黄染。今起患儿出现嗜睡、拒奶、反应差。查体：T36.5℃，面部及躯干皮肤黄染，前囟隆起，肌张力低下。血清胆红素为 292μmol/L。患儿可能发生了

A. 脑疝

B. 肝炎综合征

C. 胆红素脑病

D. 中毒性脑病

E. 化脓性脑膜炎

二、以下提供若干个案例，每个案例有若干个考题。请根据提供的信息，在每题的 A、B、C、D、E 五个备选答案中选择一个最佳答案，并在答题卡上按照题号，将所选答案对应字母的方框涂黑。

（74~75 题共用题干）

患者女，38 岁。阵发性腹痛 3 天伴恶心、呕吐，12 小时未排便、排气，4 年前因节段性肠炎行末端回肠切除术，曾有切口感染，术后 1 年开始多次腹痛发作，情况与本次相似。检查皮肤弹性差，腹稍胀，可见肠型及蠕动波，肠鸣音活跃，偶闻气过水声。

74. 最可能的诊断是

A. 急性胃肠炎

B. 急性完全性肠梗阻

C. 粘连性肠梗阻

D. 节段性肠炎

E. 节段性肠炎癌变

75. 目前需进行的处理是

A. 给予大剂量广谱抗生素及肠道菌抑制剂

B. 开腹探查，病变肠段切除术

C. 开腹探查解除肠梗阻

D. 禁食、输液、胃肠减压

E. 饮食调节，内科治疗

（76~77 题共用题干）

患儿女，6 岁。因反复出现鼻衄、四肢皮下瘀点来诊。查体：体温正常，面色苍白，口腔黏膜溃疡，肝、脾、淋巴结未触及肿大。血常规：RBC2.80×10^{12}/L，WBC2.5×10^9/L，PLT30×10^9/L，网织红细胞 0.02%。

76. 可能的诊断是

A. 再生障碍性贫血

B. 缺铁性贫血

C. 营养性巨幼细胞贫血

D. 生理性贫血

E. 白血病

77. 不正确的治疗措施是

A. 防治感染、出血及输血

B. 应用雄激素

C. 应用免疫抑制剂

D. 骨髓移植

E. 脾切除

（78~80 题共用题干）

患者男，38 岁。黑色软便 2 天，上腹隐痛伴反酸就诊。查体：心率 86 次 / 分，血压正常，腹部轻压痛，无反跳痛。经胃镜检查，诊断为十二指肠球部溃疡出血。

78. 治疗出血最为合适的方法是

A. 控制饮食

B. 止血药

C. 抗酸药

D. 补充营养

E. 减轻工作

79. 治疗过程中，患者突然呕血约 1500ml，解柏油样大便，查体 BP75/50mmHg（10/6.9kPa），心率 120 次 / 分。此时主要的治疗措施是

A. 补充电解质

B. 补充血容量

C. 应用止血药物

D. 继续服用抗酸剂

E. 保护胃黏膜

80. 经积极治疗后失血性休克被纠正，该患者幽门螺杆菌阳性，进一步治疗措施是

A. 应用消化酶

B. 抑制胃酸分泌

C. 促进胃肠蠕动

D. 继续补液对症治疗

E. 以质子泵抑制剂为基础的三联疗法

（81~83题共用题干）

患儿，男，5岁。全身重度凹陷性水肿2周，水肿随体位变化，以颜面、下肢及阴囊最为明显，近2天来24小时尿量在100ml左右，水肿加重，两眼不能睁开，呼吸困难，喜平卧位。体检：两肺中下叶呼吸音减弱，叩诊呈浊音，语颤消失，腹水征（+），尿蛋白（++++）。

81. 该患儿现在最严重的情况是
A. 肾病综合征并发肺炎
B. 肾病综合征有胸腔积液、腹腔积液
C. 肾病综合征并发心力衰竭
D. 肾病综合征并发腹膜炎
E. 单纯性肾病综合征

82. 在饮食护理中，蛋白摄入量应控制在
A. 1g/kg
B. 2g/kg
C. 3g/kg
D. 4g/kg
E. 5g/kg

83. 目前首先要考虑的护理问题是
A. 焦虑
B. 营养失调
C. 活动无耐力
D. 体液过多
E. 有皮肤完整性受损的危险

（84~86题共用题干）

患儿，男，7个月。腹泻2天，每天10余次黄色稀水便。体重6kg。精神萎靡，皮肤弹性极差，前囟及眼窝明显凹陷，肢冷，血压偏低，口渴不明显，尿量极少。血清钠125mmol/L。

84. 患儿脱水的性质和程度为
A. 中度等渗脱水
B. 中度低渗脱水
C. 重度等渗脱水
D. 重度低渗脱水
E. 重度高渗脱水

85. 该患儿第一天补液首选的液体种类及量应是
A. 2/3张含钠液 120~150ml/kg
B. 2∶1等张含钠液 20ml/kg
C. 2∶1等张含钠液 180 ml/kg
D. 2/3张含钠液 20ml/kg
E. 1/2张含钠液 120~150ml/kg

86. 错误的护理措施是

A. 记录排便次数、量及性状
B. 记录24小时出入液量
C. 记录第一次排尿时间
D. 补液速度为每小时 5~8ml/kg
E. 观察尿量及脱水是否纠正

三、以下提供若干组考题，每组考题共同使用在考题前列出的A、B、C、D、E五个备选答案。请从中选择一个与考题关系最密切的答案，并在答题卡上将相应题号的相应字母所属的方框涂黑。每个备选答案可能被选择一次、多次或不被选择。

（87~88题共用备选答案）
A. 颈肩疼痛并向上肢放射
B. 精细活动失调，有踩棉花感
C. 头部发作性胀痛
D. 临床表现复杂多样
E. 颈性眩晕，共济失调

87. 脊髓型颈椎病的表现是

88. 椎动脉型颈椎病的表现是

（89~91题共用备选答案）
A. 人流综合征
B. 子宫穿孔
C. 羊水栓塞
D. 人流后感染
E. 宫颈粘连

89. 吸宫术后出现闭经伴周期性腹痛，血压正常，可能的诊断为

90. 吸宫术后3天，高热、腹痛、下腹部压痛，可能的诊断为

91. 钳刮术时烦躁不安，寒战，呕吐，咳嗽，继之呼吸困难，发绀，心率快，血压迅速下降，可能的诊断为

（92~93题共用备选答案）
A. 胎方位
B. 胎先露
C. 胎产式
D. 骨盆轴
E. 胎体轴

92. 胎儿身体纵轴与母体纵轴间的关系称为

93.胎儿通过的骨盆各假想平面中点的连线称为

（94~96 题共用备选答案）
A. 皮肤完整性受损
B. 疼痛：关节痛
C. 口腔黏膜改变
D. 潜在并发症：慢性肾衰竭
E. 焦虑

94. SLE 所致血管炎性反应的主要护理问题是

95. 长期使用激素可能导致的护理问题是

96. SLE 病人病情反复发作，迁延不愈可能导致的护理问题是

（97~98 题共用备选答案）
A. 阵发性绞痛
B. 持续性钝痛
C. 刀割样锐痛
D. 钻顶样剧痛
E. 持续性痛阵发性加剧

97. 空腔脏器梗阻疼痛性质为

98. 溃疡病穿孔疼痛性质为

（99~100 题共用备选答案）
A. 胸部 CT
B. X 线
C. B 超
D. 支气管镜
E. 细胞学检查

99. 对中央型肺癌有较高确诊意义的检查为

100. 对发现肺癌早期病变及指导手术有重要意义的检查为

全国护士（师）资格考试预测卷系列

2026

主管护师技术资格考试预测卷

预测卷（四）

王　冉　主编

中国健康传媒集团
中国医药科技出版社　·北京

编委会

主　编　王　舟

编　者（以姓氏笔画为序）

　　　　王　舟　　王冬华　　成晓霞　　李红珍

　　　　余立平　　沈正军　　张立君　　范湘鸿

　　　　罗先武　　罗艳萍　　孟小丽　　郭梦安

　　　　喻惠丹　　程明文　　焦平丽　　路　兰

　　　　蔡秋霞　　谭初花　　熊永芳　　魏秀丽

基础知识

一、以下每一道题下面 A、B、C、D、E 五个备选答案，请从中选择一个最佳答案，并在答题卡上将相应字母所属的方框涂黑。

1. 系统性红斑狼疮患者几天前晒过太阳，最近清晨起床后手指皮肤出现如图所示的改变，考虑为（见彩图 2）

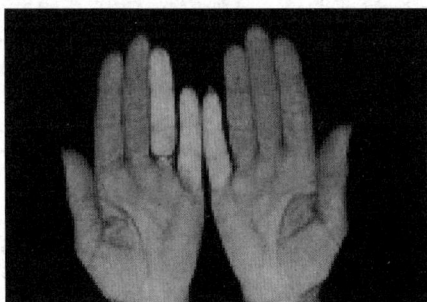

A. 晒伤
B. 雷诺现象
C. 感染
D. 过敏
E. 晨僵

2. 慢性阻塞性肺气肿患者的体征不包括
A. 两肺肺泡呼吸音减弱
B. 双肺叩诊呈过清音
C. 两肺语颤增强
D. 呼吸运动减弱
E. 胸廓呈桶状

3. 慢性胃炎的确诊依据是
A. 胃液分析
B. X 线钡餐检查
C. 胃镜检查
D. 腹部 B 超
E. 腹部 CT

4. 关于原发性支气管肺癌临床特征的描述，正确的是
A. 最常见的表现为咳嗽
B. 进展速度与细胞生物学特征无关
C. 一般不会发生淋巴转移
D. 起源于支气管纤毛组织
E. 是最常见的肺部原发性恶性肿瘤

5. 与重症肌无力发生关系最密切的病变器官是

A. 下丘脑
B. 垂体
C. 肾上腺
D. 胸腺
E. 甲状腺

6. 急性心力衰竭的病因不包括
A. 先天性心脏病
B. 输液过快过多
C. 瓣膜穿孔
D. 病毒性心肌炎
E. 急性广泛前壁心肌梗死

7. 下列不属于肝性脑病诱发因素的是
A. 多饮灌肠和导泻
B. 大量排钾利尿
C. 反复放腹水
D. 上消化道出血
E. 高蛋白饮食

8. 发生冠状动脉粥样硬化性心脏病最重要的危险因素是
A. 性别、年龄
B. 糖尿病
C. 吸烟
D. 高脂血症
E. 高血压

9. 诊断心肌梗死最具有敏感性和特异性的生化指标是
A. 中性粒细胞
B. C 反应蛋白
C. 肌酸激酶同工酶
D. 肌酸激酶
E. 肌钙蛋白 T

10. 下列因素与原发性高血压无关的是
A. 肾脏实质病变
B. 遗传
C. 高钠盐饮食
D. 饮酒
E. 体重超重和肥胖

11. 母乳的钙磷比例为

A. 1 : 3

B. 1 : 2

C. 3 : 1

D. 2 : 1

E. 1 : 1

12. 新生儿缺血缺氧性脑病出现惊厥时首选

A. 氯胺酮

B. 苯妥英钠

C. 苯巴比妥

D. 水合氯醛灌肠

E. 地西泮

13. 最常用的协助诊断早孕的辅助检查方法是

A. 胎儿心电图

B. 尿妊娠试验

C. B超

D. 黄体酮试验

E. 超声多普勒

14. 引起"肾前性肾功能衰竭"的病因是

A. 缺水、血容量减少

B. 盆腔手术误扎双侧输尿管

C. 大面积烧伤

D. 感染性休克

E. 挤压综合征

15. 在我国引起急性胰腺炎最常见的原因是

A. 胰腺外伤

B. 暴饮暴食

C. 流行性腮腺炎

D. 饮酒

E. 胆道疾病

16. 在我国，导致二尖瓣狭窄最常见的病因为

A. 先心病

B. 冠心病

C. 高血压性心脏病

D. 风心病

E. 感染性心内膜炎

17. 呼吸衰竭患者动脉血氧分压小于

A. 40mmHg

B. 50mmHg

C. 60mmHg

D. 70mmHg

E. 80mmHg

18. 肺癌中恶性度最高的是

A. 细支气管肺泡癌

B. 腺癌

C. 大细胞未分化癌

D. 小细胞未分化癌

E. 鳞状上皮细胞癌

19. 上消化道出血后内镜检查的最佳时间是

A. 5~7 天

B. 3~5 天

C. 48~72 小时

D. 24~48 小时

E. 24 小时以内

20. 脑血栓形成最常见的原因是

A. 脑动脉炎

B. 脑动脉粥样硬化

C. 先天性血管畸形

D. 高脂血症

E. 高血压

21. 关于胃食管反流患者发生胃内容物反流入食管的原因，正确的是

A. 上端食管括约肌功能不全

B. 下端食管括约肌功能不全

C. 中上段食管括约肌功能不全

D. 中下段食管括约肌功能不全

E. 全段食管括约肌功能不全

22. 成人门静脉高压症继发食管胃底静脉曲张破裂大出血，最常见的并发症是

A. 失血性休克

B. 急性肝坏死

C. 急性弥漫性腹膜炎

D. 血氨增高、肝昏迷

E. 应激性溃疡

23. 胃黏膜萎缩时，哪种细胞破坏可能导致维生素 B_{12} 缺乏

A. 主细胞

B. 壁细胞

C. 黏液细胞

D. G 细胞

E. 腺细胞

24. 肠内营养的供给途径<u>不包括</u>

A. 经鼻胃管

B. 经鼻肠管

C.经口摄入

D.经空肠造瘘

E.经中心静脉

25.支气管扩张症的主要表现为

A.夜间咳嗽

B.干咳或刺激性咳嗽

C.慢性连续性咳嗽

D.金属音调咳嗽

E.嘶哑性咳嗽

26.病毒性心肌炎患者大多感染的病毒是

A.溶血性链球菌

B.柯萨奇病毒

C.流感病毒

D.埃可病毒

E.腺病毒

27.剧烈而频繁的呕吐可导致

A.呼吸性酸中毒

B.呼吸性碱中毒

C.代谢性酸中毒

D.代谢性碱中毒

E.混合性酸中毒

28.肝硬化大出血诱发肝性脑病的主要机制是

A.失血量过多导致休克

B.失血后引起脑出血

C.肠道积血产氨增多

D.失血量大干扰脑代谢

E.失血造成脑组织缺氧

29.急性胰腺炎的病因不包括

A.胰管梗阻

B.胆道疾病

C.暴饮暴食

D.酗酒

E.上消化道出血

30.患者男，35岁。腹痛伴呕吐3天，疑为急性胰腺炎，最有意义的检查项目是

A.血清淀粉酶

B.透明质酸酶

C.乳酸脱氢酶

D.胆碱酯酶

E.血肌酸磷酸激酶

31.低渗性脱水时血钠值一般低于

A. 150mmol/L

B. 145mmol/L

C. 140mmol/L

D. 135mmol/L

E. 130mmol/L

32.符合等渗性脱水特征的是

A.尿量增多

B.细胞外液渗透压无变化

C.细胞外液渗透压升高

D.细胞外液渗透压降低

E.易发生休克

33.水中毒的常见原因不包括

A.循环血量增多

B.血浆渗透压升高

C.肾病综合征

D.右心衰竭

E.肾衰竭

34.DIC 最常见的病因是

A.皮肤斑点、紫斑

B.血管瘤

C.感染

D.糖尿病

E.白血病

35.肾盂肾炎的主要感染途径是

A.院内感染

B.呼吸道感染

C.上行感染

D.淋巴道感染

E.血行感染

36.中心静脉压（CVP）正常值是

A. 10~20cmH$_2$O

B. 8~16cmH$_2$O

C. 7~14cmH$_2$O

D. 6~12cmH$_2$O

E. 5~10cmH$_2$O

37.伤寒的主要传播途径是

A.接触传播

B.虫媒传播

C.消化道传播

D.呼吸道传播

E.血液传播

38. 肝脏的功能<u>不包括</u>
A. 产生并储存胆汁
B. 参与糖类和维生素分解
C. 药物的转化和解毒
D. 参与脂类转化
E. 参与蛋白质合成

39. 下列哪种疾病可使用肠内营养
A. 肠梗阻
B. 胃出血
C. 肠道感染
D. 严重腹泻
E. 脑外伤

40. 属于特异性感染病原体的是
A. 铜绿假单胞菌
B. 乙型溶血性链球菌
C. 金黄色葡萄球菌
D. 结核杆菌
E. 大肠埃希菌

41. 基础代谢率的计算公式是
A. 收缩压 + 舒张压 –111
B. 脉率 + 脉压 –111
C. 脉率 – 脉压 –111
D. 舒张压 + 脉压 –111
E. 收缩压 + 脉压 –111

42. 再生障碍性贫血的发病机制为
A. 造血原料缺乏
B. 严重感染
C. 急性失血
D. 红细胞破坏
E. 骨髓造血功能低下

43. 输液过量诱发充血性心力衰竭的发病机制是
A. 梗阻性病变
B. 压力负荷过重
C. 容量负荷过重
D. 继发性心肌收缩力下降
E. 原发性心肌收缩力下降

44. 急性血源性骨髓炎最常见的致病菌是
A. 肺炎双球菌
B. 铜绿假单胞菌
C. 金黄色葡萄球菌
D. 链球菌
E. 大肠埃希菌

45. 皮肤黏膜淋巴结综合征按病因分类属于
A. 遗传性疾病
B. 内分泌性疾病
C. 退化性疾病
D. 代谢性疾病
E. 免疫性疾病

46. 新生儿肺透明膜病的 X 线检查描述<u>不正确</u>的是
A. 白肺
B. 支气管充气征
C. 支气管狭窄
D. 弥漫性均匀网状颗粒阴影
E. 透光度普遍降低

47. 小儿肥胖症辅助检查结果<u>错误</u>的是
A. 体重指数超过标准
B. 脂肪肝
C. 低胰岛素血症
D. 胆固醇增高
E. 血清甘油三酯增高

48. 护士在儿童保健门诊讲解锌缺乏症的主要原因是
A. 失血
B. 腹泻
C. 外伤
D. 长期吃动物性食物
E. 长期吃谷类食物

49. 急性白血病的典型骨髓象是
A. 原始及幼稚细胞正常，幼红和巨核细胞减少
B. 原始及幼稚细胞减少，幼红和巨核细胞增生
C. 原始及幼稚细胞增生，幼红和巨核细胞减少
D. 原始及幼稚细胞增生，幼红和巨核细胞增生
E. 原始及幼稚细胞减少，幼红和巨核细胞减少

50. 终末血尿的血液来自
A. 尿道口
B. 膀胱颈部
C. 输尿管
D. 膀胱以上
E. 肾

51. 符合阴道解剖特点的是
A. 开口于阴道前庭前部
B. 前穹隆顶端为腹腔最低处
C. 阴道环绕宫颈部分称为穹隆

D. 阴道表面由单层柱状上皮覆盖

E. 阴道上窄下宽

52. 子宫内膜从增生期转化为分泌期的直接原因是

A. 人绒毛膜促性腺激素的作用

B. 孕激素的作用

C. 雌激素的作用

D. 促性腺激素的作用

E. 促性腺激素释放激素的作用

53. 肝脏结构和功能的基本单位为

A. 肝门

B. 肝实质

C. 肝窦

D. 肝小叶

E. 肝细胞

54. 患者男性，32 岁，体重 60 kg，Ⅱ度烧伤，面积达 50%，医嘱补液，第 1 天补液总量应为

A. 8000 ml

B. 6500 ml

C. 6000 ml

D. 5400 ml

E. 4500 ml

55. 患者，男性，56 岁，晨起时觉头晕，上下肢麻木，但可自行去厕所，回卧室时因左下肢无力而跌倒。护理查体：神志清，左侧上下肢瘫痪，口眼不歪斜。应首先考虑为

A. 脑外伤

B. 蛛网膜下隙出血

C. 脑血栓形成

D. 脑栓塞

E. 内囊出血

56. 患者，男性，60 岁，突发胸口压榨性疼痛 2 小时，急诊入院，诊断为心肌梗死，24 小时内禁用的药物是

A. 尿激酶

B. 洋地黄

C. 硝酸甘油

D. 利多卡因

E. 呋塞米

57. 上消化道出血达到多少时可出现呕血

A. 80ml

B. 250ml

C. 60ml

D. 30ml

E. 5ml

58. 患者，女，50 岁。患系统性红斑狼疮 2 年，有发热和关节肿痛，面部发现紫红色斑块并有少量蛋白尿发生。针对该患者的护理措施，不恰当的是

A. 少食芹菜、香菜类绿叶蔬菜

B. 经常检查口腔和皮肤病损情况

C. 房间通风，阳光普照，有利于愉悦心情

D. 避免使用肾脏损害药物

E. 清水洗脸

59. 维生素 D 缺乏性手足搐搦症惊厥发作时，正确的处理方法是

A. 大量维生素 D 和钙剂同时使用

B. 缓慢静脉注射 10% 葡萄糖酸钙

C. 快速静脉推注 10% 葡萄糖酸钙

D. 迅速服用大剂量维生素 D

E. 立即肌注维生素 D_2 或维生素 D_3

60. 下列哪种临床表现可确诊为关节脱位

A. 关节盂空虚

B. 瘀斑

C. 功能障碍

D. 肿胀

E. 疼痛

61. 帕金森病的三个主要体征是

A. 震颤、面具脸、运动迟缓

B. 震颤、肌张力增高、运动迟缓

C. 运动减少、搓丸样动作、肌张力增高

D. 震颤、面具脸、肌张力增高

E. 震颤、肌张力增高、慌张步态

62. 休克型肺炎患者应用抗生素和补液治疗。提示病情好转、血容量已补足的体征不包括

A. 心率 120 次 / 分

B. 收缩压 > 90mmHg

C. 尿量 > 30ml/h

D. 指端温暖

E. 口唇红润

63. 患者，男性，49 岁。因突发左侧肢体活动不利伴恶心、呕吐及头痛来诊，以"脑栓塞"收入院。今晨护士进行肌力评估时其左侧肢体可轻微收缩，但不能产生动作。按 6 级肌力记录法，该患者的肌力为

A. 5 级

B. 4 级

C. 2 级

D. 1 级

E. 0 级

64.细菌引发细菌性肝脓肿的最主要的入侵途径是

A. 直接入侵

B. 淋巴系统

C. 门静脉系统

D. 肝动脉

E. 胆道系统

65.维生素 D 缺乏性手足搐搦症的直接原因是

A. 甲状旁腺功能异常

B. 血清钙离子降低

C. 日光照射不足

D. 生长发育快

E. 早产

66.水痘的传染期是

A. 自出疹前 1~2 天至皮疹全部干燥结痂为止

B. 前驱期至出疹

C. 潜伏期至皮疹全部干燥结痂为止

D. 潜伏期至出疹期为止

E. 发热至出疹期为止

67.房间隔缺损 X 线的表现为

A. "靴形"心脏

B. 右房、左室增大

C. 右房、右室增大

D. 左房、右室增大

E. 左房、左室增大

68.患者女，已婚。外阴痒、白带增多 1 周，阴道检查见大量稀薄泡沫状白带。为确诊，首选的检查项目是

A. 阴道分泌物培养

B. 阴道分泌物悬滴法

C. 阴道脱落细胞检查

D. 阴道镜检查

E. 宫颈细胞学检查

69.患者女，35 岁。骑车上班时被汽车撞倒，头部着地，当即昏迷，立即送往医院，GCS 评分 5 分，住院观察治疗，40 分钟后清醒，诉头痛、头晕。2 小时后再次昏迷，并逐渐加深，左侧瞳孔散大，对光

反射消失，右侧肢体瘫痪。该患者最可能的诊断是

A. 硬脑膜外血肿

B. 硬脑膜下血肿

C. 脑挫裂伤

D. 脑震荡

E. 脑疝

70.对判断新生儿缺血缺氧性脑病的预后有一定参考价值的检查是

A. 磁共振

B. CT 扫描

C. 头颅 B 超

D. 脑电图

E. 神经元特异性烯醇化酶

71.营养不良患儿由于长期能量供应不足，导致自身组织消耗等表现，但除外

A. 组织器官功能低下

B. 细胞外液呈低渗状态

C. 低蛋白血症

D. 脂肪肝

E. 低血糖

72.小儿营养不良最常见的病因是

A. 睡眠不足

B. 活动量大

C. 长期发热

D. 摄入不足

E. 先天不足

73.不符合女性生殖器官解剖特征的是

A. 子宫位于盆腔正中央，坐骨棘水平以下

B. 宫颈外口鳞状上皮与柱状上皮交界处为宫颈癌好发部位

C. 宫颈管黏膜层为复层鳞状上皮所覆盖

D. 宫颈阴道部为复层鳞状上皮所覆盖

E. 阴道黏膜无腺体，由复层鳞状上皮所覆盖

74.患儿，男，2 岁，精神萎靡，眼窝明显凹陷，哭时泪少，口唇干燥，皮肤弹性差，尿量明显减少，被诊断为中度脱水，该患儿失水占体重的百分比是

A. 25%~35%

B. 15%~25%

C. 10%~20%

D. 5%~10%

E. 3% 以下

75.与宫缩乏力导致的产后出血无关的因素是

A.产程延长

B.羊水过多

C.胎膜早破

D.双胎妊娠

E.巨大儿

76.阑尾炎直接蔓延可引起急性盆腔炎，其主要病原体是

A.大肠埃希菌

B.结核杆菌

C.链球菌

D.支原体

E.淋病奈瑟菌

77.可提示功血的发生是由于黄体功能不足的检查为

A.经前阴道脱落细胞涂片表现为中－高度雌激素作用

B.经前血清孕酮值处在卵泡期水平

C.经前宫颈黏液结晶检查出现羊齿植物叶状结晶

D.基础体温呈双相型，但上升缓慢，高温相10天

E.基础体温呈单相型

78.患者男，45岁。某医院血库化验人员，不规则发热半年余，反复抗菌无效，明显消瘦，临床考虑是否与艾滋病有关。为明确诊断，应进行具有特异性的检查是

A.痰培养

B.胸部 CT

C.血清抗 –HIV

D.HIV 分离

E.$CD4^+/CD8^+$ 比值，$CD4^+T$ 淋巴细胞计数

79.关于复方短效口服避孕药避孕机制的说法，错误的是

A.受持续的雌、孕激素作用，输卵管的正常分泌和蠕动频率发生改变，从而改变受精卵正常的运行速度

B.改变宫颈黏液性状异物的是黏液量变少、黏度增高，不利于精子穿透

C.改变子宫内膜形态与功能，不适用于受精卵着床

D.通过异物的局部效应发挥作用

E.抑制排卵

80.患者，孕1产0，骨盆形态正常。关于其骨

盆的描述，正确的是

A.出口平面呈纵椭圆形

B.入口平面是骨盆最小平面

C.出口平面呈横椭圆形

D.中骨盆平面呈横椭圆形

E.入口平面呈横椭圆形

81.患儿女，5个月。受凉后第2天出现咳嗽，体温 38.5℃，呼吸急促，有喘憋症状，精神较差，食欲下降。查体：神清，R50 次／分，P120 次／分，鼻翼扇动，口唇微发绀，三凹征（＋）；双肺下部可闻及中等量细湿啰音。目前该患儿最主要的护理问题是

A.体温过高

B.活动无耐力

C.心输出量减少

D.有感染的危险

E.气体交换受损

二、以下提供若干组考题，每组考题共同使用在考题前列出的 A、B、C、D、E 五个备选答案。请从中选择一个与考题关系最密切的答案，并在答题卡上将相应题号的相应字母所属的方框涂黑，每个备选答案最可能被选择一次、多次或不被选择。

（82~83 题共用备选答案）

A.头部 CT

B.脑电图检查

C.脑脊液病原学检查

D.临床表现

E.病史

82.确诊化脓性脑膜炎的主要依据是

83.确诊脑积水的主要依据是

（84~85 题共用备选答案）

A.骨髓培养

B.粪便培养

C.血培养

D.痰培养

E.尿培养

84.确诊伤寒最常用的方法是

85.细菌性痢疾的确诊依据是

（86~87 题共用备选答案）

A. 全脊髓麻醉

B. 头痛

C. 呼吸道梗阻

D. 低血压

E. 高血压

86. 全麻时麻醉过深可能引起

87. 硬膜外麻醉最危险的并发症是

（88~89 题共用备选答案）

A. 血气胸

B. 闭合性气胸

C. 自发性气胸

D. 张力性气胸

E. 开放性气胸

88. 有破口，形成活瓣的是

89. 引起气管及纵隔向健侧移位的是

（90~93 题共用备选答案）

A. 正弦波图形

B. 二尖瓣型 P 波

C. 水冲脉

D. 心电图 ST 段普遍弓背向下型抬高

E. 病理性 Q 波

90. 心肌梗死的特征性表现为

91. 主动脉瓣关闭不全的特征性表现为

92. 重度二尖瓣狭窄时心电图可出现

93. 心室扑动心电图的特征是

（94~96 题共用备选答案）

A. 联合移植

B. 输注移植

C. 吻合移植

D. 带蒂移植

E. 游离移植

94. 游离皮片移植属于

95. 肾移植属于

96. 骨髓移植属于

（97~98 题共用备选答案）

A. 风疹疫苗

B. 甲肝疫苗

C. 麻疹减毒活疫苗

D. 流脑疫苗

E. 卡介苗

97. 新生儿期应注射的疫苗是

98. 8 个月小儿应初种的疫苗是

（99~100 题共用备选答案）

A. 抗 HBs

B. 抗 HBe

C. HBeAg

D. 抗 HBc

E. HBsAg

99. 表示有传染性的指标是

100. 保护性抗体是

相关专业知识

一、以下每一道题下面 A、B、C、D、E 五个备选答案，请从中选择一个最佳答案，并在答题卡上将相应字母所属的方框涂黑。

1. 护理人员每年参加继续教育的最低学分是
A. 25 分
B. 30 分
C. 35 分
D. 40 分
E. 45 分

2. 对碘伏消毒作用的叙述，不正确的是
A. 适用于皮肤消毒
B. 可用于会阴护理
C. 属于低效消毒剂
D. 不用于金属器械消毒
E. 可用于手术部位皮肤消毒

3. 某护士在职业生涯规划中列出三年内完成护理本科自学考试，获得本科学历，此计划属于的形式是
A. 宗旨
B. 任务
C. 目标
D. 策略
E. 规划

4. 关于对锐器的处理措施，错误的叙述是
A. 使用后针头不回套针帽
B. 不徒手去除针头
C. 用后的针头及锐器置于双层黄色的污物袋中
D. 用后的针头及锐器置于锐器盒内
E. 锐器盒不可过满，应及时更换

5. 小组讨论需要拟定的讨论提纲不包括
A. 讨论目的
B. 讨论问题
C. 讨论形式
D. 讨论内容
E. 预期目标

6. 医院感染暴发流行时，不正确的处理措施是
A. 先将发病患者转移到安全区
B. 先将健康患者转移到安全区

C. 分组护理
D. 单元隔离
E. 进行流行病学调查

7. 0~3 岁婴儿的行为发展处于
A. 自由发展阶段
B. 自主发展阶段
C. 被动发展阶段
D. 主动发展阶段
E. 巩固发展阶段

8. 主要经粪—口途径传播的肝炎病毒为
A. 甲型肝炎病毒、丙型肝炎病毒
B. 甲型肝炎病毒、戊型肝炎病毒
C. 乙型肝炎病毒、丙型肝炎病毒
D. 乙型肝炎病毒、戊型肝炎病毒
E. 甲型肝炎病毒、乙型肝炎病毒

9. 按照规定拥有 1000 张病床医院的院感发生率应低于
A. 7%
B. 8%
C. 9%
D. 10%
E. 15%

10. 选择健康传播途径的原则不包括
A. 准确性
B. 经济性
C. 针对性
D. 速度快
E. 易懂性

11. 在健康教育计划与干预阶段，确定优先项目时应遵循的原则是
A. 重要性和有效性原则
B. 科学性和经济性原则
C. 灵活性与效益性原则
D. 适用性与抛弃性原则
E. 针对性与指导性原则

12. 关于组织以外小群体的传播活动，正确的叙述是
A. 称为亲身传播

B. 是共享信息的最基本传播形式
C. 称为群体传播
D. 是大众传播的一种形式
E. 是建立人际关系的基础

13. 当出现医院感染散发病例时，经治医生填表报告医院感染管理科的时间是
　　A. 12h 内
　　B. 24h 内
　　C. 48h 内
　　D. 1 周内
　　E. 1 个月内

14. 人类最基本的行为不包括
　　A. 模仿行为
　　B. 摄食行为
　　C. 性行为
　　D. 躲避行为
　　E. 睡眠行为

15. 关于洗手和手消毒的指征叙述，错误的是
　　A. 直接接触患者前后
　　B. 从同一患者身体的清洁的部位移动到污染部位
　　C. 接触患者的分泌物、体液、排泄物之后
　　D. 接触清洁物品之前
　　E. 穿隔离衣、戴手套之前

16. 由于医务人员违反法律、法规、规章、制度，过失造成患者死亡的医疗事故属于
　　A. 一级医疗事故
　　B. 二级医疗事故
　　C. 三级医疗事故
　　D. 四级医疗事故
　　E. 护理缺陷

17. 人类行为的适应形式不包括
　　A. 投射
　　B. 自我控制
　　C. 调试
　　D. 环境控制
　　E. 应对和应激

18. 进行化学消毒时，正确的防护措施是
　　A. 降低消毒液配制浓度
　　B. 缩短化学消毒时间
　　C. 注意环境通风及戴手套
　　D. 严禁加盖，以利于消毒液挥发

E. 减少单次消毒物品量

19. 在围手术期，预防性抗生素的合理使用时间是
　　A. 入住外科病房后
　　B. 手术前 3 天
　　C. 手术前 24h
　　D. 麻醉诱导期，即术前 0.5~1 小时
　　E. 手术结束后 1 周内

20. 在确定优先健康教育项目时，优先考虑对人群健康威胁严重、对经济社会发展影响较大的问题，遵循的是
　　A. 有效性原则
　　B. 重要性原则
　　C. 合理性原则
　　D. 先进性原则
　　E. 整体性原则

21. 当健康教育者想进一步深入了解教育对象拒绝戒烟的原因时，常采用的提问方式是
　　A. 封闭式提问
　　B. 开放式提问
　　C. 探索式提问
　　D. 偏向式提问
　　E. 复合式提问

22. 在 PDCA 循环中，按照拟定的质量计划、目标、措施及分工要求付诸行动的阶段称为
　　A. 计划阶段
　　B. 执行阶段
　　C. 检查阶段
　　D. 反馈阶段
　　E. 提高阶段

23. 护理质量管理中，属于前馈控制指标的是
　　A. 急救物品完好率
　　B. 差错事故发生率
　　C. 基础护理合格率
　　D. 压疮发生率
　　E. 院内感染率

24. 传播的分类不包括
　　A. 自我传播
　　B. 组织传播
　　C. 大众传播
　　D. 群体传播
　　E. 社团传播

25. 护理质量管理标准化的表现形式不包括
   A. 创新化
   B. 统一化
   C. 规格化
   D. 规范化
   E. 系列化

26. 首次提出科学管理概念，按公认为"科学管理之父"的是
   A. 韦伯
   B. 法约尔
   C. 泰勒
   D. 梅奥
   E. 麦格雷戈

27. 在健康传播中，受者对健康信息的接受、理解、记忆具有
   A. 选择性
   B. 被动性
   C. 强制性
   D. 顺从性
   E. 被迫性

28. 计划的第一个步骤是
   A. 发展可选方案
   B. 选定方案
   C. 评估形势
   D. 确定目标
   E. 编制预算

29. 实行"集中政策、分散经营"的组织结构类型是
   A. 直线型组织结构
   B. 职能型组织结构
   C. 直线—参谋型组织结构
   D. 分部制定组织结构
   E. 委员会

30. 在协调的基本要求中，协调成功与否的一个检验标准是能否
   A. 及时协调与连续协调相结合
   B. 调动当事者的积极性
   C. 从根本上解决问题
   D. 公平合理
   E. 相互尊重

31. 在门诊健康教育中，以医嘱的形式对患者的行为和生活方式给予指导，称之为

   A. 候诊教育
   B. 随诊教育
   C. 咨询教育
   D. 健康教育处方
   E. 疾病防治教育

32. 常用的质量评价统计方法不包括
   A. 分层法
   B. 德尔菲法
   C. 调查表法
   D. 排列图法
   E. 因果分析图法

33. 易导致泌尿系统感染的操作是
   A. 尽量采用一次性的密闭式集尿系统
   B. 进行导尿操作时，必须执行无菌操作
   C. 每周应至少进行膀胱冲洗一次
   D. 留置尿管应固定牢固
   E. 对留置尿管的患者每日进行会阴部护理

34. 提问的问题比较笼统，旨在诱发对方说出自己的感觉、认识、态度和想法，适用于了解对方真实的想法。此种提问是
   A. 开放式提问
   B. 封闭式提问
   C. 探索式提问
   D. 复合式提问
   E. 偏向式提问

35. 根据《医疗机构专业技术人员岗位结构比例原则》，三级医院高级、中级、初级员工的比例应为
   A. 1：2：8
   B. 1：3：4
   C. 1：3：6
   D. 1：3：8
   E. 1：4：8

36. 某医院护理部组织制定了护士行为规范以激发员工的积极性和自觉性。该医院护理部加强建设了组织文化层次中的
   A. 物质层
   B. 行为层
   C. 制度层
   D. 隐性层
   E. 精神层

37. 某医院通过培训提高了该院护士的职业素质，这体现了

A. 人力资源的流动性
B. 人力资源的可塑性
C. 人力资源的组合性
D. 人力资源的消耗性
E. 人力资源的主观能动性

38. 关于抗感染药物的应用方法，正确的叙述是
A. 选择有针对性的一种抗生素治疗顽固性感染
B. 将药敏试验作为常规抗生素选药依据
C. 长期应用抗生素者，应长期联合服用制霉菌素以防止真菌二重感染
D. 大环内酯类药物采用间歇给药方法
E. 氨基糖苷类抗生素可与 β-内酰胺类药物同瓶滴注

39. 狭义的质量指的是
A. 产品质量
B. 过程质量
C. 工作质量
D. 个别质量
E. 总体质量

40. 沟通的过程不包括
A. 编码
B. 传递信息
C. 接收
D. 解码
E. 反馈

41. 医院感染中，组成感染链的要素包括
A. 传播途径、易感人群
B. 病原携带者、传播途径
C. 病原携带者、易感人群
D. 病原携带者、传播途径、易感人群
E. 病原携带者、易感人群、传播途径、感染源

42. 梅毒病原体易灭活的环境是
A. 干燥环境
B. 37℃环境
C. 缺氧环境
D. 寒冷环境
E. 潮湿环境

43. 幼儿对微生物易感性高的主要原因是
A. 细菌容易发生定植与移位
B. 免疫系统发育不成熟
C. 正常菌群容易失调
D. 自我保护能力低

E. 缺乏生物屏障

44. 护理人员边工作边接受临床老师指导、教育的学习过程，这种情况属于培训中的
A. 脱产培训
B. 半脱产培训
C. 在职培训
D. 业余学习
E. 自学高考

45. 某些研究表明，人们的沟通至少 2/3 是通过
A. 书面沟通
B. 口头沟通
C. 非语言沟通
D. 正式沟通
E. 平行沟通

46. 在制定谈话计划中，首先应确立的问题是
A. 谈话的时间
B. 谈话的地点
C. 谈话的主题
D. 谈话的态度
E. 谈话的方式

47. ABC 时间管理法的核心是
A. 抓住主要问题
B. 增加灵活性
C. 激励员工的进取心
D. 评价结果
E. 充分发挥管理者的能力

48. 危害健康行为的类型不包含
A. 日常危害健康行为
B. 有害环境行为
C. 不良疾病行为
D. 违规行为
E. 致病性行为模式

49. 关于流行性出血热的叙述，错误的是
A. 人普遍易感
B. 动物感染后一般不发病
C. 病人易成为主要传染源
D. 是一种自然疫源性疾病
E. 具有多宿主性

50. 关于管理职能的叙述，正确的是
A. 评估、计划、指导、领导、控制
B. 计划、指导、人员管理、领导、控制

C.评估、计划、组织、领导、控制

D.计划、组织、人员管理、领导、控制

E.计划、组织、人员管理、评估、控制

51.普通病房治疗室空气培养细菌总的卫生学标准为

A. ≤ 10CFU/m³

B. ≤ 50CFU/m³

C. ≤ 100CFU/m³

D. ≤ 200CFU/m³

E. ≤ 500CFU/m³

52.目标管理法最大的缺点是

A.需要的时间短

B.不能很好地激励员工

C.需要投入更多的物质激励

D.对员工绩效评估的公开性和透明性差

E.过分强调数量或短期目标而忽视质量或长期目标

53.下列属虚证的临床症状是

A.体质多壮实

B.精神萎靡，声低气微

C.声高气粗

D.胸腹按之疼痛，胀满不减

E.脉象有力

54.受下列微生物污染的物品，不需要选用高水平消毒法的是

A.细菌芽孢

B.亲脂病毒

C.真菌孢子

D.分枝杆菌

E.肝炎病毒

55.以各项护理工作为中心的护理方式称为

A.个案护理

B.小组护理

C.责任制护理

D.综合护理

E.功能制护理

56.关于原位菌群失调的叙述，正确的是

A.一度失调可通过细菌定量检查得到反映

B.二度失调去除失调因素后，正常菌群可自然恢复

C.二度失调的原因常为广谱抗生素药物的大量使用

D.三度失调又称为比例失调

E.三度失调是某部位正常菌群结构与数量的暂时变动

57.对护理人员严格实行准入制度，杜绝无资质人员上岗，按照控制点位于整个活动过程中的位置，这一控制措施属于

A.矫正性控制

B.事先控制

C.内部控制

D.过程控制

E.事后控制

58.健康教育的最终目标是

A.促进人民建立健康的行为和生活方式

B.消除或减少影响健康的危险因素

C.预防疾病，促进健康，提高生活质量

D.改善人们的健康相关行为

E.传播健康信息

59.常用于健康教育形成评价和过程评价的方法是

A.专家咨询

B.现场观察

C.目标人群调查

D.查阅档案资料

E.专家小组讨论

60.关于人际传播的技巧，正确的叙述是

A.需要对某一问题进行深入了解时，通常选择开放式提问

B.偏向式提问的问题中常隐含提问者的观点

C.应避免使用诱导式提问

D.尽量避免使用否定性反馈

E.仪表形象不属于非语言性传播技巧

61.通过讨论冲突的得失，开诚布公地与双方加以沟通和讨论，使双方了解冲突所带来的后果，帮助他们改变思想和行为。该处理冲突的方法是

A.协商

B.妥协

C.推延

D.压制

E.教育

62.关于团体决策的方法，不正确的叙述是

A.德尔菲法

B.名义集体决策法

C.记录统计法

D.电子会议法

E.头脑风暴法

63.传播者依据受者的生理、心理和社会方面的具体情况选择适宜的传播途径。体现了传播者选择传播途径的原则是

A.针对性原则

B.有效性原则

C.适宜性原则

D.分析性原则

E.个体性原则

64.卫生宣教往往是指

A.卫生知识的立体传播

B.卫生知识的多向传播

C.卫生知识的三维传播

D.卫生知识的双向传播

E.卫生知识的单项传播

65.人体正常菌群的生理作用不包括

A.营养作用

B.稳定作用

C.免疫调节作用

D.生物屏障作用

E.定植抵抗力作用

66.某产妇计划剖宫产，青霉素过敏试验阳性，该产妇可以选择预防应用的抗生素是

A.阿莫西林

B.克林霉素

C.安灭菌

D.头孢哌酮舒巴坦

E.甲硝唑

67.对于无明显潜伏期的疾病，判断医院感染的原则是

A.入院8小时后发生的感染

B.入院16小时后发生的感染

C.入院24小时后发生的感染

D.入院32小时后发生的感染

E.入院48小时后发生的感染

68.关于双因素理论的叙述，正确的是

A.保健因素是外在因素，与人们的满意情绪有关

B.激励因素与工作本身或工作内容有关

C.激励因素是内在因素，与人们的不满情绪有关

D.激励因素与工作环境或工作关系有关

E.保健因素不仅能保持人的积极性，也能对人们起到激励作用

69.普通手术器械首选的灭菌方法是

A.电离辐射灭菌

B.压力蒸汽灭菌法

C.环氧乙烷灭菌法

D.干热灭菌法

E.湿热灭菌法

70.马斯洛提出的需要层次论中的最高层次的需要是指

A.生理需要

B.爱与归属的需要

C.尊重需要

D.自我实现的需要

E.安全的需要

71.进行肌内注射时，关于皮肤消毒的叙述，错误的是

A.消毒方法以注射或穿刺部位为中心，由内向外逐步涂擦

B.用无菌棉签浸润含有效碘5000mg/L消毒1遍

C.进针时手不可接触消毒部位皮肤

D.无菌棉签应边消毒边旋转

E.无菌棉签蘸有消毒液后前段必须保持向下

72.为肺结核患者吸痰时，应佩戴的口罩是

A.纱布口罩

B.外科口罩

C.防护面罩

D.普通医用口罩

E.医用防护口罩

73.护士不按时巡视病房，患者病情变化未能及时发现，延误抢救，该护士行为属于

A.违反护理规范、常规

B.执行医嘱不当

C.工作不认真，缺乏责任感

D.护理管理不善造成的缺陷

E.法律责任意识不强

74.某护士长平时在工作时喜欢自己决定一切，不善于听取其他护士的意见，这种领导作风属于

A.民主型

B.专权型

C.自由型

D.参与型

E. 放任型

75. 某护士随疾病控制中心工作人员到炭疽疫源地参与消毒和灭鼠等工作，工作结束后，对其医学观察期最少是

A. 5 天

B. 14 天

C. 10 天

D. 12 天

E. 18 天

76. 护士处理被开放性肺结核患者口鼻分泌物污染的不锈钢容器时，按照最低标准应该选择的是

A. 低效消毒剂

B. 中效消毒剂

C. 高效消毒剂

D. 灭菌剂

E. 干燥剂

77. 某护士要进入水痘患儿的隔离病房进行护理，该护士在进入病房前应穿（佩）戴的防护装备是

A. 防护服

B. 纱布口罩

C. 防护面罩

D. 外科口罩

E. 医用防护口罩

78. 某医院护理部根据医院分级管理评审标准要求，全年设立了 12 项标准值，并将此目标分解到科、区和个人，签订责任书并形成合同，年终 12 项目标值均达到或超额完成。这种管理方法是

A. 目标管理法

B. 组织文化法

C. 组织变革法

D. 目标激励法

E. 目标控制法

79. 患者，男，37 岁。以"原发性肝癌"收入院。护士进行评估时发现患者有乙肝病史 10 年，饮酒史 8 年。护士所进行的这些工作属于

A. 健康教育的过程评价

B. 健康教育的形成评价

C. 健康教育的效应评价

D. 健康教育的结局评价

E. 健康教育的总结评价

80. 为了保障公民的身体健康，维护公民利益，政府规定在公共场所禁止吸烟，此项规定属于

A. 服务干预

B. 政策干预

C. 人际干预

D. 环境干预

E. 信息干预

81. 医院感染管理中，泌尿道感染的主要致病病原体是

A. 表皮葡萄球菌

B. 不动杆菌

C. 大肠埃希菌

D. 支原体

E. 衣原体

82. 某护士用紫外线对病房进行消毒，发现灯管灰尘较多，用酒精擦拭后打开紫外线灯，此时室内温度 18℃，湿度 50%，照射 30 分钟后（开灯 7 分钟后计时）关灯。该操作的判断是

A. 错误，照射时间不够

B. 正确

C. 错误，计时方法不对

D. 错误，照射前不能擦拭灯管

E. 错误，不能用酒精擦拭灯管

83. 患者，女，46 岁。因直肠癌行直肠癌切除、结肠造口术，其住院期间的健康教育内容不包括

A. 直肠癌的病因及发病机制

B. 直肠癌的主要临床表现

C. 直肠癌的治疗原则及方法

D. 直肠癌术后复查要求

E. 直肠癌术后常见的并发症

84. 班里决定组织春游，同学们提出了几个出游的目的地，但是各有利弊，例如有的太远，有的费用太高等等。班长经过对多个目的地的利弊权衡，确定了一个既不太远，费用又不太高的目的地。从计划的步骤来看，班长目前刚刚完成了

A. 比较各种方案

B. 发展可选方案

C. 评估形式

D. 确定目标

E. 选定方案

85. 护士与患者交谈时，患者问及护士的私生活，护士不好意思地随口道："哦"这属于反馈技巧的

A. 模糊性反馈

B. 肯定性反馈

C. 语言性反馈

D. 否定性反馈

E. 错误性反馈

86. 某医院计划发展社区护理服务项目，需要对计划的前提条件进行评估分析。属于医院外部前提条件的是

　　A. 可提供社区服务的护理人员

　　B. 医院医疗设备情况

　　C. 医院可提供社区服务中心的场所

　　D. 医院所处社区人口的数量

　　E. 医院建立社区服务中心的经费

87. 某病区护士甲和护士乙又一次因为工作上的事情发生了争执，刚好护士长在旁边，护士长巧妙而幽默地化解了两人的矛盾，该护士长采用有效沟通方法中的

　　A. 创造良好的沟通环境

　　B. 学会有效地聆听

　　C. 强化沟通能力

　　D. "任性"沟通

　　E. 重视沟通细节的处理

88. 某三级甲等综合医院有床位 3500 张，病区 65 个。科护士长 3 名，每位科护士长分管 20 余个病区，因此每人都感到身心疲惫。力不从心，该院在组织设计中忽略了

　　A. 目标统一原则

　　B. 分工协作原则

　　C. 有效管理幅度原则

　　D. 最少层次原则

　　E. 集权与分权原则

89. 患者，男，59 岁。因脑出血术后呼吸功能不全给予机械通气，为预防呼吸机相关肺炎的发生，不正确的预防措施是

　　A. 在病情允许的情况下，抬高床头 30°~40°

　　B. 按照要求进行口腔护理

　　C. 呼吸机螺纹管每天常规更换

　　D. 持续或间断吸引声门下分泌物

　　E. 呼吸机湿化器使用无菌水，每天更换

二、以下提供若干组考题，每组考题共同使用在考题前列出的 A、B、C、D、E 五个备选答案。请从中选择一个与考题关系最密切的答案，并在答题卡上将相应题号的相应字母所属的方框涂黑。每个备选答案可能被选择一次、多次或不被选择。

（90~91 题共用备选答案）

　　A. 过氧化氢

　　B. 过氧乙酸

　　C. 戊二醛

　　D. 氯己定

　　E. 乙醇

90. 能达到中水平消毒效果的消毒剂是

91. 能达到低水平消毒效果的消毒剂是

（92~93 题共用备选答案）

　　A. 炭疽杆菌

　　B. 结核分枝杆菌

　　C. 乙型肝炎病毒

　　D. 人类免疫缺陷病毒

　　E. 甲型肝炎病毒

92. 必须使用高效消毒剂的病原体是

93. 对低效消毒剂都敏感的病原体是

（94~95 题共用备选答案）

　　A. 对疾病严重性的认识

　　B. 对疾病易感性的认识

　　C. 对行为有效性的认识

　　D. 对自身采取或放弃某种行为能力的自信

　　E. 对采取或放弃某种行为障碍的认知

94. 在健康信念模式中，人们对采取或放弃某种行为后能否有效降低患病危险性或减轻疾病后果的判断，属于

95. 在健康信念模式中，个体对罹患某种疾病可能性的认识，属于

（96~98 题共用备选答案）

　　A. 日常健康行为

　　B. 避开有害环境行为

　　C. 戒除不良嗜好行为

　　D. 预警行为

　　E. 保健行为

96. 驾车使用安全带属于

97. 合理营养属于

98. 积极应对紧张生活事件属于

（99~100题共用备选答案）

A. 做好病室及床单位的环境清洁

B. 合理使用抗菌药物

C. 操作前后要洗手

D. 口服微生态制剂

E. 做好医疗用品的消毒灭菌

99.患者男，65岁，冠脉搭桥手术后出现咳嗽、咳痰、发热，听诊肺部有湿啰音，X线显示肺部有炎性改变，痰培养细菌数 ≥ 10cfu/ml。该患者的预防感染措施不包括

100.患儿女，10岁。颅内血肿切除术后10天，出现发热，伤口愈合不好，有脑脊液外渗，脑脊液培养细菌阳性，该患儿的预防感染措施不包括

专业知识

一、以下每一道题下面有 **A、B、C、D、E** 五个备选答案。请从中选择一个最佳答案，并在答题卡上将相应题号的相应字母所属的方框涂黑。

1. 关于高血压危象的描述，<u>错误</u>的是
A. 主要由于脑部血管痉挛引起
B. 收缩压可达 33.8kpa（253mmHg）
C. 舒张压 ≥ 15.6kpa（117mmHg）
D. 可见于急进型高血压
E. 可有高血压脑病的表现

2. 水中毒病人每天输液总量应限制在
A. 900~1100ml
B. 700~1000ml
C. 700~800ml
D. 600~800ml
E. 500~700ml

3. 下列哪种酸碱失衡患者会出现口唇呈樱桃红色
A. 代谢性碱中毒合并呼吸性酸中毒
B. 呼吸性碱中毒合并代谢性碱中毒
C. 代谢性酸中毒
D. 呼吸性酸中毒
E. 代谢性酸中毒

4. 患者男性，46 岁，车祸导致骨折并有大出血，病人有休克表现，应采取的体位是
A. 半坐位
B. 头和躯干抬高 20°~30°，下肢抬高 15°~20°
C. 去枕平卧位
D. 右侧卧位
E. 头高足低位

5. 关于超急性排斥反应的描述，正确的是
A. 术后 24 小时内发生
B. 移植物肿大引起局部胀痛
C. 移植器官功能缓慢减退
D. 突发寒战、高热
E. 术后 1 个月内发生

6. 关于血栓闭塞性脉管炎的护理，<u>错误</u>的是
A. 防止患肢受伤
B. 劝告病人戒烟
C. 局部热敷

D. 做伯格运动
E. 足部保暖

7. 某上消化道出血的病人行三腔二囊管止血，晨间护理发现出血已停止，可考虑
A. 拔去三腔管
B. 放气数分钟再注气加压
C. 从食管中注流质饮食
D. 口服石蜡油准备拔管
E. 放气，留置观察 24 小时

8. 甲状腺危象的诱因<u>不包括</u>
A. 应激
B. 感染
C. ^{131}I 治疗反应
D. 严重突眼
E. 手术准备不充分

9. 若出现大便带血，便时、便后剧痛，考虑出现
A. 肛管周围脓肿
B. 混合痔
C. 肛瘘
D. 肛裂
E. 外痔

10. 内痔患者的大便特点是
A. 米泔水样粪便
B. 细条状粪便
C. 果酱样粪便
D. 便后滴血
E. 黏液血便

11. 肝硬化伴腹水患者每日进水量应限制在
A. 300ml
B. 500ml
C. 800ml
D. 1000ml
E. 1500ml

12. 要素饮食配置后，冰箱内冷藏，使用期限最长不得超过
A. 24 小时
B. 15 小时

C. 8 小时

D. 4 小时

E. 2 小时

13. 须严格限制植物蛋白摄入的是

A. 肺性脑病

B. 脑出血

C. 肝硬化

D. 糖尿病

E. 尿毒症

14. 一位患有军团菌肺炎的病人，治疗时其首选的抗生素是

A. 庆大霉素

B. 青霉素

C. 头孢菌素

D. 万古霉素

E. 红霉素

15. 处理肺结核患者痰液最简单、最有效的方法是

A. 消毒灵浸泡

B. 煮沸

C. 酒精消毒

D. 深埋

E. 焚烧

16. 妊娠合并心脏病的孕妇在妊娠期易发生心衰的时间是

A. 孕 37~39 周

B. 孕 35~36 周

C. 孕 32~34 周

D. 孕 25~30 周

E. 孕 20~24 周

17. 护理青紫型先心病患儿，要保证入量防止脱水，其目的是

A. 防止心力衰竭

B. 防止肾衰

C. 防止休克

D. 防止脑栓塞

E. 防止便秘

18. 羊水过多是指妊娠期羊水量超过

A. 600ml

B. 800ml

C. 1000ml

D. 1500ml

E. 2000ml

19. 关于婴儿腹泻的饮食护理，错误的是

A. 吐泻严重者应禁食 1 天，并禁水

B. 母乳喂养者可继续哺乳，暂停辅食

C. 双糖酶显著缺乏者慎用糖类食品

D. 病毒性肠炎应暂停乳类，改为豆制代乳品

E. 人工喂养者，可给等量米汤或水稀释的牛奶，或脱脂奶

20. 下列哪项有促进乳汁分泌的作用

A. 早吸吮

B. 大剂量使用雌激素

C. 多吃水果

D. 前列腺素

E. 孕激素制剂

21. 治疗破伤风的中心环节是

A. 使用抗生素

B. 彻底清创

C. 控制痉挛

D. 使用 TAT

E. 纠正水电解质紊乱

22. 治疗休克首要和最基本的措施是

A. 积极处理原发病

B. 纠正酸碱平衡失调

C. 应用血管活性药物

D. 纠正微循环障碍

E. 尽快恢复有效血容量

23. 下列属于左向右分流型先天性心脏病的是

A. 右位心

B. 主动脉狭窄

C. 肺动脉狭窄

D. 法洛四联症

E. 室间隔缺损

24. 烧伤局部有水疱，基底潮红并有剧痛，其烧伤程度为

A. Ⅰ度

B. 浅Ⅱ度

C. 深Ⅱ度

D. 浅Ⅲ度

E. 深Ⅲ度

25. 关于 SLE 患者的护理，不正确的是

A. 加强户外锻炼，多晒太阳

B. 皮损处用清水冲洗

C. 脱发的病人每周温水洗头 2 次

D. 皮肤黏膜有霉菌感染时可用 2.5% 制霉菌素甘油外涂

E. 安置在背阳的病室中

26. 原发性肾病综合征复发及疗效不佳的主要原因是

A. 血栓

B. 感染

C. 动脉粥样硬化

D. 肾功能不全

E. 血液高凝状态

27. Charcot 三联征为

A. 腹痛、高热寒战、黄疸

B. 腹痛、休克、黄疸

C. 腹膜刺激征、高热寒战、黄疸

D. 腹痛、高热寒战、腹肌紧张

E. 腹痛、压痛、腹肌紧张

28. 关于口服铁剂的注意事项，正确的是

A. 可和牛奶同服

B. 可和茶水同服

C. 饭前服用

D. 警惕黑便

E. 液体铁剂要用吸管

29. 下列哪一种是闭合性损伤

A. 撕裂伤

B. 刺伤

C. 挫伤

D. 切割伤

E. 裂伤

30. 胎儿娩出后，护士应首先采取的处理措施

A. 处理胎盘

B. 清除口鼻黏液

C. 清洁

D. 称重

E. 断脐

31. 在新生儿期应接种的疫苗是

A. 卡介苗、乙肝疫苗

B. 流感疫苗

C. 乙脑疫苗

D. 破伤风抗毒素

E. 脊髓灰质炎疫苗

32. 儿童时期哪个系统发育最早

A. 生殖系统

B. 淋巴系统

C. 神经系统

D. 呼吸系统

E. 循环系统

33. 治疗高血压时联合用药的优点不包括

A. 提高疗效

B. 加快降压速度

C. 减轻药物不良反应

D. 可减少每种药物的剂量

E. 可产生协同作用

34. 破伤风患者最先受影响的肌群是

A. 颈项肌

B. 肋间肌

C. 背腹肌

D. 咀嚼肌

E. 面肌

35. 产后出血指胎儿娩出 24 小时内阴道流血量超过

A. 100ml

B. 200ml

C. 300ml

D. 400ml

E. 500ml

36. 消化性溃疡最常见的并发症是

A. 消瘦、贫血

B. 癌变

C. 幽门梗阻

D. 穿孔

E. 出血

37. 有关原发免疫性血小板减少症的护理，不妥的是

A. 告知患者本病预后较好

B. 血小板 $20 \times 10^9/L$ 以下，可进行轻体力活动

C. 女性患者应避孕

D. 避免粗硬食物，以免黏膜损伤

E. 眼底出血者警惕颅内出血

38. 关于小儿体重的说法，错误的是

A. 新生儿出生体重平均为 3kg

B. 生后前半年每月增长 0.7kg

C. 后半年每月增长 0.25kg

D. 2 周岁约为出生体重的 4 倍

E. 2 岁后每年平均增长 1.5kg

39. 关于产褥感染的护理，正确的是

A. 患者取半卧位

B. 所用便盆需清洗

C. 保持外阴清洁，每日坐浴 2 次

D. 保证营养摄入，每日给高蛋白、高胆固醇饮食

E. 当体温超过 40℃时开始物理降温

40. 护士在病人进行妇科检查中正确的配合是

A. 应导尿排空膀胱

B. 取自由体位

C. 所有病人均做阴道检查准备

D. 病人所用用具应消毒

E. 臀垫如无污染，可继续使用

41. 风湿性心脏病患者并发哪种心律失常时，易引起栓塞

A. 窦性心动过缓

B. 窦性心动过速

C. 过早搏动

D. 心房颤动

E. 三度房室传导阻滞

42. 患儿女，2.5 岁，生后 3 个月出现青紫，哭闹、活动后青紫明显加重，该患儿生长发育落后，喜蹲踞，有杵状指，心前区有明显杂音，患儿可能为

A. 室间隔缺损

B. 房间隔缺损

C. 动脉导管未闭

D. 肺动脉狭窄

E. 法洛四联症

43. 有关清洁中段尿培养标本的采集正确的是

A. 消毒剂清洗外阴

B. 使用抗生素药物前收集

C. 饮水 1000ml 后采集

D. 采集后应留置一段时间后送检

E. 停用抗生素后即可收集

44. 急性白血病人高热的主要原因是

A. 代谢亢进

B. 严重贫血

C. 白血病细胞浸润

D. 化疗过敏反应

E. 感染

45. 椎动脉型颈椎病的典型症状是

A. 上肢麻木、活动不灵

B. 颈部僵硬

C. 眩晕

D. 心动过速

E. 步态不稳

46. 预防急性乳腺炎的基本措施是

A. 经常按摩乳房

B. 小量多次哺乳

C. 排空乳汁

D. 每次哺乳后清洁乳房

E. 乳头出现破损应及时回乳

47. 宫颈癌早期临床症状是

A. 不规则阴道出血

B. 白带有异味

C. 阴道排液

D. 接触性出血

E. 月经异常

48. 患儿男，1 岁，牛乳喂养，食欲欠佳，不肯进辅食，逐渐面色苍黄 2 个月，体重 7.8kg，睑结膜苍白，心前区 2 级收缩期杂音，肝肋下 3cm，脾肋下 1.5cm，四肢有抖动。问欲判断患儿有无贫血及其程度，应首先做哪种检查

A. 血常规

B. 骨髓象

C. 血清总铁结合力测定

D. 血清铁

E. 运铁蛋白

49. 关于肝性脑病病人的护理措施，错误的是

A. 忌食蛋白质

B. 防止感染

C. 放大量腹水

D. 安眠药禁用或慎用

E. 便秘时使用弱酸性溶液灌肠

50. 肛裂典型的临床表现是

A. 便秘、间断性黏液血便

B. 左下腹疼痛、脓血便、排便不尽感

C. 腹痛、里急后重、便秘

D. 疼痛、便秘、出血

E. 疼痛、出血、排便不尽感

51. 早产儿补充铁剂的适宜时间是
A. 8 个月龄
B. 6 个月龄
C. 4 个月龄
D. 2 个月龄
E. 14 天

52. 某风湿性心脏病患者晨起右侧肢体活动不便，不能下床，口角歪斜，言语不清。应考虑为
A. 脑出血
B. 脑栓塞
C. 脑血栓形成
D. 蛛网膜下隙出血
E. 心力衰竭加重

53. 患者女性，35 岁，入院后诊断为念珠菌性阴道炎。护士指导其选用阴道清洗液为
A. 2%~4% 碳酸氢钠
B. 1：5000 高锰酸钾
C. 氯已定
D. 1% 乳酸
E. 呋喃西林

54. 关于消化性溃疡疼痛特点的描述，错误的是
A. 十二指肠溃疡疼痛时进食可帮助缓解
B. 十二指肠溃疡疼痛常在进食后 0.5~1 小时出现
C. 十二指肠溃疡疼痛多发生于空腹或夜间
D. 胃溃疡疼痛位于剑突下正中偏左
E. 长期性、周期性、节律性

55. 支气管哮喘主要的临床表现是
A. 鼻咽痒、打喷嚏
B. 咳嗽、咯黏痰
C. 带哮鸣音的呼气性呼吸困难
D. 带哮鸣音的吸气性呼吸困难
E. 口唇发绀

56. 肺气肿患者，双肺听诊呈
A. 鼓音
B. 实音
C. 过清音
D. 清音
E. 浊音

57. 属于面部危险三角区的部位有
A. 眼眶及鼻部
B. 上唇和鼻部
C. 下唇及鼻梁部

D. 两侧眼睑及眼眶
E. 双眼、鼻部

58. 腰椎间盘突出症最主要的临床表现是
A. 腰痛伴坐骨神经痛
B. 坐骨神经痛、大小便功能障碍
C. 腰和大腿后侧痛
D. 腰部和臀部痛
E. 腰痛

59. 新生儿假月经多发生于出生后
A. 7~9 天
B. 5~7 天
C. 11~14 天
D. 8~10 天
E. 3 天内

60. 杀灭幽门螺杆菌，促进溃疡愈合的药物是
A. 肾上腺皮质激素
B. 吲哚美辛
C. 硫糖铝
D. 西咪替丁
E. 奥美拉唑

61. 前置胎盘的临床表现不包括
A. 不同类型出血时间不同
B. 子宫软、无压痛
C. 阴道出血、剧烈腹痛
D. 胎位清楚
E. 妊娠晚期反复阴道出血

62. 肝硬化腹水患者，采用自发性利尿的方法是
A. 钠盐限制在 2~3g/ 天
B. 输注白蛋白
C. 口服利尿药
D. 进水量限制在 1500ml/ 天左右
E. 限制水、钠摄入

63. 代谢性酸中毒最早的临床表现是
A. 呼吸深而快
B. 心率加快
C. 面部潮红
D. 血压偏低
E. 肌张力减弱

64. 类风湿关节炎最常累及的关节为
A. 四肢小关节
B. 脊柱小关节

C. 髋关节

D. 肩关节

E. 肘关节

65. 自发性气胸时安置胸腔闭式的引流管应放置在

A. 第 2 肋间锁骨中线

B. 第 8 肋间腋中线与腋后线之间

C. 第 7 肋间腋中线与腋后线之间

D. 胸骨旁任何一肋间

E. 第 6 肋间腋中线与腋后线之间

66. 急性出血坏死型胰腺炎的主要表现<u>不包括</u>

A. 水、电解质、酸碱平衡失调

B. 肠鸣音减弱

C. 低血糖

D. 恶心、呕吐

E. 腹痛

67. 患者，男性，70 岁。因胃癌行胃大部切除术，术后第 10 天，患者进食 20 分钟后出现上腹饱胀、恶心、呕吐、头晕、心悸、出汗、腹泻等，首先应考虑为

A. 十二指肠残端破裂

B. 吻合口梗阻

C. 胃肠吻合口破裂

D. 术后胃出血

E. 倾倒综合征

68. 糖尿病引起的并发症<u>不包括</u>

A. 感染

B. 神经病变

C. 淋巴腺瘤

D. 糖尿病足

E. 动脉粥样硬化

69. 对心力衰竭患者加强心肌收缩力的药物治疗为

A. 地高辛

B. 硝普钠

C. 硝酸甘油

D. 呋塞米

E. 氢氯噻嗪

70. 使用胰岛素治疗过程中应告知患者的最常见不良反应是

A. 胃肠道反应

B. 肾功能损害

C. 酮症反应

D. 变态反应

E. 低血糖反应

71. 患者，女性，30 岁。经前乳房胀痛并出现肿块，经后自行消退，应考虑为

A. 乳管内乳头状瘤

B. 乳腺囊性增生病

C. 乳腺肉瘤

D. 乳腺纤维腺瘤

E. 乳腺癌

72. 患者男，52 岁。因食管癌行食管癌根治术，术后 3 周，出现左下肢肿胀、疼痛，B 超显示左下肢静脉血栓形成。为防止肺栓塞，护理措施中<u>错误</u>的是

A. 严密观察有无胸痛、胸闷、呼吸困难等症状

B. 禁止经患肢静脉输液

C. 患肢制动

D. 按摩肢体

E. 早期下床活动

73. 患者，男，32 岁。颅底骨折发生脑脊液鼻漏和耳漏，下列处理措施，正确的是

A. 清洁外耳道，保持外耳道通畅

B. 经鼻腔放置胃管

C. 卧床休息，头偏向健侧

D. 做腰穿

E. 立即外耳道滴抗生素

74. 某幼儿班，近半个月连续出现 10 余名 3~4 岁幼儿精神不振、食欲不振，其中 5 名儿童发热、巩膜黄染。对于未患病幼儿，最正确的处理措施是

A. 立即疏散该班

B. 立即注射甲肝疫苗

C. 立即注射甲肝疫苗和丙种球蛋白

D. 立即检查肝功能

E. 立即注射乙肝疫苗

75. 患者男，50 岁，在家用煤气加热器洗澡时出现头晕、头痛、乏力、胸闷、心悸、恶心等症状。护士到达现场后对其进行抢救的首要措施是

A. 立即将病人搬到室外空气新鲜处

B. 吸氧

C. 给予止痛药

D. 保持呼吸道通畅

E. 松解衣服

76. 高位小肠梗阻除腹痛外最主要的症状是
A. 腹部包块
B. 停止排便排气
C. 叩诊呈鼓音
D. 腹胀明显
E. 呕吐频繁

77. 子宫内膜异位症主要的临床表现是
A. 继发性进行性痛经
B. 痛经进行性加重
C. 经期腹痛，肛门坠胀感
D. 大腿两侧疼痛
E. 腹痛于经期第1~2天

78. 左心衰竭患者最早出现的症状是
A. 夜间阵发性呼吸困难
B. 咳粉红色泡沫样痰
C. 劳力性呼吸困难
D. 端坐呼吸
E. 心源性哮喘

79. 患者，女性，37岁。1年前因化脓性胆管炎行胆总管切开引流术，半年后出现切口疝，最可能的原因是
A. 术后出血量大
B. 曾有切口感染
C. 早期活动
D. 术后曾有腹腔内感染
E. 术后并发肠瘘

80. 全肺切除术后的护理，正确的是
A. 可酌情放出适量的气体和液体，每次放液量不超过200ml
B. 胸腔引流管一般呈开放状态引流液体
C. 严格卧床1周
D. 24小时输液量不超过2000ml，输液滴速20~30滴/分为宜
E. 嘱患者患侧卧位

81. 指导剖宫产术后5个月的哺乳期妇女，其避孕方法应首选
A. 闭经可不避孕
B. 阴茎套
C. 安全期避孕
D. 口服避孕药
E. 宫内节育器

82. 下列哪项不是慢性脓胸的临床表现

A. 呼吸运动减弱或消失
B. 肋间隙变窄
C. 纵隔向键侧移位
D. 以低热、消瘦、贫血为主要表现
E. 病程超过3个月

83. 患者男，48岁，喷洒农药3小时后发生头晕、恶心、腹痛、呼吸气有大蒜味，患者神志清楚。入院后护士指导患者家属清洗患者皮肤时忌用温开水的原因是
A. 防止烫伤患者皮肤
B. 防止皮肤血管扩张，促进毒物吸收
C. 抑制呼吸中枢
D. 无法清除毒物
E. 防止毒物对热发生反应

84. 患者男性，患冠心病14年、因心前区疼痛症状加重就诊，在诊室门口护士见到该病人突然晕倒、意识丧失、颈动脉搏动消失、呼吸停止、瞳孔扩大。此时护士应进行哪项抢救措施
A. 吸氧
B. 人工呼吸
C. 呼叫医生
D. 胸外心脏按压
E. 静脉输液

二、以下提供若干个案例，每个案例有若干个考题，请根据提供的信息，在每题的A、B、C、D、E五个备选答案中选择一个最佳答案，并在答题卡上按照题号将所选答案对应字母的方框涂黑。

（85~86题共用题干）
患者女，30岁。停经2个月，阴道出血并有水疱状物排出，诊断为葡萄胎。

85. 病史中最具诊断价值的是
A. 阴道出血时间
B. 有无流产史
C. 尿妊娠试验阳性
D. 阴道水疱状物排出
E. 停经史

86. 该患者的处理原则是
A. 化疗
B. 手术治疗
C. 止血
D. 立即清宫
E. 住院观察

（87~89 题共用题干）

患者，女性，26 岁。全血细胞减少，骨髓有核细胞增生低下，粒系、红系低下，巨核细胞缺如。

87. 对该患者最有可能的诊断是
A. 原发免疫性血小板减少症
B. 慢性白血病
C. 急性白血病
D. 再生障碍性贫血
E. 缺铁性贫血

88. 与该疾病无关的因素是
A. 遗传倾向
B. 饮食因素
C. 病毒感染
D. 接触 X 射线
E. 氯霉素

89. 针对该患者的护理措施，最重要的是
A. 观察药物的不良反应
B. 心理护理
C. 预防颅内出血
D. 饮食护理
E. 合理的休息与活动

（90~93 题共用题干）

患者，男性，50 岁。1 年前因胃溃疡接受胃大部切除术，查血常规：Hb 80 g/L，RBC 3.5×10^{12}/L，诉头晕、心悸、乏力，诊断为缺铁性贫血。

90. 患者出现头晕、心悸、乏力的最主要原因是
A. 胃酸不足，影响铁的吸收
B. 骨髓造血功能障碍
C. 慢性失血
D. 铁吸收不良
E. 铁的摄入太少

91. 该患者外周血红细胞的形态主要为
A. 大红细胞高色素
B. 巨红细胞
C. 正常红细胞低色素
D. 小红细胞低色素
E. 正常红细胞正常色素

92. 该患者最重要的治疗原则是
A. 补充营养
B. 中医治疗

C. 病因治疗
D. 补充铁剂
E. 输血

93. 护士指导患者口服铁剂时应注意
A. 血红蛋白恢复后即可停药
B. 宜餐前服用
C. 不宜同时服用稀盐酸
D. 可同时服用维生素 C
E. 可与茶叶同时服用

三、以下提供若干组考题，每组考题共同使用在考题前列出的 A、B、C、D、E 五个备选答案。请从中选择一个与考题关系最密切的答案，并在答题卡上将相应字母所属的方框涂黑。每个备选答案可能被选择一次、多次或不被选择。

（94~97 题共用备选答案）
A. 大阴唇下方有红肿硬块
B. 鸡冠状小丘疹
C. 外阴奇痒，白带呈凝乳状
D. 外阴瘙痒，白带成稀薄泡沫状
E. 稀薄淡黄色白带

94. 滴虫阴道炎的主要症状是

95. 外阴阴道假丝酵母菌病的主要症状是

96. 尖锐湿疣的典型体征是

97. 老年性阴道炎白带的特点

（98~100 题共用备选答案）
A. 给予解痉镇痛
B. 胆肠内引流
C. 抗感染
D. 急症手术引流腹腔
E. 急症手术引流胆总管

98. 未伴结石的慢性胆囊炎需要

99. 急性梗阻性化脓性胆管炎需要

100. 胆囊炎发生胆囊坏疽穿孔，病情危重需要

专业实践能力

一、以下每一道题下面有 A、B、C、D、E 五个备选答案，请从中选择一个最佳答案，并在答题卡上将相应字母所属的方框涂黑。

1. 新生儿期应接种的疫苗是
A. 乙肝疫苗
B. 白喉类毒素
C. 麻疹减毒活疫苗
D. 百日咳类毒素
E. 脊髓灰质炎糖丸

2. 关于急性肾功能衰竭无尿期的护理，正确的叙述是
A. 输入库存血纠正贫血
B. 严格限制静脉补液量
C. 多吃橘子补充钾离子
D. 多进食优质蛋白质
E. 尿量增加时快速补液

3. 新生儿败血症最常见的感染途径是
A. 消化道感染
B. 脐部感染
C. 羊水穿刺
D. 胎膜早破
E. 宫内感染

4. 卡介苗预防的疾病是
A. 麻疹
B. 水痘
C. 猩红热
D. 腮腺炎
E. 结核病

5. 护理肺结核大咯血患者时最主要应避免发生
A. 循环衰竭
B. 呼吸道感染
C. 贫血
D. 窒息
E. 发热

6. 妊娠晚期羊水主要来自于
A. 母体血清经羊膜的透析液
B. 胎儿呼吸道黏膜的透析液
C. 脐带表面的透析液
D. 胎儿皮肤的透析液
E. 胎儿尿液

7. 关于小儿肺炎的护理，错误的叙述是
A. 应流质、半流质饮食
B. 高热者给予物理降温
C. 鼻导管给氧时，流量4L/min，浓度60%
D. 经常更换体位，扣拍背部协助排痰
E. 保持室温18℃~22℃，湿度60%

8. 一氧化碳中毒最好的氧疗方法是
A. 人工呼吸机供氧
B. 氧流量8~10升/分
C. 酒精湿化高流量吸氧
D. 面罩吸氧
E. 高压氧舱

9. 吸宫术适用于妊娠的周数是
A. 18周内
B. 16周内
C. 14周内
D. 12周内
E. 10周内

10. 患者女，28岁，诊断为"系统性红斑狼疮"现病情稳定，拟于近日出院，护士对其进行出院指导，不正确的内容是
A. 坚持长期遵医嘱服药
B. 保持愉快情绪
C. 注意皮肤护理
D. 防止感染
E. 适当锻炼，多晒太阳

11. 不能计算孕龄的是
A. 羊水量的多少
B. 子宫底的高度
C. 胎动出现时间
D. 早孕反应出现时间
E. 末次月经日期

12. 急性心肌梗死患者首要的护理诊断是
A. 自理缺陷
B. 心理压力过重
C. 疼痛

D. 有便秘的危险

E. 知识缺乏

13. 第一产程的临床表现**不包括**

A. 拨露

B. 胎头下降

C. 宫口扩张

D. 破水

E. 规律宫缩

14. 有活动能力的患者进行功能锻炼的主要方法是

A. 主动、被动运动结合

B. 手法治疗

C. 助力运动

D. 主动运动

E. 被动运动

15. 干酪样白带多见于

A. 外阴阴道假丝酵母菌病

B. 前庭大腺炎

C. 慢性宫颈炎

D. 滴虫阴道炎

E. 外阴炎

16. 甲亢患者在甲状腺大部分切除术后出现呼吸困难的最常见原因是

A. 甲状腺危象

B. 双侧喉上神经外侧支损伤

C. 伤口内出血或喉头水肿

D. 双侧喉上神经内侧支损伤

E. 一侧喉返神经损伤

17. 关于子宫的叙述，正确的是

A. 未产妇的子宫颈外口多呈现为横裂口

B. 成人子宫的正常位置呈轻度后倾后屈位

C. 子宫颈外口鳞柱状上皮交界处好发宫颈癌

D. 子宫峡部的上端统称为组织学内口

E. 成人宫体与宫颈的比例为 2.5:1

18. 小儿营养性贫血的好发年龄阶段为

A. 青春期

B. 学龄前期

C. 婴幼儿期

D. 学龄期

E. 新生儿期

19. 破伤风患者的环境要求**不包括**

A. 单人房间

B. 保持安静

C. 适宜的温、湿度

D. 各项操作在镇静药使用后 1 小时内进行

E. 急救药品和物品齐全

20. 法洛四联症 X 线检查可见

A. 透光度减弱

B. 肺纹理增多

C. 肺门血管影增粗

D. 心影呈靴型

E. 肺动脉段突出

21. 妇科腹部手术患者的备皮范围是

A. 上自剑突下，两侧至腋中线，下达阴阜和大腿上 1/3 处

B. 上自剑突下，两侧至腋前线，下达阴阜和大腿上 1/3 处

C. 上自剑突下，两侧至腋中线，下达大腿上 1/3 处

D. 上自肋缘，两侧至腋中线，下达阴阜和大腿上 1/3 处

E. 上自剑突下，两侧至腋前线，下达大腿上 1/3 处

22. 关于暴露疗法的护理要点，**错误**的叙述是

A. 创面不应覆盖任何敷料

B. 观察肢体远端血运

C. 焦痂用 75% 酒精涂擦

D. 适当约束肢体

E. 随时用无菌敷料吸净创面渗液

23. 关于母乳喂养**错误**的叙述是

A. 喂奶后婴儿以右侧卧位为佳

B. 喂奶完毕，轻拍婴儿背部

C. 两侧乳房先后交替哺乳

D. 按需哺乳，母婴同室

E. 生后 2 小时开奶

24. 良性前列腺增生的临床表现**不包括**

A. 尿急

B. 尿潴留

C. 无痛性血尿

D. 夜尿次数增多

E. 进行性排尿困难

25. 保持子宫前倾位置的主要韧带是

A. 卵巢韧带

B. 宫骶韧带

C. 主韧带

D. 阔韧带

E. 圆韧带

26. 不属于小儿麻疹患儿常见的护理诊断是

A. 体液不足

B. 体温过高

C. 营养失调，低于机体需要量

D. 潜在并发症：肺炎

E. 皮肤完整性受损

27. 关于急性肾盂肾炎的护理措施，正确的叙述是

A. 体温 39℃时不需要物理降温

B. 高热量、高维生素饮食且少饮水

C. 酸化尿液，减少尿路刺激征

D. 患者卧床休息，清淡饮食，多饮水

E. 立即应用抗菌药物治疗，再留尿检查

28. 若卵子未受精，黄体开始萎缩是在排卵后

A. 9~10 天

B. 7~8 天

C. 5~6 天

D. 3~4 天

E. 1~2 天

29. 体力活动轻度受限，休息时无自觉症状，一般活动即可出现乏力、心悸、呼吸困难等症状，休息后症状很快缓解，心功能是

A. Ⅳ级

B. Ⅲ级

C. Ⅱ级

D. Ⅰ级

E. 0级

30. 急性再生障碍性贫血最常见的死亡原因是

A. 败血症

B. 颅内出血

C. 恶性贫血

D. 重度感染

E. 肾病综合征

31. 早发支气管肺癌，首选的治疗方法是

A. 非手术综合治疗

B. 免疫疗法

C. 放射疗法

D. 早期手术切除

E. 化疗

32. 洋地黄治疗小儿心力衰竭时，首次给予洋地黄化总量的

A. 2/3

B. 1/2

C. 1/3

D. 1/4

E. 1/5

33. 关于小儿惊厥发作时的护理措施，不正确的叙述是

A. 用力按压患儿肢体以防坠床

B. 将舌轻轻向外牵拉

C. 解开衣领、松开衣被

D. 取平卧位，头偏向一侧

E. 给予氧气吸入

34. 21- 三体综合征的遗传特点是

A. 常染色体隐性遗传

B. 常染色体显性遗传

C. X 连锁显性遗传

D. X 连锁隐性遗传

E. 常染色体畸变

35. 尿失禁最常发生于

A. 癫痫强直 - 阵挛发作时

B. 癫痫强直性发作时

C. 癫痫肌阵挛性发作时

D. 癫痫失神发作时

E. 癫痫部分发作时

36. 复苏处理首先应实现的目标是使患者

A. 保护肾功能

B. 减轻酸中毒

C. 恢复呼吸功能

D. 心脏恢复跳动

E. 恢复脑血液供应

37. 关于大肠癌术前肠道准备的叙述，正确的是

A. 术前 1 天口服硫酸镁

B. 术前 3 日晚清洁灌肠

C. 术前 3 天口服肠道抗菌药

D. 术前 3 天每晚肥皂水灌肠

E. 术前 3 天禁食

38. 乳腺癌术后患者最重要的出院指导是

A. 继续功能锻炼

B. 参加锻炼

C. 经常自查

D. 5 年内避免妊娠

E. 加强营养

39. 诊断早期肺源性心脏病的依据是

A. 肺部湿啰音

B. 肺气肿体征

C. 肺动脉高压

D. 慢性肺病史

E. 颈静脉充盈

40. 肺炎患者减轻胸痛的最常用体位是

A. 健侧卧位

B. 患侧卧位

C. 俯卧位

D. 仰卧位

E. 坐位

41. 若胸部损伤后伤员出现反常呼吸，正确的急救措施是

A. 紧急气管插管

B. 高流量氧气吸入

C. 胸壁加压包扎固定

D. 胸腔闭式引流

E. 紧急剖胸探查

42. 关于重度营养不良患儿的治疗，正确的叙述是

A. 给予蛋白同化类固醇制剂

B. 高热量饮食

C. 高蛋白饮食

D. 高脂肪饮食

E. 多吃水果、蔬菜

43. 关于门静脉高压症分流术后患者的护理，<u>不正确</u>的是

A. 给予高热量、高蛋白、高维生素、低脂肪饮食

B. 禁用肥皂水灌肠

C. 术后 3 周内每日复查血小板

D. 卧床 1 周

E. 术后 48 小时内取平卧位

44. 关于妇科化疗患者的护理措施，<u>不正确</u>的叙述是

A. 密切观察患者有无出血倾向

B. 发现药液外渗时，应立即停止用药

C. 鼓励患者多咀嚼，以促进唾液的分泌

D. 建议患者采用软毛牙刷刷牙，并用盐水漱口

E. 鼓励家属探视，以加强患者的社会支持

45. 正常小儿尿离心后，正确的沉渣镜检结果是

A. 蛋白含量＜ 50mg

B. 多出现上皮细胞

C. 偶见透明管型

D. 白细胞 ≤ 10 个 /HP

E. 红细胞 ≤ 5 个 /HP

46. 放射治疗局部皮肤一度反应<u>不包括</u>

A. 脱屑

B. 色变暗红

C. 水肿

D. 烧灼痛

E. 红斑

47. 胸外心脏按压的部位是

A. 剑突处

B. 心尖搏动处

C. 胸骨中下 1/3 段

D. 胸骨中段

E. 胸骨上段

48. 毕 Ⅱ 式胃大部切除术后近期最严重的并发症是

A. 十二指肠残端破裂

B. 吻合口梗阻

C. 输入祥梗阻

D. 倾倒综合征

E. 胃出血

49. 急性 CO 中毒昏迷苏醒后，应休息观察的时间是

A. 18 天

B. 14 天

C. 10 天

D. 6 天

E. 2 天

50. 原发性肝癌的伴癌综合征<u>不包括</u>

A. 低血压

B. 高血脂

C. 高血钙

D. 红细胞增多症

E. 低血糖

51. 未达到糖尿病治疗理想控制标准的是
    A. 血糖化血红蛋白 5.8%
    B. 血压 130/80mmHg
    C. 空腹血糖 5.6mmol/L
    D. 餐后两小时血糖 8.5mmol/L
    E. 男性体重指数 < 25

52. 如患者因输卵管堵塞引起的不孕，应选择的辅助生殖技术是
    A. 卵母细胞浆内单精子注射
    B. 卵巢置换
    C. 试管婴儿
    D. IVF-ET
    E. 人工授精

53. 关于 DIC 病人使用肝素抗凝的叙述，正确的是
    A. 在 DIC 高凝期不宜使用肝素
    B. DIC 后期单独使用肝素
    C. 肝素过量时快速输注鱼精蛋白
    D. 肝素过量时凝血时间大于 30 分钟
    E. 肝素剂量不足时凝血时间小于 18 分钟

54. 胺碘酮治疗心律失常导致的最严重的不良反应是
    A. 角膜色素沉着
    B. 恶心、呕吐
    C. 负性肌力作用
    D. 肺纤维化
    E. 转氨酶升高

55. 肱骨中下段粉碎性骨折体格检查时应特别注意有无
    A. 伸肘功能障碍
    B. 屈肘功能障碍
    C. 伸腕功能障碍
    D. 屈腕功能障碍
    E. 拇指对掌功能障碍

56. 休克患者中心静脉压高而血压正常，最有可能是
    A. 血容量严重不足
    B. 心功能不全
    C. 容量血管过度收缩
    D. 血容量相对过多
    E. 血容量不足

57. 患者女，58 岁，胆石症病史 23 年。因饱餐后腹痛 4 小时，呕吐 2 次就诊。实验室检查：血白细胞 12×10^9/L，中性粒细胞 0.83，疑为急性胰腺炎。医嘱要求患者禁食的主要目的是
    A. 控制感染
    B. 避免胃扩张
    C. 减少胰液分泌
    D. 减少胃酸分泌
    E. 解除胰管痉挛

58. 某孕妇，25 岁，第一胎，LMP 2016 年 3 月 30 日，2015 年 1 月 7 日到产科门诊复查，查体 BP120/70mmHg，宫高 25cm，腹围 90cm，LOA，头浮，胎心率规律，每分钟 136 次。髂棘间径 23cm，髂嵴间径 25cm，骶耻外径 17cm，坐骨结节间径 7.5cm。根据上述情况，最需要进一步做的产科检查是
    A. 腹部视诊
    B. 腹部听诊
    C. 骨盆内测量
    D. 查先露是否衔接
    E. 重测宫高、腹围

59. 宫颈癌根治术后的患者，留置导尿管的时间是
    A. 1~2 天
    B. 3~4 天
    C. 5~6 天
    D. 7~14 天
    E. 15~21 天

60. 患者女性，22 岁，停经 45 天，突发剧烈腹痛，伴恶心、呕吐、阴道少量流血。查体：血压 70/50mmHg，下腹压痛（+），宫颈（+），下腹部有移动性浊音，最可能的诊断是
    A. 不全流产
    B. 前置胎盘
    C. 异位妊娠
    D. 胎盘早剥
    E. 先兆流产

61. 某男性患者因血友病反复多次输血后感染艾滋病毒，对家属指导的预防原则是
    A. 不共用食具
    B. 不共用毛巾
    C. 避免血液、体液的接触
    D. 严禁性行为
    E. 定期检查

62. 患者女，36 岁。慢性肾炎病史 3 年，休息及服中药治疗。近来未按医嘱限制盐、水的摄入，发现水肿加重，伴尿量减少，每日尿量约 600ml。查体：BP130/80mmHg，眼睑及双下肢明显水肿。实验室检查，尿蛋白（+++）。最主要的护理诊断是

A. 有感染的危险

B. 体液过多

C. 焦虑

D. 活动无耐力

E. 营养失调：低于机体需要量

63. 正常发育的 9 个月健康婴儿的体重应为

A. 6.25kg

B. 7.25kg

C. 8.25kg

D. 9.0kg

E. 10.25kg

64. 患者男，46 岁。饱餐后出现上腹痛，腹胀，腹痛向腰背部放射。查体：腹部膨隆，腹壁皮肤出现青紫。上腹压痛、反跳痛、腹肌紧张，肠鸣音消失。血压 120/80mmHg，脉搏 88 次 / 分，呼吸 18 次 / 分，诊断为急性胰腺炎。<u>不宜应用</u>的药物是

A. 奥曲肽

B. 抗感染药

C. H_2 受体拮抗剂

D. 质子泵抑制剂

E. 抗胆碱能药物

65. 患儿男，13 岁，呈嗜睡状态，体温 39.8℃，头痛、呕吐。全身出现出血性皮疹，诊断为流脑休克型。<u>不妥当</u>的护理措施是

A. 头部冷敷

B. 药物降温

C. 酒精擦浴

D. 使用气垫床

E. 皮肤破溃处用消毒纱布冷敷

66. 患者男，42 岁。双手掌指关节、腕关节、膝关节对称性胀痛半年。加重伴晨僵 1 个月。手指和腕关节的 X 线片示骨质疏松，诊断为类风湿关节炎。对该患者的急性期护理，<u>错误</u>的内容是

A. 卧床休息

B. 可暂时性制动

C. 保持关节处于功能位

D. 加强关节活动，进行功能锻炼

E. 可以用温水浴或热水浸泡僵硬的关节

67. 患者女，18 岁，诊断为"急性支气管炎"3 天，咳嗽、咳痰加重，评估患者痰液黏稠，患者自己难以咳出。清理患者呼吸道首先应选用的方法是

A. 继续鼓励患者咳嗽排痰

B. 少量多次饮水

C. 体位引流

D. 超声雾化吸入

E. 负压吸痰

68. 经产妇，32 岁。分娩后 2 小时胎盘未娩出。徒手剥离胎盘困难，阴道流血较多，血压下降难以控制。正确的处理措施是

A. 清宫术

B. 钳刮术

C. 强行剥离

D. 手术切除子宫

E. 清宫取胎盘术

69. 足月儿，生后 7 天，皮肤黄染，血清总胆红素 285μmol/L，接受蓝光治疗。为预防核黄疸，护士应当严密监测

A. 体温

B. 脉搏

C. 呼吸

D. 精神

E. 出血

70. 患者女，58 岁。近半年出现接触性阴道出血。妇科检查子宫正常大小。宫颈脱落细胞学检查结果为巴氏 Ⅲ 级。为明确诊断，应首选的检查方法是

A. 分段诊刮术

B. 宫颈锥切术

C. 宫颈局部活组织检查

D. 宫颈管涂片

E. 宫颈刮片

71. 某 29 岁孕妇，36 周妊娠，行四步触诊法提示胎儿为枕左前位，胎心音最清楚的部位是

A. 脐部正下方

B. 脐下方右侧

C. 脐上方左侧

D. 脐上方右侧

E. 脐下方左侧

72. 患者男，40 岁。左上腹被电动车撞伤 5 天，当时仅有局部疼痛，未做特殊处理，现因腹痛突然加剧入院，查体：血压 105/70mmHg，脉搏 100 次 / 分，

左上腹压痛明显，实验室检查：血红蛋白 80g/L，最可能的诊断是

    A. 结肠坏死

    B. 左肾损伤

    C. 胰腺挫伤

    D. 脾破裂

    E. 胃破裂

73. 患者女，48岁。近半年来经量时多时少，周期无规律。近2个月未行经，突然阴道流血量多，考虑为无排卵型功能失调性子宫出血，给予诊断性刮宫。支持该诊断的内膜病理检查报告应是

    A. 正常增生期子宫内膜

    B. 增生期和分泌期共存

    C. 分泌不良

    D. 分泌期子宫内膜

    E. 增生过长

74. 某呼吸衰竭患者经过3个月的机械通气后，呼吸状况逐渐好转。当其具备完全撤离呼吸机的能力后，需按以下哪种步骤进行撤机

    A. 气囊放气→拔管→吸氧→撤离呼吸机

    B. 撤离呼吸机→拔管→气囊放气→吸氧

    C. 撤离呼吸机→气囊放气→拔管→吸氧

    D. 吸氧→拔管→气囊放气→撤离呼吸机

    E. 吸氧→气囊放气→拔管→撤离呼吸机

二、以下提供若干个案例，每个案例有若干个考题，请根据提供的信息，在每题的 A、B、C、D、E 五个备选答案中选择一个最佳答案，并在答题卡上按照题号将所选答案对应字母的方框涂黑。

（75~76 题共用题干）

患者女，28岁。给予周围静脉营养支持，先后给予 10% 葡萄糖、5% 葡萄糖盐水、20% 脂肪乳等，在滴入 18 种氨基酸（滴速 60 滴 / 分）15 分钟后，该患者突发恶心呕吐，面色潮红，胸背及四肢有皮疹。

75. 患者最可能发生了

    A. 发热反应

    B. 输液微粒反应

    C. 吸入性过敏

    D. 脂肪乳延迟过敏

    E. 氨基酸过敏

76. 护士应首先采取的措施是

    A. 平卧位，监测生命体征

    B. 低流量持续吸氧

    C. 停输氨基酸，暂观察

    D. 静滴血管收缩剂

    E. 滴入抗组织胺药物

（77~78 题共用题干）

患者男，60 岁，某次排便突然晕倒在地，呼之不应，并呕吐咖啡样胃容物，既往有高血压病史 10 余年。体检：一侧上、下肢瘫痪。

77. 为明确诊断，首选的辅助检查是

    A. 脑血管造影

    B. 经颅多普勒

    C. 腰穿

    D. 颅脑 CT

    E. 脑电图

78. 最可能的诊断是

    A. 癫痫持续状态

    B. 蛛网膜下隙出血

    C. 脑出血

    D. 脑血栓形成

    E. 短暂性脑缺血发作

（79~80 题共用题干）

患者男，60 岁。因体检时查出膀胱左侧壁 1.5cm×1.5cm 肿块，来院就诊。门诊行 B 超检查，检查结果同前。后行膀胱镜检查，确诊为膀胱移行细胞癌（Ⅰ级）

79. 首选的治疗方法是

    A. 膀胱全切除 + 尿流改道

    B. 膀胱部分切除 + 输尿管膀胱吻合术

    C. 膀胱部分切除术

    D. 开放膀胱电切术

    E. 经尿道膀胱电切术

80. 诊断该患者的健康教育<u>不包括</u>

    A. 教会患者集尿袋有关护理

    B. 定期复查

    C. 坚持化疗

    D. 禁止吸烟

    E. 加强营养

（81~83 题共用题干）

患儿男，11 岁。因发热伴双耳垂处肿痛 3 天，腹痛半天，呕吐 3 次入院，查体：体温 39℃，精神萎靡，颈软，双侧腮腺肿大，有压痛，上腹轻度压痛，无反跳痛。

81. 最可能的诊断是

    A. 化脓性腮腺炎

    B. 流行性腮腺炎并发脑炎

C. 流行性腮腺炎并发胰腺炎

D. 流行性腮腺炎并发胃肠炎

E. 流行性腮腺炎并发睾丸炎

82. 为进一步确诊，应做的检查是

A. 脑脊液检查

B. 腮腺 B 超检查

C. 血脂肪酶测定

D. 转氨酶测定

E. 化验血、尿、便常规

83. 不妥的护理措施是

A. 热敷肿胀的腮腺以减轻疼痛

B. 应用抗病毒药物

C. 注射阿托品

D. 暂禁食

E. 物理降温

（84~85 题共用题干）

患儿，女，12 岁。高热 3 天，T39.2℃，BP100/60mmHg，P100 次 / 分。食欲差，口干，尿少，眼窝凹陷。

84. 根据患儿情况，估计其每日水分丧失约为

A. 2000~2400ml

B. 1600~2000ml

C. 1200~1600ml

D. 800~1200ml

E. 400~600ml

85. 如果为此患儿补液治疗，应首选

A. 0.3% 补钾液体

B. GNS

C. 3%NS

D. 0.9%NS

E. 5%GS

（86~88 题共用题干）

患儿，男，7 个月。腹泻 2 天，每天 10 余次黄色稀水便。体重 6kg。精神萎靡，皮肤弹性极差，前囟及眼窝明显凹陷，肢冷，血压偏低，口渴不明显，尿量极少。实验室检查：血清钠 125mmol/L。

86. 患儿脱水的性质和程度为

A. 重度高渗脱水

B. 重度低渗脱水

C. 重度等渗脱水

D. 中度低渗脱水

E. 中度等渗脱水

87. 该患儿第 1 天补液首选的液体种类及量应是

A. 1/2 张含钠液 120~150ml/kg

B. 2/3 张含钠液 20ml/kg

C. 2：1 等张含钠液 180ml/kg

D. 2：1 等张含钠液 20ml/kg

E. 2/3 张含钠液 120~150ml/kg

88. 错误的护理措施是

A. 观察尿量及脱水是否纠正

B. 补液速度为每小时 5~8ml/kg

C. 记录第 1 次排尿时间

D. 记录 24 小时出入液量

E. 记录排便次数、量及性状

三、以下提供若干组考题，每组考题共同使用在考题前列出的 A、B、C、D、E 五个备选答案。请从中选择一个与考题关系最密切的答案。并在答题卡上将相应字母所属的方框涂黑。每个备选答案可能被选择一次、多次或不被选择。

（89~90 题共用备选答案）

A. 脑栓塞

B. 脑血栓形成

C. 脑出血

D. 蛛网膜下腔出血

E. 短暂性脑缺血发作

89. 护理问题"疼痛"最常存在于

90. 护理问题"生活自理缺陷"一般不出现于

（91~93 题共用备选答案）

A. 逐渐恢复正常饮食，忌高脂肪、高蛋白饮食

B. 适当热量，每日蛋白质 0.8~1.0g/kg，植物蛋白为主

C. 少量低脂、低糖流质饮食

D. 无渣、温凉流食

E. 高热量、高蛋白、高维生素、易消化饮食

91. 上消化道少量出血的病人，饮食要求是

92. 急性胰腺炎患者急性期后，腹痛和呕吐基本消失后的饮食要求是

93. 血氨正常的肝硬化患者的饮食要求一般是

（94~96 题共用备选答案）

A. 人流综合征

B. 子宫穿孔

C. 羊水栓塞

D. 人流后感染

E. 宫颈粘连

94. 吸宫术后出现闭经伴周期性腹痛，最可能的诊断为

95. 吸宫术后 3 天，高热、腹痛、下腹部压痛，最可能的诊断

96. 钳刮术时患者烦躁不安，寒战、呕吐，咳嗽，继之呼吸困难，发绀，心率快，血压迅速下降，最可能的诊断为

（97~98 题共用备选答案）

A. 反复腰部顿痛酸胀感伴血尿

B. 小儿腹部巨大肿块

C. 老年男性进行性排尿困难

D. 无痛性肉眼血尿

E. 尿急、尿痛、血尿、脓尿

97. 肾结核的主要临床表现是

98. 膀胱癌的主要临床表现是

（99~100 题共用备选答案）

A. 俯卧位

B. 半坐位

C. 头低脚高位

D. 患侧卧位

E. 健侧卧位

99. 颅中窝骨折神志清醒患者的体位是

100. 颅前窝骨折神志清醒患者的体位是

全国护士（师）资格考试预测卷系列

2026

主管护师技术资格考试预测卷

预测卷（五）

王　冉　主编

中国健康传媒集团

中国医药科技出版社　·北京

编 委 会

主 编 王 舟

编 者（以姓氏笔画为序）

基础知识

一、以下每一道考题下面有 **A.B.C.D.E** 五个备选答案。请从中选择一个最佳答案，并在答题卡上将相应题号的相应字母所属的方框涂黑。

1. 如图所示的心电图，考虑为

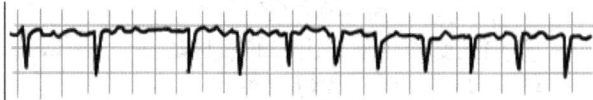

  A. 房颤

  B. 室上性心动过速

  C. 房室传导阻滞

  D. 室颤

  E. 房早

2. 关于法洛四联症的描述，<u>不正确</u>的是

  A. 紫绀是法洛四联症患儿的主要临床表现

  B. 血液检查常有红细胞增多

  C. 手术可分根治术和姑息分流手术

  D. 患儿很少出现蹲踞现象

  E. 排便和哭闹可诱发严重缺氧

3. 溃疡病幽门梗阻的主要临床特征是

  A. 阵发性腹痛

  B. 消瘦

  C. 腹胀伴肠型

  D. 晚间或下午呕吐大量宿食

  E. 食量减少

4. "熊猫眼"征是哪种骨折的特点

  A. 额骨骨折

  B. 颅前窝骨折

  C. 颞骨骨折

  D. 颅中窝骨折

  E. 颅后窝骨折

5. 胃溃疡首选手术方式是

  A. 毕 I 式胃大部切除术

  B. 毕 II 式胃大部切除术

  C. 胃空肠吻合术

  D. 迷走神经切断术

  E. 分流术

6. 下列哪项可提示乳癌早期

  A. 月经紊乱

  B. 乳房周期性胀痛

  C. 乳房肿痛

  D. 乳房内现多个肿块

  E. 乳房内无痛性单个肿块

7. 肺癌的早期症状是

  A. 咳嗽，痰中带血

  B. 咳浓痰

  C. 大咳血

  D. 声音嘶哑

  E. 剧烈胸痛

8. 风湿性瓣膜病最常累及的瓣膜是

  A. 二尖瓣

  B. 三尖瓣

  C. 主动脉瓣

  D. 肺动脉瓣

  E. 二尖瓣 + 三尖瓣

9. 左半结肠癌的临床表现<u>不包括</u>

  A. 左半结肠癌容易出现梗阻

  B. 左半结肠肠腔大不易出现梗阻

  C. 肿块多呈浸润型

  D. 贫血常不明显

  E. 易致肠腔狭窄，常伴有便秘

10. 三腔管用于门脉高压病人食管胃底静脉破裂压迫止血时，放置时间一般<u>不超过</u>

  A. 1~2 天

  B. 2~3 天

  C. 3~5 天

  D. 5~7 天

  E. 7~14 天

11. 下列哪项检查不需要作碘过敏试验

  A. 静脉肾盂造影

  B. 尿路平片

  C. 肾血管造影

  D. 肾动脉造影

  E. 排泄性尿路造影

12. 诊断原发性下肢深静脉瓣膜功能不全最可靠的检查方法为

  A. 波氏试验

B. 下肢深静脉造影

C. 屈氏试验

D. 交通静脉瓣膜功能试验

E. 电阻抗血流测定

13. 骨折临床愈合后，骨痂的加强和改造主要取决于

A. 外固定的牢固性

B. 肢体活动和负重所形成的应力

C. 局部血液供应情况

D. 骨痂的多少

E. 是否很好配合理疗，按摩及药物治疗

14. 腹膜后血肿最严重的并发症是

A. 休克

B. 肾功能衰竭

C. 肠梗阻

D. 感染

E. 血尿

15. 胫骨骨折后因局部血运差，易造成延迟愈合或骨不连的部位是

A. 胫骨上段骨折

B. 胫骨平台骨折

C. 胫骨中段骨折

D. 胫骨中下 1/3 骨折

E. 踝上骨折

16. 伴有严重失血性休克的肾损伤患者，首要的处理措施是

A. 双肾 CT 检查

B. 迅速输血抗休克治疗

C. 排泄性尿路造影检查

D. 抗生素预防感染

E. 止痛、止血治疗

17. 关于尿道损伤后行扩张术，错误的是

A. 选择大小合适的尿道探子

B. 适当定期扩张

C. 注意无菌操作

D. 避免出血

E. 遇有阻力时稍用力送入

18. 前列腺增生切除术后，为预防前列腺窝出血，最重要的护理措施是

A. 静滴止血芳酸

B. 低温等渗盐水膀胱冲洗

C. 膀胱冲洗液内加凝血药

D. 避免肛管排气，禁忌灌肠

E. 气囊导尿管充水并固定在大腿内侧

19. 引起骨筋膜室综合征的主要发病机制是

A. 骨筋膜室内压高

B. 细菌繁殖过盛

C. 肌肉痉挛

D. 主要神经损伤

E. 血管内膜损伤

20. 前列腺增生最早出现的症状是

A. 尿线变细

B. 尿频及夜尿次数增多

C. 尿滴沥

D. 急性尿潴留

E. 尿失禁

21. 上消化道大出血的病因诊断首选的检查方法是

A. X 线钡剂造影检查

B. 放射性核素扫描

C. 急诊内镜检查

D. 腹腔动脉造影

E. 腹部 CT

22. 肛管直肠周围脓肿最多见的是

A. 直肠黏膜下脓肿

B. 骨盆直肠间隙脓肿

C. 直肠后间隙脓肿

D. 坐骨肛管间隙脓肿

E. 肛门周围脓肿

23. 胃肠钡剂造影检查需要禁食

A. 12h

B. 8h

C. 6h

D. 4h

E. 2h

24. 我国引起慢性肾功能衰竭最常见的疾病是

A. 糖尿病肾病

B. 高血压肾病

C. 狼疮性肾炎

D. 慢性肾小球肾炎

E. 慢性肾盂肾炎

25. 肾炎性水肿的主要发生机制是

A. 继发性心功能不全

B.低蛋白血症

C.肾小管重吸收增加

D.血容量增多

E.肾小球滤过滤下降

26. 对消化性溃疡病人的健康教育，错误的是

A.季节变换时注意保暖

B.胃黏膜保护剂宜在饭后服用

C.抑酸药宜在空腹时服用

D.避免刺激性食物和饮料

E.生活规律，注意休息

27. 急性胰腺炎病人血清淀粉酶开始升高的时间为发病以后

A.24~72 小时

B.12~14 小时

C.6~12 小时

D.3~6 小时

E.1~3 小时

28. 肾实质性高血压发生机制绝大多数为

A.精神因素

B.高脂血症

C.高胆固醇血症

D.肾素依赖型

E.容量依赖型

29. 肾性急性肾衰竭最常见的原因是

A.血容量减少

B.重度低渗性缺水

C.双侧输尿管结石

D.严重挤压伤

E.心功能不全

30. 鉴别再生障碍性贫血与急性白血病的最主要依据是

A.骨髓检查

B.外周血出现幼粒细胞

C.网织红细胞计数

D.外周血出现幼红细胞

E.血小板计数

31. 处于活动期的类风湿关节炎患者，其辅助检查结果不会出现

A.血红蛋白降低

B.血小板降低

C.C 反应蛋白增高

D.类风湿因子阴性

E.血沉增快

32. 关于高渗性脱水的说法，不正确的是

A.尿比重增高

B.抗利尿激素增加

C.Na^+ 从细胞外向细胞内流

D.细胞内脱水严重

E.以丢失水分为主

33. 代谢性酸中毒常见的原因是

A.持续胃肠减压

B.急性胃扩张

C.低钾血症

D.肠瘘、肠梗阻

E.肺气肿、哮喘

34. 患者排尿开始时有血尿，以后逐渐变清，预示病变部位在

A.肾脏

B.输尿管

C.膀胱基底部

D.后尿道

E.前尿道

35. 成人主要的造血器官是

A.淋巴结

B.骨髓

C.脾

D.肝

E.卵黄囊

36. 诊断成人贫血时血红蛋白的含量是

A.男性＜120g/L，女性＜110g/L

B.男性＜130g/L，女性＜120g/L

C.男性＜140g/L，女性＜130g/L

D.男性＜150g/L，女性＜140g/L

E.男性＜160g/L，女性＜150g/L

37. 患者女，52 岁。2 年前因胃癌行胃大部切除术，术后肿瘤无复发。近半年来经常出现头晕、心悸、体重逐渐下降，经诊断确诊为缺铁性贫血。导致患者贫血最可能的原因是

A.铁不能利用

B.铁消耗过多

C.铁吸收不良

D.铁需要量增加

E.铁摄入不足

38. 鉴别原发性与继发性甲状腺功能减退症，应进行的检查是

A. TT_4

B. TT_3

C. FT_4

D. FT_3

E. TSH

39. 血液中直接调节胰岛素分泌的重要因素是

A. 血酮体浓度

B. 胃肠道激素

C. 肾上腺素

D. 血糖浓度

E. 胰高糖素

40. 引起风湿病最常见皮肤损害的原因是

A. 药物反应

B. 过敏反应

C. 机械性损伤

D. 血管炎性反应

E. 感染

41. 确诊 CO 中毒最主要的依据是

A. 缺氧的程度

B. 昏迷的深度

C. 血液中碳氧血红蛋白含量

D. 口唇颜色

E. CO 的接触史

42. 乳腺癌发生淋巴转移最常见的转移淋巴结是

A. 锁骨下淋巴结

B. 胸骨旁淋巴结

C. 健侧腋窝淋巴结

D. 患侧腋窝淋巴结

E. 锁骨上淋巴结

43. 患者男，67 岁。高血压数年，近月来睡眠不佳，排尿困难，体重下降，且有腹部不适感，左侧腹股沟区出现肿块并逐渐增大，可进入阴囊，考虑该患者可能是腹股沟疝，与发病有关的因素是

A. 体重下降

B. 腹部不适

C. 排尿困难

D. 睡眠不佳

E. 高血压数年

44. 怀疑肝、脾破裂的患者首选的检查是

A. MRI 检查

B. 立位 X 线检查

C. 淀粉酶检查

D. CT 检查

E. B 超检查

45. 促成胃十二指肠溃疡的因素中最重要的是

A. 长期服用非甾体类抗炎药

B. 过度忧虑

C. 胃酸分泌过多

D. 过度脑力劳动

E. 溃疡病体质

46. 早期胃癌的确诊标准为

A. 未侵及浆膜

B. 无淋巴结转移

C. 直径 2cm 内

D. 病灶局限于黏膜或黏膜下

E. 病灶局限于胃窦

47. 发生急性梗阻性化脓性胆管炎最常见的原因是

A. 肝脓肿并发出血，阻塞胆管

B. 胆总管肿瘤并梗阻

C. 胆总管结石

D. 胆总管狭窄

E. 肿大胆囊压迫胆总管

48. 引起颅内压增高的主要原因<u>不包括</u>

A. 脑脊液循环异常

B. 脑缺血缺氧

C. 颅外占位性病变

D. 颅内占位性病变

E. 颅内外感染

49. 大肠癌最主要的转移途径是

A. 癌细胞脱落

B. 肠腔种植

C. 直接蔓延

D. 淋巴转移

E. 血行转移

50. 男性生殖系统结核常见于

A. 60 岁以上人群

B. 40~60 岁人群

C. 20~40 岁人群

D. 20 岁以下少年

E. 婴幼儿

51. 儿童常见的骨折是
A. 裂缝骨折
B. 凹陷骨折
C. 螺旋骨折
D. 青枝骨折
E. 撕脱骨折

52. 维生素 D 缺乏性佝偻病的主要病因是
A. 糖皮质激素
B. 肝肾疾病
C. 生长发育过快
D. 维生素 D 摄入不足
E. 日光照射不足

53. 胃肠道手术前禁食的最主要目的是
A. 防止术后吻合口瘘
B. 有利于肠蠕动恢复
C. 避免术后腹痛、腹胀
D. 防止麻醉后的呕吐及误吸
E. 避免胃膨胀而妨碍手术

54. 属于特异性感染的常见致病菌是
A. 铜绿假单胞菌
B. 白色念珠菌
C. β-溶血性链球菌
D. 大肠埃希菌
E. 金黄色葡萄球菌

55. 下列先天性心脏病，属于无分流型的是
A. 肺动脉狭窄
B. 法洛四联症
C. 动脉导管未闭
D. 室间隔缺损
E. 房间隔缺损

56. 嵌顿疝和绞窄疝的鉴别要点是
A. 疝内容物有无血循环障碍
B. 有无肠梗阻表现
C. 有无休克表现
D. 疝块能否回纳
E. 疝块有否压痛

57. 直肠癌简单而重要的检查方法是
A. 纤维结肠镜检查
B. 乙状结肠镜检查
C. 肛门镜检查
D. 直肠指诊
E. 肛门视诊

58. 腹膜刺激征是指
A. 反射性呕吐、恶心、腹泻
B. 板状腹压痛、腹泻
C. 肠鸣音消失、腹痛、腹泻
D. 肠鸣音亢进、压痛、反跳痛
E. 压痛、反跳痛、肌紧张

59. 胸壁损伤中最易发生纵隔扑动的是
A. 多根肋骨骨折
B. 血胸
C. 张力性气胸
D. 开放性气胸
E. 闭合性气胸

60. 多数小儿动脉导管解剖闭合的时间是
A. 出生后 18 个月
B. 出生后 12 个月
C. 出生后 8 个月
D. 出生后 3 个月
E. 出生后 2 个月

61. 患者，女性，23 岁，发热、多处关节炎、面部有蝶形红斑，诊断为系统性红斑狼疮。查血化验的特征表现是
A. 血小板减少
B. 抗 Sm 抗体（+）
C. 抗核抗体（+）
D. 类风湿因子（+）
E. 单核细胞增加

62. 患者，女性，42 岁，肾移植术，术中肾血循环恢复 30 分钟后，移植的肾脏由红转为暗红，出现青紫、坏死。该病人出现的是
A. 慢性排异反应
B. 亚急性排异反应
C. 急性排异反应
D. 超急性排异反应
E. 休克

63. 患者，男性，32 岁。因急性化脓性胆管炎收入院，2h 后出现休克，病人休克属于
A. 血管源性休克
B. 心源性休克
C. 感染性休克
D. 创伤性休克
E. 失血性休克

64. 患儿，13 岁，2 周前患上呼吸道感染，2 天

来颜面水肿，尿少，尿为浓茶色。诊断为急性肾小球肾炎。患儿感染的致病菌最可能的是

A. 粪链球菌

B. 肺炎链球菌

C. 草绿色链球菌

D. 甲型链球菌

E. 乙型 β–溶血性链球菌

65. 引起皮质醇增多症最常见的病因是

A. 不依赖 ACTH 的双侧肾上腺大结节性增生

B. 垂体 ACTH 分泌过多

C. 肾上腺皮质癌

D. 肾上腺皮质腺瘤

E. 异位 ACTH 综合征

66. 符合 Graves 病检查结果的是

A. 血 TSH↑，T_3↑，T_4↓

B. 血 TSH↓，T_3↑，T_4↑

C. 血 TSH↑，T_3↓，T_4↓

D. 血 TSH↓，T_3↓，T_4↓

E. 血 TSH↑，T_3↑，T_4↑↓

67. 属于糖尿病微血管病变的是

A. 下肢坏疽

B. 糖尿病足

C. 糖尿病肾病

D. 脑血管病

E. 冠心病

68. 不符合类风湿因子临床特征的是

A. 类风湿因子阴性可排除类风湿关节炎

B. 可见于一些正常老年人和多种其他疾病

C. 单纯的类风湿因子阳性不能诊断为类风湿关节炎

D. 是诊断类风湿关节炎重要的血清学标志之一

E. 是一种自身抗体

69. 患者女，40岁。在烈日下耕种约3小时，突然出现剧烈头痛、头晕、眼花、耳鸣、呕吐、烦躁不安等表现，诊断为中暑。该患者受到抑制的系统是

A. 内分泌系统

B. 免疫系统

C. 消化系统

D. 中枢神经系统

E. 循环系统

70. 雌激素的生理功能是

A. 促进体内水钠排泄

B. 使阴道上皮细胞内糖原减少

C. 减少输卵管上皮细胞的活动

D. 减低子宫对缩宫素的敏感性

E. 促进卵泡和子宫发育

71. 胃癌最好发的部位是

A. 贲门部

B. 胃窦部

C. 胃体侧

D. 胃底部

E. 幽门管

72. 阑尾的体表投影在

A. 左右髂前上棘中右 1/3 交界处

B. 脐与左髂前上棘连线中内 1/3 交界处

C. 脐与左髂前上棘连线中外 1/3 交界处

D. 脐与右髂前上棘连线中内 1/3 交界处

E. 脐与右髂前上棘连线中外 1/3 交界处

73. 最常见的肠梗阻类型是

A. 肠套叠

B. 痉挛性肠梗阻

C. 麻痹性肠梗阻

D. 机械性肠梗阻

E. 血栓性肠梗阻

74. 关于体液平衡的描述，错误的是

A. 各种体液之间是非动态平衡

B. 无功能性细胞外液占体重的 1%~2%

C. 血浆约为体重的 5%

D. 细胞外液约为体重的 20%

E. 女性细胞内液约为体重的 35%

75. 宫内节育器术后应嘱病人避免重体力劳动

A. 1 个月

B. 12 天

C. 1 周

D. 5 天

E. 1 天

76. 闭合性气胸伤侧肺萎陷在 30% 以下时

A. 呼气时伤侧胸膜腔负压增高

B. 吸气时伤侧胸膜腔进行性压力增高

C. 吸气时伤侧胸膜腔负压消失

D. 伤侧胸膜腔负压变化不大

E. 吸气时伤侧胸膜腔负压正常偏高

77. 患者女性，35岁，不孕症 5 年，检测是否

排卵，取子宫内膜进行检查的时间是经前
    A. 36 小时内
    B. 48 小时内
    C. 24 小时内
    D. 18 小时内
    E. 12 小时内

78. 患者女性，绝经 2 年，阴道流出血水样分泌物 2 个月，有臭味，妇科检查：阴道黏膜充血，宫颈萎缩，子宫如孕 40 天大，质软，无其他异常，对确定诊断最有意义的检查是
    A. 宫腔镜检查
    B. 宫颈活检
    C. 宫颈刮片细胞学检查
    D. 阴道镜检查
    E. 分段诊断性刮宫

79. 患者女，20 岁，室内取暖时出现呕吐，现昏迷，诊断为急性一氧化碳中毒，其发病机制是
    A. 神经系统抑制
    B. 氮质血症
    C. 血红蛋白不能携氧
    D. 呼吸中枢受抑制
    E. 细胞中毒

二、以下提供若干组考题，每组考题共同使用在考题前列出的 A、B、C、D、E 五个备选答案。请从中选择一个与考题关系最密切的答案，并在答题卡上将相应题号的相应字母所属的方框涂黑，每个备选答案最可能被选择一次、多次或不被选择。

（80~81 题共用备选答案）
    A. 绞窄性疝
    B. 嵌顿性疝
    C. 难复性疝
    D. 滑动性疝
    E. 易复发疝

80. 疝内容物嵌顿时间较久，导致血液循环障碍而坏死称为

81. 疝内容物与疝囊发生粘连而不能完全回纳称为

（82~83 题共用备选答案）
    A. 胎盘
    B. 皮肤
    C. 消化道

    D. 呼吸道
    E. 脐部

82. 新生儿感染性肺炎出生前的常见感染途径是

83. 新生儿感染性肺炎出生后的常见感染途径是

（84~86 题共用备选答案）
    A. 骨盆漏斗韧带
    B. 宫骶韧带
    C. 阔韧带
    D. 主韧带
    E. 圆韧带

84. 固定子宫颈于正常位置的韧带是

85. 间接保持子宫呈前倾位置的韧带是

86. 维持子宫在盆腔正中央的韧带是

（87~89 题共用备选答案）
    A. 肺下叶斑片状浸润
    B. 双肺弥漫性结节性浸润
    C. 肺部多种形态浸润影，见于肺下叶
    D. 肺蜂窝状肺脓肿
    E. 大片炎症浸润影或实变影

87. 军团菌肺炎 X 线所见是

88. 肺炎支原体肺炎 X 线所见是

89. 肺炎克雷伯杆菌肺炎 X 线所见是

（90~92 题共用备选答案）
    A. 肝后
    B. 肝前
    C. 窦内
    D. 窦后
    E. 窦前

90. 肝炎后肝硬化所致门静脉高压症的主要阻塞部位在

91. 血吸虫肝硬化所致门静脉高压症的主要阻塞部位在

92. 肝静脉阻塞综合征所致门静脉高压症的主要阻塞部位在

（93~94 题共用备选答案）

A. 青春期

B. 2 岁以下

C. 年长儿

D. 3 个月 ~2 岁小儿

E. 婴儿

93. 维生素 D 缺乏性佝偻病发作多见于

94. 维生素 D 缺乏性手足搐搦症喉痉挛多见于

（95~97 题共用备选答案）

A. 经泌尿道吸收

B. 注入吸收

C. 呼吸道吸入

D. 皮肤接触

E. 消化道吸收

95. 强碱中毒的途径是

96. 误服有机磷中毒的途径是

97. 一氧化碳中毒的途径是

（98~100 题共用备选答案）

A. 孕激素

B. 雌激素

C. 黄体生成素

D. 促卵泡素

E. 促性腺激素释放激素

98. 使子宫内膜由增生期转变为分泌期的激素是

99. 使子宫内膜腺体和间质增殖的激素是

100. 促使成熟卵泡排卵并维持黄体功能的激素是

相关专业知识

一、以下每一道题下面 A、B、C、D、E 五个备选答案，请从中选择一个最佳答案，并在答题卡上将相应字母所属的方框涂黑。

1. 按照《医院感染管理方法》规定，医疗机构发生哪种情况，需要向有关部门报告医院感染暴发
A. 由于医院感染导致患者人身损害后果
B. 由于医院感染暴发导致 3 人以下人身损害后果
C. 由于医院感染导致 3 人以下人身损害
D. 由于医疗责任事故导致患者死亡
E. 由于医院感染暴发直接导致患者死亡

2. 医院健康教育的意义不包括
A. 消除致病因素
B. 心理治疗
C. 降低医疗成本
D. 密切医患关系
E. 提高患者对医院文化的了解

3. 领导效能的内容不包括
A. 时间效能
B. 用人效能
C. 决策办事效能
D. 组织整体贡献效能
E. 结构效能

4. 组织文化的核心是
A. 以人为本
B. 组织的价值观
C. 软性管理
D. 增强群体凝聚力
E. 组织的调适功能

5. 管理层中体现最少层次的原则，从高层领导到基层领导以几个层次为宜
A. 1~3
B. 2~4
C. 3~5
D. 4~6
E. 5~7

6. 管理幅度是指一个主管能够直接有效指挥下属成员的数目。经研究发现，高层管理人员的管理幅度通常以多少人数较为合适
A. 4~8 人
B. 6~8 人
C. 8~10 人
D. 10~12 人
E. 12~14 人

7. 决定一个组织经济效益大小和资源效率高低的首要条件是
A. 对人的合理使用
B. 科学技术的高度应用
C. 资源的最优配置和最优利用
D. 对财产的管理
E. 可靠的监督控制体系

8. 根据原卫生部制定的《医疗机构专业技术人员岗位结构比例原则》三级医院高级、中级和初级员工的比例为
A. 1 : 3 : 6
B. 1 : 2 : 5
C. 1 : 3 : 5
D. 1 : 3 : 7
E. 1 : 4 : 6

9. 我国医院分级管理标准规定，护理人员占卫生技术人员总数的
A. 20%
B. 40%
C. 50%
D. 60%
E. 70%

10. 某医院消化内科有床位 30 张，床位使用率是 90%，平均护理时数为 3.5 小时，每名护士每天工作 8 小时。机动编制数占 20%，应编护士数
A. 15 人
B. 16 人
C. 17 人
D. 18 人
E. 19 人

11. 有关正式组织特点的描述，错误的是
A. 有共同的工作目标
B. 成员的工作和职位可互相替换

C. 无明确的规章制度

D. 分工专业化但强调协调配合

E. 讲究效率

12. 护理人员排班应遵循的首要原则是

A. 满足病人需要

B. 降低人力成本

C. 合理组织人力

D. 有效利用资源

E. 满足护士的要求

13. 以下不会影响护理人员配备的因素是

A. 工作量

B. 工作质量

C. 病人男女比例

D. 护理人员结构比例

E. 护理管理水平

14. 以下对"直线－参谋型组织结构"理解，错误的是

A. 直线领导有相应的职能机构和人员作为参谋和助手

B. 可满足统一指挥和严格责任制的要求

C. 部门间沟通少，协调工作多

D. 容易发生直线领导和职能部门之间的职权冲突

E. 组织适应性强，反应灵敏

15. 以下不属于组织文化特点的是

A. 文化性

B. 综合性

C. 整合性

D. 强制性

E. 实践性

16. 医院感染研究的主要对象是

A. 探视者

B. 陪护家属

C. 医护人员

D. 门诊病人

E. 住院病人

17. 导致新生儿医院感染的来源不包括

A. 生产过程污染

B. 人工喂养中奶品的污染

C. 医护人员的手

D. 宫内感染

E. 生产过程产道分泌物污染

18. 引起内源性感染的病原体是来自

A. 医院环境中存在的致病菌

B. 病人体内或体表的正常菌群或条件致病菌

C. 医院工作人员携带的病菌

D. 由探视人员带到院内的病菌

E. 感染部位分离出的致病菌

19. 对无明显潜伏期的疾病，判断医院感染的标准是

A. 入院 8h 内发生感染

B. 入院 16h 内发生感染

C. 入院 24h 内发生感染

D. 入院 32h 内发生感染

E. 入院 48h 内发生感染

20. 人体正常菌群的生理作用不包括

A. 营养作用

B. 生物屏障作用

C. 免疫调节作用

D. 定植作用

E. 抗衰老作用

21. 关于隔离技术的叙述，不正确的是

A. 检验标本应放在有盖的容器内运送

B. 凡具有传染性的病人应集中一个房间便于管理

C. 被污染的敷料带进隔离室

D. 不将病历带进隔离室

E. 为患者抽血时戴手套

22. 使用中紫外线灯的强度应不低于

A. $30\mu W/cm^2$

B. $50\mu W/cm^2$

C. $70\mu W/cm^2$

D. $80\mu W/cm^2$

E. $100\mu W/cm^2$

23. 根据健康教育诊断，不属于高可变性行为的是

A. 社会不赞成的行为

B. 正处在发展时期的行为

C. 与文化传统不相关的行为

D. 与生活方式及风俗习惯不密切的行为

E. 在其他计划中没有成功改变的实例行为

24. 不符合协调基本要求的是

A. 及时协调与连续协调相结合

B. 从根本上解决问题

C.调动当事者的积极性

D.体现协调者的权威性

E.公平合理

25.血管内导管相关性感染的主要影响因素**不包括**

A.导管的类型

B.导管留置的时间

C.对导管的日常护理

D.置管时的无菌操作

E.置管人的年资

26.某医院 200 张床，同期住院人中有 6 人发生医院感染，其中 2 人发生 2 次，医院感染发生率和例次发生率分别是

A.3%，5%

B.3%，4%

C.6%，5%

D.8%，8%

E.3%，9%

27.经络系统的组成是

A.十二经脉、奇经八脉、经筋、皮部

B.经脉、络脉、经筋、皮部

C.经脉、别络、经筋、皮部

D.经脉、经别、经筋、皮部

E.正经、奇经、经别、皮部

28.某医院、某科室的住院病人中，短时间内突然发生许多医院感染病例的现象是

A.医院感染散发

B.医院感染播散

C.医院感染流行

D.医院感染暴发

E.医院感染罹患

29.病原菌侵入人体后不会出现的情况是

A.隐性病原体携带者

B.细菌不可能再排出体外

C.获得免疫

D.发病

E.不发病

30.出现医院感染流行或暴发趋势时，采取的控制措施**不包括**

A.临床科室必须及时查找原因

B.临床科室必须协助调查

C.临床科室必须执行控制措施

D.48 小时报告主管院长

E.医院感染管理科必须及时进行流行病学调查处理

31.健康促进的基本内涵

A.侧重于政府行为

B.侧重于个人行为

C.侧重于个人的健康行为

D.包含两个方面，政府行为改变和个人行为改变

E.侧重于群体的健康问题

32.健康促进的目的是

A.改变个体不健康行为

B.改变群体不健康行为

C.改变人类生存环境

D.改变不良生活方式

E.改变政府行为

33.行为有明显的主动性，其主要表现为爱探究、好攻击、易激惹、喜欢自我表现，这是行为发展的

A.被动发展阶段

B.主动发展阶段

C.自主发展阶段

D.巩固发展阶段

E.自动发展阶段

34."驾车使用安全带"属于哪一种促进健康行为

A.日常健康行为

B.避开有害环境行为

C.预警行为

D.保健行为

E.遵医行为

35.健康教育活动的核心是

A.进行卫生宣传

B.增加卫生保健知识

C.建立健康的行为和生活方式

D.主动劝告他人

E.建立正确的健康观念

36.下列哪种行为模式与冠心病的发生有关

A.A 型行为

B.B 型行为

C.C 型行为

D.D 型行为

E.E 型行为

37. "依靠遗传和本能力量发展行为"属于下列哪一行为发展阶段的主要表现
    A. 被动发展阶段
    B. 主动发展阶段
    C. 自主发展阶段
    D. 巩固发展阶段
    E. 调控发展阶段

38. 门诊教育的内容<u>不包括</u>
    A. 随诊教育
    B. 健康教育处方
    C. 候诊教育
    D. 咨询教育
    E. 入院教育

39. "您今天的伤口疼痛怎么样？"属于
    A. 封闭式提问技巧
    B. 开放式提问技巧
    C. 探索式提问技巧
    D. 偏向式提问技巧
    E. 复合式提问技巧

40. 下列属于人际传播的是
    A. 医生对患者的咨询
    B. 出版书籍
    C. 在公共汽车上做广告
    D. 在电视上做广告
    E. 在广播里进行宣传

41. 社区健康教育以何种人群为对象
    A. 健康人群
    B. 患病人群
    C. 特殊人群
    D. 社区人群
    E. 高危人群

42. 改变行为使用的方法和工具属于
    A. 行为主体
    B. 行为客体
    C. 行为环境
    D. 行为手段
    E. 行为结果

43. 危害健康行为包括
    A. 每天定时作息
    B. 在厨房增加抽油烟机
    C. 高血压病人坚持用药
    D. 定期进行健康体检

E. C 型行为模式

44. 有关健康信念模式的描述，<u>不正确的</u>是
    A. 是运用生理方法解释健康相关行为的模式
    B. 必须使个体认识到患病的严重性
    C. 个体需要了解疾病的易感性
    D. 个体必须面对并解决改变行为过程中的困难
    E. 个体对改变行为充满自信

45. 人行为发展的促进因素是
    A. 生态环境
    B. 医疗卫生资源
    C. 地理环境
    D. 遗传因素
    E. 学习因素

46. 综合护理的优点是
    A. 护士及时观察患者病情变化
    B. 有利于培养护士解决问题的能力
    C. 分工明确，节省人力
    D. 护士工作主动性和责任感提高
    E. 护士工作独立性减弱

47. 中医饮食中的"五味"指的是
    A. 辛、甘、酸、苦、咸
    B. 酸、苦、甘、甜、涩
    C. 甜、辣、苦、涩、咸
    D. 甜、辣、苦、涩、咸
    E. 甜、辣、苦、酸、辛

48. 下列属于时间管理策略的是
    A. 保持时间利用的间断性
    B. 学会拒绝
    C. 善于应用管理
    D. 充分利用其他人最佳工作时间
    E. 学会理解

49. 下列<u>不属于</u>人员管理的基本原则
    A. 责权利一致原则
    B. 公平竞争原则
    C. 用人之长原则
    D. 系统管理原则
    E. 合理结构原则

50. 下列不属于控制条件的是
    A. 有明确可衡量的标准
    B. 与组织文化相匹配
    C. 畅通的信息传递渠道

D. 控制人员有较高的素质

E. 以目标和执行者的积极性为基础

51. 属于计划工作 "5W1H" 问题之一的是

A. Whom

B. Where

C. Whenever

D. Which

E. However

52. 管理的首要职能是

A. 组织职能

B. 计划职能

C. 控制职能

D. 人员管理

E. 领导职能

53. 属于影响护理人员编设因素的是

A. 用人之长

B. 公平竞争

C. 人员素质

D. 责权一致

E. 职务明确

54. 医院感染中下呼吸道感染的诊断标准是

A. 痰菌定量培养分离病原菌数 ≥ 10^3cfu/ml

B. 痰菌定量培养分离病原菌数 ≥ 10^4cfu/ml

C. 痰菌定量培养分离病原菌数 ≥ 10^5cfu/ml

D. 痰菌定量培养分离病原菌数 ≥ 10^6cfu/ml

E. 痰菌定量培养分离病原菌数 ≥ 10^7cfu/ml

55. 对多重耐药细菌（MRSA、泛耐药鲍曼不动杆菌等）感染的患者应采取的措施<u>不包括</u>

A. 尽可能安排单人单间

B. 有专用的隔离标识

C. 限制探视人员

D. 限制患者的活动范围、减少转运

E. 进入室内的工作人员应戴高效防护口罩

56. 某医院护理部主任召集几名护士长谈话，了解护理新举措在病房的实施情况，下列<u>不妥</u>的是

A. 做好谈话计划，确立谈话主题

B. 激发下级的谈话愿望

C. 真诚、及时地赞美下属

D. 掌握发问技巧，多提诱导性问题

E. 善于启发下属讲真情实话

57. 属于经空气传播的疾病是

A. 水痘

B. 白喉

C. 乙型脑炎

D. 细菌性脑膜炎

E. 伤寒

58. 关于直线组织结构的特点，不正确的叙述是

A. 组织关系简明

B. 各部门目标清晰

C. 适用于规模较大的组织

D. 容易造成最高领导人滥用权利的倾向

E. 为评价各部门或个人对组织目标的贡献提供了方便

59. 属于原位菌群二度失调的是

A. 正常菌群在原有部位发生了数量的暂时性变化

B. 正常菌群在原有部位发生了种类结构的暂时性变化

C. 正常菌群在原有部位比例发生了病理性波动

D. 正常菌群转移到另一部位定植或定居

E. 可逆性失调

60. "冲突是与生俱来的，组织应当接纳冲突，使之合理化"，这一观点来自于

A. 现代观点

B. 传统观点

C. 动态观点

D. 人际关系观点

E. 相互作用观点

61. 信息沟通的三个关键环节是

A. 发送者、信息渠道、接收者

B. 传递者、接收者、信息渠道

C. 发送者、传递者、信息渠道

D. 接收者、信息、信息渠道

E. 发送者、信息、信息渠道

62. 胆道检查引起感染的无关因素是

A. 病原体的种类

B. 病原体的毒力

C. 内镜消毒效果

D. 机体免疫功能

E. 操作者的技巧

63. 关于组织沟通的描述，<u>错误</u>的是

A. 沟通的核心是信息传递和理解

B. 非正式沟通缺点为不能满足职工情感的要求

C. 手势和符号也是信息的表达方式

D. 有效的沟通是双方能准确理解信息的含义

E. 沟通是一个双向、互动的反馈和理解过程

64. 我国护理管理标准规定二级医院医师与护理人员之比为

A. 1：2

B. 1：3

C. 1：4

D. 1：1

E. 2：3

65. 美国管理学家莱金提出的 ABC 时间管理方法中，C 级目标是

A. 必须完成的目标

B. 最重要的目标

C. 较重要的目标

D. 很想完成的目标

E. 不太重要的目标

66. 炭疽患者用过的治疗性废物和有机垃圾应

A. 熟石灰浸泡消毒

B. 入医疗废物集中处理

C. 焚烧

D. 过氧乙酸喷洒

E. 先高压灭菌后集中处理

67. 工作前制定计划时要求充分发挥创造力，提出一些新方法、新措施，这遵循的是

A. 可考核性原则

B. 系统性原则

C. 重点原则

D. 创新原则

E. 弹性原则

68. 病床数在 300 张的医院感染发病率应低于

A. 1%

B. 5%

C. 7%

D. 8%

E. 10%

69. 内镜消毒灭菌方法正确的是

A. 气管镜每日监测

B. 肠镜的细菌数 ≤ 100cfu/ 件

C. 关节镜细菌数 ≤ 50cfu/ 件

D. 关节镜每季度监测

E. 肠镜的细菌数 ≤ 20cfu/ 件

70. 消毒剂生物学监测的要求是

A. 细菌含量 < 100cfu/ml，不得检出致病性微生物

B. 细菌含量 < 100cfu/ml，不得检出任何微生物

C. 细菌含量 < 200cfu/ml，不得检出致病性微生物

D. 细菌含量 < 200cfu/ml，不得检出任何微生物

E. 细菌含量 < 500cfu/ml，不得检出致病性微生物

71. 某胃大部切除术后的患者自诉腹部切口疼痛加重，检查发现患者有体温升高、脉搏加速和血白细胞增高等异常，如果确诊为医院感染，其主治医师最迟在何时填表报告医院感染管理科

A. 立即

B. 6 小时内

C. 8 小时内

D. 12 小时内

E. 24 小时内

72. 某医院就 5 年发展目标进行决策，最适合的决策方法是

A. 高层领导集体决策

B. 高层领导个人决策

C. 中层领导集体决策

D. 高层和中层领导集体决策

E. 高、中、基层领导集体决策

73. 护士长甲，做护士长工作中她非常善于关注不同护士的个性和特点，积极为她们创造良好的工作和生活环境，用人所长，避人所短，她们病区的质量考核成绩一直名列全院前茅。护士长甲的管理原理主要是遵循了

A. 系统原理

B. 人本原理

C. 动态原理

D. 效益原理

E. 节能原理

74. 患者男，56 岁。因突发意识障碍，喷射性呕吐，剧烈头痛，眼睑下垂，急诊入院，入院诊断：自发性蛛网膜下隙出血，积极行术前抢救。参与抢救的是两名新上岗的护士，护士长对这类情形的管理要点是

A. 授权

B. 亲自指导

C. 请别人做

D. 培训

E.高年资护士替代

75.患者，女，28岁。面部烧伤恢复期，面部留有瘢痕，患者极度自卑，不愿见人，护士在护理该患者时，应特别注意满足其

A.生理需要

B.安全需要

C.爱与归属的需要

D.尊重需要

E.自我实现的需要

76.判断是否属于医院感染的主要依据是

A.疾病的临床表现

B.病程的长短

C.发病的缓急

D.疾病的潜伏期

E.抗生素的使用期限

77.原位菌群失调不包括

A.一度失调

B.二度失调

C.二重感染

D.菌群交替症

E.移位

78.紫外线消毒空气时，若每 10m² 安装 30W 紫外线灯管 1 支，则有效距离和消毒时间分别为

A. < 1m，30~60 分钟

B. < 2m，30~60 分钟

C. < 1m，60~90 分钟

D. < 2m，60~90 分钟

E. < 1m，90 分钟

79.过氧乙酸原液浓度低于何值时禁止使用

A.11%

B.12%

C.13%

D.14%

E.15%

80.病原微生物污染手和皮肤，可采用的消毒方法是

A.含有效碘 5000mg/L 的碘伏擦拭 3~5 分钟

B.含有效碘 3000mg/L 的碘伏擦拭 3~5 分钟

C.含有效碘 2000mg/L 的碘伏擦拭 4~6 分钟

D.含有效碘 1000mg/L 的碘伏擦拭 4~6 分钟

E.含有效碘 500 mg/L 的碘伏擦拭 5~7 分钟

81.流行性出血热的主要感染源是

A.蝇类

B.虱类

C.鼠类

D.禽类

E.蟑螂

82.术前应用抗生素的方法错误的是

A.抗生素的预防应用应当有明确指征

B.一般术前 0.5~1 小时通过静脉途径给予一次足量抗生素

C.手术时间超过 4 小时可术中加用一次量

D.择期的结直肠手术前 12 小时给予不吸收的口服抗生素，共 3 次

E.不要将万古霉素作为常规的预防性应用药物

83.以下消毒剂中属于低效消毒剂的是

A.聚维酮碘

B.苯扎溴铵

C.过氧乙酸

D.甲醛

E.乙醇

84.中度危险性医疗物品不包括

A.听诊器

B.呼吸机管道

C.气管镜

D.压舌板

E.避孕环

85.患者，男，54 岁。因大肠癌住院治疗，6 天前行大肠癌根治术，使用头孢噻肟钠和利巴韦林抗感染治疗，第 5 天出现发热，T 39℃，腹痛、腹泻。大便培养显示真菌感染。最可能的情况是

A.急性菌痢

B.二重感染

C.急性肠炎

D.败血症

E.菌群定植

86.压力蒸汽灭菌时金属包的重量要求不超过

A.4kg

B.5kg

C.6kg

D.7kg

E.8kg

二、以下提供若干组考题，每组考题共同使用在

考题前列出的 A、B、C、D、E 五个备选答案，请从中选择一个与考题关系最密切的答案，并在答题卡上将相应题号的相应字母所属的方框涂黑。每个备选答案可能被选择一次、多次或不被选择。

（87~89 题共用备选答案）

A. 细菌总数 ≤ 10cfu/m^3，未检出金黄色葡萄球菌、溶血性链球菌

B. 细菌总数 ≤ 200cfu/m^3，未检出金黄色葡萄球菌、溶血性链球菌

C. 细菌总数 ≤ 500cfu/m^3，未检出金黄色葡萄球菌、溶血性链球菌

D. 细菌总数 ≤ 600cfu/m^3，未检出金黄色葡萄球菌、溶血性链球菌

E. 细菌总数 ≤ 800cfu/m^3，未检出金黄色葡萄球菌、溶血性链球菌

87. Ⅲ类区域空气卫生学标准为

88. Ⅱ类区域空气卫生学标准为

89. Ⅰ类区域空气卫生学标准为

（90~92 题共用备选答案）

A. 0~2 岁

B. 2~3 岁

C. 3~12 岁

D. 12~13 岁至成年

E. 成年后

90. 人类行为形成和发展的主动发展阶段一般在

91. 人类行为形成和发展的自主发展阶段一般在

92. 人类行为形成和发展的巩固阶段一般在

（93~95 题共用备选答案）

A. 日常健康行为

B. 避开有害环境行为

C. 戒除不良嗜好行为

D. 预警行为

E. 保健行为

93. 预防接种属于

94. 驾车时使用安全带属于

95. 患病后及时就医属于

（96~98 题共用备选答案）

A. 技术控制

B. 资金控制

C. 定期控制

D. 间接控制

E. 反馈控制

96. 按纠正偏差措施的作用环节划分控制类型的是

97. 按控制的时间不同划分控制类型的是

98. 按管理者控制的方式不同划分控制类型的是

（99~100 题共用备选答案）

A. 医院感染患病率

B. 医院感染发生率

C. 医院感染罹患率

D. 医院感染例次发生率

E. 感染率

99. 用于表示较短时间和小范围内医院感染的暴发或流行情况的指标是

100. 在一定的时间内，在一定的危险人群中的实际医院感染例数是

专业知识

一、以下每一道题下面 A、B、C、D、E 五个备选答案，请从中选择一个最佳答案，并在答题卡上将相应字母所属的方框涂黑。

1. 高渗性脱水的典型临床症状是
A. 神志不清
B. 口渴
C. 谵妄
D. 尿比重增高
E. 皮肤弹性差

2. 病人痰液有恶臭味，提示哪种细菌感染
A. 病毒
B. 铜绿假单胞菌
C. 厌氧菌
D. 霉菌
E. 化脓菌

3. 妊娠合并心脏病的孕妇在妊娠期易发生心衰的时间是
A. 孕 20~24 周
B. 孕 25~30 周
C. 孕 32~34 周
D. 孕 35~36 周
E. 孕 37~39 周

4. 关于食管癌根治术后的饮食护理，<u>错误</u>的是
A. 禁食坚硬带刺食物
B. 肠功能恢复后进流食
C. 术后 2 周进无渣半流质
D. 饭后 2 小时内取半卧位
E. 2~3 日内严格禁食禁饮

5. 关于下肢骨牵引病人的护理，<u>错误</u>的是
A. 抬高床头
B. 常测肢体长度
C. 足不要抵住床栏
D. 保护牵引针孔处的血痂
E. 肢体纵轴与牵引力线一致

6. 新生儿 Apgar 评分指标<u>不包括</u>
A. 心率
B. 体温
C. 呼吸
D. 皮肤颜色
E. 喉反射

7. 病人被确诊膀胱阴道瘘，瘘管开口于阴道壁左侧，请问病人术后最佳卧位是
A. 仰卧位
B. 俯卧位
C. 右侧卧位
D. 侧卧位
E. 左侧卧位

8. 直肠癌根治性手术能否保留肛门，主要取决于
A. 肿瘤有无远处转移
B. 肿瘤的分期
C. 癌肿的组织学类型
D. 癌肿距肛门的距离
E. 癌肿的大体形态

9. 患者男性，46 岁，因绞窄性肠梗阻急症入院，患者处于休克状态，P130 次 / 分，BP50/30mmHg，发绀，正确的处理措施是
A. 用升压药
B. 加快输液，补充血容量
C. 用强心药
D. 输液，输血抗休克，同时手术
E. 立即手术切除坏死肠段

10. 患者女性，43 岁，行胆总管切开取石。T 形管引流术后 12 天，体温正常，无黄疸，每天引流透明黄色胆汁 50ml。病人下床活动时不慎将 T 形管脱出，正确的处理应是
A. 做好术前准备
B. 从瘘口插入 T 形管或设置引流管支持
C. 半卧位，胃肠减压
D. 输液，应用抗生素
E. 观察病情，暂不作处理

11. 有利于早期诊断麻疹的体征是
A. 高热
B. 皮疹特点
C. 色素沉着
D. 口腔麻疹黏膜斑
E. 出疹部位

12. 符合小脑幕切迹疝的临床表现的是
A. 意识障碍、一侧瞳孔散大、对侧偏瘫
B. 意识障碍、瞳孔忽大忽小
C. 意识障碍、呼吸抑制
D. 颈项强直、强迫体位
E. 剧烈头痛、频繁呕吐

13. 低钾血症的临床表现不包括
A. 肌无力
B. 腹胀
C. 心动过缓
D. 心电图出现 U 波
E. 膝反射消失

14. 下尿路感染的典型症状是
A. 会阴部感觉迟钝
B. 血尿和脓尿
C. 寒战、高热
D. 尿路刺激征
E. 肾绞痛

15. 肠内营养的适应证不包括
A. 严重感染
B. 肺癌术后
C. 休克
D. 食管癌术后
E. 重症胰腺炎恢复期

16. 泌尿系含钙结石患者可食用
A. 芹菜
B. 土豆
C. 巧克力
D. 坚果
E. 蛋黄、牛奶

17. 可导致囟门迟闭的疾病是
A. 甲状腺功能减退症
B. 脑膜炎
C. 呆小病
D. 小头畸形
E. 佝偻病

18. 一患者 5 小时前出现急性腹痛、腹胀，停止排气、排便，伴呕吐，呕吐物为咖啡色样液体，考虑该病人可能的情况为
A. 绞窄性肠梗阻
B. 急性胰腺炎
C. 单纯性肠梗阻
D. 急性胆囊炎
E. 机械性肠梗阻

19. 支气管肺癌早期最常见的症状是
A. 刺激性干咳
B. 呼吸困难
C. 反复咯血
D. 明显消瘦
E. 经常发热

20. 患儿，男，3 岁。因法洛四联症住院并发心力衰竭，活动稍多即出现症状，该患儿属于心功能
A. Ⅴ级
B. Ⅳ级
C. Ⅲ级
D. Ⅱ级
E. Ⅰ级

21. 慢性支气管炎最具有特征性的症状是
A. 气促
B. 畏寒
C. 时有喘息
D. 经常咳痰
E. 长期反复咳嗽

22. 关于葡萄胎清宫术的说法，不正确的是
A. 建立静脉通路
B. 术前备血
C. 送病检时需挑较大的葡萄状组织
D. 将刮出物送病理检查
E. 准备大号吸管

23. 孕妇末次月经第 1 日是公历 2015 年 8 月 20 日，则其预产期是
A. 2016 年 6 月 20 日
B. 2016 年 5 月 11 日
C. 2016 年 6 月 29 日
D. 2016 年 5 月 27 日
E. 2016 年 5 月 24 日

24. 子宫内膜癌常见的转移方式是
A. 周围组织蔓延
B. 血行转移
C. 直接浸润
D. 淋巴转移
E. 腹腔种植

25. 护士在巡视病房时，发现破伤风患者角弓反

张、四肢抽搐、牙关紧闭，这时应先采取的措施是

A. 立即做人工呼吸

B. 立即给氧气吸入

C. 通知医生，前来诊治

D. 注射破伤风抗毒素

E. 纱布包裹压舌板，放于上下白齿之间

26. 缓解肺气肿患者呼吸困难最佳的措施是

A. 呼吸兴奋剂

B. 镇静药

C. 祛痰

D. 畅通呼吸道，持续低流量吸氧

E. 止咳

27. 患者女，33岁，足底被铁钉刺伤后发生破伤风，频繁抽搐，为减少血液中游离毒素水平，应采取的措施是

A. 注射破伤风人体免疫球蛋白

B. 伤口用3%过氧化氢冲洗

C. 注射10%水合氯醛

D. 注射破伤风类毒素

E. 注射破伤风抗毒素

28. 患者女，13岁。右胫前有一鸡蛋大小隆起，质硬，边界欠清，局部剧痛，夜间尤甚，皮温高，X线片有骨膜反应，考虑患者最可能为

A. 骨肉瘤

B. 尤文肉瘤

C. 骨软骨瘤

D. 软骨肉瘤

E. 骨巨细胞瘤

29. 肺炎球菌肺炎最有特征性的临床表现是

A. 咳铁锈色痰

B. 全身肌肉酸痛

C. 口角有单纯性疱疹

D. 胸痛

E. 突然发冷、发热

30. 急性肾炎的临床表现正确的描述是

A. 多发于1~3岁的小儿

B. 发病前3天常有感染史

C. 常出现少尿、血尿及高血压

D. 发病4周后尿量增多

E. 血清补体C_3增高

31. 胰头癌典型的表现是

A. 进行性加重的黄疸

B. 消化道梗阻和出血

C. 发热、乏力、消瘦

D. 上腹痛和饱胀不适

E. 消化不良、腹泻

32. 足月儿胎头双顶径平均为

A. 12cm

B. 11.5cm

C. 10cm

D. 9.3cm

E. 8.3cm

33. 患者男性，50岁，毕Ⅱ式胃大部切除术后第5天，进半流食后呕吐，呕吐物为食物和胆汁，首先考虑的并发症是

A. 吻合口梗阻

B. 倾倒综合征

C. 输出袢梗阻

D. 输入袢完全性梗阻

E. 输入袢不完全性梗阻

34. 患者女，69岁。肺癌晚期合并心力衰竭入ICU，第3天心电图示心室颤动，血压下降，立即采取的急救措施是

A. 静脉推注肾上腺素+利多卡因+阿托品

B. 静脉推注去甲肾上腺素

C. 胸外心脏按压

D. 同步电复律

E. 非同步电复律

35. 产妇，27岁，顺产后3天，主诉阵发性不规律腹痛，哺乳时腹痛明显。查体：体温36.7℃，子宫低于脐下3横指，无压痛，双侧宫旁压痛（-），恶露血性，量不多，无臭味，该产妇最可能的情况是

A. 子宫复旧不良

B. 产后宫缩痛

C. 产褥感染

D. 盆腔炎

E. 子宫内膜炎

36. 临床新生儿生理性体重减轻常见于出生后

A. 1个月内

B. 14天内

C. 10天内

D. 7天内

E. 3天内

37. 为降低高胆红素血症，防止胆红素脑病的发生，最为简便、有效的方法是
    A. 静滴葡萄糖
    B. 抗惊厥药物治疗
    C. 应用激素
    D. 蓝光照射
    E. 口服维生素 D

38. 护士在为胸腔积气患者查体时，其叩诊音是
    A. 肺泡呼吸音
    B. 支气管呼吸音
    C. 浊音
    D. 实音
    E. 鼓音

39. 肢体能在床面上水平移动，但不能抬起，其肌力为
    A. 5 级
    B. 5 级
    C. 3 级
    D. 2 级
    E. 1 级

40. 小儿口服补液盐的张力是
    A. 1/2 张
    B. 3/4 张
    C. 2/3 张
    D. 1/3 张
    E. 2/5 张

41. 患者出现夜间阵发性呼吸困难的症状，常见于
    A. 二尖瓣关闭不全
    B. 左心功能不全导致肺淤血
    C. 房间隔缺损
    D. 主动脉瓣关闭不全
    E. 右心功能不全

42. 维生素 D 缺乏的佝偻病预防剂量为每日
    A. 1500~1800U
    B. 1000~1200U
    C. 400~800U
    D. 300~400U
    E. 200~300U

43. 支气管扩张患者病变部位在下叶背部，体位引流时应取
    A. 右侧卧位，腰部抬高

    B. 左侧卧位，腰部抬高
    C. 仰卧位，腰臀部抬高
    D. 俯卧位，腰部抬高
    E. 平卧位

44. 小儿急性感染性喉炎的特征性表现是
    A. 犬吠样咳嗽
    B. 呼气性喉鸣
    C. 稽留热
    D. 咳痰
    E. 惊厥

45. 为中、重度营养不良患儿补液时，错误的是
    A. 补液总量应适当减少
    B. 补液速度稍慢
    C. 注意补充热量和蛋白质
    D. 注意补钙、补镁
    E. 不应补钾

46. 原发性醛固酮增多症最主要的临床表现是
    A. 心律失常
    B. 高血压
    C. 高血糖
    D. 口渴、多饮
    E. 碱中毒

47. 对急性心肌梗死患者需严密观察患者心律失常发生情况，最需紧急处理的心律失常是
    A. 多源性频发室性期前收缩
    B. 期前收缩
    C. 预激综合征
    D. 二度 Ⅱ 型房室传导阻滞
    E. 窦性心动过缓

48. 豆渣样白带多见于
    A. 外阴炎
    B. 宫颈糜烂
    C. 滴虫阴道炎
    D. 念珠菌性阴道炎
    E. 细菌性阴道炎

49. 以下先天性心脏病中属于无分流型的是
    A. 主动脉缩窄
    B. 动脉导管未闭
    C. 法洛四联症
    D. 室间隔缺损
    E. 房间隔缺损

50. 欲纠正新生儿代谢性酸中毒，应选用的溶液是
A. 5% 碳酸氢钠
B. 5% 葡萄糖
C. 11.2% 乳酸钠
D. 1.4% 碳酸氢钠
E. 4 : 3 : 2 溶液

51. 营养不良可伴维生素缺乏，最常见的为
A. 维生素 A
B. 维生素 B
C. 维生素 C
D. 维生素 D
E. 维生素 K

52. 小儿急性肾小球肾炎的临床表现正确的是
A. 尿频、尿痛、尿急是主要症状
B. 严重水肿、大量蛋白尿为主
C. 血尿、水肿、高血压是主要症状
D. 抗"O"滴度正常
E. 常见于 2 岁以下小儿

53. 二尖瓣狭窄最常见的早期症状是
A. 声音嘶哑
B. 肝淤血
C. 咳粉红色泡沫样痰
D. 咳嗽、咯血
E. 劳力性呼吸困难

54. 颅内高压患儿发生脑疝时，首选的脱水药是
A. 肌注泼尼松
B. 口服 50% 甘油
C. 肌内注射呋塞米
D. 静脉注射 50% 葡萄糖
E. 静脉注射 20% 甘露醇

55. 正常妊娠每周体重增加不应超过
A. 0.5kg
B. 1kg
C. 2.5kg
D. 3kg
E. 3.5kg

56. 硫糖铝治疗消化性溃疡的作用机制是
A. 粘附在溃疡表面，阻止胃酸侵袭
B. 作用于 H^+-K^+-ATP 酶
C. 阻止组胺与 H_2 受体结合
D. 削弱壁细胞功能

E. 抑制迷走神经

57. 可使用药物避孕的人群是
A. 乳房有肿块者
B. 月经量偏多
C. 血液病
D. 哺乳者
E. 严重高血压、心脏病患者

58. 我国规定管理的传染病分为
A. 甲类 3 种、乙类 28 种、丙类 9 种
B. 甲类 3 种、乙类 24 种、丙类 9 种
C. 甲类 2 种、乙类 28 种、丙类 11 种
D. 甲类 2 种、乙类 24 种、丙类 9 种
E. 甲类 1 种、乙类 23 种、丙类 11 种

59. 急性肾衰竭少尿期电解质紊乱不包括
A. 低血钙
B. 低血钠
C. 低血钾
D. 高血镁
E. 高血磷

60. 急性硬脑膜外血肿出现小脑幕切迹疝时，有诊断意义的瞳孔变化是
A. 双侧瞳孔大小不变
B. 患侧瞳孔散大
C. 双侧瞳孔忽大忽小
D. 患侧瞳孔先缩小再逐渐散大
E. 患侧瞳孔忽大忽小

61. 稀藻脓性泡沫状白带多见于
A. 外阴炎
B. 宫颈糜烂
C. 滴虫阴道炎
D. 念珠菌性阴道炎
E. 细菌性阴道炎

62. 小儿发育速度最快的时期是
A. 新生儿期
B. 婴儿期
C. 学龄期
D. 幼儿期
E. 学龄前期

63. 根治原发性肝癌最佳的措施是
A. 放射治疗
B. 生物和免疫治疗

C. 中医治疗

D. 手术治疗

E. 化学抗肿瘤药物治疗

64. 患者，女，35 岁，口服避孕药物进行避孕已 2 年，某天漏服，补服时间应为性交后

A. 24 小时内

B. 12 小时内

C. 10 小时内

D. 7 小时内

E. 5 小时内

65. 提示急性胰腺炎预后不良的标志是

A. 高血糖

B. 血清淀粉酶值增高

C. 白细胞计数增多

D. 低血钙

E. 代谢性碱中毒

66. 关于上消化道出血的描述，错误的是

A. 出血量超过 400~500ml，可出现头晕、心悸、乏力等症状

B. 出血量为 400ml 即出现全身症状

C. 250ml 可出现呕血

D. 出血 50~70ml 可出现黑便

E. 一次出血量在 400ml 以下时，一般不引起全身症状

67. 食管癌进展期最典型的症状是

A. 进食后哽噎感

B. 进食后食管内异物感

C. 进食后呕吐

D. 体重减轻、贫血

E. 进行性吞咽困难

68. 急性心肌梗死最早和最突出的症状是

A. 充血性心力衰竭

B. 胃肠道症状

C. 心律失常

D. 休克

E. 胸痛

69. 服毒后最佳的洗胃时间是

A. 16 小时内

B. 6 小时内

C. 8 小时内

D. 24 小时内

E. 12 小时内

70. 烟碱样症状表现为肌纤维颤动，常早出现

A. 全身肌肉

B. 腹部肌肉

C. 眼睑、面部

D. 下肢

E. 上肢

71. 患者男，32 岁。足底被铁钉刺伤后发生破伤风，频繁抽搐，为减少血液中游离毒素水平，应该采取的措施为

A. 注射破伤风人体免疫球蛋白

B. 伤口用 3% 过氧化氢冲洗

C. 注射甲硝唑

D. 注射破伤风类毒素

E. 注射破伤风抗毒素

72. 患者女，65 岁。以 "大腿内侧有胀痛感，站立时有半球形肿块突出，可回纳"，医生诊断为股疝，首选的治疗措施是

A. 观察有无呕吐、发热、腹胀

B. 非手术治疗

C. 回纳后使用绷带压紧固定

D. 不做任何处理

E. 手术治疗

73. 患者女，45 岁。因上腹隐痛、食欲缺乏、体重减轻 3 个月，排黑便 4 次而就诊。查体：腹部无阳性体征。考虑患者为

A. 胃憩室

B. 胃癌

C. 溃疡性结肠炎

D. 十二指肠溃疡

E. 肝硬化

74. 患者女，26 岁。从 3 楼上掉下，后枕部着地，有意识障碍约 20 分钟并有呕吐，清醒后有逆行性遗忘。该患者最可能的情况是

A. 硬膜外血肿

B. 颅内血肿

C. 硬膜下血肿

D. 脑震荡

E. 脑裂伤

75. 一老年女性走路不慎摔倒，出现髋部疼痛，仍能行走，但疼痛加重。查体：髋部叩击痛（+），患肢呈外旋畸形，最可能的情况是

A. 股骨转子间骨折

B. 股骨颈骨折

C. 髋臼骨折

D. 髋关节后脱位

E. 髋关节扭伤

76. 正常小儿，男，3 个月，现用牛乳喂养，每日应给 8% 的糖牛乳为

A. 650ml

B. 700ml

C. 450ml

D. 400ml

E. 550ml

77. 正常 10 个月小儿，体重 8kg，护士告知每日需水量是

A. 1200ml

B. 1100ml

C. 900ml

D. 700ml

E. 500ml

78. 患者女，58 岁。肺源性心脏病病史 8 年。近几天因咳嗽、脓痰增多而就诊。查体：肺部可闻及干啰音，双下肢水肿，肝颈静脉回流征阳性。最主要的治疗措施是

A. 止咳祛痰

B. 控制感染

C. 血管扩张药

D. 控制心律失常

E. 强心利尿

79. 患者男，50 岁。有风湿性心脏病、二尖瓣狭窄并关闭不全病史。每天服地高辛 0.25mg，间断服氢氯噻嗪已 3 个月。近日出现心悸、气短、下肢水肿症状而就诊。心电图示室性期前收缩，二联律。最佳的治疗措施应是

A. 抗凝治疗

B. 利尿

C. 利多卡因

D. 美心律

E. 停用地高辛

80. 患者男，28 岁。晨起运动后感左侧胸闷，刀割样疼痛，气促，出冷汗。查体：神志清，面色苍白，唇发绀，呼吸 30 次/分，左上肺听诊呈鼓音，呼吸音消失，心率 110 次/分。最可能的诊断是

A. 张力性气胸

B. 肋间神经炎

C. 胸膜炎

D. 自发性气胸

E. 肺大疱破裂

81. 孕妇，25 岁，妊娠 39^{+2} 周，产检：胎头在腹部右侧，胎臀在腹部左侧，胎心在脐周听到。判断该孕妇属于

A. 臀先露

B. 枕先露

C. 骶先露

D. 肩先露

E. 面先露

82. 产妇，27 岁，顺产后 3 天，主诉阵发性不规律腹痛，哺乳时腹痛明显，检查：体温 36.7℃，子宫底于脐下 3 横指，无压痛，双侧宫旁压痛（－），恶露血性，量不多，无臭味。该产妇最可能的情况是

A. 子宫复旧不良

B. 产后宫缩痛

C. 产褥感染

D. 盆腔炎

E. 子宫内膜炎

83. 患者，男性，51 岁，患肝硬化已 4 年，近期常有刷牙出血，皮肤反复出现出血点，查血小板 $200 \times 10^9/L$，最可能的出血原因是

A. 肝静脉回流不畅

B. 维生素 C 缺乏

C. 血小板功能不好

D. 毛细血管壁扩张

E. 凝血因子减少

84. 患者男，45 岁。石油化工工人，长期与苯接触，近 1 年来感全身乏力。查血常规：血红蛋白 6g/dl，血小板 50000/dl，网织红细胞低于正常值，肝脾不大，骨髓增生低下。采取最佳的治疗方法是

A. 雌激素

B. 肾上腺皮质激素

C. 补充叶酸

D. 雄激素

E. 铁剂

85. 患者女，20 岁。因失恋而服用药物中毒，发生恶心、呕吐、腹痛、腹泻、呼吸困难等症状而入院。查体：呼吸有蒜味，瞳孔缩小。最可能的诊断是

A. 酒精中毒

B. 拟除虫菊酯类中毒

C. 亚硝酸盐中毒

D. 有机磷农药中毒

E. CO 中毒

二、以下提供若干个案例，每个案例有若干个考题。请根据提供的信息，在每题的 A、B、C、D、E 五个备选答案中选择一个最佳答案。并在答题卡上按照题号，将所选答案对应字母的方框涂黑。

（86~87 题共用题干）

患者男，20 岁。学生，在烈日下进行 2 小时的体能训练后，出现剧烈头痛、头晕、眼花、耳鸣、呕吐、烦躁不安，体温 37.5℃。

86. 该患者考虑为

A. 热衰竭

B. 脱水

C. 热痉挛

D. 日射病

E. 热射病

87. 此时最佳的处理措施是

A. 快速滴入甘露醇

B. 头部用冰袋或冷水湿敷

C. 口服大量清凉饮料

D. 口服大量热饮料

E. 静脉注射葡萄糖盐水

（88~89 题共用题干）

患者女，36 岁，2 天前到公共浴池游泳后出现外阴瘙痒、白带增多。检查：白带稀薄，泡沫样，阴道壁充血，宫颈光滑。

88. 该患者考虑为

A. 淋病

B. 慢性宫颈炎

C. 滴虫阴道炎

D. 老年性阴道炎

E. 念珠菌性阴道炎

89. 如需确诊，应首选

A. 双合诊

B. 尿常规

C. 阴道 B 超

D. 宫颈涂片

E. 白带悬滴检查

（90~91 题共用题干）

患者男，45 岁。4 天前出现阵发性腹痛伴恶心、呕吐，1 天来未排便、排气。3 年前因节段性肠炎行末端回肠切除术，曾有切口感染，术后半年开始多次腹痛发作，情况与此次相似，检查皮肤弹性差，腹胀，可见肠型及蠕动波，肠鸣音亢进，并有气过水声。

90. 患者最有可能的情况是

A. 节段性肠炎复发

B. 急性肠炎

C. 胃肠穿孔

D. 急性肠梗阻

E. 急性阑尾炎

91. 目前应立即采取的措施是

A. 暂不处理，继续观察

B. 禁食、输液、胃肠减压

C. 急症手术解除梗阻

D. 开腹探查，切除病变肠段

E. 给予大剂量广谱抗生素及肠道菌抑制剂

（92~93 题共用题干）

患者女，33 岁。分娩后 3 个月，哺乳时发现左侧乳腺外上象限有一 3cm×2cm 大小包块，压之不痛，不易推动，质地较硬。

92. 患者最可能的诊断为

A. 急性乳腺炎

B. 乳房囊性增生

C. 乳房纤维腺瘤

D. 乳管内乳头状瘤

E. 乳腺癌

93. 该患者目前治疗方案为

A. 手术治疗

B. 化疗

C. 放疗

D. 内分泌治疗

E. 生物治疗

（94~95 题共用题干）

患者男，48 岁。3 年来反复乏力、厌食、脾大，HBsAg（＋）、HBeAg（＋）、ALT 反复波动。10 天前感冒后出现发热、乏力、恶心、呕吐及腹胀黄疸。查体：T38℃，皮肤、黏膜黄染及瘀斑。腹部移动性浊音阳性。ALT680U/L，血总胆红素 320μmol/L。凝血酶原时间 25s。

94. 最可能的诊断是

A. 急性重型肝炎

B. 亚急性重型肝炎

C. 慢性重型肝炎

D. 慢性活动型肝炎

E.肝硬化腹水

95.<u>不恰当</u>的治疗是
A.卧床休息，清淡饮食
B.支持治疗
C.保肝治疗
D.应用干扰素抗病毒治疗
E.防治并发症

三、以下提供若干组考题，每组考题共同使用在考题前列出的 **A、B、C、D、E** 五个备选答案。请从中选择一个与考题关系最密切的答案，并在答题卡上将相应题号的相应字母所属的方框涂黑。每个备选答案可能被选择一次、多次或不被选择。

（96~98题共用备选答案）
A.皮肤黏膜发绀
B.皮肤黏膜樱桃红色
C.皮肤黏膜苍白
D.皮下出血点

E.皮肤干燥

96.亚硝酸盐中最具有特征性的皮肤表现是

97.一氧化碳中毒最具有特征性的皮肤表现是

98.重症中暑伴循环衰竭时最具有特征性的皮肤表现是

（99~100题共用备选答案）
A.头痛
B.喷射性呕吐
C.视神经乳头水肿
D.生命体征紊乱
E.脑脊液漏

99.诊断慢性颅内压增高最可靠的依据是

100.诊断颅底骨折最可靠的依据是

专业实践能力

一、以下每一道考题下面有 A、B、C、D、E 五个备选答案。请从中选择一个最佳答案，并在答题卡上将相应题号的相应字母所属的方框涂黑。

1. 小儿初次感染结核杆菌至产生变态反应的时间是
A. 24~48h
B. 48~72h
C. 2~3 周
D. 4~8 周
E. 3~4 个月

2. 预防佝偻病应特别强调
A. 合理喂养
B. 口服鱼肝油
C. 口服钙片
D. 多晒太阳
E. 吃富含维生素 D 的食物

3. 患者女性，28 岁，产后哺乳 3 周，1 周前出现左侧乳腺胀痛，局部胀痛性肿块，中心有波动感，伴寒战、高热；患侧腋窝淋巴结肿大，白细胞计数明显升高，最有效的治疗方法是
A. 停止哺乳
B. 局部热敷
C. 应用大剂量抗生素
D. 及时排空乳汁
E. 及时切开引流

4. 患者男性，60 岁，肺源心脏病病史多年，近来呼吸困难明显，头痛、头胀，且日轻夜重、昼睡夜醒，伴局限性肌群抽搐，神志恍惚，应考虑并发了
A. 脑疝
B. 呼吸衰竭
C. 脑炎
D. 呼吸性酸中毒
E. 肺性脑病

5. 患者女性，40 岁，因患门静脉高压引起上消化道出血而行脾切除、脾肾静脉分流术，术后应取
A. 去枕平卧位
B. 半坐卧位
C. 低半卧位
D. 自由体位
E. 平卧位

6. 患者女性，32 岁，有风湿性心脏病病史 10 年，今晨突感右上下肢活动不便，不能下床，护士发现其口角歪斜，应考虑发生了
A. 脑出血
B. 脑栓塞
C. 脑血栓形成
D. 蛛网膜下隙出血
E. 脑肿瘤

7. 初产妇，孕足月，临产 10h，ROA，胎心 136 次 /min，宫口开大 4cm，2h 后再次肛检宫口扩张无进展，应考虑为
A. 潜伏期延长
B. 活跃期延缓
C. 活跃期停滞
D. 第一产程停滞
E. 第二产程停滞

8. 患者男性，70 岁，抵抗力差，患肺炎。虽经 2d 抗感染及一般对症治疗，但病情仍未见明显好转。为防止病情恶化，应特别注意观察
A. 体温变化
B. 血压变化
C. 呼吸系统症状变化
D. 肺部体征变化
E. 血白细胞变化

9. 关于颅底骨折伴脑脊液鼻漏的护理，错误的是
A. 禁忌做腰椎穿刺
B. 避免用力咳嗽、打喷嚏
C. 脑脊液鼻漏者，可经鼻腔置胃管、吸痰及鼻导管给氧
D. 在外耳道或鼻前庭疏松放置干棉球，棉球浸湿及时更换
E. 每天 2 次清洁、消毒鼻前庭或外耳道

10. 预防支气管扩张患者继发感染的关键措施是
A. 选择广谱抗生素
B. 口服祛痰药
C. 使用支气管扩张剂

D. 加强痰液引流

E. 注射疫苗

11. 最易引起绞窄的肠梗阻是

A. 粘连性肠梗阻

B. 蛔虫性肠梗阻

C. 肠扭转

D. 麻痹性肠梗阻

E. 肠套叠

12. 确诊宫颈癌的可靠方法是

A. 宫颈刮片

B. 宫颈和宫颈管活检

C. 阴道脱落细胞检查

D. 宫颈锥切病检

E. 阴道镜检查

13. 麻疹的传播途径是

A. 呼吸道传染

B. 血液传播

C. 皮肤接触传播

D. 虫媒传播

E. 消化道传播

14. 护理新生儿寒冷损伤综合征患儿最关键的是

A. 合理喂养

B. 监测生命体征

C. 复温

D. 预防感染

E. 观察有无脱水症状

15. 低钾血症时静脉输液补钾速度一般<u>不超过</u>

A. 10 滴 /min

B. 20 滴 /min

C. 30 滴 /min

D. 40 滴 /min

E. 60 滴 /min

16. 高胆红素血症患儿进行光照时应

A. 裸体

B. 穿单衣、包尿布

C. 裸体、戴眼罩

D. 裸体、戴眼罩、包尿布

E. 穿单衣、包尿布、戴眼罩

17. 静脉补钾的正确浓度是

A. 静脉推注 0.3% 氯化钾

B. 静脉滴注 0.3% 氯化钾

C. 静脉滴注 3% 氯化钾

D. 静脉推注 3% 氯化钾

E. 静脉滴注 0.03% 氯化钾

18. 患儿男，出生后 3 天，诊断为新生儿颅内出血，降低颅内压首选的药物是

A. 地塞米松

B. 50% 葡萄糖

C. 20% 甘露醇

D. 25% 山梨醇

E. 水合氯醛

19. 系统性红斑狼疮的护理，<u>不妥</u>的是

A. 保持皮肤清洁

B. 居室阳光充足

C. 避免劳累

D. 室内湿度 50%~60%

E. 避免使用化妆品

20. 急性胰腺炎最基本的治疗和护理措施是

A. 手术后护理

B. 使用抗生素

C. 注射阿托品

D. 禁食及胃肠减压

E. 使用糖皮质激素

21. 肾切开取石术后，病人应绝对卧床休息

A. 2 天

B. 1 周

C. 2 周

D. 3 周

E. 5 周

22. 发生甲状腺危象时，首选的药物是

A. 甲基硫氧嘧啶

B. 丙基硫氧嘧啶

C. 普萘洛尔

D. 碘化钠

E. 氢化可的松

23. 妊娠高血压疾病病人发生抽搐时，首要的护理措施是

A. 使病人取头低侧卧位

B. 加床挡，防止受伤

C. 观察病情，详细记录

D. 用舌钳固定舌头，防止舌咬伤及舌后坠，保持呼吸道通畅

E. 置病人于安静、暗光的单人病室

24.诊断胃癌可靠的方法是
A.大便隐血阳性
B.消化道钡剂检查
C.B超检查
D.纤维胃镜检查
E.CT检查

25.心绞痛发作时疼痛时间一般是
A.3~5min
B.15~20min
C.30min
D.1h
E.2h

26.妊娠合并心脏病与妊娠合并急性病毒性肝炎都可以引起
A.早孕反应重
B.易发生妊娠高血压综合征
C.出血
D.胎儿畸形
E.胎儿宫内发育迟缓

27.甲状腺功能亢进症病人术前准备有效的指征是
A.情绪稳定,体重减轻,脉率＜90次/分
B.情绪稳定,体重增加,脉率＜90次/分
C.情绪稳定,体重减轻,BMR＜+20%
D.情绪稳定,体重减轻,BMR＜+30%
E.脉率降低

28.关于腹膜炎术后取半坐卧位的目的,不正确的是
A.减低伤口张力
B.有利于脓肿局限于盆腔
C.防止膈下感染
D.利于肠蠕动恢复
E.便于诊断和治疗

29.心功能Ⅲ级为
A.体力活动不受限,日常活动不引起乏力、心悸、呼吸困难或心绞痛等症状
B.以卧床休息为主,不允许病人下床进行排尿、排便等活动
C.不能从事任何体力活动,休息时也有症状,体力活动后加重
D.应充分休息,可增加午睡时间及夜间睡眠时间,有利于下肢水肿的消退
E.体力活动明显受限,休息时无症状,轻微的活动即可引起乏力、心悸、呼吸困难或心绞痛等症状

30.滋养细胞肿瘤患者出院时,护士指导其最佳避孕措施是
A.安全套
B.行绝育术
C.放置宫内节育器
D.安全期避孕
E.口服药物避孕

31.患儿,女,2岁,血红蛋白65g/L,该患儿贫血的程度是
A.正常
B.轻度
C.中度
D.重度
E.极重度

32.肿瘤放疗易损伤皮肤,护理时应
A.热敷理疗
B.保持皮肤清洁、干燥
C.按摩
D.肥皂水清洗
E.外敷消肿药膏

33.患者女性,48岁,急性右上腹阵发性绞痛,伴寒战高热、黄疸,急诊行胆囊切除、胆总管探查、T管引流术,术后观察病人排便情况的最主要目的是
A.判断病人对脂肪消化和吸收的能力
B.判断病人肠道功能恢复情况
C.判断病人胆总管通畅情况
D.判断病人术后饮食恢复是否合适
E.及时发现病人有无胃肠道出血

34.患者男性,27岁,因胸部被刀刺伤2小时,伤口与胸腔相通,出现极度呼吸困难,首选的急救措施是
A.迅速封闭伤口
B.立即放置胸腔闭式引流
C.立即输血补液
D.立即手术治疗
E.大剂量应用抗生素

35.患者男,40岁,因在高热环境下持续工作而产生头痛、头晕、全身乏力、多汗等症状,不久体温迅速升高到41℃,并出现颜面潮红、昏迷、休克。此时效果最佳的降温措施为
A.冰帽
B.静脉滴注葡萄糖盐水

C. 冬眠合剂

D. 物理降温 + 药物降温

E. 冰盐水灌肠

36. 经产妇，足月妊娠，临产 8h，宫口开大 4cm，头先露，先露为棘上 1cm，胎膜未破，胎心好，其目前的护理措施应首选为

A. 肥皂水灌肠

B. 人工破膜

C. 立即送产房准备接生

D. 监测生命体征

E. 行胎心监护

37. 临床最可靠的临产先兆是

A. 破膜

B. 不规律宫缩

C. 胎儿下降感

D. 见红

E. 肛门坠胀

38. 孕妇开始自测胎动的时间应在妊娠

A. 20 周

B. 24 周

C. 28 周

D. 30 周

E. 32 周

39. 患者女性，45 岁，因白血病行化疗，输液过程中发现药液漏入皮下，正确的处理方法是

A. 立刻停止输液，拔除针头

B. 立刻停止输液，用原有针头行多向强力回抽

C. 立刻停止输液，用原有针头注入解毒剂

D. 立刻停止输液，用冰袋冷敷

E. 减慢滴速，用原有针头注入解毒剂

40. 产妇 28 岁，妊娠高血压疾病，注射硫酸镁进行治疗，如发生硫酸镁中毒，护士最先观察到

A. 尿量减少

B. 血压下降

C. 抽搐

D. 呼吸抑制

E. 膝反射消失

41. 法洛四联症患儿应保证液体摄入，预防脱水，其目的是

A. 防止心力衰竭

B. 防止肾衰竭

C. 防止休克

D. 防止血栓栓塞

E. 防止便秘

42. 急性心肌梗死患者的护理，最重要的是

A. 心理疏导

B. 吸氧

C. 心电监护

D. 监测药物不良反应

E. 记 24h 出入量

43. 患儿进行腰椎穿刺后，嘱去枕平卧的目的是防止

A. 休克

B. 惊厥

C. 呕吐

D. 头痛

E. 脑疝

44. 对佝偻病患儿的健康指导，错误的是

A. 经常抱患儿到户外活动

B. 补充维生素 D

C. 避免久坐、久站

D. 尽早下地走路，避免下肢变形

E. 摄入含钙高的食物

45. 缺氧伴随 CO_2 潴留的患者适宜的给氧方式是

A. 高压给氧

B. 长期给氧

C. 持续低流量给氧

D. 间断给氧

E. 酒精湿化给氧

46. 心肺复苏时，首选的给药途径是

A. 心内注射

B. 静脉给药

C. 肌内注射

D. 气管内给药

E. 口服给药

47. 临床护士判断产程进展的主要依据是

A. 宫缩规律

B. 宫颈口扩张

C. 胎头下降程度

D. 胎心率加速

E. 分娩发动时间

48. Ⅱ度羊水污染表现为

A. 羊水呈绿色

B. 羊水呈黄色

C. 羊水呈黄绿色

D. 羊水呈浑浊绿色

E. 羊水呈浑浊黄绿色

49. 枕先露分娩机制的正常顺序是

A. 下降、衔接、内旋转、俯屈、仰伸、复位、外旋转

B. 衔接、俯屈、内旋转、下降、仰伸、复位、外旋转

C. 衔接、下降、俯屈、内旋转、仰伸、复位、外旋转

D. 下降、俯屈、衔接、内旋转、仰伸、复位、外旋转

E. 衔接、下降、内旋转、俯屈、仰伸、复位、外旋转

50. 关于 T 管的护理措施，正确的是

A. 下床活动时引流瓶应高于腰部

B. T 管阻塞时可加压冲洗

C. 胆总管下段阻塞时引流量增多

D. 正常胆汁色泽为深绿，较稀薄

E. T 管造影显示通畅即可拔管

51. 某男孩，9 岁，独自在家时不慎发生触电，导致心脏、呼吸骤停，一名救护人员对其施行心肺复苏术，应该采取的心脏按压与人工呼吸次数之比是

A. 5 : 1

B. 7 : 1

C. 10 : 1

D. 13 : 2

E. 30 : 2

52. 法洛四联症缺氧发作时，护士应首先采取的处理措施是

A. 给氧

B. 协助患儿取膝胸卧位

C. 遵医嘱注射地西泮

D. 遵医嘱注射洋地黄

E. 遵医嘱给予吗啡

53. 水囊引产适用于

A. 妊娠 10 周以内要求终止妊娠而无禁忌证者

B. 妊娠 10~14 周以内要求终止妊娠而无禁忌证者

C. 妊娠 15~27 周以内要求终止妊娠而无禁忌证者

D. 妊娠 25~32 周以内要求终止妊娠而无禁忌证者

E. 妊娠 32 周以后要求终止妊娠而无禁忌证者

54. 乳房自我检查最好在月经周期的

A. 1~2d

B. 3~4d

C. 5~6d

D. 7~10d

E. 11~12d

55. 石膏固定后，最应注意的是

A. 石膏松脱

B. 石膏变形

C. 骨折再移位

D. 压迫性溃疡

E. 血循环障碍

56. 纯母乳喂养儿的大便性状是

A. 深墨绿色便

B. 成形便

C. 稀水便

D. 黄糊状粪便

E. 蛋花汤样便

57. 为了及早发现慢性心房颤动病人电复律术后的严重并发症，最主要的观察项目是

A. 体温改变

B. 血压改变

C. 意识状态的改变

D. 液体出入量的平衡情况

E. 心理反应

58. 下列急性心肌梗死护理措施中最重要的是

A. 绝对卧床休息

B. 盐水灌肠，促进排便

C. 立即鼻导管吸氧

D. 高热量、低盐饮食

E. 心电监护

59. 心绞痛进食过饱的严重后果是

A. 胃肠功能紊乱

B. 加重心肌供血不足

C. 诱发心律失常

D. 血糖升高

E. 加重冠状动脉粥样硬化

60. 新生儿颅内出血时，首选的降低颅压药物是

A. 地塞米松

B. 20% 甘露醇

C. 25% 山梨醇

D. 25% 葡萄糖

E. 50% 葡萄糖

61. 婴儿期重点预防的疾病<u>不包括</u>
A. 佝偻病
B. 支气管肺炎
C. 营养性缺铁性贫血
D. 婴儿腹泻
E. 先天性心脏病

62. 在呼吸道感染流行时为防止交叉感染，接触病毒感染者应
A. 卧床休息
B. 对症处理
C. 中医中药治疗
D. 室内食醋熏蒸
E. 呼吸道隔离

63. 重度营养不良患儿应重点观察的内容是
A. 继发感染
B. 重度贫血
C. 低血钾
D. 低血糖
E. 低血钠

64. 患者女性，30 岁，因黑色稀便 3 天入院，3 天来，每日排黑色稀便 2 次，量约 200g，病前有多年上腹部隐痛史，常有夜间痛、饥饿痛，进食可缓解。查体：贫血貌，皮肤无黄染，肝脾肋下未触及。最可能的诊断是
A. 胃癌
B. 慢性萎缩性胃炎
C. 急性胃炎
D. 十二指肠溃疡
E. 胃溃疡

65. 青年女性，近 2 个月来轻度咳嗽，咯白色黏痰，内带血丝；午后低热，面颊潮红，疲乏无力，常有心悸、盗汗，较前消瘦。经 X 线摄片检查，发现右上肺第 2 前肋部位有云雾状淡薄阴影，无透光区。痰菌 3 次检验阴性。你认为以下哪项护理措施没必要
A. 住院严密隔离
B. 给予高热量、高维生素、高蛋白饮食
C. 按医嘱给予抗结核药物治疗，并观察药物不良反应
D. 对病人的食具、用品、痰等进行消毒
E. 做好保健指导

66. 滴虫阴道炎的治愈标准是

A. 治疗后，每次月经期前复查，连续 2 次均为阴性
B. 治疗后，每次月经期后复查，连续 2 次均为阴性
C. 治疗后，每次月经期前复查，连续 3 次均为阴性
D. 治疗后，每次月经期后复查，连续 3 次均为阴性
E. 治疗 1 周后，连续 3 次复查均为阴性

67. Ⅱ度子宫脱垂病人的主要症状是
A. 排尿困难
B. 下坠感
C. 阴道有肿物脱出
D. 阴道分泌物增多
E. 脓血性分泌物

68. 发现胸腔闭式引流导管自胸部伤口脱出应首先
A. 捏紧导管
B. 更换引流导管
C. 将引流导管重新放入伤口
D. 立即缝合引流口
E. 双手捏紧放置引流导管处皮肤

69. 患者男，22 岁。车祸伤后 4 小时入院，检查发现骨盆骨折，右股骨干骨折。查体：血压 70/50mmHg，脉搏 120 次/分，皮肤湿冷。应首先采取的治疗措施是
A. 骨折复位内固定
B. 石膏外固定
C. 骨盆牵引
D. 抗休克
E. 应用升压药

70. 安装永久性人工心脏起搏器的病人并发室性心动过速或心室颤动时，最有效的处理措施是
A. 心前区用力捶击
B. 电击复律
C. 调节心脏起搏器频率
D. 更换心脏起搏器电池
E. 镇静

71. 针对肺炎球菌肺炎病人的护理措施，<u>不妥</u>的是
A. 气急、发绀可给予鼻导管吸氧
B. 腹胀，鼓励做局部热敷或肛管排气
C. 进行保健指导，以防今后再次发病
D. 高热者首选使用退热药

E. 胸痛剧烈者取患侧卧位

72. 患者女性，50岁，绝经3年，突然出现阴道流血，量似月经。盆腔检查子宫轻度增大，宫体稍软而均匀。该患者最可能患的是
A. 绒毛膜癌
B. 宫颈癌
C. 子宫肌瘤
D. 子宫内膜癌
E. 宫颈息肉

73. 肺源性心脏病呼吸衰竭时，严重缺氧及二氧化碳潴留，鼻导管供氧原则是
A. 低流量（1~2L/min）间断给氧
B. 中流量间断给氧
C. 高流量（6L/min）持续给氧
D. 低流量持续给氧
E. 中流量持续给氧

74. 关于佝偻病的护理措施，错误的是
A. 经常晒太阳
B. 补充维生素D和钙剂
C. 避免久坐、久立、久行
D. 尽早下地走路，避免下肢变形
E. 补充富含维生素D和钙剂的饮食

75. 缓解肺气肿病人呼吸困难的首选措施是
A. 胸腔引流
B. 通畅气道，持续低流量吸氧
C. 镇静药
D. 强心药
E. 呼吸兴奋药

76. 带铜宫内节育器在临床无症状时可放置的时间是
A. 5年
B. 10年
C. 15年
D. 20年
E. 25年

77. 恶性滋养细胞肿瘤阴道转移病人进行第1次阴道填塞后，取纱条的时间不宜超过
A. 12h
B. 24h
C. 36h
D. 48h
E. 72h

78. 预防全身麻醉后误吸的重要措施是
A. 手术日清晨进流食
B. 手术前用药选择氯丙嗪
C. 选择静脉麻醉
D. 术前12h禁食，4h禁水
E. 术前放置胃管

79. 腹部手术后病人出现呼吸困难、发绀、呼吸音减弱或消失，应首先考虑
A. 切口感染
B. 血胸
C. 肺不张或肺炎
D. 支气管炎
E. 气胸

80. 胎盘剥离的征象不包括
A. 子宫收缩
B. 阴道出血
C. 子宫底下降
D. 子宫体变硬
E. 脐带自动下降

81. 胃肠手术后病人可以进流食的时间是
A. 腹痛消失后
B. 恶心、呕吐消失后
C. 食欲恢复后
D. 拆线后
E. 肛门排气后

82. 心跳、呼吸骤停的初期复苏内容是
A. 补充血容量
B. 采用各种复苏药物
C. 心脏按压和人工呼吸
D. 用机械支持循环和呼吸
E. 保护脑细胞

83. 降低颅内压应首选
A. 20%甘露醇
B. 30%呋塞米
C. 25%山梨醇
D. 50%葡萄糖
E. 利尿合剂

二、以下提供若干个案例，每个案例有若干个考题。请根据提供的信息，在每题的A、B、C、D、E五个备选答案中选择一个最佳答案，并在答题卡上按照题号，将所选答案对应字母的方框涂黑。

（84~86 题共用题干）

患者女性，50 岁，患慢性迁延性肝炎 20 余年，因近 1 个月来感全身明显乏力，食欲缺乏，腹胀，腹泻而入院。入院时查体：面色晦暗，形体消瘦，皮肤巩膜轻度黄染，腹部膨隆，叩诊有移动性浊音。

84. 病人腹部出现移动性浊音，提示

A. 肝脾大

B. 卵巢囊肿

C. 肠梗阻

D. 腹腔积液 > 1000ml

E. 腹腔积液 < 1000ml

85. 经确诊该病人已处于肝硬化失代偿期。其腹腔积液形成的最主要原因是

A. 肝门静脉高压

B. 血浆白蛋白升高

C. 肝淋巴液生成过少

D. 肾小球滤过率增加

E. 抗利尿激素减少

86. 该病人饮食上应限制摄入的是

A. 钾

B. 钠

C. 钙

D. 磷

E. 镁

（87~88 题共用题干）

患者女性，61 岁。家属发觉近 1 个月来其怕冷、无力、说话声音不清、面色苍白，表情减少，反应迟钝，对家中亲人淡漠、不关心，食欲明显下降，甚至厌食。到当地卫生院检查：体温 36.1℃，心率 56 次 / 分，血压 90/60mmHg。基础代谢率降低，黏液性水肿面容。

87. 若病人出现体温低于 35℃，呼吸浅慢，心动过缓，血压降低，嗜睡等症状，应考虑可能发生了

A. 心律失常

B. 休克

C. 心力衰竭

D. 黏液性水肿昏迷

E. 肺栓塞

88. 为明确诊断该病人还应做哪项检查

A. 促甲状腺激素水平检查

B. 胃纤维支气管镜检查

C. 超声心动检查

D. 心电图检查

E. 头部 CT

（89~91 题共用题干）

患者男性，65 岁，因肺癌行肺叶切除术，留置胸腔闭式引流。

89. 判断胸腔闭式引流是否通畅的简便方法是

A. 观察引流管有无受压

B. 判断引流管是否过长

C. 观察引流管是否扭曲

D. 观察引流管是否脱落

E. 观察水封瓶内玻璃管中水柱波动情况

90. 胸腔闭式引流期间要搬运此病人，正确的方法是

A. 维持引流通畅

B. 用一把血管钳夹闭引流管

C. 水封瓶不能倾斜

D. 嘱病人屏住呼吸

E. 双钳夹闭引流管，将瓶放置于病人两腿之间

91. 搬运过程中水封瓶不慎破损，首先采取的措施是

A. 将引流管反折捏紧

B. 立即报告医师

C. 重新更换水封瓶

D. 给病人吸氧

E. 拔除引流管

（92~94 题共用题干）

患者男性，40 岁，体重 60kg，不慎落入热水池中，被急送医院救治。检查：意识清，能合作，心率 100 次 / 分，血压 120/80mmHg，面部、胸腹部、两前臂、两手及两小腿和双足烧伤。

92. 该患者的烧伤面积为

A. 47%

B. 48%

C. 49%

D. 50%

E. 51%

93. 烧伤后第一个 24h 补液中的晶体和胶体总量约为

A. 4200ml

B. 4600ml

C. 5000ml

D. 5600ml

E. 6200ml

94. 在补液过程中，观察补液是否充足，最简便、可靠的临床指标是
A. 意识状况
B. 脉率
C. 尿量
D. 中心静脉压
E. 血压

三、以下提供若干组考题，每组考题共同使用在考题前列出的 A、B、C、D、E 五个备选答案。请从中选择一个与考题关系最密切的答案，并在答题卡上将相应题号的相应字母所属的方框涂黑。每个备选答案可能被选择一次、多次或不被选择。

（95~96 题共用备选答案）
A. 高压氧舱
B. 高浓度给氧
C. 低流量低浓度间断性给氧
D. 低流量低浓度持续性给氧
E. 酒精湿化给氧

95. 急性肺水肿病人适宜的给氧方式

96. 慢性阻塞性肺疾病病人适宜的给氧方式

（97~98 题共用备选答案）
A. 禁食
B. 流质
C. 半流质饮食
D. 软食
E. 普食

97. 某病人，60 岁，急性腹膜炎手术后恢复，为补充营养，在肠蠕动恢复后当日可给予

98. 某男性病人，40 岁，消化性溃疡出血，病人大量呕血患者应给予

（99~100 题共用备选答案）
A. 颅脑手术后
B. 腰麻手术后
C. 全身麻醉未清醒
D. 全身麻醉清醒后
E. 胸部手术后病情稳定

99. 平卧 6 小时适用于

100. 去枕平卧，头偏向一侧适用于

全国护士（师）资格考试预测卷系列

2026

主管护师技术资格考试预测卷

答案与解析

王 冉 主编

中国健康传媒集团
中国医药科技出版社 ·北京

编委会

主　编　王　冉

编　者（以姓氏笔画为序）

预测卷（一）

基础知识

序号	1	2	3	4	5	6	7	8	9	10
答案	A	E	D	A	E	E	B	A	C	D
序号	11	12	13	14	15	16	17	18	19	20
答案	D	E	D	E	E	B	D	A	D	B
序号	21	22	23	24	25	26	27	28	29	30
答案	C	C	B	C	D	B	B	B	D	A
序号	31	32	33	34	35	36	37	38	39	40
答案	B	E	C	D	B	B	C	B	E	A
序号	41	42	43	44	45	46	47	48	49	50
答案	D	C	B	C	C	B	B	B	C	C
序号	51	52	53	54	55	56	57	58	59	60
答案	D	D	D	B	D	B	A	C	E	A
序号	61	62	63	64	65	66	67	68	69	70
答案	E	E	D	B	C	B	D	C	B	D
序号	71	72	73	74	75	76	77	78	79	80
答案	B	A	B	A	E	C	E	D	C	A
序号	81	82	83	84	85	86	87	88	89	90
答案	B	B	E	D	A	C	C	B	A	C
序号	91	92	93	94	95	96	97	98	99	100
答案	A	B	C	D	A	C	B	D	C	A

1. 解析：肠结核最常见的好发部位是回盲部。

2. 解析：出现血栓性静脉炎后，严禁经患肢静脉输液及局部按摩，以防血栓脱落。

3. 解析：子宫主韧带固定子宫颈位置、防止子宫脱垂。子宫阔韧带能够限制子宫向两侧倾斜，维持子宫处于正中位置；子宫圆韧带维持子宫前屈前倾；子宫骶韧带间接维持子宫前屈前倾。

4. 解析：基础代谢率正常值为 ±10%，+20% ～ +30% 为轻度甲亢，+30% ～ +60% 为中度甲亢，+60% 以上为重度甲亢。该患者为重度甲亢，基础代谢率在 +60% 以上。

5. 解析：免疫反应引起的炎症反应是肾小球疾病发生的主要机制。

6. 解析：胆道感染是细菌性肝脓肿最常见的病因，也是病原菌侵入肝脏最主要的途径。

7. 解析：维生素 D 缺乏性手足搐搦症的直接原因是血清钙离子降低。

8. 解析：水痘患儿自出疹前 1~2 天至皮疹全部干燥结痂为止均有传染性。

9. 解析：房间隔缺损胸部 X 线检查：心脏呈轻、中度扩大，以右心房、右心室扩大为主，肺动脉段突出，肺门血管影增粗，可见肺门舞蹈征，肺野充血，主动脉影缩小。

10. 解析：血液中的血糖浓度可直接调节胰岛素的分泌。

11. 解析：血管炎性反应是引起风湿病皮肤损害最常见的原因。

23. 解析：食物及水源受到污染可导致伤寒的流行或暴发，因此，切断传播途径是预防伤寒最关键的措施。

30. 解析：心功能Ⅰ级和心功能Ⅱ级的育龄女性可以妊娠。

32. 解析：传染病具有四大基本特征：有病原体、有传染性、有流行性和有免疫性。

63. 解析：上述患者考虑为急性血源性骨髓炎，急性血源性骨髓炎早期诊断最主要的依据是局部脓肿分层穿刺，做涂片检查。

72. 解析：消化性溃疡发生起关键作用的是胃酸。

75. 解析：术前 1 天为病人冲洗阴道 2 次，第 2 次冲洗后在宫颈口及阴道穹隆部涂甲紫，为手术切除宫颈做标记。阴道流血及未婚者不做阴道冲洗。

78. 解析：肾部分切除的病人卧床 1~2 周以防断面出血。

80. 解析：类风湿关节炎晨僵每天持续最少 1h，病程最少 6 周。

88. 解析：上述患者考虑为上呼吸道感染，上呼吸道感染多为病毒感染引起。病毒感染时血常规中淋巴细胞升高。

91~92 题解析：大肠癌 Dukes 病理分期：癌肿仅限于肠壁，无淋巴结转移为 A 期；癌肿穿透肠壁，无淋巴结转移为 B 期；癌肿穿透肠壁，淋巴结转移到癌灶附近淋巴结（肠旁或边缘血管淋巴结）为 C1 期；癌肿穿透肠壁，淋巴结转移到系膜和系膜根部为 C2 期；已有远处转移（肝、肺等）为 D 期。

95~96 题解析：化疗出现干反应时可涂 0.2% 薄荷淀粉或羊毛脂止痒，湿反应可涂 2% 甲紫或氢化可的松霜。

97~98 题解析：长期施行全胃肠外营养，可出现肠道屏障损害，导致肠源性感染率增加。由于外源性胰岛素用量过大或突然停止输入高浓度葡萄糖可引起低血糖及低血糖休克。

预测卷（一）

相关专业知识

序号	1	2	3	4	5	6	7	8	9	10
答案	B	B	E	D	D	E	B	D	C	C
序号	11	12	13	14	15	16	17	18	19	20
答案	B	C	E	C	D	D	E	E	C	A
序号	21	22	23	24	25	26	27	28	29	30
答案	C	C	D	C	E	E	D	C	B	B
序号	31	32	33	34	35	36	37	38	39	40
答案	D	B	C	D	A	B	E	D	B	E
序号	41	42	43	44	45	46	47	48	49	50
答案	E	E	B	E	C	A	B	A	E	D
序号	51	52	53	54	55	56	57	58	59	60
答案	C	B	C	E	E	D	E	C	E	D
序号	61	62	63	64	65	66	67	68	69	70
答案	B	D	C	B	D	A	A	E	E	E
序号	71	72	73	74	75	76	77	78	79	80
答案	B	B	B	B	A	A	D	B	A	A
序号	81	82	83	84	85	86	87	88	89	90
答案	C	E	C	B	B	D	A	E	B	C
序号	91	92	93	94	95	96	97	98	99	100
答案	E	C	D	B	E	A	A	C	A	E

3. 解析：开放性肺结核是指肺结核进展期与部分好转期患者，其痰中经常有结核菌排出，具有较强的传染性，故必须隔离治疗。

5. 解析：守法行为属于后天通过学习获得的行为，属于社会行为。

6. 解析：三度原位菌群失调是指原正常菌群大部分被抑制，只有少量菌种占决定性优势。发生原因常为大量广谱抗菌药的应用使大部分正常菌群消失，而代之以暂居菌或外袭菌，并大量繁殖成为该部位的优势菌。

8. 解析：同桌进餐、握手和拥抱、近距离交谈、共同乘车等均不会引起艾滋病传播。

11. 解析：行为诊断的主要目的是确定导致目标人群疾病或健康问题发生的行为危险因素。

14. 解析：无明确潜伏期的感染，规定入院48小时后发生的感染为医院感染。

17. 解析：流行性出血热又称肾综合征出血热，是由流行性出血热病毒（汉坦病毒）引起的，以鼠类为主要传染源的自然疫源性疾病。

19.解析：目标统一的原则是指在建立组织结构时，要有明确的目标，并使各部门、个人的目标与组织的总体目标相一致。

22.解析："条条大道通罗马"，说的正是达成目标可有多种途径。在人际沟通的过程中，应根据情境，使用恰当的沟通方式，从而达成目标。

26.解析：选择紫外线灯消毒时，安装紫外线灯的数量平均为≥1.5W/m³，照射时间≥30分钟。

27.解析：探究式提问所提问题为探索究竟、追究原因的问题，如"为什么"，以了解对方某一认识或行为产生的原因。为了深入了解某居民的吸毒史可采用探究式提问。

29.解析：阴阳的相互转化，是指事物的总体属性，在一定条件下可以向其相反的方向转化，即阳可以转化为阴，阴也可以转化为阳。

30.解析：环氧乙烷、戊二醛等化学消毒剂可达到灭菌水平。

33.解析：门诊教育是指在门诊针对治疗过程中对病人所进行的健康教育。门诊教育往往根据不同季节、地域，侧重于常见病的防治教育。

36.解析：甲型、戊型肝炎通过粪－口途径传播，乙型、丙型、丁型肝炎通过血液、体液传播。

37.解析：目标管理强调员工参与管理，由上下级共同商定，依次确定各种目标。

38.解析：医院感染罹患率是指处于危险人群中新发生医院感染的频率，其分母必须是暴露于危险因素中的病人数，分子是同一危险因素所致医院感染新发病例数。医院感染罹患率 =2/10×100%=20%。

39.解析：非正式沟通是在正式沟通渠道之外的信息交流和传递，它是以社会关系为基础的沟通方式。它不受组织的监督，自由选择沟通渠道，如朋友聚会、小道消息等。

42.解析：人际传播是信息在个体与个体之间的传播，其主要形式是面对面传播，包括语言信息和非语言信息（情感等）的传播。其主要特点包括全身心传播，以个体化信息为主，反馈及时。

43.解析：人际传播的非语言传播技巧包括动态体语、仪表、同类语言和时空语。

44.解析：组织沟通的作用包括：联系与协调、激励、改善人际关系、创新、控制等。

45.解析：有效沟通的原则：①目的明确和事先计划原则；②信息明确的原则；③及时的原则；④合理使用非正式沟通的原则；⑤组织结构完整性的原则。

46.解析：预真空压力蒸汽灭菌器每天开始灭菌前进行B-D测试。B-D测试合格后，灭菌器方可使用。

47.解析：正常菌群绝大部分是厌氧菌，它们在人体特定部位定植，且密度极高，与定植区的黏膜上皮细胞有密切的关系。

50.解析：《医院感染管理规范》要求100张病床以下、100~500张病床、500张病床以上的医院感染发病率应分别低于7%、8%和10%。

52.解析：新灯管的照射强度不低于90~100μW/cm²，使用中灯管不得低于70μW/cm²。

55.解析：非正式组织是指组织成员在情感相投的基础上，有共同的兴趣爱好而形成的小群体。由于其重要功能是为了满足个人需要，自觉地进行相互帮助，因此又称心理社会体系。

57.解析：健康教育学在融合预防医学、行为科学、传播学、管理科学等学科理论知识的基础上，已初步形成了自己的理论和方法体系。

59.解析：目标管理的基本精神是以自我管理为中心。目标的实施由目标责任者自我进行，通过自身监督与衡量，不断修正自己的行为，以实现目标。

64.解析：根据ABC时间管理法，A级为最重要且必须优先完成的目标。参与病人抢救即为A类目标，应优先完成。

66.解析：梅毒患者使用过的家具表面用含氯消毒剂浸泡（250~500mg/L）等方法消毒。患者用过的便器，特别是马桶，用0.2%过氧乙酸或500mg/L有效氯含氯消毒剂擦拭即可。

69.解析：对炭疽病人用过的治疗废弃物和有机垃圾应全部焚烧。

71.解析：病房教育是指医护人员在患者住院期间对患者及家属进行的教育。主要包括患者所患疾病的病因、症状、并发症、治疗原则、饮食等知识，以提高患者的依从性。

73.解析：群体传播是指信息传播在小群体成员之间进行，是一种双向性的直接传播。乳腺癌患者自发成立联谊会，定期开展交流活动，即为群体传播。

76.解析：人体通过"反射弧"对外界刺激做出反应的方式称反射。最基本的反射与本能行为相联系，如一个人看到高空坠落的物体，会立即躲开。

83. 解析：不充分授权是指管理者要求下属就重要程度较高的工作，做深入细致的调查研究后提出一整套完整的行动计划，经过上级审核后批准执行。心脏外科护士长让科室的两名年资高和经验丰富的护士先制订救治先心病患者的护理计划，经护理部确认后执行，上述授权方式即属于不充分授权。

84. 解析：教育目标是指为实现行为改变所必须具备的知识、信念、态度、价值观和技巧等方面的变化指标。95%的孕妇能说出产前检查的好处即为知识方面的变化，100% 孕妇相信她们能够用母乳喂养自己的孩子即为信念和态度方面的变化，100% 产妇能够掌握母乳喂养的技巧即为技巧方面的变化，因此上述健康教育规划目标为教育目标。

90~91题解析：败血症患者使用抗生素待病情好转，体温正常 7~10 天再停药。严重感染，如心内膜炎、骨髓炎等患者，疗程可达 4~8 周。

92. 解析：对经飞沫传播疾病的隔离预防，进入室内的工作人员应戴外科口罩。

93. 解析：医务人员接触通过空气传播的呼吸道传染病时应戴医用防护口罩。

97. 解析：形成评价是对项目计划进行的评价活动，是一个完善项目计划，避免工作失误的过程，包括评价计划设计阶段进行目标人群选择、策略确定、方法设计等。

98. 解析：效应评价是对目标人群因健康教育项目所导致的相关行为及影响因素的变化进行评价。

预测卷（一）

专业知识

序号	1	2	3	4	5	6	7	8	9	10
答案	D	E	E	E	C	A	A	D	A	D
序号	11	12	13	14	15	16	17	18	19	20
答案	A	A	A	E	D	E	A	C	A	B
序号	21	22	23	24	25	26	27	28	29	30
答案	C	C	A	A	E	C	E	E	C	C
序号	31	32	33	34	35	36	37	38	39	40
答案	B	B	E	C	B	A	E	C	D	E
序号	41	42	43	44	45	46	47	48	49	50
答案	B	E	C	B	B	A	B	A	C	B
序号	51	52	53	54	55	56	57	58	59	60
答案	D	D	A	D	A	C	B	E	C	E
序号	61	62	63	64	65	66	67	68	69	70
答案	E	E	A	E	B	C	D	C	E	D
序号	71	72	73	74	75	76	77	78	79	80
答案	C	A	C	B	A	D	B	B	A	B
序号	81	82	83	84	85	86	87	88	89	90
答案	A	A	B	A	C	B	E	C	D	E
序号	91	92	93	94	95	96	97	98	99	100
答案	A	C	A	E	A	A	D	C	D	A

1. 解析：白血病病人在进餐前后、睡前用生理盐水或洗必泰液漱口，以预防口腔内感染。

2. 解析：护士应密切观察咯血患者是否有呼吸困难、面色发绀等情形，以警惕窒息的发生。

4. 解析：轻型腹泻主要表现为消化道症状，重型腹泻除消化道症状外，还会出现水、电解质酸碱平衡紊乱。

5. 解析：胃肠减压期间需口服药物时，片剂要研碎调水后注入，注入后夹管30分钟，以免将药物吸出影响疗效。

6. 解析：肺炎患儿发生心力衰竭时，应控制输液的量和速度。

11. 解析：尿结核菌培养对肾结核的诊断有决定作用。尿液培养结核菌阳性，即可诊断为肾结核。

13. 解析：乳腺癌的早期表现是患侧乳房出现无痛肿块，常在无意间发现。

16. 解析：血栓闭塞性脉管炎早期，患肢动脉供血不足，出现肢端发凉、怕冷及间歇性跛行等表现。

18. 解析：膈下脓肿的患者才会出现呃逆的表现。

19. 解析：病人出现右上腹痛伴有黄疸、寒战、发热，即夏柯三联征的表现，考虑为胆总管结石。

20. 解析：临床上以坐骨棘水平观察胎头下降程度，作为判断产程进展的重要标志。胎头下降程度可通过先露部颅骨最低点与坐骨棘的关系来确定。若先露部颅骨最低点在坐骨棘水平时以"0"表示，棘上1cm为"-1"，棘下1cm为"+1"，依此类推。

23. 解析：儿童贫血的诊断标准：1~4个月的婴儿 Hb＜90g/L，4~6个月的婴儿 Hb＜100g/L，6个月~6岁儿童 Hb＜110g/L，6~14岁儿童 Hb＜120g/L。

28. 解析：配置好的营养液应在4℃左右的冰箱内存放，并于24小时内用完。

29. 解析：腹腔双套管若有阻塞，先离心方向挤压或用注射器回抽，无法疏通时及时告知医生处理。

32. 解析：急性肾小球肾炎发病前通常有上呼吸道感染的病史，而慢性肾炎常无细菌、病毒感染症状。

33. 解析：肝动脉插管术后应每日用肝素液或枸橼酸钠液冲洗1次，以防堵管。

35. 解析：甲亢患者通常存在心动过速，术前禁止使用阿托品，以免加快心率。

36. 解析：百白破疫苗接种方法为肌内注射，注射部位为上臂外侧三角肌，共接种四次，接种时间为3、4、5月龄和18~24月龄。第1、2剂接种间隔≥28天。

37. 解析：癫痫持续状态应首选地西泮（安定）10~20mg缓慢静脉注射，速度不超过每分钟2mg。

38. 解析：以往曾建立正常月经，但以后因某种原因月经停止6个月以上者，或按自身原来月经周期计算停经3个周期以上者称为继发性闭经。

41. 解析：颅前窝骨折最易伤及嗅神经和视神经。

43. 解析：腹股沟斜疝的疝囊颈在腹壁下动脉外侧，腹股沟直疝的疝囊颈在腹壁下动脉的内侧。

44. 解析：正常女性阴道液 pH 为 4.5~5.5，羊水 pH 为 7.0~7.5。胎膜破裂后，阴道 pH 升高，通常采用硝嗪或石蕊试纸测试即可判断胎膜早破。胎膜早破后胎心音多数没有变化的，只有当脐带脱垂导致脐带受压、胎儿缺氧才能引起胎心音变化。如胎儿脐带没有受到压迫，在这种情况下，多数胎心是正常的，只需要定时地监测胎心。

45. 解析：神经根型颈椎病会出现臂丛牵拉试验阳性、压头试验阳性等体征。

46. 解析：肺心病代偿期病人可有不同程度发绀和肺气肿体征。偶有干、湿啰音，心音遥远，$P_2 > A_2$，三尖瓣区闻及收缩期杂音或剑突下心脏搏动增强，提示右心室肥大。部分病人因肺气肿使胸腔内压升高，阻碍腔静脉回流，可有颈静脉充盈。选项B颈静脉怒张属于失代偿表现。

48. 解析：停经2个月出现阴道少量流血、下腹隐痛，查体：宫口未开，子宫大小与孕周相符，考虑为先兆流产。

50. 解析：肺气肿、Ⅱ型呼吸衰竭禁忌使用镇静药，以免抑制呼吸。

51. 解析：充血性心力衰竭患者服用药物后主诉头痛、头晕、视力模糊，看到的东西都带有黄色，考虑为洋地黄类药物（地高辛）中毒。

53. 解析：放置宫内节育器后有少量不规则出血是宫内节育器与子宫壁接触引起子宫收缩，内膜局部破损所致，无需处理。若出血量多或月经量过多，出血时间长，考虑宫内节育器放置后出血。

55. 解析：1~6个月小儿体重（kg）＝出生时体重（kg）＋月龄×0.7（kg），即3.2+（4×0.7）=6kg。

56. 解析：结核性脑膜炎早期（前驱期）约1~2周，主要症状为性情改变、精神呆滞、喜哭、易怒、睡眠不安、双目凝视等，同时有低热、呕吐、便秘，年长儿诉头痛，婴儿则表现为嗜睡或发育迟滞等。

57. 解析：菌血症一般起病急骤，突然出现寒战、高热，体温达40℃~41℃，每日波动0.5℃~1.0℃左右，呈稽留热。

58. 解析：患者血清钠浓度为155mmol/L，考虑为高渗性脱水。中度高渗性脱水口渴明显，皮肤弹性下降、黏膜干燥、眼窝凹陷、尿量减少、尿比重高，水分丧失量约占体重的4%~6%。

59. 解析：诊断性刮宫术后，嘱病人注意保持外阴清洁、禁止性生活和盆浴2周，1周后来医院复查并了解病理检查结果。

65. 解析：会阴骑跨伤可引起尿道球部损伤。

67. 解析：上述患者全血细胞均下降，但淋巴结无肿大、胸骨无压痛，考虑为再生障碍性贫血。

68. 解析：上述患儿全身皮肤发绀，可见杵状指，喜欢采用蹲姿游戏，考虑为法洛四联症。法洛四联症患儿应多饮水，避免形成血栓。

70. 解析：桡骨远端伸直型骨折（Colles 骨折）时，患者局部疼痛、肿胀、压痛、功能障碍，手掌畸形，侧面观"餐叉样"畸形，正面观"枪刺样"畸形。

71. 解析：水痘－带状疱疹病毒在体外抵抗力弱，不耐酸和热，对乙醚敏感，不能在痂皮中存活，但在疱疹液中可长期存活。

91. 解析：1 型糖尿病为胰岛 β 细胞合成释放胰岛素减少所致，2 型糖尿病胰岛 β 细胞合成释放胰岛素正常甚至增多。

95. 解析：急性肾小球肾炎患儿起病 2 周内应卧床休息，待水肿消退、血压降至正常、肉眼血尿消失后可下床轻微活动。

96. 解析：对急性肾小球肾炎患儿出现高血压脑病时，应选用硝普钠进行药物治疗。

预测卷（一）

专业实践能力

序号	1	2	3	4	5	6	7	8	9	10
答案	B	D	B	A	E	C	E	C	B	B
序号	11	12	13	14	15	16	17	18	19	20
答案	B	A	C	E	B	C	D	B	A	D
序号	21	22	23	24	25	26	27	28	29	30
答案	D	C	E	A	C		A	E	D	E
序号	31	32	33	34	35	36	37	38	39	40
答案	A	C	D	C	B	B	A	C	B	C
序号	41	42	43	44	45	46	47	48	49	50
答案	C	D	C	D	E	C	B	A	B	E
序号	51	52	53	54	55	56	57	58	59	60
答案	E	C	B	A	D	C	A	D	C	A
序号	61	62	63	64	65	66	67	68	69	70
答案	B	B	A	A	A	A	E	E	E	C
序号	71	72	73	74	75	76	77	78	79	80
答案	A	B	B	C	B	D	E	A	E	A
序号	81	82	83	84	85	86	87	88	89	90
答案	C	A	C	C	D	D	D	A	B	B
序号	91	92	93	94	95	96	97	98	99	100
答案	D	D	E	D	B	D	B	C	D	B

1. 解析：心跳骤停初期复苏的主要方法是基础生命支持，即胸外心脏按压、开放气道和人工呼吸。

2. 解析：地西泮常见的不良反应有嗜睡，头昏、乏力等，大剂量可有共济失调、震颤，最严重的不良反应是呼吸抑制。

3. 解析：妊娠 7 周内需要终止妊娠者，首选药物流产。

5. 解析：前列腺增生患者若合并感染或结石，才会出现尿频、尿急、尿痛等症状。

6. 解析：当患者出现三度房室传导阻滞伴阿－斯综合征时，首选心脏起搏治疗。

8. 解析：胰腺大量坏死时，胰岛 B 细胞数减少，胰岛素分泌减少，患者会出现高血糖。

9. 解析：铁剂应饭后服用，以减轻铁剂对胃肠道的刺激。

10. 解析：胎膜早破的患者应取头低足高位，以减少羊水的流出，防止脐带脱垂。

12. 解析：子宫狭部下端因黏膜组织由宫腔内膜变为宫颈黏膜，称为组织学内口。

13. 解析：月经期一般为 2~8 天，月经量约为 30~50ml。

14. 解析：化疗药物最严重的不良反应是骨髓抑制，因此在化疗期间应定期监测血常规。

15. 解析：椎管内麻醉后头痛常位于枕部、顶部或颞部。

18. 解析：婴儿 6 个月开始引入固体食物，并逐渐减少哺乳次数，增加引入食物的量，继续母乳喂养至 2 岁。

20. 解析：化疗药物外渗，应局部冷敷，以收缩血管，减少药液渗出。

22. 解析：脑震荡的病人会出现逆行性遗忘，对受伤前和受伤时的情形完全不能回忆。

23. 解析：长期应用肾上腺皮质激素治疗系统性红斑狼疮，可引起骨质疏松、严重者发生股骨头坏死，因此应指导患者补钙。

26. 解析：烧伤患者暴露疗法时，控制室温在 28℃~32℃，湿度 70% 左右。

27. 解析：洋地黄中毒最严重的不良反应是心律失常，其中最多见的心律失常是室早二联律。

29. 解析：急性肾功能衰竭患者少尿期或无尿期，体内有大量的水分潴留，因此，应严格限制入量。

30. 解析：在我国引起急性胰腺炎的主要病因是胆石症，因此预防急性胰腺炎最主要的措施是防治胆道疾病。

33. 解析：尿道损伤的患者应定期进行尿道扩张术，以避免引起尿道狭窄。

34. 解析：胎盘部分残留应使用刮匙刮取胎盘组织。

35. 解析：心肌梗死患者活动时，以不引起任何不适为度，心率增加 10~20 次 / 分为正常反应。

37. 解析：妇科化疗患者容易出现白细胞减少，患者容易并发感染，因此应严格执行消毒隔离制度，控制家属探视的人数和次数。

38. 解析：妇科腹部手术当天早上，询问患者有无月经来潮，同时测量患者体温，监测患者有无发烧。

40. 解析：慢性阻塞性肺气肿患者长期家庭氧疗的指征：① $PaO_2 < 55mmHg$ 或 $SaO_2 < 88\%$，有或没有高碳酸血症；② PaO_2 55~60mmHg 或 $SaO_2 < 89\%$，并有肺动脉高压、心力衰竭所致水肿或红细胞增多症。

42. 解析：类风湿关节炎活动期患者禁忌进行功能锻炼，等病情缓解后再进行功能锻炼。

43. 解析：尿酸结石病人应禁食含嘌呤高的动物内脏。

44. 解析：慢性肝病选用肠外营养时能量由葡萄糖及中、长链脂肪乳剂提供，脂肪占 35%~50% 热量，氮源由复合氨基酸提供，应增加支链氨基酸比例。

46. 解析：地中海贫血是一种遗传性的疾病，发生原因是珠蛋白链减少缺失，导致血红蛋白结构异常。

51. 解析：十二指肠溃疡患者首选药物治疗，当患者出现幽门梗阻等并发症时才考虑手术治疗。

52. 解析：腹部手术后患者腹胀明显，肠蠕动未恢复，应进行肛管排气，排除肠道内积气。

53. 解析：甲状腺危象患者首选丙硫氧嘧啶，可迅速减少甲状腺激素合成，抑制外周组织中 T_4 转换为 T_3。

56. 解析：上述孕妇为 34 岁，不属于高龄孕产妇的范畴。

57. 解析：上述患者考虑为血栓闭塞性脉管炎，禁忌使用热水袋保暖，以免增加外周组织的氧耗。

58. 解析：下肢骨折石膏固定的患者出现明显肿胀、青紫、活动差，感觉麻木，剧烈疼痛，考虑出现了骨筋膜室综合征。

59. 解析：剖宫产术后第 2 天协助患者取半卧位，有利于减轻腹部切口的张力及恶露排出。

60. 解析：上述患者患滴虫阴道炎，应选择酸性溶液冲洗阴道，避免使用碱性的碳酸氢钠溶液。

62. 解析：子痫患者使用硫酸镁解痉时，硫酸镁滴注速度为 1g/h，不能超过 2g/h。

70. 解析：流行性脑脊髓膜炎脑脊液检查时，早期仅有压力升高，外观正常。若临床上表现为脑膜炎，则脑脊液压力明显升高，外观变浑浊如米汤样或呈脓样，白细胞升高，以中性粒细胞为主，蛋白质含量增高，糖和氯化物明显减少。

预测卷（二）

基础知识

序号	1	2	3	4	5	6	7	8	9	10
答案	D	C	E	A	D	B	E	C	C	B
序号	11	12	13	14	15	16	17	18	19	20
答案	A	E	C	E	C	A	C	A	E	B
序号	21	22	23	24	25	26	27	28	29	30
答案	C	E	C	C	C	A	A	D	A	C
序号	31	32	33	34	35	36	37	38	39	40
答案	B	D	A	D	A	A	D	D	E	B
序号	41	42	43	44	45	46	47	48	49	50
答案	D	D	D	C	B	C	D	E	C	D
序号	51	52	53	54	55	56	57	58	59	60
答案	A	D	C	E	B	B	E	A	E	A
序号	61	62	63	64	65	66	67	68	69	70
答案	C	D	D	C	E	C	B	D	E	D
序号	71	72	73	74	75	76	77	78	79	80
答案	C	D	D	B	A	B	B	D	B	B
序号	81	82	83	84	85	86	87	88	89	90
答案	E	E	B	A	A	E	A	E	E	D
序号	91	92	93	94	95	96	97	98	99	100
答案	C	D	D	A	B	D	B	D	B	A

1. 解析：颅骨牵引时，牵引重量一般为 6~8kg，不超过 15kg。

2. 解析：小儿前囟于 1~1.5 岁时应闭合，前囟晚闭见于佝偻病。

3. 解析：确诊支原体感染最常用的方法是血清学检查。

8. 解析：胎儿可从母体获得 IgG 抗体，这是胎儿出生后头 6 个月较少患感染性疾病的原因。

9. 解析：心脏传导系统是指心壁内有特殊心肌纤维组成的传导系统，包括窦房结、房室结、房室束、前后结间束、左右房室束分支、分布到心室乳头肌和心室壁的许多细支。

14. 解析：肾由 1000 多个肾单位组成，每个肾单位由肾小体和肾小管两部分组成。

25. 解析：心房颤动心电图特点：①P 波消失，代之以 350~600 次/分小而不规则的基线波动，间隔不均匀，形态、振幅均变化不定的 f 波；②QRS 波群间隔绝对不规则，心室率每分钟 100~160 次；③QRS 波形态一般正常，伴室内差异性传导或原有束支传导阻滞者 QRS 波群增宽、变形。

26. 解析：蛋白－细胞分离即蛋白含量增高而白细胞数正常或轻度增加，是急性感染性多发性神经根炎脑脊液的典型表现。

33. 解析：生理性腹泻多见于 6 个月以下的婴儿，其外观虚胖，常有湿疹，出生后不久即腹泻，每天大便次数多，甚至十几次，每次大便量不一定很多，其中含少量水分，一般没有特殊腥臭味。生理性腹泻的婴儿除大便次数增多外，多无其他症状，食欲好，无呕吐，生长发育不受影响，添加辅食后，大便即逐渐转为正常。

34. 解析：正常情况下，脐带内有 2 条动脉，1 条静脉。

38. 解析：颅内压增高患者床头抬高 15°~30°，可促进颅内静脉血液回流，减轻脑水肿。

41. 解析：急性白血病患者出血最主要的原因是血小板减少。

44. 解析：主韧带固定宫颈位置，保持子宫不致下垂。

48. 解析：氨代谢紊乱引起氨中毒是肝性脑病，特别是门体分流性脑病的重要发病机制。

51. 解析：由于心得安的半衰期不到 8 小时，故最后一次服用须在甲亢术前 1~2 小时。

54. 解析：肺炎消散后肺组织可完全恢复正常而不遗留纤维化或肺气肿。

55. 解析：肺心病患者主要是因为缺氧引起肺动脉收缩，导致肺动脉高压。

56. 解析：十二指肠后壁穿透性溃疡病人可伴有 $T_{11~12}$ 右旁区域牵涉痛。

58. 解析：流行性乙型脑炎由乙脑病毒引起，传染源主要是带病毒的家畜（例如猪、牛等）和家禽，病毒经由蚊媒传播。

64. 解析：经产妇临产后宫缩正常，宫口开大 4cm 应立即送产妇入产房待产。

67. 解析：严重感染的患者出现低氧血症，考虑为急性呼吸窘迫综合征。

68. 解析：急产是指总产程在 3 小时内。由于产程进展快，产道来不及扩张，新生儿可发生颅内出血，不会发生窒息。

69. 解析：凡是引起缺氧的因素均可引起新生儿颅内出血，以早产儿多见。

77. 解析：接种卡介苗后，PPD 试验多为阳性，硬结直径多为 5~9mm，阳性反应持续时间较短，2~3 天即消失。

91~92 题解析：脑出血发病后即刻出现边界清楚的高密度影像；脑梗死后 24 小时内一般无影像学改变，24 小时后梗死区呈低密度影像。

预测卷（二）

相关专业知识

序号	1	2	3	4	5	6	7	8	9	10
答案	A	D	C	B	A	D	C	C	B	D
序号	11	12	13	14	15	16	17	18	19	20
答案	A	C	A	E	D	D	C	E	A	B
序号	21	22	23	24	25	26	27	28	29	30
答案	A	A	A	D	B	E	C	B	C	A
序号	31	32	33	34	35	36	37	38	39	40
答案	E	E	B	D	B	E	C	E	B	E
序号	41	42	43	44	45	46	47	48	49	50
答案	D	B	A	A	D	A	C	E	B	E
序号	51	52	53	54	55	56	57	58	59	60
答案	C	D	D	B	A	D	C	C	B	C
序号	61	62	63	64	65	66	67	68	69	70
答案	A	B	A	C	A	A	D	E	A	A
序号	71	72	73	74	75	76	77	78	79	80
答案	D	C	E	B	A	B	E	B	B	A
序号	81	82	83	84	85	86	87	88	89	90
答案	A	A	C	C	C	C	C	E	C	E
序号	91	92	93	94	95	96	97	98	99	100
答案	A	D	B	A	A	B	B	C	D	A

4.解析：职能型组织结构的缺点是多头领导，不利于组织统一指挥；职能机构横向联系不够；当环境变化时适应性有一定限度。

9.解析：目标管理的基本精神是以自我管理为中心。

10.解析：违规行为是指违反法律法规、道德规范并危害健康的行为，如吸毒、药物滥用、性乱等行为。

11.解析：《中国护理事业发展规划纲要（2011—2015）》明确要求，三甲医院全院护士总数与实际开放床位比不低于0.8∶1。

35.解析：五行是指木、火、土、金、水五类物质及其运动变化。其中"五"是指木、火、土、金、水五种构成客观世界的基本物质；"行"是指这五种物质的运动变化。

36.解析：肾藏先天之精，主生殖，为人体生命之本原，故称肾为"先天之本"。脾为"后天之本""气血生化之源"。

39. 解析：组织设计的要求：①精简：注意避免机构重叠，头重脚轻，人浮于事；②统一：组织内的权利应相对集中，实施"一元化管理"；③高效：应使各部门、各环节、组织成员组合成高效的结构形式。

44. 解析：健康教育处方是指在诊疗过程中，以医嘱的形式对病人的行为和生活方式给予指导。

46. 解析：倾向因素是指产生某种行为的动机、愿望，或是诱发某行为的因素。倾向因素是指人的知识、信念、态度和价值观。

48. 解析：控制的基本方法包括预算控制、质量控制、进度控制和目标控制。

52. 解析：评估形势的内容包括：①市场：社会需求；②社会竞争；③服务对象需求；④组织资源：组织内部优势和劣势。

59. 解析：系统抽样是指在抽样中先将总体各单位按某种顺序排列，并按某种规则确定一个随机起点，然后每隔一定的间隔抽取一个单位，直至抽取 n 个单位形成一个样本。

68. 解析：血液净化是一项专业性很强的专业技术，可不作为全员培训项目。

80. 解析：社会诊断的主要目的是从分析广泛的社会问题入手，了解社会问题与健康问题的关系，重点内容包括社会环境和生活质量。

84. 解析：不充分授权是指管理者对其下属分派职责的同时，赋予其部分权限，护士长让高年资护士自己做决策，制订培训计划，但要求讨论后才可执行，即为不充分授权。

85. 解析：区域管理法是指护理管理者把时间分为整体、阶段和瞬时 3 种情况进行管理。

预测卷（二）

专业知识

序号	1	2	3	4	5	6	7	8	9	10
答案	A	A	C	A	E	B	D	C	C	B
序号	11	12	13	14	15	16	17	18	19	20
答案	D	C	C	A	B	A	D	D	D	E
序号	21	22	23	24	25	26	27	28	29	30
答案	D	D	A	C	B	B	D	C	A	B
序号	31	32	33	34	35	36	37	38	39	40
答案	C	A	B	E	A	C	C	C	C	E
序号	41	42	43	44	45	46	47	48	49	50
答案	D	A	D	E	E	E	B	D	C	E
序号	51	52	53	54	55	56	57	58	59	60
答案	C	C	A	C	D	C	D	C	C	A
序号	61	62	63	64	65	66	67	68	69	70
答案	A	A	B	C	E	C	C	C	A	C
序号	71	72	73	74	75	76	77	78	79	80
答案	B	C	D	E	C	B	C	C	E	B
序号	81	82	83	84	85	86	87	88	89	90
答案	A	E	A	C	B	B	D	C	D	A
序号	91	92	93	94	95	96	97	98	99	100
答案	A	D	A	E	D	A	B	E	D	E

4. 解析：小儿重型腹泻除了消化道症状外，患儿还会出现明显的水、电解质和酸碱平衡紊乱。

9. 解析：化疗药外渗应局部冷敷，以减少液体渗出。

10. 解析：开放性气胸一旦发生，应立即封闭胸壁伤口，防止气体进一步进入胸膜腔。

11. 解析：疱疹性咽峡炎是上呼吸道感染的特殊类型，多是柯萨奇病毒感染引起。

14. 解析：子宫肌瘤小且无症状者不需治疗，随访观察即可，尤其是围绝经期病人，随体内雌激素水平下降，肌瘤可萎缩或消失。

15. 解析：人工负压吸引引产术适用于妊娠6~10周内的孕妇。

22. 解析：甲亢患者心率快，术前避免使用阿托品，以免加快心率。

24. 解析：3~12个月婴儿的体重（kg）＝（月龄+9）/2，即（5+9）/2=7kg。

27. 解析：慢性肺心病的患者应慎用镇静剂，以免抑制呼吸。

31. 解析：法洛四联症的患儿由于缺氧，红细胞代偿性增多，导致血液黏稠，术前让患儿适当饮水，可稀释血液，避免形成栓塞。

34. 解析：癫痫持续状态首选地西泮（安定）10~20mg 静脉注射，速度不超过每分钟 2mg。

35. 解析：出生后 5 分钟 Apgar 评分对估计预后很有意义。评分越低，酸中毒和低氧血症越严重，如 5 分钟的评分数＜3 分，则新生儿死亡率及日后发生脑部后遗症的机会明显增加。

39. 解析：临床上以观察胎先露下降的程度作为判断产程进展的重要标志。

45. 解析：过敏性紫癜患儿的肾脏症状常在病程 1 个月内出现，症状轻重不一。多数患儿出现血尿、蛋白尿及管型，伴高血压和水肿。

46. 解析：绝经后雌激素不足使骨质吸收增加，骨质吸收速度快于骨质生成，促使骨质疏松。

47. 解析：针刺或实验室意外感染艾滋病病毒者 2 小时内用齐多夫定（AZT）等治疗，疗程 4~6 周。

52. 解析：洋地黄能选择地直接作用于心脏，治疗剂量时可增强心肌收缩力、减慢心率、抑制心脏传导系统，使心每搏输出量和心排血量增加，改善肺循环及体循环。

56. 解析：产后阴道出血，量较多，查体子宫体柔软。根据子宫体软可判断子宫收缩乏力，因此该产妇发生产后出血的原因是子宫收缩乏力引起。

58. 解析：上述患者初步考虑为膀胱癌，可选择 B 超和膀胱镜进行检查，但考虑到患者合并尿路感染，因此应首选 B 超。

59. 解析：上述患者考虑为 CO 中毒。一旦发生 CO 中毒，应立即让患者脱离密闭环境，转移到空气流通的环境中去。

63. 解析：枕颌带卧床持续牵引时牵引重量不超过 5 千克，通常为 2~3 千克。

65. 解析：孕早期口服叶酸，可预防胎儿神经管畸形。

70. 解析：上述患者初步考虑为功能失调性子宫出血，为明确诊断，应首选子宫内膜病检。

72. 解析：肾盂造瘘拔管后病人应取健侧卧位，防止尿液自瘘口流出影响愈合。该患者右侧肾盂造瘘，因此应取左侧卧位。

91~92 题解析：Ⅰ型呼吸衰竭应较高浓度（＞35%）给氧，可迅速缓解低氧血症而不致引起 CO_2 潴留。Ⅱ型呼吸衰竭患者应低流量、低浓度持续性给氧。

95~96 题解析：胶体次枸橼酸铋应于饭前半小时和睡前服用，硫糖铝于饭前 1 小时和睡前服用。

预测卷（二）

专业实践能力

序号	1	2	3	4	5	6	7	8	9	10
答案	D	A	A	B	D	A	C	B	C	D
序号	11	12	13	14	15	16	17	18	19	20
答案	E	E	B	B	C	B	A	C	D	C
序号	21	22	23	24	25	26	27	28	29	30
答案	B	C	A	C	E	E	D	B	D	C
序号	31	32	33	34	35	36	37	38	39	40
答案	E	D	D	E	A	E	A	D	E	D
序号	41	42	43	44	45	46	47	48	49	50
答案	D	E	B	C	C	C	D	D	A	D
序号	51	52	53	54	55	56	57	58	59	60
答案	A	A	E	D	A	C	B	E	D	B
序号	61	62	63	64	65	66	67	68	69	70
答案	A	C	D	E	D	C	C	C	A	E
序号	71	72	73	74	75	76	77	78	79	80
答案	A	B	C	A	B	A	A	B	C	D
序号	81	82	83	84	85	86	87	88	89	90
答案	E	A	C	C	C	C	E	E	A	D
序号	91	92	93	94	95	96	97	98	99	100
答案	A	B	C	D	A	B	C	A	A	E

1. 解析：地西泮静脉注射时需观察有无呼吸抑制。

3. 解析：格列吡嗪属于磺脲类降糖药，应于饭前半小时服用。

4. 解析：术后早期活动的主要目的包括：有利于增加肺活量，减少肺部并发症；有利于改善全身血循环，促进伤口愈合；有利于防止深静脉血栓形成；有利于胃肠功能和膀胱收缩功能恢复，减少腹胀和尿潴留。

5. 解析：挤压伤时坏死的肌肉组织产生大量肌红蛋白，肌红蛋白进入肾脏，堵塞肾小管损害肾功能，造成急性肾衰竭。

8. 解析：猩红热患儿通常出现针尖样皮疹，患儿高热时禁用酒精擦浴，以免影响透疹。

9. 解析：胆道疾病禁忌使用吗啡，以免引起 Oddi 括约肌痉挛，加重疼痛。

10. 解析：肌内注射吗啡可缓解血栓闭塞性脉管炎病人由于肢体缺血引起的疼痛。

12. 解析：当溃疡病并发幽门梗阻时应卧床休息、禁食，输液以维持水、电解质和酸碱平衡。

13. 解析：术后 2~3 天开放结肠造瘘口，先用生理盐水棉球洗净造瘘口周围皮肤，涂上氧化锌软膏，以防止大便浸渍皮肤而出现皮炎。

15. 解析：尿酸结石者不宜食用含嘌呤高的食物，如动物内脏。

18. 解析：早产儿病理性黄疸持续时间超过 4 周。

27. 解析：急性阴道炎、急性宫颈炎、急性或亚急性附件炎是诊断性刮宫术的禁忌证。

28. 解析：硝普钠见光易分解，应现用现配。

33. 解析：乳腺癌患者术后 1 周左右开始活动肩关节，过早活动容易引起皮瓣移位。

40. 解析：缺铁性贫血患者服用铁剂治疗时，最先升高的是网织红细胞。

41. 解析：骶耻外径是指第 5 腰椎棘突下至耻骨联合上缘中点距离，正常值为 18cm。

44. 解析：妇科腹部手术晨应测量体温，女性病人询问有无月经来潮。

46. 解析：休息是急性肝炎治疗的主要措施，发病后 1 个月内卧床休息，病情好转后逐渐增加活动量，以病人不感觉疲劳为宜。

48. 解析：齐多夫定有骨髓抑制作用，可引起感染和牙龈出血等。在用药期间要进行定期查血常规。

52. 解析：肺叶切除的患者术后可采取平卧位。

60. 解析：人工流产负压吸引术适用于妊娠 6~10 周的孕妇，上述患者为妊娠 9 周，因此应选择负压吸引术。

63. 解析：上述患者考虑为尿路感染，针对尿路感染的患者，护士应指导患者多饮水。

67. 解析：肺心病患者不宜使用镇静剂，以免抑制呼吸。

69. 解析：胎膜早破的产妇应协助其取平卧位、抬高臀部，以减少羊水的漏出，避免脐带脱垂。

71. 解析：对疑为早孕的妇女，每日肌内注射黄体酮 20mg，连用 3~5 日。如停药后 7 日仍未出现阴道流血，则早孕可能性大。

74. 解析：上述患者宫口未开，子宫大小与妊周大小相符，符合先兆流产的特点。

75. 解析：异位妊娠患者非手术治疗期间应卧床休息，避免腹内压增高。

83~84 题解析：肝动脉栓塞术后，由于肝动脉供血突然减少，可产生栓塞后综合征，即出现腹痛、发热、恶心、呕吐、血清蛋白降低、肝功能异常等。栓塞术后 1 周常因肝缺血影响肝糖原储存和蛋白质的合成，应根据医嘱补充白蛋白。

85~86 题解析：该患者的烧伤面积为（18+27+5）=50%，烧伤创面有水疱、剧痛，提示为浅Ⅱ度烧伤。第一个 24h 补液总量为（60×50×1.5）+2000=6500ml。

96. 解析：1 岁时胸围与头围大致相等，约 46cm；2 岁时腹围与胸围大约相等，2 岁后腹围较胸围小。

预测卷（三）

基础知识

序号	1	2	3	4	5	6	7	8	9	10
答案	D	C	A	B	E	B	E	C	E	B
序号	11	12	13	14	15	16	17	18	19	20
答案	A	C	D	D	D	B	B	B	C	C
序号	21	22	23	24	25	26	27	28	29	30
答案	A	C	D	B	A	C	D	A	A	C
序号	31	32	33	34	35	36	37	38	39	40
答案	E	C	B	D	A	C	C	A	C	E
序号	41	42	43	44	45	46	47	48	49	50
答案	D	E	A	E	B	D	A	E	E	B
序号	51	52	53	54	55	56	57	58	59	60
答案	C	B	D	E	E	C	E	A	E	D
序号	61	62	63	64	65	66	67	68	69	70
答案	B	C	E	B	C	D	D	B	A	D
序号	71	72	73	74	75	76	77	78	79	80
答案	D	A	C	C	E	A	E	C	C	A
序号	81	82	83	84	85	86	87	88	89	90
答案	D	B	A	B	E	E	C	E	D	E
序号	91	92	93	94	95	96	97	98	99	100
答案	A	C	B	A	C	B	C	A	B	D

6. 解析：深Ⅱ度烧伤伤及真皮层，可有小水疱、疱壁较厚，基底苍白与潮红相间、创面湿润，痛觉迟钝。

8. 解析：乳腺癌细胞可直接侵入血循环而发生远处转移，一般易侵犯肺、骨骼、和肝脏。

12. 解析：充血性心力衰竭是瓣膜病首要的并发症，也是病人就诊和致死的主要原因。

19. 解析：月经第一次来潮，称为初潮。初潮年龄约在 11~16 岁，平均为 13~14 岁。

23. 解析：病毒性心肌炎大多数由柯萨奇病毒 A、B，ECHO 病毒，脊髓灰质炎病毒，流感病毒和 HIV 病毒引起，其中柯萨奇病毒 B 感染多见。

29. 解析：一期愈合，又称原发愈合，是指伤口组织修复以原来的细胞组织为主，连接处仅有少量纤维组织。伤口边缘整齐、严密、平滑，呈线状。

38. 解析：双顶径：为两顶骨隆突间的距离，是胎头最大横径，B超测此径可判断胎儿大小。一般妊娠足月儿平均值约为9.3cm。

39. 解析：化脓性脑膜炎患儿脑脊液压力升高，外观浑浊或呈脓性，白细胞数明显增多达 $1000 \times 10^6/L$ 以上，以中性粒细胞为主；蛋白升高，糖和氯化物下降。

41. 解析：局麻药中毒常由下列因素导致：①药液浓度过高；②用量过大；③药液不慎注入血管；④局部组织血流丰富，吸收过快；⑤患者体质差，对局麻药耐受力差；⑥药液相互影响使毒性增强等。

42. 解析：肱骨髁上骨折压迫肱动脉后造成缺血性肌挛缩而形成"爪形手"。

46. 解析：成年病人中急性粒细胞白血病最多见，儿童则以急性淋巴细胞白血病较多见。

50. 解析：氨的毒性作用是干扰脑细胞的三羧酸循环，使大脑细胞的能量供应不足，以致不能维持正常功能。

52. 解析：宫颈和宫颈管活组织检查是确定宫颈癌最可靠的方法。

54. 解析：新生儿败血症最常见的致病菌是葡萄球菌，其次是大肠埃希菌。

58. 解析：镜下脓尿是指每高倍视野白细胞及脓细胞数超过5个

61. 解析：会阴有伤口时，禁忌坐浴，以免引起感染。

64. 解析：该患者的基础代谢率为96+（130−70）−111=45%，因此属于中度甲亢（30%~60%）。

65. 解析：胃溃疡患者疼痛节律性消失，粪便隐血试验阳性考虑为胃溃疡癌变。

预测卷（三）

相关专业知识

序号	1	2	3	4	5	6	7	8	9	10
答案	A	E	E	B	D	C	D	D	A	D
序号	11	12	13	14	15	16	17	18	19	20
答案	C	C	D	D	B	B	C	B	A	B
序号	21	22	23	24	25	26	27	28	29	30
答案	D	D	A	B	C	C	D	B	C	E
序号	31	32	33	34	35	36	37	38	39	40
答案	E	A	B	B	A	C	D	D	B	E
序号	41	42	43	44	45	46	47	48	49	50
答案	D	B	B	B	D	E	A	B	C	C
序号	51	52	53	54	55	56	57	58	59	60
答案	A	A	A	E	E	A	E	D	D	C
序号	61	62	63	64	65	66	67	68	69	70
答案	A	B	D	D	C	D	A	B	C	C
序号	71	72	73	74	75	76	77	78	79	80
答案	B	C	E	D	B	A	B	D	A	C
序号	81	82	83	84	85	86	87	88	89	90
答案	D	B	B	E	A	E	D	D	C	D
序号	91	92	93	94	95	96	97	98	99	100
答案	E	A	C	B	C	A	D	D	A	B

1. 解析：艾滋病主要通过血液、精液、阴道分泌物等传播，因此艾滋病应采用血液、体液隔离。

2. 解析：管理的对象主要包括人、财、物、时间和信息。

5. 解析：劝服是指针对教育对象存在的健康问题，说服其改变错误的健康态度、信念和行为。劝服是最有助于有效交流的技巧。

9. 解析：需高水平消毒内镜，可选用2%戊二醛浸泡法，邻苯二甲醛，AED内窥镜消毒剂等。

11. 解析：根据原国家卫计委制定的《医疗机构专业技术人员岗位结构比例原则》，医院高级、中级、初级员工的比例：一级医院为1:2:8~9；二级医院为1:3:8；三级医院为1:3:6。

12. 解析：当讨论出现沉默不语时，主持人通过播放短小录像片、提出开放式问题，或以个别提问、点名等方式打破僵局。

14. 解析：随诊教育是指在诊疗过程中，医护人员根据病情对病人进行口头教育和指导。

16. 解析：小组讨论人数一般以 6~10 人为宜，讨论时间一般控制在 1 小时左右。

17. 解析：护理哲理是组织的最高层次文化，主导、制约着护理文化其他内容的发展方向。

19. 解析：科学管理理论的创始人是泰勒，被公认为"科学管理之父"。

29. 解析：制定计划的首要步骤是评估形势。首先将系统看作整体，通过社会调查获取相关信息资料，进行评估分析。

32. 解析：质量有广义和狭义之分。狭义质量是指产品质量，广义除指产品质量外，还包括过程质量和工作质量。医疗护理服务质量包含技术服务质量和社会服务质量。

38. 解析：戊二醛的灭菌方法是将洗净、干燥的器械和物品放入盛有 2% 的碱性戊二醛有盖容器中，完全浸没，温度 20℃~25℃，灭菌 10 小时。

40. 解析：预防性抗生素的用药时间一般不超过 24 小时。

47. 解析：心与肾的关系主要表现在水火既济、精神互用、君相安位方面。心肾之间的关系是心火下降以温肾水，使肾水不寒；肾水上升以济心火，使心火不亢，心肾这种协调的关系称为"心肾相交"或"水火既济"。

49. 解析：津液的代谢依赖于诸多脏腑组织器官，以脾、肺、肾尤为重要。脾肺肾功能失调，均可影响津液的生成、输布和排泄。

55. 解析：感染病人的标本应经灭菌处理后再丢弃。

57. 解析：流行性出血热主要病原体为汉坦病毒。人群普遍易感，动物感染后一般不发病。出血热具有多宿主性，在我国主要传染源有黑线姬鼠和褐家鼠。出血热经鼠咬或革螨、恙螨、蚤、蚊叮咬传播，也可垂直传播，还可经感染动物的排泄物(尿、粪)、分泌物(唾液)和血污染空气、尘埃、食物和水后再经呼吸道、消化道、伤口接触感染人。

62. 解析：医院感染罹患率是指处于危险人群中新发生医院感染的频率，其分母是暴露在危险因素中的病人数，分子是同一危险因素引起医院感染新发病例数，用于短时间和小范围内感染的暴发流行情况，观察时间是日、周或月。

74. 解析：Ⅳ类环境的消毒方法：需送出病区处理的物品应分类置于黄色污染袋内。

75. 解析：陪伴探视制度属于入院教育范畴，其余均属于病房教育。

87. 解析：选项 D 属于出院指导，不属于住院期间的健康教育。

预测卷（三）

专业知识

序号	1	2	3	4	5	6	7	8	9	10
答案	D	D	B	E	C	B	D	B	E	B
序号	11	12	13	14	15	16	17	18	19	20
答案	A	D	B	B	C	E	C	B	C	A
序号	21	22	23	24	25	26	27	28	29	30
答案	C	A	E	B	C	D	B	E	C	D
序号	31	32	33	34	35	36	37	38	39	40
答案	A	C	D	B	B	C	C	D	A	B
序号	41	42	43	44	45	46	47	48	49	50
答案	E	E	B	C	B	E	D	B	A	E
序号	51	52	53	54	55	56	57	58	59	60
答案	D	D	A	E	C	B	D	A	D	C
序号	61	62	63	64	65	66	67	68	69	70
答案	C	C	A	E	B	E	C	D	E	D
序号	71	72	73	74	75	76	77	78	79	80
答案	D	E	B	C	C	C	D	A	A	B
序号	81	82	83	84	85	86	87	88	89	90
答案	E	E	A	B	E	E	D	D	E	B
序号	91	92	93	94	95	96	97	98	99	100
答案	A	C	D	B	A	B	D	B	D	A

1. 解析：食管癌病人术前 3 日改流质饮食，术前 1 日禁食。

2. 解析：放射性 ^{131} 碘治疗不适用于下列情况：①妊娠期、哺乳期妇女；②巨大的甲状腺肿已产生气管压迫症状；③严重肝、肾疾病患者。

6. 解析：营养不良是因缺乏热能和（或）蛋白质引起的一种营养缺乏症，多见于 3 岁以下婴幼儿。

14. 解析：短效口服避孕药应自月经周期第 5 天起，每晚 1 片，连用 22 天不间断，如漏服于次晨补服 1 片。

18. 解析：阴道假丝酵母菌病应用 2%~4% 碳酸氢钠阴道灌洗阴道。

25. 解析：三度反应表现为溃疡形成或坏死，侵犯至真皮，造成放射性损伤，难以愈合。

28. 解析：铁剂治疗缺铁性贫血时，首先升高的是网织红细胞。

29. 解析：胸腔闭式引流时，胸腔引流管与长玻璃管上端相接。

30. 解析：子宫颈活体组织检查术后保持外阴清洁，避免性生活和盆浴1个月，防止感染。

38. 解析：有机磷农药中毒时烟碱样症状主要表现为肌束震颤、肌力减退、肌痉挛、肌麻痹（包括呼吸肌麻痹）等。

40. 解析：急性肾小球肾炎的小儿，水肿消退，血压正常，肉眼血尿消失后，可轻微下床活动或户外散步。

41. 解析：面神经征：以指尖或叩诊锤轻叩颧弓与口角间的面颊部，出现眼睑及口角抽动为阳性。

46. 解析：消化性溃疡的主要症状是上腹部节律性疼痛。

49. 解析：腹泻患者应进食低纤维饮食，以减少胃肠道蠕动。

50. 解析：非浸润性突眼表现为：①眼球向前突出，突眼度一般小于18mm；②瞬目减少；③上眼睑挛缩，睑裂增宽；④向下看时，上眼睑不能随眼球同时下垂；⑤向上看时，前额皮肤无皱起；⑥双眼视近物时辐辏不良。

54. 解析：产后24小时内体温略有升高，但一般不超过38℃。产后脉搏约60~70次/分，产后呼吸深而慢，约14~16次/分。产后胸式呼吸变为胸腹式呼吸。血压一般无变化。

55. 解析：典型化脓性脑膜炎脑脊液表现为：压力增高，外观浑浊甚至呈脓样（似米汤样），白细胞总数显著增多，糖含量常显著降低，蛋白质含量增多。

58. 解析：胃囊内注气约150~200ml，至囊内压约50mmHg。食管囊内注气100ml至囊内压约40mmHg。气囊压迫一般以3~4天为限，继续出血者可适当延长。气囊充气加压12~24小时应放松牵引，放气15~30分钟。出血停止后，放松牵引，放出囊内气体，保留管道继续观察24小时，未再出血可考虑拔管。

59. 解析：TIA临床特征：①发病突然；②出现局灶性脑或视网膜功能障碍；③持续时间短，一般10~15分钟，多在1小时内，最长不超过24小时；④多有反复发作病史。⑤恢复完全，不留神经功能缺损体征。

61. 解析：为了最大限度地防止甲型肝炎病毒扩散，我国规定对甲型肝炎患者采取隔离措施，自发病日起隔离3周。

62. 解析：在腹外疝中股疝嵌顿者最多见。

63. 解析：肺心病代偿期的体征是发绀和肺气肿。偶有干湿啰音，心音遥远，$P_2 > A_2$，肺动脉瓣区第二心音亢进，三尖瓣区闻及收缩期杂音或剑突下心脏搏动增强，提示右心室肥大。部分病人胸腔内压升高，上腔静脉回流受阻，出现颈静脉充盈。

64. 解析：婴幼儿的气管、支气管较狭窄，软骨柔软，缺乏弹力组织，黏膜血管丰富，纤毛运动较差，易因感染而充血、水肿，分泌物增加，导致呼吸道阻塞。

66. 解析：3岁时神经细胞基本分化完成，8岁时接近成人。

73. 解析：尿路结石的患者应大量饮水，每日饮水3000ml以上，维持尿量2000~3000ml，稀释尿液可延缓结石形成并防止结石复发。合并感染时尿量多可促进引流，有利于感染控制。

74. 解析：上述患者考虑为膀胱癌，但患者近日出现尿路感染症状，因此应首选B超检查。

预测卷（三）

专业实践能力

序号	1	2	3	4	5	6	7	8	9	10
答案	C	D	A	C	E	A	D	A	B	D
序号	11	12	13	14	15	16	17	18	19	20
答案	B	C	A	C	B	B	E	C	C	C
序号	21	22	23	24	25	26	27	28	29	30
答案	C	A	C	A	C	D	C	C	C	D
序号	31	32	33	34	35	36	37	38	39	40
答案	E	C	B	C	E	D	A	C	D	E
序号	41	42	43	44	45	46	47	48	49	50
答案	C	E	B	B	B	B	D	B	C	A
序号	51	52	53	54	55	56	57	58	59	60
答案	B	B	A	D	B	D	A	E	D	B
序号	61	62	63	64	65	66	67	68	69	70
答案	B	D	D	D	E	E	D	E	D	A
序号	71	72	73	74	75	76	77	78	79	80
答案	A	D	C	C	D	A	E	C	B	E
序号	81	82	83	84	85	86	87	88	89	90
答案	B	B	D	D	B	D	B	E	E	D
序号	91	92	93	94	95	96	97	98	99	100
答案	C	C	D	A	C	E	A	C	D	A

8. 解析：慢性阻塞性肺疾病患者应做缩唇呼吸和腹式呼吸改善呼吸功能。

11. 解析：CO中毒患者应通过高流量给氧（8~10 L/min）或高压氧舱给氧。

12. 解析：癫痫患者发作时，禁忌强行约束患者肢体，以免引起骨折或肌肉损伤。

13. 解析：产后应早开奶，提倡产后半小时开始母乳喂养。

20. 解析：诊刮应选择在月经临来前或来潮12小时内进行，以便判定卵巢功能。

23. 解析：骨科手术术前3天每天用肥皂水清洗手术区域，75%乙醇消毒后无菌巾包扎。

27. 解析：肝硬化伴腹水患者应限制水分和盐的摄入，每日限盐1~2g，限水1000ml。

30. 解析：肺炎患者应取患侧卧位，以减轻患者胸廓扩张度，减轻患侧胸痛。

36. 解析：药液外渗时，应局部冷敷，收缩血管，以减轻药物外渗。

42. 解析：慢性纤维空洞型肺结核病程迁延，症状起伏，痰中常有结核菌，为结核病重要的传染源。

45. 解析：被动免疫：对甲型肝炎病人的接触者，可应用人血清丙种球蛋白或胎盘球蛋白肌内注射。时间不宜迟于接触后 7~14 日。

46. 解析：人工授精是指采用非性交的方式将精子递送到女性生殖道中以达到使女子受孕目的的一种辅助生殖技术。

52. 解析：正常明显胎动 1 小时不少于 3~5 次，12 小时明显胎动次数为 30~40 次以上。

55. 解析：急性胰腺炎发作后，腹痛消失，无明显压痛，可进食少量不含脂肪的低蛋白、高碳水化合物流质饮食。病情完全好转后可逐渐进食低脂、低蛋白饮食；病情完全恢复后才能逐渐恢复正常饮食。

56. 解析：7~12 个月大健康婴儿体重为：体重（kg）＝（9+9）/2=9.0kg。

57. 解析：生后第 3 天皮肤出现轻度黄染，其余情况良好，考虑为生理性黄疸。

59. 解析：类风湿关节炎急性期应卧床休息，缓解期进行功能锻炼。

60. 解析：人工流产综合征的发生与孕妇精神紧张，不能耐受子宫扩张牵拉和高负压有关，受术者出现心动过缓、心律不齐、血压下降、面色苍白、出汗、胸闷甚至昏厥和抽搐。

61. 解析：上述患者有高血压病史，因此应低钠饮食。

63. 解析：急性左心衰时病人应取端坐位，双腿下垂，以减少静脉回心血量，减轻心脏负荷。病人可静脉滴注硝酸甘油以降低心脏前负荷。

66. 解析：肝硬化的患者通常合并食管胃底静脉曲张，术前不宜插胃管，以免导致上消化道大出血。

67. 解析：慢性尿路感染的患者应积极寻找机体的易感因素并加以治疗。

68. 解析：第一日补液量＝生理需要量 +1/2 累计丧失量，正常人每日生理需要量为 2000~2500ml，因此该患者第一日的补液量为（2000-2500）ml+（5000×1/2）=4500~5000ml。

71. 解析：若不能确定有机磷农药种类，则用清水或盐水洗胃。敌百虫中毒时应选用清水洗胃，忌用碳酸氢钠溶液和肥皂水洗胃。

72. 解析：上述患者考虑为术后发生盆腔脓肿。盆腔脓肿首选非手术治疗。

73. 解析：黄疸患儿出现了意识障碍、肌张力低下，考虑为胆红素脑病。

预测卷（四）

基础知识

序号	1	2	3	4	5	6	7	8	9	10
答案	B	C	C	E	D	A	A	D	E	A
序号	11	12	13	14	15	16	17	18	19	20
答案	D	C	B	A	E	D	C	D	D	B
序号	21	22	23	24	25	26	27	28	29	30
答案	B	D	B	E	C	B	D	C	E	A
序号	31	32	33	34	35	36	37	38	39	40
答案	D	B	B	C	C	D	C	A	E	D
序号	41	42	43	44	45	46	47	48	49	50
答案	B	E	C	C	E	C	C	E	C	B
序号	51	52	53	54	55	56	57	58	59	60
答案	C	B	D	B	C	B	B	C	B	A
序号	61	62	63	64	65	66	67	68	69	70
答案	B	A	D	E	B	A	C	B	A	B
序号	71	72	73	74	75	76	77	78	79	80
答案	D	D	A	D	C	A	D	C	D	E
序号	81	82	83	84	85	86	87	88	89	90
答案	E	C	A	C	B	D	A	D	D	E
序号	91	92	93	94	95	96	97	98	99	100
答案	C	B	A	E	C	B	E	C	C	A

2. 解析：典型肺气肿病人呈桶状胸；呼吸运动减弱，两侧触觉语颤降低，叩诊呈过清音，肺下界及肝浊音界下移，心浊音界缩小，肺移动度减少，两肺肺泡呼吸音减弱，呼气延长，干湿啰音。

14. 解析：肾前型肾功能衰竭是指各种引起肾血流量减少的疾病，如休克、重度脱水、大出血等。

21. 解析：胃食管反流病主要是由于胃十二指肠内容物反流入食管引起的症状，临床表现为反酸、烧心、反食、嗳气、吞咽困难等，发病原因有很多，主要是由于食管下括约肌松弛导致的抗反流机制减弱。

22. 解析：门静脉高压合并食管胃底静脉曲张破裂大出血，肠道中血液分解产氨吸收引起肝性脑（肝昏迷）。

23. 解析：壁细胞分泌盐酸和内因子，盐酸维持胃内酸性环境，内因子有助于维生素B_{12}的吸收。壁细胞萎缩时可导致维生素B_{12}缺乏。

24. 解析：经中心静脉补充营养属于肠外营养。

31. 解析：低渗性脱水时血清钠低于 135mmol/L，尿比重低于 1.010。尿钠、氯明显减少。

32. 解析：等渗性脱水时，水和钠成比例丧失，细胞外液渗透压无明显变化。

36. 解析：中心静脉压代表右心房或胸腔段静脉内压力，其变化能反映血容量和心功能。正常值为 0.59~1.18kPa（6~12cmH$_2$O），过低提示血容量不足，过高提示心功能不全。

38. 解析：肝脏可分泌胆汁，但胆汁储存在胆囊。

46. 解析：新生儿肺透明膜病生后 24 小时 X 线有特征表现：①毛玻璃样改变：两肺透光度降低，弥漫性均匀网状颗粒阴影；②支气管充气征；③"白肺"。

47. 解析：小儿肥胖症会出现血清甘油三酯、胆固醇增高，高胰岛素血症；肝脏超声见脂肪肝。

50. 解析：终末血尿，病变通常在后尿道、膀胱颈部或三角区。

54. 解析：烧伤后第一个 24 小时补液总量为（60×50×1.5）+2000=6500ml。

56. 解析：急性心肌梗死患者 24 小时内禁止使用洋地黄类药物。

57. 解析：上消化道出血时，当胃内出血量达到 250~300ml 时，病人即可出现呕血。

58. 解析：日光照射为 SLE 发病的诱因，因此 SLE 患者应避免直接接触日光照射。

67. 解析：房间隔缺损胸部 X 线检查：心脏呈轻中度扩大，以右心房、右心室扩大为主，肺动脉段突出，肺门血管影增粗，可见肺门"舞蹈"征，肺野充血，主动脉影缩小。

68. 解析：患者阴道分泌物为白色稀薄泡沫状，考虑为滴虫阴道炎，确诊可取 0.9% 氯化钠温溶液 1 滴放于玻片上，在阴道侧壁取典型分泌物混于其中，立即在低倍光镜下寻找滴虫。

84. 解析：伤寒根据血培养阳性有确诊意义，外周血白细胞数减少、淋巴细胞比例相对增多，嗜酸性粒细胞减少或消失。肥达反应阳性有辅助诊断意义。

89. 解析：张力性气胸时，患侧胸膜腔压力进行性升高，气管和纵隔向健侧移位。

预测卷（四）

相关专业知识

序号	1	2	3	4	5	6	7	8	9	10
答案	A	C	C	C	C	A	C	B	D	E
序号	11	12	13	14	15	16	17	18	19	20
答案	A	C	B	A	B	A	A	C	D	B
序号	21	22	23	24	25	26	27	28	29	30
答案	C	B	A	E	A	C	A	C	D	C
序号	31	32	33	34	35	36	37	38	39	40
答案	D	B	C	A	C	E	B	B	A	C
序号	41	42	43	44	45	46	47	48	49	50
答案	D	A	B	C	C	C	A	B	C	D
序号	51	52	53	54	55	56	57	58	59	60
答案	E	E	B	B	E	A	B	C	D	B
序号	61	62	63	64	65	66	67	68	69	70
答案	E	C	A	E	B	D	E	B	B	D
序号	71	72	73	74	75	76	77	78	79	80
答案	B	E	C	B	B	C	E	A	B	B
序号	81	82	83	84	85	86	87	88	89	90
答案	C	B	D	E	A	D	A	C	C	E
序号	91	92	93	94	95	96	97	98	99	100
答案	D	A	D	C	B	D	A	B	D	D

3.解析：目标是在任务的指导下，整个组织要达到的最终的、可测量的具体成果。上述护士计划三年获得本科学历，即属于计划中的目标。

4.解析：用后的针头及锐器应置于锐器盒内，而不是置于双层黄色的污物袋中。

5.解析：小组讨论前首先拟定讨论提纲，讨论提纲包括讨论目的、讨论议题、内容及预期目标。

9.解析：按医院感染管理规范要求，100张病床以上、100~500张病床、500张病床以上的医院，医院感染率应分别低于7%，8%和10%。

10.解析：选择健康传播途径的原则应遵循：准确性原则、针对性原则、速度快原则和经济性原则。

13.解析：当出现医院感染散发病例时，主治医生及时向本科室院感监控小组负责人报告，24小时内向医院感染管理科报告。

20. 解析：重要性原则是指优先考虑严重威胁人群健康、对经济社会发展、社区稳定影响较大的健康问题。

26. 解析：科学管理理论的创始人是泰勒，被公认为"科学管理之父"。他首次提出了科学管理的概念，并在1911年出版了《科学管理原理》一书。

31. 解析：健康教育处方是指在诊疗过程中，以医嘱的形式对病人的行为和生活方式给予指导。

33. 解析：留置导尿期间，为预防泌尿系感染，应每天进行膀胱冲洗。

34. 解析：开放式提问所提问题较笼统，可引导对方说出自己的感觉、认识、态度和想法。适用于了解对方真实情况。

45. 解析：人类沟通 =35% 语言沟通 +65% 的非语言沟通。

51. 解析：Ⅲ类环境的空气消毒：这类环境包括儿科病房，妇产科检查室，注射室、换药室、治疗室、供应室清洁区、急诊室、化验室、各类普通病室和房间，这类环境要求空气中的细菌总数≤ 500CFU/m³。

53. 解析：虚证是指人体的正气不足，脏腑功能衰退所表现的证候，多见于素体虚弱，后天失调，或久病、重病之后。体质多壮实；声高气粗；胸腹按之疼痛，胀满不减；脉象有力属实证，是邪气过盛、脏腑功能亢盛所表现出来的证候。

54. 解析：对受到细菌芽孢、真菌孢子、分枝杆菌和经血传播病原体（乙型肝炎病毒、丙型肝炎病毒、艾滋病病毒等）污染的物品，选用高水平消毒法或灭菌法。

72. 解析：为防止血液、体液和飞溅物传播，医务人员做有创操作中或近距离接触病人时戴口罩。医务人员接触通过空气传播的呼吸道传染病时应戴医用防护口罩。

75. 解析：对密切接触者应进行医学观察14天，必要时尽早进行药物治疗。

76. 解析：高水平消毒法：可以杀灭各种微生物，对细菌芽孢杀灭达到消毒效果的方法。这类消毒方法应能杀灭一切细菌繁殖体（包括结核分枝杆菌）、病毒、真菌及其孢子和绝大多数细菌芽孢。

预测卷（四）

专业知识

序号	1	2	3	4	5	6	7	8	9	10
答案	A	B	C	B	A	C	E	D	D	D
序号	11	12	13	14	15	16	17	18	19	20
答案	D	A	E	E	E	C	D	E	A	A
序号	21	22	23	24	25	26	27	28	29	30
答案	C	E	E	B	A	B	A	E	C	B
序号	31	32	33	34	35	36	37	38	39	40
答案	A	C	B	D	E	E	B	E	A	D
序号	41	42	43	44	45	46	47	48	49	50
答案	D	E	B	E	C	C	D	A	C	D
序号	51	52	53	54	55	56	57	58	59	60
答案	D	B	A	B	C	C	B	A	B	E
序号	61	62	63	64	65	66	67	68	69	70
答案	C	E	A	A	A	C	E	C	A	E
序号	71	72	73	74	75	76	77	78	79	80
答案	B	D	A	C	A	E	A	C	B	D
序号	81	82	83	84	85	86	87	88	89	90
答案	B	C	B	D	D	D	D	B	C	D
序号	91	92	93	94	95	96	97	98	99	100
答案	D	D	D	D	C	B	E	A	E	D

3. 解析：代谢性酸中毒时，血清 $[H^+]$ 浓度增高，毛细血管扩张，病人颜面潮红，口唇呈樱桃红色。

6. 解析：血栓闭塞性脉管炎的患者禁忌热敷，以免加重局部缺氧。

11. 解析：肝硬化患者应限制盐和水分的摄入，限盐 1~2g/d，限水 1000ml/d。

13. 解析：尿毒症患者避免摄入过量蛋白质，以免加重肾脏负担，患者可进食一些动物性蛋白保证正常的新陈代谢，但应避免植物性蛋白。

25. 解析：SLE 发病的主要诱因为日光照射，因此患者应避免晒太阳。

37. 解析：原发免疫性血小板减少症患者血小板 $20 \times 10^9 / L$ 以下时，应绝对卧床休息，以免导致颅内出血。

38. 解析：2 岁后小儿每年平均增长 2kg。

46. 解析：急性乳腺炎的主要原因是乳汁淤积，因此预防急性乳腺炎的基本措施是排空乳汁，避免乳汁淤积。

50. 解析：肛裂典型的临床表现有疼痛、便秘和出血。

54. 解析：十二指肠溃疡的疼痛特点为饥饿痛，通常于餐后 3~4 小时出现疼痛。

72. 解析：下肢静脉血栓形成的患者禁忌按摩，以免血栓脱落引起肺栓塞。

预测卷（四）

专业实践能力

序号	1	2	3	4	5	6	7	8	9	10
答案	A	B	B	E	D	E	C	E	E	E
序号	11	12	13	14	15	16	17	18	19	20
答案	A	C	A	D	A	C	C	C	D	D
序号	21	22	23	24	25	26	27	28	29	30
答案	C	C	E	A	E	A	D	A	C	B
序号	31	32	33	34	35	36	37	38	39	40
答案	D	B	A	E	A	E	C	D	C	B
序号	41	42	43	44	45	46	47	48	49	50
答案	C	A	C	E	C	C	C	A	B	A
序号	51	52	53	54	55	56	57	58	59	60
答案	D	C	D	D	C	C	C	C	D	C
序号	61	62	63	64	65	66	67	68	69	70
答案	C	B	D	E	E	D	D	D	D	C
序号	71	72	73	74	75	76	77	78	79	80
答案	E	D	E	C	E	C	D	C	C	A
序号	81	82	83	84	85	86	87	88	89	90
答案	C	C	A	C	B	B	D	B	C	E
序号	91	92	93	94	95	96	97	98	99	100
答案	D	C	B	E	D	C	E	D	D	B

6. 解析：进入妊娠中期以后，羊水的主要来源是胎儿的尿液，次要来源是胎肺分泌的液体。

7. 解析：小儿肺炎鼻导管给氧时氧流量为0.5~1L/min，氧浓度不超过40%，缺氧明显者面罩给氧，氧流量2~4L/min，氧浓度50%~60%。

9. 解析：吸宫术适用于妊娠6~10周需终止妊娠者。

10. 解析：日光为系统性红斑狼疮的发病诱因，护士应指导患者避免日光浴。

14. 解析：主动运动是依靠患者自身力量进行锻炼，是功能锻炼的主要方法，适用于有活动能力的患者。

18. 解析：小儿营养性贫血多见于6个月~2岁的婴幼儿。

21. 解析：妇科腹部手术备皮范围：术前1日进行皮肤准备。腹部皮肤备皮范围是上起剑突下缘，下至两大腿上1/3，左右到腋中线，剃去阴毛。

22. 解析：烧伤创面的焦痂可用 2%~4% 碘酊涂擦，禁用酒精。

23. 解析：母乳喂养应尽早开奶，提倡生后半小时内开奶。

26. 解析：麻疹患儿可能出现的护理问题有①体温过高（与病毒血症有关）。②皮肤完整性受损（与皮疹有关）。③营养失调（与高热消耗增加有关）。④潜在并发症（肺炎、喉炎、脑炎）。

28. 解析：若卵子未受精，排卵后 9~10 天黄体开始萎缩，血管减少，细胞呈脂肪变性，黄色消退，最后细胞被吸收，组织纤维化，外观色白，称为白体。

33. 解析：小儿惊厥抽搐发作时禁忌强行按压肢体，以免引起骨折或肌肉损伤。

42. 解析：对于中、重度营养不良患儿，热能和营养物质的供给，应由低到高，逐渐增加。遵医嘱给予蛋白同化类固醇制剂如苯丙酸诺龙肌注，以促进机体对蛋白质的合成。

43. 解析：门静脉高压症分流术后，为防止脾切除术后静脉血栓形成，术后 2 周内每天或隔天复查 1 次血小板计数，如超过 600×10^9/L 时，考虑抗凝治疗，注意用药前后凝血时间变化。

45. 解析：儿童新鲜尿液离心后沉渣镜检，红细胞 <3 个 /HP，白细胞 <5 个 /HP，偶见透明管型。

46. 解析：一度反应的表现：红斑、有烧灼和刺痒感，继续照射由鲜红渐变为暗红色，以后有脱屑，称为干反应。

50. 解析：部分原发性肝癌病人伴有癌旁综合征，如低血糖、红细胞增多症，高脂血症及高钙血症。

51. 解析：糖尿病理想控制标准为：①空腹血糖 4.4~6.1mmol/L，非空腹血糖 4.4~8.0mmol/L；②糖化血红蛋白＜ 6.5%；③血脂：总胆固醇＜ 4.5mmol/L；甘油三酯＜ 1.5mmol/L；④血压：＜ 130/80mmHg；⑤体重指数 BMI（kg/m^2）：男性＜ 25；女性＜ 24。

55. 解析：肱骨中下段粉碎性骨折常合并桡神经损伤，应注意检查伸腕功能。

63. 解析：7~12 个月小儿的体重（kg）＝（9+ 月龄）/2，9 个月大的小儿的体重应为（9+9）/2=9kg。

65. 解析：在出血点或瘀斑还未破溃之前，不必处理，但要注意保护皮肤的清洁，避免大小便浸泡，需要勤洗勤换衣裤。破溃后，须用龙胆紫涂抹，使皮肤保持干燥。

66. 解析：类风湿关节炎患者急性期应卧床休息，缓解期进行功能锻炼。

71. 解析：胎心音在靠近胎背侧的孕妇腹壁上听得最清楚。枕先露时，胎心音在脐下方右或左侧；臀先露时，胎心音在脐上方右或左侧。此题胎方位为枕左前位，胎心音的听诊部位应该在脐下左侧听得最清楚。

99~100 题解析：颅前窝骨折病人神志清醒者，取半坐位，昏迷者床头抬高 30°，患侧卧位。颅中窝、颅后窝骨折病人采取患侧卧位。

预测卷（五）

基础知识

序号	1	2	3	4	5	6	7	8	9	10
答案	A	D	D	B	A	E	A	A	B	C
序号	11	12	13	14	15	16	17	18	19	20
答案	B	B	B	A	D	B	E	E	A	B
序号	21	22	23	24	25	26	27	28	29	30
答案	C	E	A	D	E	B	C	E	D	A
序号	31	32	33	34	35	36	37	38	39	40
答案	B	C	D	E	B	A	C	E	D	D
序号	41	42	43	44	45	46	47	48	49	50
答案	C	D	C	E	C	D	C	C	D	C
序号	51	52	53	54	55	56	57	58	59	60
答案	D	E	D	B	A	A	D	E	D	D
序号	61	62	63	64	65	66	67	68	69	70
答案	B	D	C	E	B	B	C	A	D	E
序号	71	72	73	74	75	76	77	78	79	80
答案	B	E	D	A	C	D	E	E	C	A
序号	81	82	83	84	85	86	87	88	89	90
答案	C	A	D	D	B	C	A	C	D	D
序号	91	92	93	94	95	96	97	98	99	100
答案	E	A	B	E	D	E	C	A	B	C

9. 解析：左半结肠管腔细，左半结肠癌的患者易发生肠梗阻。

20. 解析：前列腺增生最早出现的症状是尿频、夜尿次数增多，最典型的症状是进行性排尿困难。

26. 解析：胃黏膜保护剂应在饭前服用。

32. 解析：高渗性脱水时体液丧失以水分为主，钠盐丢失较少，细胞外液渗透压增高。由于细胞内液渗透压较低，细胞内的水分向细胞外液转移，导致细胞内脱水，体液渗透压升高，通过渗透压感受器的反射使血管升压素［抗利尿激素（ADH）］分泌增加，肾小管重吸收水分增加，导致尿少、尿比重增高。

42. 解析：乳腺癌主要通过腋窝淋巴结转移，最常见的部位是同侧的腋窝淋巴结。

43. 解析：腹股沟疝发生的主要原因是腹壁发育薄弱和腹内压力增高。上述患者排尿困难，可引起腹内压增高，引起疝气的发生。

50. 解析：男性生殖系结核较常见，发病年龄以 20~40 岁青壮年为多见。

60. 解析：小儿生后 10~15 小时动脉导管功能关闭，多数婴儿生后 3 个月左右解剖上完全关闭。

67. 解析：糖尿病微血管病变包括肾脏病变和视网膜病变。糖尿病性肾病变包括毛细血管间肾小球硬化、肾动脉硬化。典型表现为蛋白尿、水肿和高血压。晚期可出现视网膜病变。

74. 解析：正常人体中的液体在各部位的分布相对恒定，它们之间不断进行交换，保持着动态平衡。

75. 解析：宫内节育器放置术后休息 3 天，1 周内避免重体力劳动，2 周内禁止性生活及盆浴。

77. 解析：不孕症患者检查卵巢是否排卵做诊断性刮宫时，应在预测行经前 12 小时或月经来潮初期刮取子宫内膜，而不是在月经后。

82~83 题解析：宫内感染以病毒为主，胎儿在宫内吸入污染羊水引起，或胎膜早破时阴道细菌上行感染，或母孕期受感染，病原体通过胎盘达胎儿肺部引起感染。出生后感染由上呼吸道下行感染肺部或病原体通过血循环引起肺感染。

84~86 题解析：圆韧带维持子宫前倾位。阔韧带维持子宫在盆腔的正中位置。主韧带横行于子宫颈两侧和骨盆侧壁之间，是固定子宫颈正常位置的重要韧带。宫骶韧带将宫颈向后上牵引，间接保持子宫前倾。

87~89 题解析：肺炎支原体肺炎胸部 X 线呈浸润影，呈节段性分布，以肺下野多见，可从肺门附近向外拓展。军团菌肺炎 X 线显示肺炎早期为斑片状浸润阴影，继而肺实变，下叶较多见，单侧或双侧。肺炎克雷伯杆菌肺炎 X 线表现有肺叶突变，可有多发性蜂窝状脓肿。

93~94 题解析：维生素 D 缺乏性佝偻病主要见于 2 岁以下婴幼儿，维生素 D 缺乏性手足搐搦症出现惊厥、手足抽搐或喉痉挛等神经肌肉兴奋性增高症状，多见于 6 个月以下小婴儿。

预测卷（五）

相关专业知识

序号	1	2	3	4	5	6	7	8	9	10
答案	E	E	E	B	B	A	C	A	C	A
序号	11	12	13	14	15	16	17	18	19	20
答案	C	A	C	E	D	E	D	B	E	D
序号	21	22	23	24	25	26	27	28	29	30
答案	C	C	E	D	E	B	B	E	B	D
序号	31	32	33	34	35	36	37	38	39	40
答案	D	B	B	C	C	A	A	E	B	A
序号	41	42	43	44	45	46	47	48	49	50
答案	D	D	E	A	E	D	A	B	E	B
序号	51	52	53	54	55	56	57	58	59	60
答案	B	B	C	D	E	D	A	C	C	D
序号	61	62	63	64	65	66	67	68	69	70
答案	A	E	B	A	E	C	D	D	E	A
序号	71	72	73	74	75	76	77	78	79	80
答案	E	E	B	B	D	D	E	B	B	A
序号	81	82	83	84	85	86	87	88	89	90
答案	C	D	B	A	B	D	C	B	A	C
序号	91	92	93	94	95	96	97	98	99	100
答案	D	E	E	D	E	E	C	D	C	A

2. 解析：通过开展健康教育可提高患者依从性，有助于心理治疗、消除致病因素、密切医患关系、降低医疗成本。

3. 解析：领导的效能包括决策效能、用人效能、办事效能、时间效能和组织的整体效能。

4. 解析：护理哲理是组织的最高层次文化，主导、制约着护理文化其他内容的发展方向，护理价值观是组织文化的核心。

5. 解析：最少层次原则是指在保证组织合理有效运转的前提下，尽量减少管理层次。一般情况下组织越大层次越多，从高层领导到基层领导以 2~4 个层次为宜。

6. 解析：管理幅度是指一个管理者直接领导下属的人数。高层管理者通常为 4~8 人，基层管理者通常为8~15 人。

14.解析：直线－参谋型组织结构的缺点：①部门间沟通少，协调工作较多；②容易发生直线领导和职能部门之间的职权冲突；③整个组织适应性差，反应不灵敏。

15.解析：组织文化的特点包括：文化性、综合性、整合性、自觉性和实践性。

20.解析：正常菌群对人体无害，其生理作用有营养作用、免疫调节作用、定植抵抗力作用、生物屏障作用，肠道中的双歧杆菌、乳酸菌、肠球菌等可降低胆固醇、血氨、抗衰老。

24.解析：协调的基本要求：①从根本上解决问题；②及时协调与连续协调相结合；③调动当事人的积极性；④公平合理；⑤互相尊重。

27.解析：人体的经络系统由经脉（十二正经、十二经别和奇经八脉，是经络系统的主干）、络脉（是经脉的小分支，即十五别络、浮络、孙络）及其连属组织（十二经筋、十二皮部）组成。

38.解析：随诊教育属于门诊教育。

46.解析：综合护理的主要优点包括：①病人获得连续的、全面的整体护理，对护理的满意度较高。②护士的责任感、求知感和成就感增加，工作的主动性和独立性加强，工作满意度较高。③加强了与病人、家属及其他医务人员的沟通，合作性增加。④促进小组成员间的有效沟通，提高护理服务质量。⑤辅助护士参与制定护理计划，工作兴趣与满意度增高。

47.解析：食物"五味"，是指食物具有辛、甘、酸、苦、咸五种味道。五味之外，还有淡味和涩味，但五味是其基本的五种滋味，故仍然称为五味。

51.解析：计划工作的计划"5W1H"是指：

①Why：为什么干这件事？（目的）；②What：怎么回事？（对象）；③Where：在什么地方执行？（地点）；④When：什么时间执行？什么时间完成？（时间）；⑤Who：由谁执行？（人员）；⑥How：怎样执行？采取哪些有效措施？（方法）。

65.解析：由美国管理学家莱金提出，他认为应将各阶段目标分为ABC三个等级，A级为最重要且必须完成的目标，B级为较重要很想完成的目标，C级为不太重要可暂时搁置的目标。

68.解析：病床在100张以下，100~500张、500张床位以上的医院感染发病率应分别低于7%、8%和10%。

71.解析：当出现医院感染散发病例时，主治医生应及时向本科室院感监控小组负责人报告，24小时内向医院感染管理科报告。

84.解析：中度危险性医疗物品是指仅接触黏膜而不进入无菌组织内。听诊器仅接触病人皮肤，属于低度危险性医疗物品。

预测卷（五）

专业知识

序号	1	2	3	4	5	6	7	8	9	10
答案	B	C	C	E	A	B	C	D	D	E
序号	11	12	13	14	15	16	17	18	19	20
答案	D	A	C	D	C	A	E	A	A	D
序号	21	22	23	24	25	26	27	28	29	30
答案	E	C	D	D	E	D	E	A	A	C
序号	31	32	33	34	35	36	37	38	39	40
答案	A	D	C	E	B	C	D	E	D	A
序号	41	42	43	44	45	46	47	48	49	50
答案	B	C	D	A	E	B	A	D	A	D
序号	51	52	53	54	55	56	57	58	59	60
答案	A	C	E	E	A	B	B	C	C	D
序号	61	62	63	64	65	66	67	68	69	70
答案	C	B	D	B	D	B	E	E	B	C
序号	71	72	73	74	75	76	77	78	79	80
答案	E	E	B	D	B	E	A	B	E	D
序号	81	82	83	84	85	86	87	88	89	90
答案	D	B	E	D	D	D	B	C	E	D
序号	91	92	93	94	95	96	97	98	99	100
答案	B	E	A	E	D	A	B	C	C	E

4. 解析：食管癌根治术后胃肠道恢复通气后，先进水，无异常不适后进食半流质。

5. 解析：下肢骨牵引的病人应取头低脚高位。

7. 解析：尿瘘时应让瘘口处在高位，该患者瘘口瘘管开口于阴道壁左侧，因此患者应取右侧卧位。

13. 解析：低钾血症的患者常出现心律不齐、心动过速、心悸、血压下降，严重者出现心室纤颤或心脏停搏。

16. 解析：牛奶、豆制品、巧克力、坚果含钙量高，不宜食用。

18. 解析：患者出现了急性腹痛，腹胀，停止排气排便、呕吐，考虑为肠梗阻，同时患者呕吐物为咖啡样液体，提示肠壁有血运障碍，因此，考虑为绞窄性肠梗阻。

22. 解析：标本应取较小"水泡"及靠近宫壁的组织。

46. 解析：高血压：为原发性醛固酮增多症最早出现、最主要的症状，血压可随病程进展而逐渐升高，也有少数人呈恶性高血压。

47. 解析：多源性频发室性期前收缩是室颤的先兆，因此应紧急处理。

62. 解析：婴儿期，特别是出生后头 6 个月是小儿发育速度最快的时期。

78. 解析：上述情况为肺源性心脏病。肺源性心脏病的主要原则是治肺为主（控制感染），治心为辅。

79. 解析：上述情况考虑为洋地黄中毒，因此，应停用洋地黄制剂地高辛。

83. 解析：肝硬化的患者由于肝功能不全，凝血因子合成减少，患者有出血倾向。

84. 解析：上述患者全血细胞均减少，考虑为再生障碍性贫血，因此首选雄激素治疗。

预测卷（五）

专业实践能力

序号	1	2	3	4	5	6	7	8	9	10
答案	D	D	E	E	E	B	C	B	C	D
序号	11	12	13	14	15	16	17	18	19	20
答案	C	B	A	C	E	D	B	C	B	D
序号	21	22	23	24	25	26	27	28	29	30
答案	C	B	D	D	A	C	B	D	E	A
序号	31	32	33	34	35	36	37	38	39	40
答案	C	B	C	A	D	C	D	A	B	E
序号	41	42	43	44	45	46	47	48	49	50
答案	D	C	D	D	C	B	C	E	C	C
序号	51	52	53	54	55	56	57	58	59	60
答案	E	B	C	D	E	D	C	E	B	B
序号	61	62	63	64	65	66	67	68	69	70
答案	E	E	D	D	A	D	C	E	D	B
序号	71	72	73	74	75	76	77	78	79	80
答案	D	D	D	D	E	A	B	D	C	C
序号	81	82	83	84	85	86	87	88	89	90
答案	E	C	A	D	A	B	D	A	E	E
序号	91	92	93	94	95	96	97	98	99	100
答案	A	A	A	C	E	D	B	A	B	C

1. 解析：结核病属Ⅳ型变态反应，初次感染结核杆菌至产生变态反应需4~8周。

3. 解析：该患者乳房中央出现波动感，提示发生了脓肿，因此应切开引流。

5. 解析：为防止分流术后血管吻合口破裂出血，48小时内平卧位或15°低半卧位。

7. 解析：从宫口开大3cm开始至宫口开全为活跃期，进入活跃期后，宫口不再扩张达2h以上，为活跃期停滞。

8. 解析：通过监测血压，及时发现休克型肺炎的发生。

12. 解析：宫颈和宫颈管活组织检查是诊断宫颈癌的最可靠方法。

16. 解析：为了发挥蓝光照射效果，又保护视网膜和外生殖器，光疗时应裸体、戴眼罩和包尿布。

23. 解析：妊娠高血压疾病病人发生抽搐应在口腔内放置牙垫，防止舌咬伤。

24. 解析：纤维胃镜检查可在直视下观察病变部位、性质，并取黏膜做活组织检查，是目前胃癌最可靠的诊断手段。

25. 解析：心绞痛出现的心前区疼痛 3~5min 可缓解，一般不超过 15min。

31. 解析：贫血的分度为：轻度：120~90g/L，中度：90~60g/L，重度：60~30g/L，极重度：< 30g/L。

34. 解析：开放性气胸的首要处理措施是立即封闭伤口。

35. 解析：上述患者考虑为热射病，因此应迅速采取各种降温措施，如物理降温和药物降温。

36. 解析：经产妇临产 8h，宫口已开，即将进入第二产程，因此需立即入产房准备生产。

38. 解析：孕妇于妊娠 18~20 周时开始自觉胎动。

45. 解析：对缺氧伴随 CO_2 潴留的 Ⅱ 型呼吸衰竭病人应给予低浓度（25%~29%）、低流量（1~2L/min）持续吸氧，以免缺氧纠正过快引起呼吸中枢抑制。

48. 解析：羊水胎粪污染分为 3 度：Ⅰ度为浅绿色；Ⅱ度为黄绿色，浑浊；Ⅲ度为棕黄色，稠厚。

49. 解析：枕先露分娩机制的正常顺序为：衔接、下降、俯屈、内旋转、仰伸、复位、外旋转。

50. 解析：T 管病人下床活动时引流瓶应低于腰部，T 管阻塞时不可加压冲洗，正常胆汁色泽为深绿、较稠厚，T 管造影显示通畅要引流几天再拔管。

58. 解析：急性心肌梗死发作后应立即进行心电图、血压、呼吸监护，密切观察生命体征变化和心功能变化，防止并发症的发生。

59. 解析：心绞痛病人宜少食多餐，不宜过饱，以免加重心肌缺血。

62. 解析：为避免交叉感染，应注意隔离病人，减少探视。

63. 解析：重度营养不良患儿早晨容易出现低血糖，表现出冷汗、肢冷、脉弱、血压下降等表现。

65. 解析：上述患者三次痰菌检验均为阴性说明病人无传染性，不必隔离。

66. 解析：滴虫阴道炎常在月经期后复发，治疗后应在每次月经干净后复查 1 次，连续 3 个月经周期均为阴性方为治愈。

68. 解析：引流管脱出后会形成开放性气胸，因此应立即捏紧皮肤，封闭伤口。

74. 解析：佝偻病患儿如过早坐、站或走路，易导致脊柱和下肢变形，形成"O"形腿或"X"形腿。

76. 解析：不锈钢金属节育器可放置 20 年；塑料或硅胶节育器可放置 3~5 年；带铜节育器可放置 3~5 年；有铜套时可放置 10~15 年；带孕酮节育器一般可放置 10 年。

77. 解析：恶性滋养细胞肿瘤阴道转移病人进行第 1 次阴道填塞后应于 24h 后取出纱布及更换。

80. 解析：胎盘剥离征象：子宫体变硬呈球形，子宫底升高达脐上；阴道突然流出大量血液；剥离的胎盘降至子宫下段，阴道口外露的一段脐带自行延长；用手掌尺侧在产妇耻骨联合上方轻压子宫下段，子宫体上升而外露的脐带不再回缩。

89. 解析：水封瓶内玻璃管中水上下柱波动。说明引流通畅。

90. 解析：为防止引流管脱落引起气胸，要求先用双钳夹闭引流管，待搬运结束，再打开止血钳。

91. 解析：水封瓶不慎破损为防止空气进入胸膜腔形成开放性气胸，将引流管反折捏紧。

92. 解析：面部为 3%、胸腹部为 13%、两前臂为 6%、两手为 5%，两小腿为 13%，双足为 7%，合计为 47%。

93. 解析：第一个 24h 补液中的晶体和胶体总量约为 $47 \times 60 \times 1.5 = 4230$，约为 4200ml。

94. 解析：尿量是观察休克好转最简单、可靠的敏感指标。

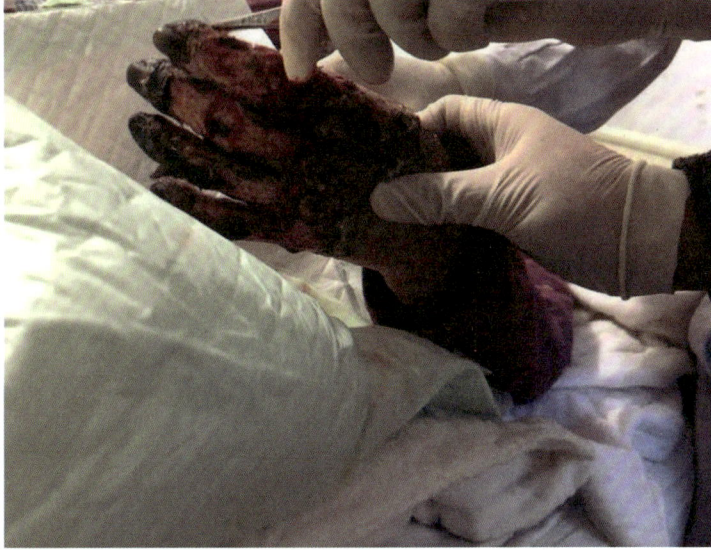

彩图 1　预测卷（三）基础知识第 1 题

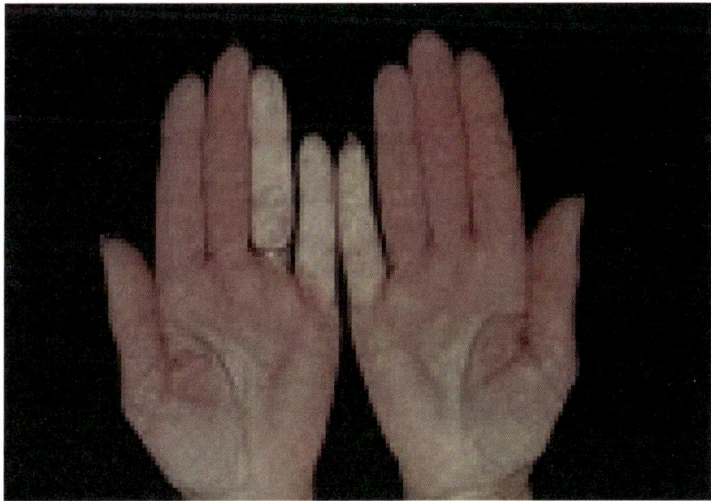

彩图 2　预测卷（四）基础知识第 1 题